U0118088

温病学

理论与临证

主编　盛增秀

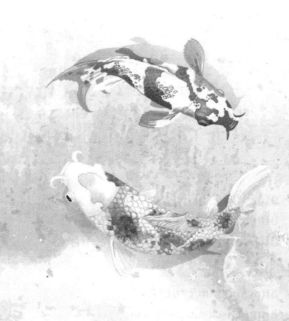

全国百佳图书出版单位

中国中医药出版社

·北 京·

图书在版编目（CIP）数据

温病学理论与临证 / 盛增秀主编 . —北京：中国中医药出版社，
2022.5

ISBN 978 - 7 - 5132 - 7432 - 6

Ⅰ . ①温…　Ⅱ . ①盛…　Ⅲ . ①温病学说—研究　Ⅳ . ① R254.2

中国版本图书馆 CIP 数据核字（2022）第 031520 号

中国中医药出版社出版

北京经济技术开发区科创十三街 31 号院二区 8 号楼

邮政编码　100176

传真　010-64405721

三河市同力彩印有限公司印刷

各地新华书店经销

开本 710×1000　1/16　印张 28　字数 510 千字

2022 年 5 月第 1 版　2022 年 5 月第 1 次印刷

书号　ISBN 978 - 7 - 5132 - 7432 - 6

定价　98.00 元

网址　www.cptcm.com

服 务 热 线　010-64405510

购 书 热 线　010-89535836

维 权 打 假　010-64405753

微信服务号　zgzyycbs

微商城网址　https://kdt.im/LIdUGr

官 方 微 博　http://e.weibo.com/cptcm

天猫旗舰店网址　https://zgzyycbs.tmall.com

如有印装质量问题请与本社出版部联系（010-64405510）
版权专有　侵权必究

编委会

主　　编　盛增秀

副 主 编　（以姓氏笔画为序）

　　　　　王　英　竹剑平　江凌圳　陈勇毅　施仁潮

学术顾问　蔡定芳

编　　委　（以姓氏笔画为序）

　　　　　丁立维　王　英　王子川　王文绒　朱宇滢

　　　　　竹剑平　庄爱文　江凌圳　安　欢　孙舒雯

　　　　　李　健　李延华　李荣群　李晓寅　余　凯

　　　　　余丹凤　沈鸣放　张烨敏　陈勇毅　庞静怡

　　　　　孟子蛟　胡　森　施仁潮　凌天翼　高晶晶

　　　　　盛增秀　崔一迪　虞江梁

学术秘书　庄爱文　李晓寅　王子川

前言

温病学是中医学的重要组成部分，它是研究外感温热病发生发展规律及防治方法的一门学科。随着中医学的不断发展，特别是近年来一些传染病有"死灰复燃"的现象，甚或新的传染病有抬头之势，迫切要求对温病学做深入的探讨和研究，使之在理论和实践上得到进一步的提高。为此，我们特编写《温病学理论与临证》一书。

全书分三篇，上篇为基础理论研究，中篇为临床病证研究，下篇为常用方剂选介。

在编写过程中，我们尽量做到如下几个方面：

一是在深度和广度上着力。本着追本溯源、参古酌今的精神，对历代有关温病文献，旁搜远绍，广征博采，认真地进行再学习、再领会，从中吸取精华，力求把各家的主要学术观点和成就，有机地反映在各个篇章，以冀融汇古今，综合观览。

二是既重视理论上的阐发，又致力于实践上的结合。在论述时，注重将有关名老中医的诊治经验和精粹医案，以及现代临床报道和我们的实践体会，穿插其中，俾理论密切联系实际。

三是在理法方药的论述和运用上，充分保持中医特色。如对病证的命名，立足于中医的传统观点，主要是根据发病季节、四时主气及病候特点而定名，不与现代医学的命名做牵强的附会（临床报道例外），但也不忽视中西医结合研究的新成果、新方法的反映。

四是为了切合临床应用，下篇常用方剂选介，内容丰富，可谓是本书的亮点。

虽然，我们的主观愿望是这样，但限于水平，难免存在一些缺点，殷切期望同道们予以指正。

编委会

2022 年 2 月

凡例

一、上篇主要论述温病学说学术源流、伏气析义、诊法特点、辨证纲领、治法研讨等基础理论方面的知识，是纲领性的内容。

二、中篇对主要临床病证进行阐发和研讨，内容包括以四时节气为主线的温病如风温、春温、暑温、湿温、伏暑、秋燥、冬温等，以及以红、肿、热、痛为主症，且具有较强传染性和流行性的温毒，如大头瘟、烂喉痧、痄腮等。其中有些属于新感温病，有些属于伏气温病。每个病种一般包括病因病机阐述、证治要点、医案举隅和历代医家名论选按等。

三、下篇对治疗温病的常用方剂进行选介，分文献出处、原文摘录、临床应用概述等项。"文献出处"是指与"原文摘录"内容相同的出处，即明确指出与治疗温病温疫有关者，并不一定指该方的原始出处，如白虎汤、犀角地黄汤、小柴胡汤、竹叶石膏汤等均属于这种情况，这点必须予以说明。

四、书中涉及引用现代临床报道和实验研究方面的内容，均用现代格式标明出处，谨向有关作者表示衷心的感谢。

五、全书计量单位，除引用古籍仍用旧制外，余均按国际单位制和《中华人民共和国计量法》所规定的单位。

六、古籍所载某些药物，如犀角、金汁、朱砂等，现已禁用或不用，读者可寻找其他作用相同或相似的药品代之。

七、为尊重历史病案记载原貌，保留"龟板""抗菌素""白细胞4000/立方毫米"等用法。

目录

上篇　基础理论研究

中篇　临床病证研究

下篇　常用方剂选介

上篇　基础理论研究

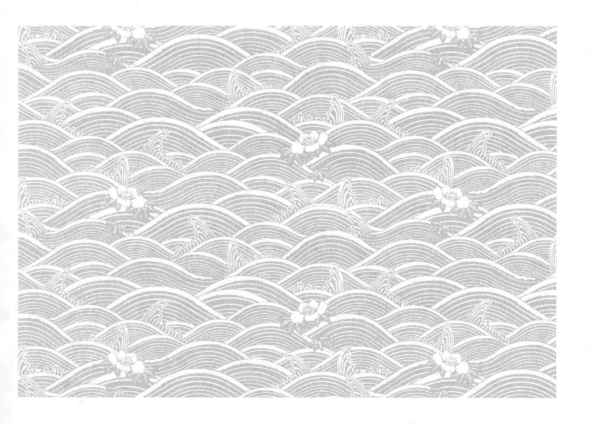

第一章　温病学说源流论

温病学说源远流长。早在秦汉时期，随着中医基本理论体系的形成，作为临床医学的温病学亦初具规模。迨至晋唐，经过一千多年临床经验的积累，温病学说虽有一定的进展，但由于受到仲景伤寒之学在外感热病辨证论治上的长期影响，以致未能得到迅速发展。宋元之际，中医学术百家争鸣的盛况，促进了温病学说长足的进展。明清以降，各家历经临床实践，不断补充和提高，开创了温病学说史无前例的新局面，其理、法、方、药始蔚成大观。在科学日新月异的今天，这条汇集了千支百流，浩浩荡荡延续了两千多年的学术长河，更将展现出波澜壮阔的前景。

第一节　秦汉时期是温病学起源与萌芽阶段

中国医学从伏羲制九针、黄帝论经脉、神农尝百草到《黄帝内经》（简称《内经》）、《难经》、《伤寒杂病论》、《神农本草经》四大经典著作的问世，经过了三千多年的临床实践，积累了丰富的经验，奠定了中医的理论体系。温病学说就起源于秦汉年间。

细味《内经》，其对温病已有一定认识。特别是《素问》的"热论""刺热""评热病论"与《灵枢》的"热病"四篇鸿文，集中言论，专题阐述，对后世有着极其深远的影响。温病一词首见于《内经》。《素问·六元正纪大论》谓"民乃厉，温病乃作""温厉大行，远近咸苦"，明确了温病具有传染性。温病的发生与温邪的强弱虽有重要关系，但《内经》认为机体抵抗力的盛衰则是发病与否的决定因素。《素问·金匮真言论》指出："夫精者，身之本也。故藏于精者，春不病温。"这与"正气存内，邪不可干""邪之所凑，其气必虚"的发病观点相一致。温病的病因，《内经》尚未明确提到是感受温邪而成，然《素问·生气通天论》"冬伤于寒，春必温病"，《素问·热论》"凡病伤寒而成温者，先夏至日者为病温，后夏至日者为病暑"等记述，说明此时已意识到温病与伤寒不同，乃是由于感受寒邪之后经过节气的更移与机体内部一系列复杂的变化所致。

再如对温病的脉证，《内经》亦有相当的描述。如《灵枢·论疾诊尺》："尺肤热甚，脉盛躁者，病温也；其脉盛而滑者，病且出也。"《素问·评热病论》载："有病温者，汗出辄复热，而脉躁疾，不为汗衰，狂言不能食。"这些经文无疑对后世诊断温病有重要指导价值。《素问·刺热》更从脏腑辨证角度指出了五脏热病的临床表现，如"肝热病者，小便先黄，腹痛多卧，身热。热争则狂言及惊，胁满痛，手足躁，不得安卧"；"心热病者，先不乐，数日乃热。热争则卒心痛，烦闷善呕，头痛面赤无汗"；"脾热病者，先头重颊痛，烦心颜青，欲呕身热。热争则腰痛不可用俯仰，腹满泄，两颌痛"；"肺热病者，先淅然厥，起毫毛，恶风寒，舌上黄，身热。热争则喘咳，痛走胸膺背，不得大息，头痛不堪，汗出而寒"；"肾热病者，先腰痛胻酸，苦渴数饮，身热。热争则项痛而强，胻寒且酸，足下热，不欲言，其逆则项痛员员澹澹然"。

言论本诸实践，观察入微，辨识精审，是为温病学说分型辨证之渊薮。有关温病治疗，《内经》已发其凡而启其端："治之各通其脏脉，病日衰已矣。其未满三日者可汗而已，其满三日者可泄而已"；"泻其热而出其汗，实其阴以补其不足"等，提示了温病的治疗以祛邪为先务，补阴为要着。只有迅速祛邪才能有效地保护正气，所谓"除其邪则乱气不生"。张子和在经文的启示下，力主温病首当祛邪，常用汗、吐、下三法奏功；吴又可更倡"客邪贵乎早逐"之说，于大黄之用颇得心应手；何秀山谓："不拘风寒暑湿温热疫疠，总以逐邪为功"，"邪早退一日，正即早安一日，此为治一切外感证之总诀"，皆深得《内经》治温之精髓。又温邪特点在于伤津耗液，故经有补阴之旨。补阴是为了更好地祛邪，后世通过对经旨的不断验证，得出了"留得一分津液，便有一分生机"的宝贵经验。至于温病的预后判断、饮食忌宜、起居护理等，《内经》中亦有散在零星的记述，足资参考。

《难经》就《素问·热论》"今夫热病者，皆伤寒之类也"之说，发"伤寒有几"之难，认为"伤寒有五：有中风，有伤寒，有湿温，有热病，有温病，其所苦各不同"。温病隶属伤寒（广义）之说自此而定。不过，其温病概念与今不尽相同，尚不包括湿温等在内。在治疗上，《难经》指出："阳虚阴盛，汗出而愈，下之即死；阳盛阴虚，汗出而死，下之而愈。"可见《难经》对寒温异治已有较明确认识。

东汉末年战事频繁，急性传染病广泛流行。张仲景"感往昔之沦丧，伤横夭之莫救，乃勤求古训，博采众方，撰用《素问》《九卷》《八十一难》《阴阳大论》《胎胪药录》并《平脉辨证》，为《伤寒杂病论》合十六卷"。其伤寒部分经王叔和编次为《伤寒论》，得以传世。是书虽以狭义伤寒为主要论述内容，但其对温病学说的影响则极其重大。

首先，六经启卫气营血。《内经》论伤寒立足于经络学说，论温病则着眼于五脏。张仲景综合了经络脏腑理论，联系伤寒病变的实际，创造性地发明了六经辨证学说。后世温病学家在六经学说的启发下，又创卫气营血辨证学说，确立了温病的辨治纲领。"辨营卫气血虽与伤寒同"，同就同在二说都是反映各自所研究的伤寒或温病的病变深浅与传变规律。

其次，提示伤寒（狭义）与温病之异。寒与温是两大类不同性质的病邪，中医学是根据它们作用于机体后的临床表现来区别的。《伤寒论》在论述伤寒的同时，亦提出了温病的某些临床表现，作为与伤寒的鉴别。《伤寒论·辨太阳病脉证并治上》仲景指出："太阳病，发热而渴，不恶寒者，为温病。若发汗已，身灼热者，名风温。风温为病，脉阴阳俱浮，自汗出，身重，多眠睡，鼻息必鼾，语言难出。若被下者，小便不利，直视失溲；若被火者，微发黄色，剧则如惊痫，时瘛疭；若火熏之，一逆尚引日，再逆促命期。"诸如此类重要条文，给温病学说提供宝贵的实践资料。

再者，伤寒之方为温病广泛采用。伤寒病邪在传变过程中，由于机体抵抗力的强弱不同，可从太阳转入阴经，亦可从太阳传入阳经。传入阳经之邪则从热化，多有大热、大汗、大渴、脉洪大及痞、满、燥、实等里实热证，仲景有白虎汤、承气汤等之设。温病在其病变发展过程中，可以出现某些与伤寒类似的证候，特别是温病的气分病与伤寒的阳明病，更多相同之处。因而，温热学家采用治伤寒的某些方药，如麻杏甘石汤、栀子豉汤、白虎汤、承气汤、黄连阿胶汤等移治温病，取得了很好效果。并从伤寒某些方药演化出许多温病名方，如三甲复脉汤、沙参麦冬汤、新加黄龙汤等。凡此足见《伤寒论》对温病学说影响之深。

秦汉时期温病学说的主要特点表现在对此前有关温病知识的初步积累。其中，《内经》以搜集资料胜，《难经》则突出在对外感热病的分类，《伤寒论》更从辨证施治角度阐发温病。由《内经》而《难经》而《伤寒论》，经五百年的认识过程，形成了温病学说的起源。由于历史条件的限制，当时对温病学的认识和记述尚缺乏系统性、完整性。如果说这一时期的温病学"有论无方"，那么，我们认为这个"论"也是很不成熟的。但是，凤毛麟角，弥足珍贵。"莫为之前，虽美弗彰"，我们于秦汉时期之温病学应作如是观。

第二节　晋唐时期成长阶段

两晋至隋唐六百年间，温病学经历了由论而方的发展过程。晋代王叔和、隋代巢元方从"论"的方面进行阐述，前者之《伤寒例》，后者之《诸病源候论》卷九、卷十两卷是晋唐温病学"论"的体现。孙思邈、王焘从"方"的角度做了研究，《备急千金要方》《千金翼方》的卷九、卷十两卷，《外台秘要》的卷三、卷四两卷是晋唐温病学"方"的集中。循此以探晋唐时期的温病学，其主要成就则大体可窥一斑。

4

一、王叔和之温病观

王叔和之温病观主要反映在《伤寒例》中。王叔和编次仲景《伤寒论》，置"伤寒例"于大论之前，是有其深刻用意的。王氏认为即病之伤寒及春、夏、秋三时感寒而为病之时行寒疫，与不即病之温病、暑病、风温、温毒、温疫及冬温等在辨证施治上大相径庭，故在"伤寒例"就此做了提纲挈领的说明，旨在使读者开卷即知伤寒与温病之别。

王氏在《内经》"凡病伤寒而成温者，先夏至日者为病温，后夏至日者为病暑"的影响下，遥承经义，有所发展，成为研究伏气温病学说的先导者。王氏指出，冬伤于寒，"不即病者，寒毒藏于肌肤，至春变为温病，至夏变为暑病，暑病者，热极重于温也。是以辛苦之人，春夏多温热病者，皆由冬时触寒而致"，创造性地提出了"寒毒藏于肌肤"说，充实了《内经》伏气温病的内容，影响非凡。又所谓"辛苦之人"意味着伏气温病，病因不仅因冬令感寒，更由于辛苦劳役，阴精不藏之内伤，内外结合，温病始作，较之《内经》"冬不藏精"更为具体。王氏又根据临床实践观察，发现这种伏气温病如果更感异气则可变证迭出，使病状复杂化。他说："若更感异气变为他病者，当依后坏证病而治之。若脉阴阳俱盛，重感于寒者，变成温疟。阳脉浮滑，阴脉濡弱者，更遇于风，变为风温。阳脉洪数，阴脉实大者，更遇温热，变为温毒，温毒为病最重也。阳脉濡弱，阴脉弦紧者，更遇温气，变为温疫。"从临床出发，为伏气温病学说提供了脉证依据。

王叔和在继承发扬《内经》伏气温病学说的同时，不断探索，创立四时之气与时行之气为病的理论，开新感温病之先河。王叔和已认识到除伏气温病外，尚有感春温夏暑为病之温病。关于时行之气，王叔和指出："凡时行者，春时应暖而反大寒，夏时应热而反大凉，秋时应凉而反大热，冬时应寒而反大温，此非其时而有其气，是以一岁之中，长幼之病多相似者，此则时行之气也。"王氏将四时之气为病与非其时而有其气为病做了区别、比较。四时之气为病也罢，时行之气为病也罢，二者都是有别于伏气的新感。而在新感之中，他又特别注意辨寒温之异，指出："从霜降以后至春分以前，凡有触冒霜露，体中寒即病者谓之伤寒也。"这种伤寒虽有恶寒发热甚或壮热口渴等与冬有非节之暖的时行冬温相似的表现，然究其本，可知是寒温两种性质迥然不同的邪气为患。故王叔和说："冬温之毒与伤寒大异……为治不同。"同样，发生在春分以后、秋分以前的时行伤寒虽与此时令的"温及暑病相似，但治有殊耳"。王叔和从四时之气到时行之气，再从时行之气到四时之气，反复告诫我们寒温有异，"治有殊耳"，用心可谓良苦。

综观上述，王叔和在温病方面的贡献可概括为：发挥"寒毒藏于肌肤，至春变为温病，至夏变为暑病"等，为伏气温病学说奠定了基石；首创四时之气与时行之气为病，开新感温病之先河；明辨伤寒与温病之异，为温病学说的形成做了理论准备。

二、巢元方之温病观

隋代太医博士巢元方主编的《诸病源候论》，凡五十卷。如果说其卷七、卷八两卷应作"巢氏伤寒论"读的话，那么其卷九、卷十两卷应作"巢氏温病学"读。潜心研究《诸病源候论》卷九、卷十两卷，不难看出，巢氏不仅对王叔和温热观推崇备至，而且于许多方面又别具见解，颇多发挥。

首先，巢氏承袭王叔和有关时行、热病、温病之定义划分，反复转引《伤寒例》条文以示强调，且时有先叔和之文，后《内经》之论者。不过，王叔和仅立足于季节气候，旨在申明伏气与时行不同，而巢氏则在此基础上，自出机杼，以《素问·热论》六经辨证的精神一以贯之，使原来较为散乱的各种不同的温热病在六经辨证的前提下集中起来，执简驭繁，有利于辨证治疗。这种六经分证虽然不能很好适应后世温热辨证的需要，但从历史唯物主义角度来看，巢氏在当时的历史条件下，深刻揭示了温热病在其发展过程中，有着表里深浅等各个层次的不同，这对叶天士卫气营血学说及俞根初以六经统外感热病的思想不无积极影响。

其次，巢氏对于温热病因的认识亦较前人有所突破。他一方面接受《内经》《伤寒例》之说，承认热病、温病等是冬月触冒寒邪，寒毒藏于肌肤，至春夏变为温热的伏气温病，承认冬温等是感非时之气的时行病；另一方面，结合临床观察，体会到这些温热病有的传染性强，有的传染性弱，其病情有缓急之不同，于是，创造性地提出那种传染性较强的温热病是因感受了"乖戾之气"。尝谓："岁时不和，温凉失节，人感乖戾之气而生病，则病气转相染易，乃至灭门，延及外人。"由于这种提法比较笼统，未能引起当时的足够重视。迨至明末，吴又可发展了此说，明确提出："戾气者，非寒、非暑、非暖、非凉，亦非四时交错之气，乃天地别有一种戾气。"如实地说，巢氏启迪了吴又可，厥功不可低估。

"巢氏温病观"最明显的特征——详于证候的叙述和病机的推究。兹择一斑，以观蔚色。如论"热病候"，先将"今夫热病者，皆伤寒之类"的"热病"，与"冬伤于寒，至夏变为暑病"的热病等同齐观，再移《素问·刺热》《灵枢·热病》等有关经旨于论后，以论统经，以经证论，议论与经文两相印证，不仅使人对"热病候"有所了解，而且加深了对经文的认识，读后给人以明朗感。再如论"温病发斑候"时谓："冬月天时温暖，人感乖戾之气，未即发病；至春又被寒所折，毒气不得发泄；至夏遇热，温毒始发出于肌肤，斑烂隐疹，如锦文也。"这里，巢氏从正面指出了伏气温病尚有因冬月感温不即发，至夏遇热，内外合邪而发者，扩充了伏气温病"感寒变温"说；从反面论证了温病发斑之由于两阳相兼，温毒极盛。由病因而病机而病证，综合论说，寓新意于分析之中，耐人寻味。

三、孙思邈之温病观

温病学说经过晋隋时期医家的阐幽发微，于理论上有所提高。逮至唐朝，一变"有论无方"的局面，而在方剂、药物上有了长足进步。

初唐，孙思邈通过半个多世纪的辛勤博采，著《备急千金要方》《千金翼方》，共六十卷。二书卷九、卷十均为专论外感热病。

孙思邈崇尚"伤寒有五"之说，以广义伤寒统辖外感热病。他在《备急千金要方》第九卷中作《伤寒例》一篇，点明时行、温疫等皆属广义伤寒范围。《备急千金要方》卷九、卷十两卷只设"伤寒"而统论温病及狭义伤寒等，这与巢氏伤寒、温病分门别论不同。但孙思邈对狭义伤寒与温热的区别却很有认识。他援引《小品方》，驳斥当时那种"伤寒是雅士之辞，天行温疫是田舍间号"的错误说法。于《备急千金要方·伤寒杂治》指出："凡除热解毒，无过苦酢之物，故多用苦参、青葙、艾、栀子、葶苈、苦酒、乌梅之属，是其要也。夫热盛非苦酢之物不解也。热在身中既不时治，治之又不用苦酢之药，此如救火不以水也，必不可得脱免也。"又曰："今诸疗多用辛甘姜、桂、人参之属，此皆贵价难得，常有比行求之，转以失时，而苦参、青葙、葶苈、艾之属，所在尽有，除热解毒最良，胜于向贵价药也。"申明了温热病宜苦酢凉药除热解毒，而不宜辛甘温药助热伤津。反之，对于伤寒，则宜辛温而不宜苦寒。《千金翼方·伤寒》说："尝见太医疗伤寒，惟大青、知母等诸冷物投之，极与仲景本意相反。汤药虽行，百无一效。"通过药物的正反对照，阐明两者"所宜不同，方说宜辨"。

《备急千金要方》论温既重视治，又不忽视防。在预防方面，他辑录了《肘后备急方》等书中的辟温方剂，如太一流金散方、虎头杀鬼方，多用雄黄、雌黄、朱砂、矾石等解毒之品，至今仍有价值。治疗方面，《备急千金要方》收有治五脏温病方，兹录如下：治肝腑脏温病阴阳毒，颈背双筋牵，先寒后热，腰强急缩，目中生花方；治心腑脏温病阴阳毒，战掉不定惊动方；治脾腑脏温病阴阳毒，头重颈直，皮肉痹，结核隐起方；治肺腑脏温病阴阳毒，咳嗽连续，声不绝呕逆方；治肾腑脏温病，身面如刺，腰中欲折，热毒内伤方。以上五方同中有异，各具深意：同者多用栀子、大青、石膏、芒硝、知母、黄芩辈以清热解毒，葛根、麻黄、生姜、豆豉、葱白等以辛散透发，辛温得苦寒清热而无助热之弊，苦寒得辛温透发而无留邪之害；异者在于清热祛邪的同时照顾到各脏腑的特点，如柴胡之宜于肝胆寒热交作，玄参之宜于心脏惊悸，升麻之宜于脾胃热毒，麻、杏、前胡、紫菀之宜于肺金喘咳，苦参、茵陈之宜于肾、膀胱下焦湿秽。见微知著，足证孙氏温病学造诣之精深。

不仅如此，孙氏还创制了许多用之有效的传世名方，对后世很有影响。如治风温之葳蕤汤方，滋阴与解表并行，补仲景所未备；治伤寒（广义）结热在内烦渴，青葙子丸，取黄连解毒汤加味，颇宜于温热邪毒之内炽；生地黄汤，治时病表里大热欲死方，各开增液承气、河间双解散之先河；再如犀角地黄汤，更是组方严密，疗效卓著。

四、王焘之温病观

唐代中叶，温病学经过王焘的整理，又有了一定的进步。王焘身居弘文馆二十余年，得阅大量方书，积累了丰富的文献资料知识，由是睹奥升堂，探其秘要，颇有建树。

第一，王焘对温热方药的采辑，较前此各家广博。他在其所著《外台秘要》卷三中载时行方 130 方，卷四中载温病方 118 方，共 248 方，堪称集大成者。且先论而后方，每条下必注明出处，有本有源，有论有方，一目了然。除《肘后备急方》《备急千金要方》外，更旁搜远绍，转录《小品方》《集验方》《删繁方》《广济方》、崔氏、许仁则等的方药。不仅开阔了我们的眼界，而且使这些要方失而复传，吉光片羽，弥足珍贵，厥功甚伟。

第二，王焘研究温病的方法较此前医家有所发展。《外台秘要》卷三"天行"章，除"天行病发汗等方四十二首""天行病方七首"属总论性质外，以下分"呕逆""呕""喉咽痛""衄血""口疮及口干苦""咳嗽""发斑""发疮豌豆疮""虚烦""狂语""热毒攻手足""大小便不通胀满及涩""热痢及诸痢""疮""阴阳易""虚羸""瘥后禁忌""劳复食复""瘥后劳发"十九门（卷四温病类此）。所设之症皆为天行温病过程中所常见，所选之方多经分析各家验方而得，且每门之首，常引《诸病源候论》之说作为导论。这种以病为纲，以症为目，以论释症，辨症选方的研究温病方法，颇有新意。

第三，王焘对温热方药的引述，不仅切中病证，且能补前人未备之方。如治天行肺热咳嗽，喉有疮，引《广济方》地黄汤方，滋肺润喉，清热解毒并举，实为《重楼玉钥》养阴清肺汤之滥觞；又如治天行毒病，酷热下痢，引深师七物升麻汤，亦是《素问病机气宜保命集》治痢名方芍药汤之所本。对"冬温未即病，至春被寒所折不得发，至夏得热，其春寒解，冬温毒始发出肌中，斑烂隐疹如锦文，壮热而咳，心闷，呕，但吐清汁"，巢氏等均未出方，王焘引《小品方》葛根橘皮汤以补其阙，使冬伤于温至夏发斑的温病有大法可循。这些足以证王焘在温病方面造诣之深。

王焘《外台秘要》从"广""新""深"角度对温病学进行阐述，作出了重要贡献。

第三节　宋元时期奠定阶段

宋元以降，温病学说有了新的进展。特别是金元时期，中医学术"百家争鸣"的生动局面，有力地推动了温病学说的发展。其突出的成就是温病开始脱离伤寒学说的羁绊，向着形成独立的理论体系迈出了一大步，初步奠定了温病学说的基础。其中刘完素、王安道的贡献最为卓著，可称温病发展史上两次重大的突变，对后世的影响甚为深远。

一、庞安时之温病观

温病学至北宋庆历、元符年间，蕲水（今湖北省浠水县）庞安时潜心研究晋唐诸家，集腋成裘，继张仲景《伤寒论》后，撰成又一部外感热病专著——《伤寒总病论》。顾名思义，即以广义伤寒统辖外感热病。这种编撰形式对后世很有影响，如朱肱《类证活人书》、刘河间《伤寒标本心法类萃》及俞根初《通俗伤寒论》等均宗其说。全书凡六卷：卷一至卷三为即病之伤寒设，卷四、卷五两卷论时行、伏气温病及其变证，卷六载伤寒、温病杂方及死生候等。在学术成就上，守晋唐成业益加发挥。

自王叔和指出伏气温病分感异气与不感异气两种后，医家多留意于不感异气的伏气温病，而于感异气为病的伏气温病未能详加推究。庞氏根据临床观察，体会到伏气温病更加异气，不仅给辨证带来复杂化，而且其病情远较单纯伏气温病危重，万万不可等闲视之。他在《上苏子瞻端明辨伤寒论书》中说："四种温病，败坏之候，自王叔和后，鲜有明然详辨者，故医家一例作伤寒行汗下……感异气复变四种温病，温病若作伤寒行汗下必死。伤寒汗下尚或错谬，又况昧于温病乎！天下枉死者过半，信不虚矣。国家考正医书，无不详备，惟此异气败坏之证，未暇广其治法。安时所以区区略意，欲使家家户户阅方易为行用，自可随证调治，脉息自然详明，不假谒庸粗，甘就横夭者也。"言语真切，用心良苦，不识感异气变为四种温病者，观此当能猛醒。

庞氏不仅在理论上对四种温病有高度认识，而且在脉因证治上也做了补充、变革，如："素伤于风，因复伤于热，风热相搏，则发风温。"其脉证为四肢不收，头痛身热，汗出身重，常自汗出不解，脉阴阳俱浮。其治在"少阴、厥阴，不可发汗，汗出则谵语，内烦扰不得卧，善惊，目光无精"。下吐则小便难或遗尿，加温针则耳聋难言。方药，未发汗吐下用《千金》葳蕤汤，汗后不寒身热，无下证者用知母石膏汤。"病人素伤于寒，因复伤于寒，变成温疟，寒多热少者，华佗赤散主之。寒热相半者，丹砂丸……温疟内热甚，昏昏嘿嘿者，麦奴丸主之。温疟其脉如平，身无寒但热，骨节烦疼，时呕，白虎加桂枝汤……病人尝伤于湿，因而中暍，湿热相搏，则发湿温。病苦两胫逆冷，腹满，又胸头目痛苦妄言，治在少阴，不可发汗。汗出则不能言，耳聋，不知痛所在，身青而色变，名曰重暍，如此者医杀之耳。"庞氏谓此为湿温，实暑温耳，故治以白虎汤或石膏甘草散，旨在清暑解热。"病人素伤于热，因复伤于热，变为温毒。温毒为病最重也。"其证或五心烦热，两目如火，鼻干面赤，舌燥齿黄而大渴，大便秘结，小便不利，或昏愦身热，沉重拘急，或谵语不休，昼夜喘息，鼻中屡衄血，身自发黄，狂躁欲走，其脉洪大或滑数，治当苦寒泻火，解毒救津，方用三黄石膏汤。以上四种感异气而败坏的温病，与单纯伏气外发之温病有别，与伤寒更有别，故庞氏再三告诫我们"误作伤寒发汗者，十死无一生"。

此外，庞氏对时行温病的阐发亦极精审。《伤寒总病论·天行温病论》谓："四时自受乖气，而成腑脏阴阳温毒者，则春有青筋牵，夏有赤脉攒，秋有白气狸，冬有黑骨温，四季有黄肉随，治亦别有法。"春三月，发青筋牵证，源自少阴、少阳，病毒在肝，常见颈背双筋牵，腰强急，脚挛缩，先寒后热，宜柴胡地黄汤及石膏竹叶汤。夏三月，发赤脉攒证，源自少阴、太阳，病毒在心，常见身热，皮肉痛，口干舌破而咽塞，宜石膏地黄汤。四季月终各十八日，发黄肉随证，源自少阴、阳明，病毒在脾，常见头重项直，皮肉强，结核起于颈下，有热毒于分肉之中，宜玄参寒水石汤。秋三月，发白气狸证，源自少阴、太阴，病毒在肺，常见乍寒乍热，暴嗽呕逆，宜石膏杏仁汤及石膏葱白汤。冬三月，发黑骨温证，源自少阴、太阳，病毒在肾，常见里热外寒，意欲守火而引饮，腰痛欲折，胸胁切痛，心腹膨胀，宜苦参石膏汤及知母解肌汤。说本《备急千金要方》卷九之五脏温病证治而加以变革，方药一似孙氏而命其名。这种将四时与脏腑经络密切结合对温热病进行辨证的方法，确为庞氏一大创见，值得重视。

二、朱肱之温病观

朱肱著《类证活人书》二十二卷，推阐仲景学说，清代徐大椿称其"宋人之书，能发明《伤寒论》，使人有所执持而易晓，大有功于仲景者，《活人书》为第一"。朱氏认为仲景《伤寒论》主要为狭义伤寒设，故《活人书》言论皆立足于"寒"字，这与庞安时《伤寒总病论》不同。朱氏深感于医家常将温热病作狭义伤寒误治，故特在卷六专篇设论，辨正其义，从而为温病学说的发展作出了重要贡献。

外感热病的种类命名，《难经》以降，代有增加。朱氏以为大约有伤寒、中风、热病、中暑、温病、温疟、风温、温疫、中湿、湿温、痉病十一个病种。尝谓："天下之事，名定而实辨，言顺则事成，又况伤寒（广义）之名，种种不同，若识其名，纵有差失，功有浅深，效有迟速耳。不得其名，妄加治疗，往往中暑乃作热病治之，反用温药，湿温乃作风温治之，复加发汗，名实混淆，是非纷乱，性命之寄，危于风烛。"于是设立问答，详辨病状，细立方治，希冀"因名识病，因病识证，如暗得明，胸中晓然，而处病不瘥矣"。

朱氏对温疫的理解，与前人亦有不同。晋唐时期认为温疫是伏气温病更感异气的一种变证，而朱氏则以为温疫与时行同义。他说："一岁之中，长幼疾状多相似，此名温疫也。四时皆有不正之气，春夏亦有寒清时，秋冬或有暄暑时，人感疫疠之气，故一岁之中，病无长少，率相似者，此则时行之气，俗谓之天行是也。"又如对湿温论治，朱氏以白虎加苍术汤为主方，影响深远。

三、刘完素之温病观

刘完素生活年间，中国北部被女真族占踞，宋都南渡，南北对峙，连年兵战，民不聊生，温病广泛流行。由于"人情喜温而恶寒"，医家沿袭旧论，鲜能奏效。为纠当时"多赖祖名，倚约旧方，耻问不学，特无更新，纵闻善说，反怒为非"的时弊，刘完素大胆实践，敢于创新，治温擅用寒凉，因病制宜，自成家言，为温病学说的独立做了理论与实践准备，是为温病史上第一次突变，人称其为温病学鼻祖。

阐明外感发热性传染病（广义伤寒）之属于"热"，使医家树立牢固的清热思想，这是千百年来急待解决的理论难题。只有解决了这一问题，才能名正言顺、顺理成章地对热病使用清热法。对此，《伤寒直格·伤寒总评》做了详尽的论证。

首先，他援引《内经》，以证伤寒之属热。《内经》以六经辨伤寒，朱肱将三阴三阳释为寒热，对当时很有影响。刘完素以为此差之毫厘，失之千里。尝谓："辨伤寒阴阳之异证者，是以邪热在表，腑病为阳；邪热在里而脏病为阴也。俗乃妄言寒热阴阳之异证者，误之久矣。且《素问》伤寒直云热病，诚非寒也。其三篇名曰热论篇、刺热篇、评热病篇，及逐篇明言为热，竟无寒理。兼《素问》及《灵枢》诸篇运气造化之理推之，则明为热病，诚非寒也。"从而提出了"六经传受，自浅至深，皆是热证，非有阴寒之病"的观点。

其次，从分析外感发热病中每多出现的汗出这一症状入手，论证其属于热。指出："寒病固有，夫非汗病之谓也。""既身内有阴寒者，止为杂病，终莫能为汗病也。"进而从运气角度予以证明："造化为汗液之气者，乃阳热之气所为，非阴寒之所能也。以观万物热极而出液，明可知矣。""肝热甚则出泪，心热甚则出汗，脾热甚则出涎，肺热甚则出涕，肾热甚则出唾。今伤寒为作汗之病气者，乃阳极怫郁而否极复泰，即热气蒸蒸而为汗出也。如天时阳热亢旱，否极而泰，则复为雨也。故欲雨，则乃郁热，晴霁则天反凉。人凉则病愈，热在病在。故病寒者自是寒病，非此汗病之气也……万物之水液，皆生于阳热之气，如天气阳热极甚则万物湿润，而冬寒万物干燥。由是言之，既为作汗之病气，本热非寒明矣。"以天地事物变化类比人身病理生理，说理深入浅出，颇具说服力。

再则，明辨阴阳在不同场合的不同含义，强调有热当清。当时，重阳轻阴的道教思想有相当市场。对此，刘完素从三方面给予驳斥。其一，阳生阴死观非言寒热之阴阳。指出："今之俗医，不明阴阳变化之道，而妄取阳主于生，阴主于死，而欲养于阳热者，殊不知此言自生之后，以显为阳，阳中生阴，故生者死之道也。既死之后，以隐为阴，阴中生阳，故死者生之道也。此古人之论道，乃死生、有无、动静、隐显之阴阳，非言寒热之阴阳也。"其二，纯阳升为仙，纯阴死为鬼观非医家寒热之阴阳。又说："俗又妄言《仙经》云纯阳升而为仙，纯阴死而为鬼，因以养阳热者，亦不知此以阳主虚无而言神为阳，阴主形体而言形为阴。言善养生者，调顺阴阳，炼就阳神超升，弃其阴体，即纯阳之神乃为仙也；不明道者，寒热不调，以致阴阳胜负，耗绝阳神，惟存阴壳，则游魂冥冥，非鬼何哉。此则修养家言形神之阴阳，而非医家寒热之阴阳也。"其三，《周易》阳尊阴卑论言阴阳体用之道以为教，非言一身寒热之阴阳。指出："《易》言阴阳者，但以明其物象，而非《素问》论病寒热阴阳之气。"通过辨析，明确了哲学界之阴阳与医学之寒热不能等同，为其清热泻火鸣锣开道，振臂疾呼。

最后，针对当时所谓"人生则身温，而死则身冷，及病虽身热未至于死，将死者必热反变寒而后死"的说法，做了正反两方面的解释。正面上，刘完素指出人身体温当适度，过与不及均病。"夫和平之常者，温凉得所适当，其阳和之气，如俗云人体温和是也。然冬寒而人腠理闭密，则身当温和；夏热则腠理开通，而多汗出，则身当微凉；相反者病，过与不及亦病……冬肾水阴至而寒，复以天气寒则腠理闭密，而阳气收藏固守于内，则适当其平，而以能内外之寒。夏心火阳旺而热，复以天气热则肤腠开泄，而阳热散越于外，适当其平，而以能内外之热。"这就意味着正常体温赖正常功能调节，体温升高即为病理，绝无不死之理。阳纯则仙与热病不能混为一谈。接着，引"阴精所奉人多寿，阳精所奉其人夭"经旨，说明"秋冬否闭，此以其肺肾阴王而得其所，故康强省病，而病亦轻微也；春夏开泰，以其肝心阳王，故怯弱多病，而病热怫郁，则阳气散越，故病甚而多死亡"，再次强调了阳盛热胜的危害性。从反面，刘完素指出了阳热盛极每见身冷，乃"亢害承制"之理，万不可迷于现象而用温药。他说："俗未知热甚则热蓄于内，而阳热不能营运于四肢、身表，故四肢逆冷，以致身冷，脉细而微则死；蓄热甚者，气血不通而身面俱青，此则蓄热之深也。所以仲景言伤寒热极失下则厥，厥深者，热亦深；而厥微者，热亦微。如此则热极而死者，莫不身冷、脉微，而以致于绝也。俗未明其然，直反妄曰阳在则生，阳去则死，又曰阳热变为阴寒则死，因以但欲养其阳热，而反致残阴暴绝，则阳气后竭而死不为少也……俗医治伤寒，误人多者，无过于此。"

通过上述论说，刘完素较彻底地在理论上树起了外感热病当清不当温的思想；在实践上，更是大胆创新，自制新方，广泛运用于临床。他治温主张汗、吐、下、和，而清则一以贯之。显然立意在于祛邪，经所谓"除其邪则乱气不生"。邪热在表当汗，不可吐下，常用滑石、石膏、甘草、葱、豉之类辛凉疏散，一变当时唯以麻桂解表旧说。邪热在里当下而不可汗，反汗之则热甚发黄，惊狂，斑出，谵妄而喘，闷乱，危极而死矣，常用承气、抵当之类下之。邪热在上则涌之，宜瓜蒂散。邪热半在表，半在里，则宜和解。就和解法，刘氏对仲景法做了卓越的发挥。他认为和解是"通解表里"之意，师小柴胡法而不拘其药，自制防风通圣散、双解散、凉膈散等，两解表里，每奏良效。特别要指出的是，在运用汗、吐、下、和的同时，贯之以清热解毒，尤其对黄连解毒汤等的应用，更是推崇备至。尝谓：或大下后，或再三下后，热势尚甚而不能退，本气损虚而脉不能实，拟更下之，恐下脱而立死；不下之则热极而死，寒温诸药不能退其热势之甚者，或湿热内余，下利不止，热不退者；或因大下后湿热利不止而热不退，脉弱、气虚、不可更下者；或诸湿热内余，小便赤涩，大便溏泄、频并、少而急痛者，必欲作痢也，通宜黄连解毒汤以解之也。

由此可见，刘完素之温病观较前大有进展，其突出贡献是提出了"六经传受，自浅至深，皆是热证"的观点，为温病学的独立形成，奠定了理论基础。

四、王履之温病观

温病学说经刘完素第一次突变后，辛凉苦寒治法在外感热病上得以广泛运用，发展速度大为改观。但是，由于刘完素之温病观本身没有处理好温热与伤寒的关系，过分强调外感发热概以清泻，不免矫枉过正，这就在根本上不能说服伤寒学家。因而，如何解决这一自秦汉以降积一千三百多年之久的难题，成为元代温病学的中心任务。而王履则比较完善、比较彻底地完成了这一使命，从而引起了温病史上第二次突变。

王履，字安道，号畸叟，又号抱独山人，元代至顺到明代洪武年间，江苏昆山人，于《内经》《难经》《伤寒论》等经典著作用功颇深，涉猎各家学说，甚有所得，尤其对温病学造诣更深。王履相当清楚地认识到，欲使温病学说顺利发展以至独立于伤寒，首先必须明确《伤寒论》的内容实质，即仲景立法原意。《医经溯洄集·张仲景伤寒立法考》专篇设论，洋洋千百言，发明"仲景专为即病之伤寒设，不兼为不即病之温暑设"之精义。王氏认为，冬月伤寒，即病谓之伤寒，不即病过时而发谓之温病、暑病。其因皆由于寒，故可一以伤寒为称，但由于过时而发，寒已变温，故施治不得相混。仲景书为即病之伤寒立法，而医家不明于此，以"即病"之法，治"不即病"之病，"宜乎贻祸后人，以归咎于仲景之法，而委废其大半也……可谓溺井怨伯益，失火怨燧人矣"。例如，韩祗和以桂枝汤等治温暑，虽觉其难用，但谓今昔之世不同，其实是未悟仲景书本为即病之伤寒设之故。朱肱每每以伤寒、温暑混杂议论，竟无所别，又视《伤寒论》为全书，遂将次传阴经热证与即入阴经寒证牵合为一立说，谓少阴证可温，与热传少阴及温暑之少阴证大相违背。刘完素亦以温暑作伤寒立论而遗即病之伤寒，其所处辛凉解散之剂，因为昧者中风伤寒错治之失而立，亦不无麻桂难用之惑。总之，由于前人对《伤寒论》一书的内容实质未加深究，竖看成峰，横看成岭，鲜得其真面目，使得温病学说的形成深受影响。王氏能独具慧眼，看似辨《伤寒论》之用，实是为温病学说的发展铺平道路。

在明确《伤寒论》为即病之伤寒设后，第二步就是从病因病机、临床表现、治疗用药上将伤寒与温暑区别开来。于是，王氏作"伤寒温病热病说"，深加探究。王履指出，伤寒感于霜降以后春分以前，寒邪在表，闭其腠理，非辛甘温之剂不足以散之，此仲景桂枝、麻黄等汤之所以必用也。温病热病后发于天令暄热之时，怫热自内而达于外，郁其腠理，无寒在表，非辛凉或苦寒或酸苦之剂不足以解之，此仲景桂枝、麻黄等汤独治于外者之所以不可用，而后人所处水解散、大黄汤、千金汤之类兼治内外者所以可用也。再从脉证上看，伤寒恶寒脉紧乃寒邪在表，为必具之证，温热病自里达表，热郁腠理，发热而渴不恶寒，是则不渴而恶寒者非温热矣。温热病重感风寒或其人表气本虚，热达于表重伤表气，故不禁风寒，非伤风恶风，伤寒恶寒，但卫虚则恶风，营虚则恶寒耳。医者不悟此理，乃于春夏温病热病而求浮紧之脉，不知紧为寒脉，有寒邪则见之，无寒邪则不见也。温热病之脉，多在肌肉之分，而不甚浮，且右手反盛于左手。至于温热治疗，当以治里热为主，而解表兼之，亦有治里而表自解者。通过分析比较，很明确地澄清了伤寒由表入里，其因为寒，在表脉证为恶寒脉紧，治当辛甘温散；温热由里出表，寒已变热，在表脉证无寒而渴，治当清里为主。伤寒化热入里与温热治法虽同，然在表治法判若天渊，不可不辨。

王履先从辨《伤寒论》立法原意入手，论证其为即病之伤寒设，不为不即病之温暑设，继而明辨伤寒、温热之异。这样就彻底地从理论上将温热与伤寒并列起来，结束了温热隶属伤寒的历史，迫使温病学须于仲景法外求法。

近代人谢诵穆《温病论衡》谓王氏《医经溯洄集》："论温病伤寒之异甚辨，后世言温病，皆谓至刘河间始有温病之治法，然河间但论表热里热之理，其意指伤寒而言，惟安道《溯洄集》，始大张旗鼓，谓伤寒与温病殊类，其施治不得相混。故温病学说之承先启后，安道实为一大枢纽。"

第四节　明清时期是成熟阶段

温病学说经宋元时期的两次变革后，发展速度大为加快。长期的经验积累和认识的不断加深，促使温病学说要从主观上解决理论体系问题。其时江苏吴县先后出现了两位杰出的温病大家——吴有性与叶桂，他们各自从不同的角度研究温病的理法方药：吴有性主要研究烈性传染温病（温疫），发明其病因为"戾气"，由口鼻而入膜原，分表里九传，治疗以祛邪为先务，着眼于宣通等，宗之者有戴天章、余霖、杨璿等；叶桂则着重研究一般传染温病，创立卫气营血辨治纲领，强调辨证施治，用药突出清凉，宗之者有薛雪、吴瑭、王士雄等。自此，温病学说宣告确立。

明清时期温病学有两大主流，一为疫性温病学说，以吴有性、戴天章、余霖、杨璿为代表；二为非疫性温病学说，以叶桂、薛雪、吴瑭、王士雄为代表。以下将分别论述。

一、吴有性之温病观

吴有性从事医疗活动的主要时期在明代末年。据《明史》记载，永乐六年（1408）至崇祯十六年（1643），共发生大瘟疫十九次之多。《吴江县志》记载在《温疫论》成书的1642年前后，连年发生严重温疫，"一巷百余家，无一家仅免；一门数十口，无一口仅存"。其时虽有王履"伤寒温病为治不同"辨于前，但由于伤寒学说的影响至深及尊古思想的根深蒂固，再加上当时对温病学说尚未形成系统的理论体系，"医者彷徨无措，病者日近危笃，病愈急投药愈乱，不死于病乃死于医""枉死不可胜计"。严酷的现实迫使当时医家须另辟蹊径。吴有性静心究理，勇于创新，于崇祯壬午年著成第一部理法方药紧密结合的温病专著——《温疫论》，温病学发展史出现了第三次飞跃。

吴氏面对具有强烈传染性的温病，接受了朱肱有关温疫的认识，将这种烈性传染温病命名为温疫。他说："温者热之始，热者温之终，温热首尾一体，故又为热病即温病也。又名疫者，以其延门合户，又如徭役之役，众人均等之谓也。今省文作'殳'加'广'为疫。"

温疫的强烈传染特性，用六淫学说是难以圆满解释的。这就要求吴氏从病因上对温疫进行深入认识。通过大量的实践观察，他终于发现造成温病传染性强弱的主要原因是致病因子不同，创造性地提出了温疫病因非是六淫，而是天地间别有一种"戾气"（或称"杂气""疠气"），这种戾气是致病性最为厉害的病因。他说："夫温疫之为病，非风、非寒、非暑、非湿，乃天地间别有一种异气所感。""伤寒与中暑，感天地之常气，疫者感天地之疠气。"吴氏还观察到戾气虽然无象可见，无声可闻，茫然不可测，但无见并非无物无质，只不过肉眼不得见而已。这种跨时代的科学见解，可谓是吴氏对传染病学说的一大重要贡献。

吴氏从根本上解决了温疫病因与其他外感热病病因不同这一难题后，进而研究了戾气的感受途径、侵犯部位及其传变形式等重要问题。

自古以来，外邪皆从皮毛侵入，以次传入已成定论。吴氏认为戾气既然不同于六淫，则其感受途径自当有别。他说："此气之来，无论老少强弱，触之者即病。邪从口鼻而入……邪之所着，有天受，有传染，所感虽殊，其病则一。凡入口鼻之气，通乎天气。"吴氏的"邪从口鼻而入"的观点，符合事实，颇有科学价值。

接着，吴氏阐述了"邪从口鼻而入，则其所客内不在脏腑，外不在经络，舍于夹脊之内，去表不远，附近于胃，乃表里之分界，是为半表半里，即《针经》所谓横连膜原是也"的膜原论。邪犯膜原论显然是吴氏的一种假设，其目的是为了区别伤寒的随证施治，强调针对性治疗，为达原饮的使用铺平道路。因为伤寒之邪由表入里，分六经而传变，无一定留所，治疗上自然要因证而辨治。但温疫为戾气所致，有其特殊性，特别在病变过程中，虽然变化复杂，但总有其相对固定的证候类型可辨。所以，吴氏提出了膜原论，明确了温疫的病位中心。

疫邪自口鼻入于膜原，先憎寒而后发热，日后但热无寒，脉不浮不沉而数，头疼身痛。此邪不在经，汗之徒伤表气，邪不在里，下之徒伤胃气。吴氏自制达原饮，以除半表半里之邪，疗效甚高。但疫邪有轻重，伏匿有深浅，体质有强弱，膜原之邪则有表里入出之种种不同。吴氏通过认真实践，细心体察，总结出疫邪以膜原为中心，以表里为主线的九种传变类型，从而完善了辨证体系。膜原之邪外传称表而不里，其证头疼身痛发热，而复凛凛，内无胸满腹胀等，谷食不绝，不烦不渴。若汗出不彻宜白虎汤，斑出不透宜举斑汤，斑汗不透彻则白虎举斑合方。膜原之邪传里者称但里不表，邪传里之上者宜瓜蒂散吐之，邪传里之中下者宜承气辈导之。膜原之邪再次传里者称里而再里，法同前。膜原之邪平分而半入于里，半入于表，表里俱病，内外壅闭，治法有二：或只以承气辈导之，里气通则中气方能达表，向者郁于肌肉之邪，乘势尽发于肌表矣；或以三消饮表里膜原分消。表里分传再分传者，同此法。表里偏胜者重里为主，如表甚于里则表里兼治，里甚于表者但治其里。膜原之邪先传表而后传里者，始则但有表证而无里证，宜达原饮。继而里证出现，无可下之证，宜白虎汤辛凉解散未出表之膜原疫邪。有可下之证者加大黄微利之。膜原之邪先传里而后传表者，在里宜承气辈下之，在表宜白虎汤汗之。从上述"九传"中可以看出吴氏对温疫学说的精深造诣。尤其是对再表、再里、再表里分传三种传变，如果没丰富的经验和长期的观察，是不可能会有如此全面的认识的。诚如吴氏所谓："凡疫邪再表再里，或再表里分传者，医家不解，反责病家不善调理，以致反复；病家不解，每责医家用药有误，致病复起，彼此归咎，胥失之矣！殊不知病势之所当然，盖气性如此，一者不可为二，二者不可为一，绝非医家病家之过，但得病者向赖精神完固，虽再三反复，随复随治，随治随愈。"当然，温疫之传变，不是每个病人都要表现为"九传"，而是"病人各得其一，非谓一病而有九传也"。

吴有性在解决了温疫的病因、感邪途经、受邪部位、传变方式等一系列理论难题之后，从而更有效地指导临床实践，取得了重大成果。

温疫病因为戾气，为发病之本。吴氏在《素问·四时刺逆从论》"除其邪则乱气不生"等祛邪务尽思想的影响下，强调温疫以逐邪为第一要义，"客邪贵乎早逐""邪不去则病不瘳"的祛邪论点。疫邪伏居膜原，必须选择药物直捣病所。他制达原饮名方，以槟榔能消能磨，除伏邪，为疏利之药，又除岭南瘴气；厚朴破戾气所结；草果辛烈气雄，除伏邪盘踞。三味协力，直达病所，使邪气溃败，速离膜原。热伤津液加知母以滋阴；热伤营气，加白芍以和血；黄芩清燥热之余；甘草为和中之用。诸药合用，宣透膜原，导邪外出，"但能治其邪，不治其热而热自已"。吴氏的祛邪思想充分反映在达原饮的组方意义及其广泛运用上。

吴氏的祛邪论有两个突出的表现：一是寻找针对病因的特效药。《温疫论·论气所伤不同》说："万物各有所制，如猫制鼠，如鼠制象之类，既知以物制物，即知以气制物矣。以气制物者，蟹得雾则死，枣得雾则枯之类，此有形之气，动植之物皆为所制也……知气可以知物，则知物之可以制气矣。夫物之可以制气者药物也，如蜣蜋解蜈蚣之毒，猫肉治鼠瘘之溃。此受物气之为病，是以物之气制物之气，犹或可测。至于受无形杂气为病，莫知何物之能制矣。"吴氏认为一病有一病之毒，一毒有一药以解之，并实事求是地说明不知何物能制戾气。正因为不知，所以他不断探索，设达原饮等，以期能找到制戾气之药物。二是祛邪着眼宣通。机体的生理特点之一是阴阳气血在运动上的"通"。疫邪侵入机体，留而不去，着而壅塞，造成局部的不通，使局部或全身功能发生改变而致病，甚则"荣卫不行，五脏不通，则死矣"。如果及时治疗，变病理的不通为生理的通，就能痊愈。因此，《素问·热论》对热病的治则提出了"治之各通其脏脉"的观点，许多注家却于一"通"字轻易放过。吴有性认真继承了经义，结合张仲景"若五脏元真通畅，人即安和"，以及刘河间、张子和有关宣通祛邪的学术思想，对宣通疫邪做了充分发挥。他认为正常情况下，人之所以不会发热，原因之一就是阳气通达。不论脏腑经络，表里上下，血分气分，一有所阻，即便发热，从而得出"百病发热，皆由于壅郁"的见解。在治疗上首次提出"疫邪首尾以通行为治"的著名论点，善用大黄，得心应手。尝谓："一窍通，诸窍皆通，大关通而百关尽通也。"我们深有味于斯言。

二、戴天章之温病观

吴有性之后，传其学者，有江苏上元（江宁县）戴天章者。戴天章，字麟郊，晚号北山，人称北山先生。戴氏崇尚有性学说，服膺其贯穿古今，融以心得，独辟鸿蒙，揭日月于中天。戴氏因患"其书（指《温疫论》）具在，而时贤有未见而不用其法，或虽见其书而不能信者，无怪矣！有口诵其书，啧啧称道，而对证施方，仍多不用其法。口则曰此时证也，而手则仍用伤寒之方，拘伤寒之法者，比比皆然"，于是究心吴氏原本，探微极要，或注释，或增订，或删改，于清代雍正十年（1722）撰成《广瘟疫论》。此书凡四卷，意在辨瘟疫之体异于伤寒，而尤慎辨于见证之始，俾吴氏之书，人人可用，而瘟疫之横夭者少，生全者多。

《广瘟疫论》卷一讨论疫性温病的诊断和常见的兼证、夹证。诊断上，突出辨气、辨色、辨舌、辨神、辨脉，为全书精华。①辨气，即辨病人尸气：伤寒邪气伤人，无臭气触人，间或有之者，亦只作腐气，不作尸气；瘟疫戾气伤人，臭气从中蒸达于外，轻则盈于床帐，重则蒸然一室，且专作尸气，不作腐气。试察厕间粪气与凶地尸气，自然明了，辨之既明，便知为瘟疫而非伤寒。②辨色，即辨病人面部色泽：伤寒之邪主收敛，敛则急，面色多绷急而光洁；瘟疫之邪主蒸散，散则缓，面色多松缓而垢晦。人受疫邪的蒸腾而津液上溢于面，头目之间多垢滞，或如油腻，或如烟熏，望之可憎，皆为瘟疫病色。③辨舌：风寒在表舌多无苔，即有白苔亦薄而滑，渐传入里方由白而黄，由黄而燥，由燥而黑。瘟疫一见头痛发热，舌上即有白苔，且厚而不滑，或色兼淡黄，或粗如积粉，若传经入胃则兼二三色。④辨神：风寒邪气伤人，心知所苦而神自清，如头痛作寒热之类，无不自知，至传里入胃，始神昏谵语。因风寒为天地正气，人气与之乖忤而后成邪，故不令人神昏；若瘟疫初起，便使人神情异常而不知所苦，大概烦躁者居多，或如痴如醉，扰乱惊悸，及问其所苦，则不自知，即间有神清能自主者，亦多梦寐不安，闭目即有所见，有所见即谵语之根，缘瘟疫为天地邪气，中即令人神昏故也。⑤辨脉：伤寒之邪从皮毛而入，一二日脉多浮，或兼紧兼缓兼洪而皆浮，迨传入里始不见浮，其至数亦清楚而不模糊；瘟疫从中道而变自里出表，一二日脉多沉，迨自里透表，脉始不沉，乃不浮不沉而数，或兼弦兼大而皆不浮，其至数则模糊而不清楚。凡此嗅尸气、观垢晦、察舌苔积粉、判神情昏昧、别脉数模糊五辨，皆据实践心得发表议论，为辨识疫性温病的关键所在。关于疫性温病的兼证、夹证，戴氏指出："凡言兼者，疫邪兼他邪，二邪自外入者也。凡言夹者，疫邪夹内病，内外夹发者也。"兼证有兼寒、兼风、兼暑、兼疟、兼痢之分；夹证有夹痰水、夹食、夹郁、夹蓄血、夹脾虚、夹肾虚、夹诸亡血、夹哮喘、夹心胃病、夹疝气之别。治兼证当必兼治他邪之药，而疫邪易解；治夹证当分虚实，实邪则以治夹邪为先，治疫邪为后，清其夹邪而疫毒始得透达，透达方能传变，传变方能解利也。夹虚则以治疫邪为主，养正为辅，以免养正遗疫也。

《广瘟疫论》卷二、卷三为疫性温病的症状辨证设。戴氏继承了吴又可疫邪表里辨治学说，尝谓"疫邪见证千变万化，然总不出表里二者"。此语含义有二：一从部位说，指疫性温病的症状不外表、里二类。现于表者，有发热、恶寒、寒热往来、头痛、头眩、头胀、头重、目胀、项强酸、背痛酸、膝痛酸、胫痛酸、足痛、肩背痛酸、腕痛、周身骨节酸痛、拘挛、身重、自汗、盗汗、战汗、狂汗、头肿面肿、颈项肿、耳旁肿、胸红肿、周身红肿、发黄、发疹、发斑等；现于里者，有烦躁、呕、口苦、口干、唇燥、齿燥、鼻孔干、耳聋、鼻如烟煤、鼻扇张、咽干、咽痛、舌燥、舌强、舌痿、舌卷短、胸满痛、胁满痛、腹满痛、少腹满痛、自利、便血、便脓血、大便闭、小便不利、小便黄赤黑、小便多、遗尿、囊缩多言、谵语、善忘、昏沉、循衣摸床撮空、多睡、身冷、呃逆、吐蛔等。二从病机上说，指上述各症的发病机理不外因表、因里，但"表证中有里邪，里证中有表邪，则又不可不细察也。故列证分表里以尽其常，又细辨以尽其变"。如辨发热，戴氏认为时疫发热表证居多,亦有里证发热、半表半里发热、余邪不尽复出于表发热、邪退正虚发热。表证发热,脉不浮不沉而数,寸大于关尺,热在尺肤,扪之烙手,久按反轻,必兼头痛,项强,腰痛或头面身体皮肤有红肿疼痛,诸证不必全现,有一于此,便是表证发热。里证发热,脉或滑或沉数或洪滑,关尺盛于寸,热必在肌肉筋骨,初扪热轻,久按热甚,必兼烦渴胸腹满,大便或不通,或自利,或便血及脓,小便黄赤,或谵妄狂昏,诸证不必全现,必兼二三证方是里证发热。半表半里发热,脉多弦,胸胁满,或热或止,或口苦咽干,目眩耳聋,或目赤,或喜呕心烦,或兼见表里证。余邪不尽复出于表之发热,当里热多而表热少,虽有当用表药之证,不过葛根、柴胡、豆豉而已,无更用羌活之理。邪退正虚发热,全无表里实证,六脉豁豁然空,或较初起洪滑更甚,或用表药而身痛更甚,或屡用清热药反烦躁昏沉更甚,或屡用下药而舌燥更甚。这样逐证辨析,因证立法,以法定方,理法方药,一以贯之,堪称疫性温病之佳作。将其与《温疫论》对照细读,确能使人领悟其"广"字之实义。

《广瘟疫论》卷四主要是讨论疫性温病的五大治法。论汗法着重指出:一是时疫与伤寒所用汗法不同。伤寒汗不厌早,时疫汗不厌迟;伤寒发汗必以辛温辛热以宣阳,时疫发汗必以辛凉辛寒以救阴;伤寒发汗不犯里,时疫发汗必通里。二是时疫发汗有不求汗而自汗解者,如里热闭甚,用大承气以通其里,一不已而再,再不已而三,直待里邪逐尽,里气外达,多能战汗而解;或里热燥甚,忽得痛饮而汗解;或气虚之质,加人参而汗解;或阴血枯竭,用大剂滋阴润燥生津而汗解。戴氏认为,时疫汗法不专在乎升表,而在乎"通其郁闭,和其阴阳"。必察其表里无一毫阻滞,逐邪而兼顾其正,乃为时疫汗法之万全。论下法着重指出:一是时疫与伤寒所用下法不同。伤寒下不厌迟,时疫下不厌早;伤寒在下其燥结,时疫在下其郁热;伤寒里证当下,必待表证全罢,时疫不论表邪罢否,但兼里证即下;伤寒邪在上焦不可下,时疫邪在上焦亦可下;伤寒一下即已,时疫有再三而下者。二是时疫下法有:结邪在胸,用贝母两许下之;结邪在心胸,小陷胸汤下之;结邪在胸胁连心下,大柴胡汤下之;结邪在脐上,小承气汤下之;结邪在当脐及脐下,调胃承气汤下之;痞满燥实三焦俱结,大承气汤下之。论清法着重在分析清法对时疫的作用及运用要点,指出时疫为热证,未有不当清者也。在表汗之不退,在里下之不解,或有热无结,则唯以寒凉直折其热而已,故清法可济汗下之不逮。热之浅者以石膏、黄芩为主,柴胡、葛根为辅;热之深者花粉、知母、瓜蒌仁、栀子、豆豉为主;热入心包者黄连、犀角、羚羊角用之,热直入心脏则难救矣,重用牛黄犹可十中救一。论和法先阐明和法的含义,再分析和法的运用。戴氏认为凡两种相互对立的治法同用称为"和",

如寒热并用、补泻合剂、表里双解等。时疫之热夹他邪之寒，须寒热并用以和之，如黄连与生姜同用，黄芩与半夏同用，石膏与苍术同用，知母与草果同用；时疫之气实，病人之正虚，须补泻合剂以和之，如人参、黄芪、当归、白芍与芒硝、大黄、枳实、厚朴同用；疫邪既有表复有里，须表里双解以和之，如麻黄、葛根、羌活、防风、柴胡、前胡与芒硝、大黄、枳实、厚朴、黄芩、栀子、茯苓、泽泻同用。或用下法而小其剂缓其峻，或用清法变汤为丸亦可称"和"。戴氏认为时疫病情复杂，尤其宜和，如热为痰、滞、瘀附丽，若但清其热而不去其物，未能有效，必察其附丽何物，于清热诸方加入何药，始能奏功。论补法着重指出时疫"为病药所伤，当消息其所伤在阴在阳以施补阴补阳之法"。尤其"虽疫邪为热证伤阴者多，然亦有用药太过而伤阳者"一语，更觉从实践中得来，信而有证。

三、余霖之温病观

疫性温病自吴有性《温疫论》至戴天章《广瘟疫论》，可谓其说盛行，活人无算。不过，由于疫性温病在具体病种上的不同，因此，用某方某法难以囊括全部。故清代乾隆癸丑年，京师大疫，以景岳法治者多死，以又可法治者亦不验，这就从客观上要求医家有所创新。其时，常州桐溪余霖，字师愚，幼习儒，力学二十年，屡蹶名场，乃究心岐黄，于疫疹一门，神而明之，在乾隆五十九年（1794）著成《疫疹一得》，王孟英谓其："独识淫热之疫，别开生面，洵补昔贤之未逮，堪为仲景之功臣。"

余氏对疫性温病的病因性质的认识，突出于"热毒"二字。他认为疫性温病为感四时不正疠气为病，疠气乃无形之毒，既曰毒，其为火也明矣。此火为元气之贼，为害甚大，土遇之而赤，金遇之而镕，木遇之而燃，水不胜火则涸，故其温病观以"火毒"之说一以贯之。

疫性温病初起颇似伤寒，后人每从伤寒论治，于热疫往往略而不讲。《疫疹一得》专列"疫疹提要"和"论疫与伤寒似同而异"等篇，详加比较分析，要皆以"热""寒"为分界线。如辨汗，谓"伤寒无汗，而疫则下身无汗，上身有汗，惟头汗更盛。头为诸阳之首，火性炎上，毒火盘踞于内，五液受其煎熬，热气上腾，如笼上熏蒸之露，故头汗独多"。如辨呕，谓"少阳而呕，胁必痛，耳必聋；疫症之呕，胁不痛，耳不聋，因内有伏毒，邪火干胃，毒气上冲，频频而作"。疫疹为患，病变多端，见证复杂，余氏据生平经验而列五十二症，并以"火毒"而析其理，使人一目了然。如对"头痛倾侧"一症，认为总由毒火达于太阳阳明，毒参阳位；"腹痛不已"乃由毒火冲变，发泄无门；"谵语"是因心主为烈火所燔；如发狂、呃逆、呕吐、便血、溺血等，皆咎于火毒为害。

余氏辨析斑疹更有独到之见。余氏认为斑疹乃火毒的外在表现，尝谓"火者疹之根，疹者火之苗也"。对斑疹的色泽，指出淡红而润为佳，若淡而不荣，或娇艳干滞为血热极重，深红较淡红稍重，艳红为血热之极，紫赤则火更甚。对斑疹的形态分布，指出总以松浮为吉，紧束多凶。如斑一出，松活浮于皮面，或红如朱点纸，或黑如墨涂肤，此毒之松活外现者，虽紫黑成片可生。如果一出虽小如粟，然紧束有根，如履透针，如矢贯的，此为毒深痼结，邪气闭伏于里，纵不紫黑，病亦危重。这些宝贵难得的临床经验，丰富了温病诊断学的内容。

余氏在认定"火毒"致疫的前提下，在治疗用药上一本"热者寒之"之旨，而于"清解"法上狠下功夫。首先，他再三强调疫疹不可表、下。因为表散则燔灼火焰，如火得风，风乘火势，火借风威，燎原莫制；攻下则虚其中州，阴液涸竭，邪毒易乘虚内犯。奈何世之医者不明此理，肆行发表攻里，致变症蜂起，或四肢逆冷，或神昏谵语，或郁冒直视，或遗尿旁流，甚至舌卷囊缩，循衣摸床，种种危候，难以枚举，如此而死者，不可胜计。余氏有鉴于此，自制清瘟败毒饮，重用石膏，随证变通，于疫疹之治，竟奏大功。清瘟败毒饮为白虎汤、犀角地黄汤、黄连解毒汤三方加减而成，治火热疫毒，表里俱盛，狂躁烦心，口干咽痛，大热干呕，错语不眠，吐血衄血，热盛发斑。此方取十二经泻火之药，重用石膏直入胃经，退其淫热。本草多谓：石膏性寒，大清胃热。余氏经反复的临床实践，得出"非石膏不足以取效"的重要体会，指出"石膏直入戊己，先捣其窝巢之害，而十二经之患自易平矣"。石膏者寒水也，以寒胜热，以水克火，每每投之，百发百中；佐以黄连、犀角、黄芩，泻心肺之火；丹皮、栀子、赤芍泻肝经之火；连翘、元参解散浮游之火；生地黄、知母抑阳扶阴而救欲绝之水；桔梗、竹叶载药上行；使以甘草和胃。此皆大寒解毒之剂，热毒疫疹非此方不足以当其任！

综观上述，余霖治疫重在清解，因病制宜，自成一家之言，对疫性温病作出了新的贡献。

四、杨璿之温病观

杨璿，字玉衡，自号栗山老人，四川成都人，生于清代康熙四十四年（1705）。杨氏治学精于外感热病，而于疫性温病更多心得，晚年（乾隆四十九年，时79岁）著《伤寒温疫条辨》。书凡六卷：卷一为总论，卷二、卷三两卷辨证，卷四、卷五两卷论方，卷六议药。全书旨在"务辨出温病（疫）与伤寒另为一门，其根源、脉证、治法、方论，灿然昌明于世"。

杨氏认为温病即瘟疫，不可因其字异而以温病、瘟疫为两病。故杨氏所谓温病乃指疫性温病而言。疫性温病为感天地杂气而病，伤寒及风温、暑温、湿温、秋温、冬温等为感天地常气而病，两者毫无干涉。并对王叔和时行致疫说予以推翻，指出即使是感受非其时而有其气的热病，其所感终属天地常气，不得混称温病。在这些问题上，杨氏一本吴有性之说，不惜笔墨，不厌其烦，从病因的"杂气"与"常气"上，彻底地澄清了温疫与伤寒及非疫性温病的界限。

杨氏温病观的主要特点，在于对"杂气"所犯部位及病机阐释有新的见解。自吴有性创"膜原论"及"表里九传"后，医家多习而宗之。但是，随着认识水平的不断提高，旧有的理论自然不能圆满解释新的临床现实。杨氏敢于革新，对"膜原论"提出质疑。他说："泥于邪在膜原，半表半里，而创为表证九传之说，前后不答，自相矛盾。"他在刘河间、王安道、喻嘉言、张路玉等名家的启发下，提出杂气为病的"三焦定位"说及病机的"邪热怫郁"说和传变的"自里达外"说等一系列的新见解，将疫性温病的研究更推进一层。杨氏认为，杂气是天地间一种偶荒旱潦疵疠烟瘴的毒气，其由口鼻吸受，直行中道，分有上下，清浊相干，气滞血凝；进而邪热怫郁，从血分发出气分，自里达表，而以里之郁热为重。在这里，杨氏巧妙地融合了喻嘉言的"三焦辨证"说、张路玉的温病"由血分而气分"说，以及刘河间的"阳热怫郁"说，创立了以中焦为病变中心，以"邪热怫郁"为病机关键，以由中焦而涉上下，由血分而达气分，由里而达表为传变方式的理论体系，自成家言。

杨氏的这一系列理论贯穿其《伤寒温疫条辨》的始终。以卷二、卷三为例，杨氏辨证析理，无不突出这些理论。如辨表证，赞同吴氏之说，指出："温病邪热内攻，凡见表证，皆里证郁结，浮越于外也，虽有表证，实无表邪……今里热结滞，阳气不能敷布于外，即四肢未免厥逆，又安能气液蒸蒸以透表？如缚足之鸟，焉能飞升？又如水注之器，闭其后窍，前窍焉能涓滴？"又如辨温病发热时，认为总由"杂气怫郁三焦，由血分发出气分"。辨温病喘息气急，仍着眼在三焦郁热，谓"温病内热怫郁，三焦如焚，气上冲胸而喘"，"温病郁热内迫，气多急促"。辨温病蛔厥，杨氏一反"吐蛔虽有大热，忌用冷药，犯之必死"的旧说，指出"若治温病（吐蛔）而用理中、乌梅，正如抱薪投火，轻者致重，重者致危。盖温病无阴证，若至吐蛔，则表里三焦，热郁亢极……冒热如沸，蛔动不安，下气不通，必反于上"，可谓处处不忘其理论宗旨。

在疫性温病的治疗上，杨氏更是成功地运用自己的理论以指导临床实践。先杨氏者，吴有性主下，余师愚主清，杨氏撷取两家之长，参以针对"郁热"的宣法，冶清、下、宣于一炉，别开疫性温病治疗的局面。疫性温病既然是由于"杂气热郁三焦表里，阻碍阴阳不通"，治疗应当清热解郁，放眼于上下升降、表里开合，贯之以清、下、宣大法。制治温十五方，而以升降散为其总方。诸方总旨不外清泄中焦，宣上通下，透里达表。升降散为治疫性温病"表里三焦大热，其证不可名状"的经世名方，由僵蚕、蝉蜕、姜黄、大黄四药组成，以米酒为引，以蜂蜜为导。僵蚕味辛苦而气薄，喜燥恶湿，得天地清化之气，轻浮而升阳中之阳，功能清热解郁，胜风除湿，化痰散结，解毒定惊，辟怫郁之杂气，用以为君；蝉蜕气寒味咸无毒，祛风胜湿，涤热解毒，透邪外达，用以为臣；姜黄气味辛苦，祛邪伐恶，行气散郁，功建辟疫，用以为佐；大黄味苦，大寒无毒，上下通行，用以为使。全方从清中焦邪热着眼，纵横上下表里，中焦治则上下升降协调，里热清则内外之气相通，上中下三焦及表里安和，其病自解。杨氏在温疫流行之际，娴熟地运用本法本方，得心应手，屡起大症。已故名医蒲辅周治温擅用杨法，足证其可师可传。

五、叶桂之温病观

明清时期温病学的又一主流——非疫性温病的研究，至叶桂而盛况空前。叶桂，字天士，号香岩，清康熙乾隆间（1666—1745）江苏吴县人。叶桂生平致力温病学说，勤学苦研，善于汲取各家之长，重视实践，敢于举新，创立了非疫性温病的辨证纲领，发明了非疫性温病的察舌、验齿、辨斑疹、观白㾦等特殊诊断内容，建立了较为系统的非疫性温病的治疗大法，促成了温病学说发展史上的第四次突变。

叶桂的温病观，主要反映在他的口述稿《温热论》中。（以下引文以《温热经纬》之《叶香岩外感温热篇》为准）

叶氏研究的对象是非疫性温病，其病因为感天地温热之邪气，不同于吴有性所研究的杂气温疫，更不同于仲景所谓的"伤寒"。在六经传变及"表里九传"的启发下，因病制宜，提出卫、气、营、血作为非疫性温病的辨证纲领，为非疫性温病学说奠定了坚实的理论基石。

叶桂在《温热论》中指出："大凡看法，卫之后方言气，营之后方言血。""辨营卫气血虽与伤寒同，若论治法，则与伤寒大异也。"叶氏将非疫性温病病位的深浅、病情的轻重概括为卫、气、营、血四种不同的证候类型，其意虽与伤寒六经相同，但由于寒温迥别，故治法则大异。这样就从根本上明确了温病与伤寒、温疫的辨证体系不同。

"卫气营血"不仅阐明了温病的四大证候类型，而且揭示了四型之间的内在联系。叶氏指出："温邪上受，首先犯肺，逆传心包。"温病的顺传规律为卫→气→营→血，逆传则肺卫之邪不经气分，迅速陷入心营。可见，顺传是病情缓进的发展，逆传是病情急剧的变化。一言其常，一道其变，知常达变，不致茫然无措，坠入五里云雾。叶氏此功，足与仲景六经学说平分秋色。

在诊断方面，《温热论》用将近三分之一的篇幅论舌苔，十分之一的篇幅论斑疹白㾦，又十分之一的篇幅论验齿，其重视之程度，当可想见。其论舌，无论对舌质、舌苔，辨之俱十分精细。其主要方法是观察舌质、舌苔的色泽、润枯和形态等变化，作为辨别属卫、属气、属营、属血，以及判断津液存亡、病情转归和预后好坏的重要指征。

通过察舌以辨别病变的深浅，如说："其热传营，舌色必绛，绛，深红色也。初传，绛色中兼黄白色，此气分之邪未尽也。"这是以绛舌之有否兼夹黄白苔，作为辨别病邪是否完全入营的主要指征。

通过察舌辨别津液之存亡，如说："色绛而舌中心干者，乃心胃火燔，劫烁津液。""舌绛而光亮，胃阴亡也。""其有虽绛而不鲜，干枯而痿者，肾阴涸也。""黄苔不甚厚而滑者，热未伤津……若虽薄而干者，邪虽去而津受伤也。"凡此，都是以舌苔之润燥荣枯，作为辨别津液存亡的重要依据。

通过察舌为治疗立法提供依据，如用承气攻下，必"验之于舌，或黄甚，或如沉香色，或如灰黄色，或老黄色，或中有断纹，皆当下之，如小承气汤……若未见此等舌，不宜用此等法"。又如运用小陷胸汤或泻心汤等苦泄药，也要察舌辨苔，指出"人之体，脘在腹上，其地位处于中，按之痛，或自痛，或痞胀，当用苦泄，以其入腹近也。必验之于舌，或黄或浊，可与小陷胸汤或泻心汤，随证治之。或白不燥，或黄白相兼，或灰白不渴，慎不可乱投苦泄"。又说："前云舌黄或浊，须要有地之黄，若光滑者，乃无形湿热中有虚象，大忌前法。"叶氏以辨舌作为治疗立法的依据，于此可见一斑。

又"齿为肾之余，龈为胃之络，热邪不燥胃津，必耗肾液"，故验齿对温病的诊断，是有相当价值的。叶氏根据齿龈周围的血色以区别病之阴阳，指出："阳血者，色必紫，紫如干漆；阴血者，色必黄，黄如酱瓣。阳血若见，安胃为主；阴血若见，救肾为要。"叶氏认为阳血是胃热邪实所致，阴血是肾阴亏损之故，因此在治疗上亦有重在祛邪和重在救阴之异。此外，对于牙齿的色泽润燥，亦做了分析，如说："齿若光燥如石者，胃热甚也；证见无汗恶寒，卫偏胜也，辛凉泄卫透汗为要。若如枯骨色者，肾液枯也，为难治。若上半截润，水不上承而心火上炎也，急急清心救水，俟枯处转润为妥。"至于咬牙啮齿，则认为是湿热化风痉病，但咬牙有胃热走络和胃虚无谷以内荣的虚实之分。

叶氏对斑疹、白㾦的成因、形态、色泽、分布情况及它们与病情轻重深浅、预后吉凶等关系，均做了精辟的论述。叶氏认为，点大而在皮肤之上者为斑；点小，云头隐隐，或琐碎小粒者为疹。色泽以红润为吉，紫黑为凶。并指出斑与疹皆是邪气外露之象，宜见而不宜见多。斑疹既出，宜神情清爽，为外解里和之象；反之，斑疹出而神昏，为正不胜邪，内陷为患，或胃津内涸之故。对于白㾦，叶氏阐发说："再有一种白㾦，小粒如水晶色者，此湿热伤肺，邪虽出而气液枯也，必得甘药补之。若未至久延，气液尚在未伤，乃为湿郁卫分，汗出不彻之故，当理气分之邪。枯白如骨者多凶，气液竭也。"这些见解，在临床上均有一定的指导作用。诚如汪曰桢评价说："白㾦前人未尝细论，此条之功不小。"

在治疗方面，《温热论》虽重点论述风温和湿温的治疗方法，但对其他多种温病也有着普遍的指导意义。论中所提出的"在卫汗之可也，到气才可清气；入营犹可透热转气……入血就恐耗血动血，直须凉血散血"，制定了温病传变过程中不同阶段的治疗原则和大法。对卫分证的汗法，提出"在表初用辛凉轻剂"，较之《伤寒论》太阳病之麻桂辛温解表，一凉一温，显有区别，而且向着采用银翘一类解毒药物，迈出了可喜的一步。"入血就恐耗血动血，直须凉血散血"，则更有深义。当温邪侵入血分，出现吐血、衄血、便血、溲血或斑疹等"耗血动血"的临床表现时，采用清热解毒、滋阴凉血一类方药自无疑义。但既有出血，必然会产生瘀滞，若单纯凉血止血而不配合活血祛瘀之品，不仅达不到止血目的，且瘀血不散势必使病情加剧。所以叶氏主张在"凉血"的同时，强调"散血"，选用生地黄、牡丹皮、阿胶、赤芍之类药物，凉血散血并用，是颇具功思的。从现代医学观点来看，不少急性传染病多出现出血的症状，在病理上往往存在着弥散性血管内凝血（DIC）的情况，而中医活血化瘀药物对于改善这种病理状态，常会起到较好的作用。近年在这方面的临床观察和实验研究已有很大的进展，于此足以说明，叶氏立"散血"原则是很有卓见的。

《温热论》中对湿热证的治疗，尤有发挥。其一是主张湿热兼治，使两邪孤立，不致搏结为患，病易解除。如说："夹湿加芦根、滑石之流……或渗湿于热下，不与热相搏，势必孤矣。"此段大有奥义。湿热合邪，热寓湿中，湿处热外，徒清其热，湿遏不化；单祛其湿，邪热愈炽。故叶氏主张清热祛湿兼顾，湿祛则热无所附，邪热孤立，则易解也，这对后世治疗湿温证启发很大。其二是强调利小便是祛除湿邪、导邪出路的重要方法。叶氏提出"通阳不在温，而在利小便"，把前贤"治湿不利小便，非其治也"的治疗原则运用到湿温病临床，并加以发挥。因为湿温为患，常阻遏气机，使阳气不得宣通。然通阳之药，性多温燥，于湿热之证殊不相宜，唯有用分消宣化之法，通利小便，使湿浊下达膀胱而去，湿浊既消，热邪自达，阳气亦随之而通矣，此诚治湿热之妙法也。在叶氏的启迪下，后世治湿温证的不少方剂，如三仁汤、茯苓皮汤、宣痹汤之类，均于清热之中配合淡渗利湿之品，影响之深，当不言而喻。

保护和滋养津液，是温病治疗上的重要法则，所谓"留得一分津液，便有一分生机"。《温热论》对养阴和护阴有独创性的论述。首先叶氏提出"救阴不在血，而在津与汗"，告诫温病的救阴与杂病有明显区别。温病救阴的目的并不在滋补阴血，而在于生津养液和防止汗泄过多而损耗津液。所以在用药上，多取生地黄、麦冬、玄参、甘蔗浆、梨皮之类生津养液，而不用四物、左归等滋养阴血。后世不少生津养液的名方，诸如五汁饮、增液汤、益胃汤等，均循此而立。其次，叶氏针对不同脏腑的津液损伤，采用相应的养阴药物，如说："若斑出热不解者，胃津亡也，主以甘寒……或其人肾水素亏……如甘寒之中，加入咸寒。"叶氏将养阴法分为甘寒濡润和咸寒滋填两大类，这为后世准确运用养阴法指出了要领。吴瑭以甘寒为主的沙参麦冬汤治肺胃津伤，以咸寒为主的加减复脉汤治下焦肝肾液耗，即受叶氏的启示。

再则，叶氏应用清热解毒合芳香开窍法，为救治热病昏迷、痉厥等危症，开辟了新途径。如说："外热一陷，里络就闭，非菖蒲、郁金等所能开，须用牛黄丸、至宝丹之类以开其闭，恐其昏厥为痉也。"这是叶氏在创立"逆传心包"或邪入心营理论之后又摸索出的突出的治疗经验，无疑较《伤寒论》大大发展了一步。仲景治热病神昏谵语，有用承气汤攻下阳明腑实的，但对"邪陷心包"所致的昏迷痉厥，在病机和治法上，未曾论及。陆九芝囿于《伤寒论》的观点，认为"从来神昏之病，皆属胃家"，反对用芳香开窍一类方药，未免失之于偏。证诸临床，牛黄丸、至宝丹、紫雪丹等治疗急性热病邪陷心包，出现神志异常的证候，确有良效。叶氏在这方面的功绩是不可磨灭的。

最后还须指出，叶氏立法用方，以圆活轻灵著称，选药精心琢磨，反复斟酌，务求恰到好处。如温邪在表，主张"辛凉轻剂"，夹风选加薄荷、牛蒡子之属；夹湿加芦根、滑石之流。考薄荷、牛蒡子具清灵之性而入肺经，既能疏解风热，又不悖辛凉轻解之旨。后世治疗风温等病初起之银翘散、桑菊饮、桑杏汤等一类方剂，均继承和发展了叶氏这一治疗法则，用药亦以清灵为主。芦根、滑石利湿而不伤阴，且有清热之功，用于温邪夹湿之证，可称两全其美。又如对湿热留恋三焦，叶氏主张"分消上下之势"，举杏仁、厚朴、茯苓为例。杏仁宣肺达邪，以开上焦，气化则湿化；厚朴运脾畅中，以化中焦之湿；茯苓甘淡渗利，以祛下焦之湿。可见，这三味药作为分消三焦湿浊之邪，有一定代表性。举凡这些，说明叶氏选药十分精细，并以轻灵见长，从而形成了温热学派用药的独特风格，为后世治疗温病立法用药树立了楷模，影响深远。

综上所述，叶桂在中医学史上，对温病学的形成和发展，作出了卓越的贡献，不愧为"温热大师"。清代医家徐大椿评价他说"不仅名家，可称大家矣"，确非过誉。

六、薛雪之温病观

薛雪，字生白，号一瓢，晚年自称牧牛老朽，清代康熙、乾隆年间（1681—1770）江苏吴县人，医与叶桂齐名。生平对湿热病最有研究，著有《湿热条辨》，世称此为湿热病权威之作。（以下引文以《温热经纬》之《薛生白湿热病篇》为准）

自《难经》首次将湿温病列为外感热病后，王叔和于《脉经》对此又做了阐发，后庞安时、朱肱等均有补充，然终未能作为专题研究。自叶桂后，湿病学说大行，薛氏学贯古今，结合临床，对湿热病进行了较全面的阐述。

湿热病在病变过程中，或因湿偏重而症状类似伤寒，或因热偏重而症状类似其他温病，若不细心体察，掌握其特殊性，极易误诊而造成误治。如见寒便投辛温发散，则使热邪更炽；见热就以苦寒清热，则使湿邪益阻。薛氏从寒、温、湿三邪伤人的特点着手，将湿热与伤寒、温病做了鉴别，指出"湿热之病，不独与伤寒不同，且与温病大异"，使人耳目大清。湿热病的病变特点是病程缠绵，痼结难解，这是由其病因决定的。湿热病的病因是感受湿热之邪，薛氏尝谓："热为天之气，湿为地之气，热得湿而愈炽，湿得热而愈横。"王孟英注得好："热得湿则郁遏而不宣，故愈炽；湿得热则蒸腾而上熏，故愈横。"鉴于湿热病这些特殊性，薛氏潜心探索，敢于发前人所未发。首先，阐明湿热病的发病及病变重心等问题。薛氏认为，湿热病虽然其病因是感受湿热之邪，但脾胃湿聚则是本病发生的主要内因。他说："太阴内伤，湿饮停聚，客邪再至，内外相引，故病湿热。""先因于湿，再因饥劳而病者，亦属内伤夹湿，标本同病。"证诸临床，素有脾胃内湿者，确易罹患湿热病。尤其是夏秋季节，气候溽暑，人之脾胃功能多较呆滞，内湿易聚，在此情况下，外界湿热之邪往往乘虚侵入而发病。可见，薛氏"内外相引""标本同病"的发病学观点是符合实际的。在病变重心上，薛氏阐发极为精辟，指出："湿热病，属阳明太阴经者居多，中气实则病在阳明，中气虚则病在太阴。"脾胃同居中焦，职司运化，脾为阴土，喜燥恶湿，胃为阳土，喜润恶燥，两者互为表里，对湿、热之邪各有亲和性。凡素体中阳偏旺者，湿邪易于化热而为热重于湿，病偏在胃；禀赋中阳不足者，邪多从湿化而为湿重于热，病偏在脾。以脾胃为中心的湿温病机论是薛氏一大发挥，有现实的指导意义。

薛氏对湿热病的辨证施治，更觉切合实际。他通过细致的观察，总结出几个主要证型，作为本病的辨证提纲。《湿热病篇》第一条云"湿热证，始恶寒，后但热不寒，汗出胸痞，舌白，口渴不引饮。"薛氏自注谓："此条乃湿热证之提纲也……始恶寒者，阳为湿遏而恶寒，终非若寒伤于表之恶寒……后但热不寒，则郁而成热，反恶热矣。热盛阳明则汗出，湿蔽清阳则胸痞，湿邪内盛则舌白，湿热交蒸则舌黄，热则液不升而口渴，湿则饮内留而不引饮。"释理切中肯綮，深得辨证要领。

湿热客犯机体，邪归中道膜原，及其发也，或外散于表，或内溃于里，或弥漫上焦，或郁滞中焦，或深入下焦，病位有表里上中下之不同，治各有异。

湿热犯表，卫阳被遏，证见恶寒无汗、体重头痛、身热不扬等，治宜宣透，药如藿香、香薷、苍术、薄荷、牛蒡子之属。薛氏尝谓："湿病发汗，昔贤有禁。此不微汗之，病必不除。盖既有不可汗之大戒，复有得汗始解之治法，临证者当知所变通矣。"知常识变，可师可法。

湿热之邪由口鼻吸入，归于中焦膜原，邪正相争于半表半里之地，现寒热如疟等症，进柴胡、厚朴、槟榔、草果、藿香、苍术、半夏、石菖蒲、六一散以燥湿化浊，开达膜原，学步吴又可之达原饮，亦有本有源。

湿热之邪由膜原而溃于里，或邪干肺络，咳嗽不眠，宜葶苈、枇杷叶、六一散等泻肺降逆；或郁结阳明而神昏笑妄，发痉便秘，以凉膈散或承气辈通腑泄热，此"阳明之邪仍假阳明为出路也"。或里热燔灼血分，内陷厥阴，肝风窜动，而舌焦红或缩，斑疹，胸痞，自利，神昏痉厥，宜大剂犀角、羚羊角、生地黄、玄参、金银花露、紫草、方诸水、金汁、鲜菖蒲等凉血解毒，开窍息风。或毒邪深入营分，走窜欲泄，上下失血或汗血者，投大剂犀角、生地黄、赤芍、牡丹皮、连翘、紫草、茜根、金银花等以清营凉血解毒。

湿热之邪阻滞三焦，病在上焦者，因肺气不舒，心神受扰，可见壮热口渴、脘闷懊侬、眼欲闭、时谵语，宜用枳壳、桔梗、淡豆豉、生山栀等清宣上焦气分，气化则湿亦化；病在中焦者，多见发热、汗出胸痞、口渴舌白，宜用藿梗、蔻仁、杏仁、枳壳、桔梗、郁金、苍术、厚朴、草果、半夏、干菖蒲、佩兰、六一散等苦辛寒佐以淡渗；湿热流注下焦，而见自利、溺赤、口渴，宜滑石、猪苓、萆薢、通草等通利水道。

薛氏的湿热辨治心法，不仅在于细察湿热之邪所犯部位，而且还体现在以湿热之邪的孰轻孰重作为湿热病的辨治关键。无论湿热之邪所犯何部，均须审明是湿重于热或热重于湿，抑或湿热并重。湿重于热者，当以苦辛温佐以淡渗为主，而清热次之；热重于湿者，当以苦辛寒佐以淡渗为主，而温燥次之；湿热并重者，当宗二法以化裁。

薛氏治疗湿热病，除了根据病位及病邪的轻重多寡用药外，还有两个主要特点。一是善用利气化湿。湿为重浊阴邪，最易阻遏人身阳气，使气机郁滞不通，而气机之郁滞更加重湿邪停积，两者互为因果，形成恶性循环。因而，薛氏用药处处注意一个"气"字，如上焦湿热多用杏仁、桔梗、枇杷叶之类宣肺气；中焦湿热多取厚朴、半夏、草果之类运中气，或用藿香、佩兰、石菖蒲等芳化展气。薛氏用药的第二特点是用药以轻灵见长。薛氏推崇"轻可去实"之说，于湿热之治，擅用藿香叶、薄荷叶、鲜荷叶、枇杷叶、佩兰叶、豆卷、通草等轻清芳透之品。王孟英赞其："轻药竟可以愈重病。"

七、吴瑭之温病观

吴瑭，字鞠通，所著《温病条辨》，标志着温病学说进入了更新更深的境界。其突出的成就，反映在以下两大方面。

1. 三焦辨治学说

吴氏继承《内经》有关三焦理论，汲取历代各家如刘河间、罗天益、薛生白辈的三焦理论运用经验，创造性地提出以三焦为主线的温病辨证施治纲领。《温病条辨·中焦篇》第1条说："温病由口鼻而入，鼻气通于肺，口气通于胃。肺病逆传则为心包，上焦病不治，则传中焦，胃与脾也；中焦病不治，即传下焦，肝与肾也。始上焦，终下焦。"点明了温病过程中自上及下，由浅而深的传变规律。

心肺同居上焦。上焦温病为病变的初期阶段，若无逆传，则病在肺卫，常见脉不缓不紧而动数，或两寸独大，头痛，微恶风寒，身热自汗，口渴或不渴而咳，午后热甚等。吴氏本《素问·阴阳应象大论》"其在皮者汗而发之""其高者因而越之"，以及叶桂"在卫汗之可也"之旨，结合温病特点，提出"治上焦如羽，非轻不举"的观点，用药力主轻浮升散，如金银花、桑叶、薄荷、桔梗等。温邪由外及里，自上向下侵入，机体之抗邪力应激由里向外，自下而上抵御，治疗上必须因势利导，开邪出路。因而，他创制了桑菊饮、银翘散、新加香薷饮、杏苏散、桑杏汤等，质地轻，药味薄，辛能升散，凉能清泄，颇合病情。

中焦为脾胃处所。中焦温病，主要表现为面目俱赤，语声重浊，呼吸俱粗，大便闭，小便涩，舌苔老黄，甚则黑有芒刺，但恶热，不恶寒，日晡热甚等。病至中期，热盛而津伤明显，病情发展较快，治疗务必及时，一有疏忽，即至下焦，以致不可收拾。无形温热燔灼中焦阳明，治当专清其气分之热，重用大剂白虎汤，"以白虎之金飚以退烦热"；有形邪热壅结肠胃，腹坚拒按，神昏谵语者，又宜釜底抽薪，导热下行，必投承气辈通腑泄热。若湿热之邪客犯中焦而病湿温者，病位侧重在中焦脾土，可见身重、呕恶、脘胀腹满、便溏、苔滑腻、脉濡数等。湿热相搏，难解难分，当揆其偏重而两攘之。湿重热轻者酌情选用五加减正气散，祛湿为主，清热次之；热多湿少者当投白虎加苍术汤或三石汤，清热为主，燥湿次之；湿热并重者以杏仁滑石汤及黄芩滑石汤清热燥湿并举。吴氏对中焦温病之用药，处处注意"衡"字，谓"治中焦如衡，非平不安"，即使是辛寒泻火，甘寒养阴，亦力诫其过猛过腻。这种将用药与病位密切结合起来考虑的观点，无疑是正确的。

下焦是肝肾所属的领地，主藏阴精。温病发展至下焦，已为病变之后期。此时正气已衰，邪少虚多，阴精耗损十分突出，临床表现多以肝肾阴虚为主要特征，如身热面赤，口干舌燥，甚则齿黑唇裂，手足心热甚于手足背，手指蠕动，四肢厥冷，脉虚细，心中憺憺大动等。《素问·至真要大论》云："补下治下制以急，急则气味厚。"《素问·阴阳应象大论》云："精不足者，补之以味。"吴氏遵之，于下焦温病倡"治下焦如权，非重不沉"之法则。盖滋阴增液，填精补髓，潜阳息风之品，如鳖甲、龟甲、牡蛎、生地黄、麦冬、阿胶等，气厚味浓，能直取下焦。吴氏为此而设的加减复脉，三甲复脉，大、小定风珠等，深合下焦温病病情，为临床所习用。

值得指出，上述轻、平、重三种用药法则，是吴氏根据上、中、下三焦的不同病位和病理特点而加以形象化的说明。但在实际应用时不能固执不化，而应根据证情，灵活掌握。如上焦"逆传心包"，辛凉轻剂即非所宜，须用清心开窍；治中焦温病的药物也有轻有重；治下焦温病也有用轻药者。总之，轻、平、重是相对而言的，不可将它公式化、绝对化。

2.确立温病养阴法则

吴氏曰："温为阳邪……最善发泄，阳盛必伤阴。"在温病发展过程中，始终存在着伤阴的基本矛盾。"留得一分津液，便有一分生机"，因此，吴氏治温极其重视顾护阴津，尝谓温病"始终以救阴精为主"。通过对《温病条辨》治法、方药的归纳，可以发现吴氏养阴可分间接和直接两个方面，亦即护阴保津和滋阴养液两大法则。

温邪初犯人体，肺卫表证为主要症状。但虽在于表，也可出现口渴、咽燥等伤阴之象。吴氏对于温病初期的治疗，创立了银翘散、桑菊饮、清络饮、桑杏汤等辛凉甘润法。统观这些方剂，除辛凉宣透的药物外，都佐以甘润之品，如芦根、沙参、梨皮等，但是总的意图还是以宣透外邪为主，甘润之药则是起护阴生津作用。因为，温病初期，伤阴的程度轻微，或无明显伤阴之象，所以不宜滋腻之品，而以甘润药物稍稍佐之。热邪传入中焦气分，热势增高，可出现大汗、大渴、大热等热盛阴伤的征象。此时，津液虽已损伤，但温邪仍炽，故不宜养阴，恐留邪为害。吴氏取法于仲景白虎汤类，以辛凉重剂清热保津，如用大剂苦寒直清里热，易化燥伤阴。当热邪继续深入，气血两燔时，在上述方药中加入甘寒之品，兼以养阴。阳明热结，津液耗灼，大有劫损肾阴之势，此当急急顾护阴津，但热结不除，津液难复，只有用承气汤类通便泄热，保护阴液。吴氏在继承仲景之法的基础上，又大胆创新，如采用增液承气汤，一面攻泄实热，一面滋养阴液，体现了温病应用下法的特点。

吴氏根据温病各个发展阶段伤阴的不同情况，提出了不同的养阴方法，归纳起来可分甘寒生津、咸寒养液、酸甘化阴、苦甘合化等几个方面。

甘寒生津法主要适用于温病初、中期，邪在上、中焦阶段，肺胃津液耗伤之证。常用药物如沙参、麦冬、生地黄、梨汁等甘寒之品，代表方如沙参麦冬汤、五汁饮、益胃汤等。此类方药清养肺胃之阴，但又不碍胃，从而可获得热减阴复的效果。

咸寒养液法是指当邪热深入肝肾，灼伤阴精，真阴亏耗之时，甘寒濡润已不能胜任，唯咸寒滋填之品，药如玄参、阿胶、地黄、龟甲等，代表方为加减复脉汤，始能收到养阴复液、壮水制火之效。肾水枯竭，肝失涵养，而出现肝风内动、手足瘛疭之证，此时"邪气已去八九，真阴仅存一二"，亟需填补真阴，息风潜阳，大、小定风珠即是代表方剂。其他如黄连阿胶汤，为咸寒之中加入苦甘，以治真阴亏耗而心中烦不得卧之虚实相杂之证。青蒿鳖甲汤是咸寒辛凉之剂，温病后期热伏阴分，需透热外出，入阴搜邪，宜用此方，临床上治虚热时广为应用。

酸甘化阴法与上二法不同，是用酸敛药物收敛阴气，不使阴气散脱，同样起到保阴作用。主要方剂是生脉散，常用于温病特别是暑温津气耗伤之证。吴氏说："生脉散酸甘化阴，守阴所以留阳，阳留，汗自止也。"由于此法有收敛固脱作用，一般用于温病津气严重损伤或耗散欲脱之时。其他还有连梅汤，此方为酸甘化阴兼酸苦泄热法，用于暑邪深入厥、少二阴，水亏火旺之证。人参乌梅汤为久痢之后阴液大伤，热病液涸，急以救阴之方；地黄余粮汤治久痢，阴伤气陷，取熟地黄、五味子酸甘化阴，合禹余粮固清下焦。疟伤胃阴，不饥不饱，不便，潮热，得食则烦热愈加，津液不复，则用麦冬麻仁汤，酸甘以复胃阴。肝肾之阴久伤，乙癸源竭，则用专翕大生膏酸甘之药合血肉有情之品，滋填下焦真阴，安其专翕之性。

苦甘合化法是将苦寒药与甘寒之品配合运用，取苦甘之性以化阴气，苦寒又能泻热。但此法中苦寒所占的比重不多，因苦寒太过反伤阴气。冬地三黄汤便是一个代表方，为热结于上焦，肺气不化而小便不利的阴伤而夹热邪所设。三黄苦寒各一钱，意在泄热结而通小肠火腑，但又不使苦寒化燥；麦冬、元参、生地黄剂量较大，取其甘寒滋其化源。吴氏云："热病有余于火，不足于水，惟以滋水泻火为急务，岂可再以淡渗动阳而燥津乎？"热病小便不利，阴液已伤，此方确为对证之治。又温病内陷下痢，欲为厥脱，立法应以救阴为主。育阴坚阴为救阴之两大法门，故吴氏化裁仲景之黄连阿胶汤，组成加减黄连阿胶汤，以黄连、黄芩苦寒坚阴泄热，阿胶、生地黄、白芍甘寒或酸甘育阴，共救厥脱。

以上四条治法是吴氏养阴的主要手段，但四者未可截然分开，临床可根据症情相互配合应用。

八、王士雄之温病观

王士雄，字孟英，为晚清的杰出温病学家。温病学说至孟英，无论在理论认识上，还是在临床实践上，都已达到相当成熟的阶段。王氏采集轩岐、仲景有关论述以为经，裒辑叶、薛、余诸贤专论以为纬，旁搜远绍，广征博引，于咸丰二年（1852）著成《温热经纬》一书，集前此医家温病学的研究成果，影响甚远。王氏还著有《随息居重订霍乱论》，阐发前人有关理论，辑录生平经验，对霍乱的病因、病机、辨证、防治作出了重要贡献。

王氏治疗外感热病，注重辨六气，于暑热尤有发挥。六气，即风、寒、暑、湿、燥、火。在正常情况下，它是指自然界六种不同的气候变化，在其异常急骤变化时，便成为致病的主要因素。诚如《素问·至真要大论》所说："夫百病之生也，皆生于风寒暑湿燥火，以之化之变也。"所以，历代医家对六气的属性及其致病的病理变化都非常重视。

王孟英于此亦多玩味。尝谓六气以阴阳赅之，暑统风火属阳，寒统燥湿属阴，合而为六。析而言之，各有其性。风无定体，寒风热风殊异；燥湿二气，各有寒热，性亦大别；暑为天之热气，流金铄石，纯阳无阴，独盛于夏；火则四时皆有。《温热经纬》对暑热尤多绍述，颇有发挥。

首先，对于暑的概念，众人议论纷纭，见解多歧。时人就有"静而得之为中暑，动而得之为中热"的说法。王氏于此独有见解，质诸经典，参合临证，加以厘析。援引《内经》"彼春之暖，为夏之暑""阳之动，始于温，盛于暑""在天为热，在地为火……其性为暑"等论述，论证"暖即温""暑即热"，同属于阳。病暑即病热，缘因暑热，并非二气，更不能妄以阴阳之截然相反二气来区分其邪。《素问·热论》说："先夏至日者为病温，后夏至日者为病暑。"温为热之渐，夏未至则不热，故病发称之为温；暑为热之气，夏至后天气渐热，故病发名曰暑。热暑同气，但以热之微甚为异耳！

王氏还指出，仲景以夏月外感热病名曰暍，是为了有别于伏气之热病。《说文解字》有云："暍，伤暑也。"《汉书·武帝纪》云："夏大旱，民多暍死。"从而说明"暑也，热也，暍也，皆夏令一气之名也"。批评后人，不加细察，妄腾口说，不明暑为何气，"强分动得静得为阴阳"，不唯"与病情无涉，而于经理反混淆也"。说理清晰，立论有根有据。

其次，考诸医论，时人又有"暑必兼湿"的说法，更有甚者如喻嘉言，尝曰："热蒸其湿是为暑，无湿则但为干热而已，非暑也。""凡治中暑病，不兼治其湿者，医之过也。"叶桂也径谓"暑邪必夹湿"。对此，王氏不落窠臼，自有见地认为："暑字从日，日为天气，湿字从土，土为地气，霄壤不同，虽可合而为病，究不可谓暑中原有湿也。"谓暑与湿，原是二气，虽易兼感，但绝不能因此而说暑中必定有湿，犹如暑与风多有兼感，但不能因此而说暑中必有风一样。王氏强调指出："论暑者，须知为天上烈日之炎威，不可误以湿热二气并作一气，始为暑也。"言之谆谆，发人深省。

同时，他还反对将暑分阴阳，妄立阴暑、阳暑名目，致使寒热界限混淆不清。他指出若暑必兼湿，则不可以阳名之。若以暑为热邪，则不可以阴名之。正因为暑为热，且不一定兼湿，故统于阳，言其为阳邪也。尝曰："设云暑有阴阳，则寒亦有阴阳矣。不知寒者水之气也，热者火之气也。水火定位，寒热有一定之阴阳。寒邪传变，虽能化热而感于人也，从无阳寒之说。人身虽有阴火，而六气中不闻有寒火之名。暑字从日，日为天上之火，寒字从仌，仌为地下之水。暑邪易入心经，寒邪先犯膀胱，霄壤不同，各从其类。故寒、暑二气，不比风、燥、湿有可阴可阳之不同也。"析理明快，曲尽其妙。

何以有阴暑、阳暑之说法？考诸临床，炎暑季节发病，有因劳役于田野暑邪自外而入，有因避暑反被寒伤的不同病型，这也正是划分阴暑、阳暑的原因。针对这一观点，王氏一针见血地指出，暑之"所谓阴者，即夏月之伤于寒湿者耳"，虽在暑令，实非暑证，昔人以阴暑名之，谬矣。此病虽发于夏令，实非暑热为之，咎由寒湿，故可径用"辛温香窜"。否则，暑病投温，火上加油，势必猖獗莫制。

王氏诊治特点，主要体现在其医案中。曹炳章赞誉他审病辨证，能探虚实、察深浅、权缓急，每多创辟之处。裁方用药，无论用补用泻，均不离运枢机、通经络，能以轻药愈重症。细味《温热经纬》，不难发现其对温热病的诊治，同样讲究枢机气化，善用轻清流动，着力于疏瀹气机。

如对温邪在肺卫的证治，王氏指出："上焦温证，治必轻清，此一定不易之理法。"推崇吴瑭"治上焦如羽，非轻不举"之说，认为上焦之治，药重则过病所。对于此法的运用，章虚谷则认为这是针对南方人气质特点而设，是因地制宜之法。王氏则独得此中旨趣，指出："余谓不然，其用药有极轻清、极平淡者，取效更捷。苟能悟其理，则药味分量或可权衡轻重，至于治法则不可移易……南北之人，强弱虽殊，感病之由则一也……不必因其轻淡而疑之。"中医学治病，非常注重四时方宜、人体体质，强调因地因人而治。一般说来，西北之域，气候多寒，人之禀赋较厚，治宜重剂；东南之域，气候温和，人之体质多弱，治宜轻灵。但不能执一而论，盖西北人亦有弱者，东南人亦有强者。辨证是中医的精华，正确的诊治方法在于权衡病证，依证立法。

肺卫之邪不解，可顺传胃腑。王氏主张顺其势，疏通胃肠气机。他对薛生白"阳明之邪，仍假阳明为出路"之说颇为赏识，谓系"治温热病之金针"。又曰："阳明以下行为顺，邪既犯之，虽不可孟浪攻泻，断不宜截其出路，故温热自利者，皆不可妄行提涩也。"基于此，论治上主张早用下法，泻其邪热，通其气机。而对陈平伯论风温证，温邪由肺胃下注大肠，治以升泄温邪，大表异议。王氏指出："温热为阳邪，火必克金，故先犯肺，火性炎上，难得下行。若肺气肃降有权，移其邪由腑出，正是病之去路，升提胡可妄投？"又曰："温热由肺及胃，虽不比疫证之下不嫌早，而喜其便通，宜用清凉，故结成燥矢者较少耳。"这认为温热病见大便通利为脏热移腑，邪有出路，即所谓腑通则脏气安，治之亦易。反对用柴胡、葛根升提，主张清泄，畅利腑气，使邪热下行，由胃腑而泄去。

王氏治杨某案，最能体现这方面的学术思想。"杨某，患感旬日，初则便溏，医予温散，泻止热不退，昼夜静卧，饮食不进。孟英诊脉，迟缓，浮取甚微。目眵，舌色光红，口不渴，溲亦行，胸腹无所苦，语懒音低，寻即睡去。是暑湿内伏，而有燥矢在胃，机关为之不利。先与清营通胃药两剂，热退舌淡而脉症依然。加以酒洗大黄、省头草，即下坚黑燥矢甚多，而睡减啜粥，继以凉润，旬日而痊。"本案证属暑湿，初起便溏，并非凶证，无奈医投温散，邪从火化，泻虽止而热势益炽，"燥矢在胃，机关为之不利"，胃肠气壅，气机失畅，营热燔灼。径予清营通胃，邪势即挫，益以酒大黄攻下燥矢，假阳明为出路，病证方得渐愈。

叶桂有温邪始终在气分流连，法宜益胃的论述，章虚谷释益胃为补益胃气。王氏则认为："益胃者，在疏瀹其枢机，灌溉汤水，俾邪气松达，与汗偕行。"其理在于"温热之邪，迥异风寒，其感人也，自口鼻入，先犯于肺，不从外解，则里结而顺传于胃。胃为阳土，宜降宜通，所谓腑以通为补也"。心思独到，见解全新。

对湿温的论治，王氏说："气贵流通，而邪气扰之，则周行窒滞，失其清虚灵动之机，反觉实矣。惟剂以轻清，则正气宣布，邪气潜消，而窒滞者自通，设投重药，不但已过病所，病不能去，而无病之地，反先遭其克伐。"湿温病邪，最能阻遏气机，壅塞气运，治以轻清，气得宣通，湿浊化去，郁热消弭，正是治病之要着。

叶氏论治"邪留三焦"，提出"分消上下"的治疗大法。王氏对此多为推崇。尝曰："其所云分消上下之势者，以杏仁开上，厚朴宣中，茯苓导下，似指湿温，或其人素有痰饮者而言，故温胆汤亦可用也。"杏仁、厚朴温胆之类，苦温开泄，宣展气机，疏利三焦，切中湿温留滞三焦病机，治之最为合度。还将此法引申到痰湿的论治，主张开泄，尝曰："温热病舌绛而白苔满布者，宜清肃肺胃，更有伏痰内盛，神气昏瞀者，宜开痰为治。""凡视温证，必察胸脘，如拒按者，必先开泄。若苔白，不渴，多夹痰湿。轻者，橘、蔻、菖、薤；重者，枳实、连、夏，皆可用之。虽舌绛神昏，但胸下拒按，即不可率投凉润，必参以辛开之品，始有效也。"证分轻重，均用开泄，及至神昏重证，仍谆谆于辛开。王氏治温致力于疏瀹气机，于此可见一斑。

对于霍乱的证因脉治，王氏亦多创见。王氏认为，霍乱有寒热之分，热霍乱多属时行的真性霍乱，寒霍乱则是寻常的吐泻霍乱。对热霍乱的病因，王氏以"臭毒"名之，是指热气、湿浊、秽气合邪，以别于一般的外感六淫时邪。并以当时上海为例，认为彼处人烟繁萃，室庐稠密，地气燠热，秽气日盛，附郭之河藏垢纳污，水质恶秽不堪，极易引起霍乱流行，而"臭毒"二字切中病因，据此提出了许多"守险"之法。

首先，把疏通河道，净洁水源列为上策。说明王氏已认识到水源污染是霍乱传播流行的重要因素，指出：或疏浚河道，毋使积污，或广凿井泉，毋使饮浊。并倡用药物净化水液，如将白矾、雄黄置井中，将降香、石菖蒲投缸内，常以枇杷叶汤代茗等。

王氏所处时代，真性霍乱已从国外传入，他对热霍乱症状的描述，与之酷为相似。而所创预防大法，则为其所独有。

王氏对霍乱的辨证，亦深得要领。他善于从吐泻物、转筋、舌脉着眼，鉴别证之寒热，以断霍乱真假。如辨舌苔，谓霍乱多兼湿，且来势猛，发病急，初病多湿不及化，而白苔满布，即使暑热内伏，虽苔厚边绛，但色亦多白。王氏主张以黏腻与否，厚薄如何来辨别寒热。他认为苔色呈白，但见厚浊或黏腻，即属热证。他还强调曲证旁参，多方辨析，谓伤暑霍乱，有身热烦渴，气粗喘闷，虽兼厥逆，但察其小便黄赤，舌苔黏腻或白厚，即非阴证。手足厥冷，少气懒言，唇面爪甲皆青，腹痛自汗，六脉皆伏，酷似阴盛，究其吐出酸秽，泻下臭恶，小便黄赤热短，或吐下虽清水，但泻出加火，小便点滴，即是热邪深伏。凡腹部痛极，但喜温按，唇口刮白者，乃内虚阴寒；若腹痛虽甚，却见睛赤唇红，苦渴苔腻，则为热郁气闭。如见烦热躁扰，口渴喜冷，但泻出不臭，与水不多饮，乃是阴盛格阳。更有暴泻如水，冷汗淋漓，脉微四逆等，实由避暑反被寒伤。若拘泥于时令，误投清暑之剂，更助其阴，则顷刻亡阳莫挽。尤为可贵的是，王氏重视本病的早期诊断，把早期治疗放在首位。曰：热霍乱系暑热内伏，欲发之前，多先露其机，或手足心如烙，或睹物皆红如火，苟能及早诊治，曲突徙薪，可免燎原莫救。这对及时控制病情，提高治愈率，有着重要意义。

霍乱病变，主要在于中焦脾胃。脾胃主中州司升降，清升浊降，则水从气化而下行，虽感客邪，亦不能留着为病；升降失度则湿浊旋生，易招邪稽，乱于肠胃。不论寒热霍乱，迨其既成，邪气窃据，气机困壅则一。故在治疗上，常从祛除病邪，恢复升降功能入手，立法"展化宣通"。治热霍乱，创燃照汤宣土郁分阴阳，连朴饮祛暑秽行食滞；寒湿霍乱，推用五苓散、正气散之类，重在调畅气机，"俾升降不愆，周流无滞，挥霍撩乱，于是弭焉"。常以蚕沙为治霍乱主药，别具一格，谓其"既引浊下趋，又能化浊使之归清"。遇霍乱转筋，辄以蚕沙一两，阴阳水煎，澄清温服，颇奏肤功。并以此为主药，制蚕矢汤，用治霍乱转筋，肢冷腹痛，口渴烦躁之危重急证。其用于霍乱转筋、神昏肢厥，有显著疗效的黄芩定乱汤、解毒活血汤中，均有大量蚕沙，无不取其祛浊湿，展化宣通之功。

王氏还洞悉霍乱伤津耗液的病理特点，注意救阴补液，对仲景白虎加人参汤、竹叶石膏汤等辛寒生津之剂颇为推崇。王氏主张以阴阳水、梨汁、蔗汁等大剂频服，强调时时服，徐徐服，以补"五脏之津液"。

第五节　新中国成立后发展阶段

新中国成立以来，中医药在防治乙型脑炎、病毒性肝炎、流行性出血热等急性传染病上所取得的重大成绩，为世人所瞩目。尤其值得指出的是，在近年传染性非典型肺炎（SARS）、人禽流感、手足口病、新型冠状病毒肺炎等治疗上，上级主管部门出台了有关防治方案，各地医疗单位努力发挥中医药的特色和优势，实行中西医结合，取得了明显成效。事实雄辩地证明，温病学在现代防治急性传染上，厥功甚伟。同时，在温病学的基础理论、治法方药和实验研究方面，亦有重要的进展，展示了广阔的发展前景。

这里特别值得一提的是，新中国成立以来，我们根据温病学说，结合现代实践经验，研制开发出不少防治急性传染的方药，诸如青蒿素、茵栀黄颗粒、葛根芩连微丸、清开灵、银翘解毒丸、避瘟散等，堪称硕果累累。在剂型改革方面，亦取得可观的成就。比如根据安宫牛黄丸、生脉饮研制成的醒脑静、参麦注射液等，不仅适用于急危重症，而且进一步提高了疗效。相信今后在急性传染病古方研制开发上，定会取得更多、更好的成就，前景十分广阔。

第二章 伏气析义

第一节 探源求本意

《内经》认为，机体感受外邪后可即时发病，亦可不即时发病，不即时而作，邪气伏于体内，越一季度以上而发的疾病称伏气为病。《素问·生气通天论》说："春伤于风，邪气留连，乃为洞泄。夏伤于暑，秋为痎疟。秋伤于湿，上逆而咳，发为痿厥。冬伤于寒，春必温病。"《素问·阴阳应象大论》说："喜怒不节，寒暑过度，生乃不固。故重阴必阳，重阳必阴。故曰冬伤于寒，春必温病；春伤于风，夏生飧泄；夏伤于暑，秋必痎疟；秋伤于湿，冬生咳嗽。"由是观之，《内经》伏气为病的理论，不独为温病设，举凡咳嗽、痿厥、疟疾等，皆可由此发病，温病不过仅居其一。正式将伏气理论用于解释温病的病机并加以阐发的，是晋代王叔和。

晋唐以前，医学界多宗《内经》"今夫热病者，皆伤寒之类也"之说，特别是张仲景之《伤寒论》问世后，出现了"以寒为宗"的局面。王叔和在编次《伤寒论》时，密切注意到这个问题。怎样完善解释温病病机，明其与伤寒之异，又不违《内经》《难经》《伤寒论》，容易使医家接受，这是王叔和当时急需考虑的难题。他认真研究《内经》的伏气理论，提出一系列伏气温病的见解。

王叔和在《伤寒例》中指出："春气温和，夏气暑热，秋气清凉，冬气冰冽，此则四时正气之序也。冬时严寒，万类深藏，君子固密，则不伤于寒，触冒之者，乃名伤寒耳……不即病者，寒毒藏于肌肤，至春变为温病，至夏变为暑病。暑病者，热极重于温也。是以辛苦之人，春夏多温热病者，皆由冬时触寒而致，非时行之气也。""从立春节后，其中无暴大寒，又不冰雪，而有人壮热为病者，此属春时阳气，发于冬时伏寒，变为温病。"《内经》尚未提到伏气的部位问题，王叔和则提出"寒毒藏于肌肤"的见解；《内经》谓"藏于精者，春不病温"，王叔和更指出"辛苦之人"亦是导致伏气温病的重要原因。他还以自己的实践经验，发现这种伏气温病如果更感异气，则会变证迭出，错综复杂，谓："若更感异气，变为他病者，当依后坏病证而治之。若脉阴阳俱盛，重感于寒者，变成温疟；阳脉浮滑，阴脉濡弱者，更遇于风，变为风温；阳脉洪数，阴脉实大者，更遇温热，变为温毒，温毒为病最重也。阳脉濡弱，阴脉弦紧者，更遇温气，变为温疫。"凡此，进一步丰富了伏气学说的内容，为后世辨治伏气温病打下了理论和实践基础。

第二节　析流论发展

自伏气温病学说问世后，一方面在实践中不断受到新说的冲击，一方面则在冲击中不断得到修正、补充，进而得到发展。

伏寒化温论的用意在于"化温"，旨在不与伤寒之因相冲突而又在辨证治疗上有别于伤寒，这在当时可以说是个比较新颖的学说。但是，由于客观上的伤寒学说深入人心和主观上的重寒轻温，"人情喜温而恶寒"，使多数医家拘泥于"伏寒"，而于"化温"二字视若无睹。因而长期以来，治疗上墨守伤寒的由表及里的治则、辛温发散的方剂等，给温病治疗带来一定束缚。于是，在温病学家中出现了这样两种思想：一是截然地否定伏气学说，重新寻找温病的病因，不使其与伤寒瓜葛；二是想发展充实伏气学说，使其更好地用于温病，使医家明确伏气的重要性。

明代汪石山《证治要诀》说："冬伤于寒，至春而发，不感异气，名曰温病，病稍轻。温病未已，更遇温气，变为温毒，亦可名曰温病，病较重，此伏气之温病也。又有不因冬月伤寒而病温者，此特春温之气，可名曰春温，如冬之伤寒，秋之伤湿，夏之中暑相同，此新感之温病也。"他把温病分作三型：一是伏气温病，病因为伏寒，即王叔和所阐发者；二是新感温病，病因为温邪；三是伏气更兼新感，而以伏气为主者。新感温病的提出，并不想从温病中另立门类，而要在为温病提出新的病因，这不能不说是对伏气温病学说的一个挑战。吴又可则干脆否定伏气学说，《温疫论》开卷首辨温疫之原，"夫温疫之为病，非风、非寒、非暑、非湿，乃天地间别有一种异气所感"。他批判伏气学说谓："所言冬时严寒所伤，中而即病者为伤寒，不即病者，至春变为温病，至夏变为暑病。然风寒所伤，轻则感冒，重则伤寒。即感冒一证，风寒所伤之最轻者，尚尔头疼身痛、四肢拘急、鼻塞声重、痰嗽喘急、恶寒发热，当即为病，不能容隐，今冬时严寒所伤，非细事也，反能藏伏过时而发耶……何等中而不即病者，感则一毫不觉，既而延至春夏，当其已中之后，未发之前，饮食起居如常，神色声气，纤毫不异，其已发之证，势不减于伤寒？况风寒所伤，未有不由肌表而入，所伤皆营卫，所感均系风寒。一者何其懵惫，中而不觉，藏而不知；一者何其灵异，感而即发。发而根属同源而异流，天壤之隔，岂无说耶？既无其说，则知温热之原，非风寒所中矣。"吴又可大胆向千古旧说宣战，一针见血地指出人体感邪不可能"藏伏过时而发"，他用意是在申明"温热之原，非风寒所中矣"。

面临种种挑战，伏气学说是否就完全丧失生命力而宣告淘汰呢？学术上的争鸣，往往促进不同学派的共同发展，相互提高，伏邪学说正是在争论中得到了新的发展。

一、伏气温病病因的扩大

伏气温病学说突破"伏寒"这一病因上的旧说，扩大病因内容。刘吉人在《伏邪新书》中开卷指出："感六淫而不即病，过后方发者，总谓之曰伏邪……夫伏邪有伏燥，有伏寒，有伏风，有伏湿，有伏暑，有伏热。"把"伏邪"的范围，由"伏寒"扩大为"六淫伏邪"。病因的扩大，使伏气温病的范围大为扩充。沈宗淦说："伏气为病，皆自内而之外，不止春温一病。盖四时之气皆有伏久而发者，不可不知也。"何廉臣则从"温"字着眼，企图由此来统一伏气温病的共同病因。旧伏气学说根据《内经》"冬伤于寒，春必温病"的论述，认为伏气温病是由冬伤于寒，其"不即病者，寒毒藏于肌肤，至春变为温病，至夏变为暑病"。证诸临床，冬伤于寒者，至春未必病温，而在治疗春、夏所病之温热时，丝毫不需顾及其冬时所伤之寒。为了引起医者对伏气温病的"温"字予以重视，何氏在论述伏气温病病因时避开旧论，直截了当地指出"凡伏气温热皆是伏火"，揭示了伏气温病的病理本质，明确"伏火"为伏气温病的共同病因，这对临床辨识和治疗伏气温病无疑是大有裨益的。

二、伏气部位的研究

晋唐之际，对伏气部位的认识，多持王叔和"寒毒藏于肌肤"说。巢元方承袭王氏此说略加变革，指出："寒毒藏于肌骨中。"后世医家，在实践中大多舍弃王叔和、巢元方的观点，提出邪伏少阴和邪伏膜原两种主要的意见。

喻嘉言、张路玉等均主邪伏少阴说，而柳宝诒对此阐发最详。他指出：寒邪之内伏者，必因肾气之虚而入，故其伏也每在少阴。若皮肤有卫气流行之处，岂容外邪久伏？况果在皮肤，则病发亦轻，何至深入脏腑而有险恶之证耶？"邪伏少阴，随气而动，流行于诸经，或乘经气之虚而发，或夹新感之邪而发。其发也，或由三阳而出，或由肺胃……是温邪之动，路径多歧，随处可发。"柳氏对邪伏部位和外发部位都作了较深入细致的观察，能一定程度地反映伏气温病的某些规律，被广泛所接受。

俞根初、张锡纯等，以吴氏"膜原"说为基础，发展了伏气温病的邪伏膜原说。俞根初《通俗伤寒论》说："伏温内发，新寒外束，有实有虚，实邪多发于少阳膜原，虚邪多发于少阴血分阴分。"张锡纯《医学衷中参西录》更是大张此说："寒气之中人也，其重者即时成病，即冬令之伤寒也；其轻者微受寒侵，不能即病。由皮肤内侵，潜伏于三焦脂膜之中，阻塞气化之升降流通，即能暗生内热，迫至内热积而益深，又兼春回阳生，触发其热，或更薄受外感，以激发其热，是以其热自内暴发，而成温病，即后世方书所谓伏气成温也。"邪伏膜原少阳三焦说，经俞、张等的阐发，成为一种观点，得到医界承认。

三、伏邪证治的探讨

对伏气温病的临床表现和治疗的探讨，是伏气温病学说的一个重要内容。伏气学说认为伏气温病的证候特点是初起即是里热炽盛，自内而达外，表现为发热、口渴、溲赤、烦躁等，与新感温病的由浅而深、由表入里迥然不同。因此，在治疗上形成了自己的特色。

初起见里热炽盛，开手便当直清伏火。有关用药，柳宝诒提出以黄芩汤加豆豉、元参。谓："黄芩汤为清泄里热之专剂。加以豆豉为黑豆所造，本入肾经，又蒸罨而成，与伏邪之蒸郁而发相同；且性味和平，无逼汗耗阴之弊，故豆豉为宣发少阴伏邪的对之药。再加元参以补肾阴。一面泄热，一面透邪，凡温邪初起，邪热未离少阴者，其治法不外是矣。"若伏邪得阳气鼓动而化热，径出三阳：出于太阳则恶寒发热，头项疼，腰脊强，柳氏用黄芩、豆豉合阳旦汤；出于阳明则壮热鼻干，不得卧，治宜黄芩、豆豉合葛根、知母等；出于少阳则寒热往来，口苦胁痛，用黄芩、豆豉合柴胡、山栀等味。看来，柳氏于伏气温病黄芩、豆豉乃必用之品。以黄芩泻伏火，豆豉透伏邪，堪称合拍，足与俞根初新加白虎汤平分秋色。张锡纯在前人的启发下，治伏气温病着眼于清、透，自拟清解汤、凉解汤、寒解汤，与柳氏黄芩汤加豆豉、元参异曲而同工。

早期便见津伤液耗，用药务须育阴扶正。伏气与新感不同，伏气自内达外，早期便有津液耗伤的现象，因而在治疗用药时，一定要考虑到这个特点，切不能囿于卫→气→营→血之说，迟迟不肯养阴增液，贻误病机。柳宝诒指出："凡阳气内动，寒邪化热而发之证，外虽微有形寒，而里热炽甚，不恶风寒，骨节烦疼，渴热少汗。用药宜助阴气，以托邪外达，勿任留恋……邪热燎原，最易灼伤阴液，阴液一伤，变证蜂起，故治伏气温病，当步步顾其阴液。"诚属阅历有得之见。处方用药如黄连阿胶汤、玉女煎及黄芩汤等，均是"步步顾其阴液"的具体体现。

伏气温病不仅易于伤阴，"伏寒"日久，亦常伤阳，至发时邪气半化半伏，肾阳先拨，柳宝诒称此为"逆证"。《温热逢源·伏温化热郁于少阴不达于阳》指出："伏温之邪，冬时之寒邪也。其伤人也，本因肾气之虚，始得入而踞之。其乘春阳之气而外达也，亦以肾气暗动，始能鼓邪化热而出。设其人肾阳虚馁，则邪机冰伏，每有半化半伏、欲达不达之症。如外面热象炽盛，或已见昏谵、痉厥之候，而少阴之伏邪尚有未经化热，仍留滞于阴分者。此时就热象论，已有热扰厥阴之险，清泄之药不容缓。而内伏之邪，又以肾气内馁，不能化达。设专用凉泄，则邪机愈滞；设用温化，又属抱薪救火。辗转之间，内则阴液干涸，外则邪热蒙蔽。迟之一二日，即不可挽救矣。"喻嘉言治此证以仲景麻黄细辛附子汤及麻黄附子甘草汤两方透邪，增入生地黄育阴扶正，深为柳氏服膺，谓："非此大力之药，则少阴之沉寒，安能鼓动？"他师嘉言之意而变其制，以麻黄汁制豆豉，附子汁制生地黄，并随证加凉肝息风之品，移步换形，颇具深意，更合病情。

伏气证治发展到晚清，更有长足大进。刘吉人有感于"治六淫新感者，法赅理尽；治六淫伏邪者，略焉不详。是以临证之医辨别未易清楚，夭枉者多矣"，于是积生平之学，著《伏邪新书》，分伏燥、伏寒、伏风、伏湿、伏暑、伏热而列论六气伏邪，条分缕析，多有创获，开后学无数法门。如论伏暑，认为夏日受暑而不即病者，以从人之汗孔化汗而出也。若汗孔闭，津液虚，阴气不足送邪出表则病作矣。有送而未尽出表，日复一日，积累暑邪内伏，至秋分病作，或至秋末冬时而作者，皆为伏暑。秋初即发者轻易治，冬月方发者重难治。其症恶寒身热气虚，入暮热甚，口或渴或不渴，面色额上黑暗，紫气隐于皮肤之内，头眩体酸，自汗，有汗亦不退热，其脉两关寸虚大而芤，两尺长大洪数，尺肤热甚，舌苔白沙，舌质红紫，治以六一散、生脉散、白虎汤等方，参合化用。入暮热甚，似疟非疟，舌红润，口不渴，天明得汗始退热，入暮又热，是暑邪已深入，伏于少阳厥阴血分也，青蒿鳖甲汤主之。他如暑伏胞络、暑伏两太阴、暑伏两阳明、伏暑兼湿等，刘氏均一一列证论治，有法有方，甚为详备。

何廉臣更提出一个较为完整的伏气温病辨证论治体系，可以概括为一因、二纲、四目。一因即伏火这一共同病因；二纲即燥火、湿火两大纲领；四目即兼、夹、复、遗四个子目。盖"温热皆伏火"，但"同一伏火，而湿火与燥火，判然不同"，故何氏以湿火证治与燥火证治作为大纲。但燥湿之辨尚不能尽伏气温病治法之全貌，何氏又纬之以兼、夹、复、遗四目。其论治伏邪与兼邪的关系谓："治法以伏邪为重，他邪为轻，故略治他邪，而新病即解。"论治伏邪与夹邪的关系则主张："以夹邪为先，伏邪为后，盖清其夹邪，而伏邪始能透发，透发方能传变，传变乃可解利也。"论复症，则赅其食复、劳复、自复、怒复、四损、四不足之复之治法。论遗症，则详列二十二症之异治。如此重点突出，纲举目张，形成较为系统的辨治体系。

第三节　评价中肯綮

伏气学说渊源于《内经》，经王叔和阐发而成为温病理论的重要方面，再通过长期的临床实践和不断总结，直至清代才逐渐形成了较为完整的理论。在其漫长的发展过程中，许多医家对它抱怀疑态度，甚至予以否定，究其用意，并不在伏邪本身的存在与否问题，而是要通过否定伏气学说，使温病摆脱伤寒的桎梏，重新寻找温病的病因。到了近代，人们对伏气学说再度产生怀疑，近年来出版的中医著述，很少有关伏气学说的专论，有的温病学教材甚至把伏气学说说成为温病方面的一项"辅助性说理工具"，先则"不予论述"，基本予以否定。

在积极因素方面，人们曾从探求伏邪的有无及其实质入手，与现代医学传染病的潜伏期加以对照，以此作为确有伏邪的佐证。用这种仅着眼于致病因子而舍弃人体复杂的病理反映机制的方法来探讨伏邪，恐怕是舍本逐末，不能很好地支持和发展伏气学说。

事实证明，伏气学说能正确地阐述部分温病的病机，并能有效地指导临床辨证施治。新感温病的发展规律是由表及里，由浅而深，依卫气营血或循上、中、下三焦顺序传变。但是，许多温病并不按此规律发病和传变，而是初起即见高热、烦渴，甚或神昏、斑疹、出血、惊厥等一系列里热证候。伏气学说能够比较完善地解释这种温病的发病机制并指导其治疗。它以邪伏于里，自内达外，发则里热炽盛来解释其病位深入，病情危重，预后较差。《伤寒论》之六经学说对外感病传变规律的阐述是相当全面而灵活的，有传经与不传经，传经中又有顺经传、越经传，有并病、合病，更有直中等多种形式。从某种意义上说，《伤寒论》之直中、越经传与温病的伏气发病，有一定的相似处，都是说明病变的特殊性。伤寒直中说能被接受，温病伏气说为什么不可理解呢？

在治疗上，新感温病遵叶氏大法"在卫汗之可也，到气才可清气，入营犹可透热转气……入血就恐耗血动血，直须凉血散血"循序而治。若伏气温病循此而治，只能贻误病机。伏气温病之始，当以清热滋阴为务，王孟英指出："伏气温病，自里出表，乃先从血分，而后达于气分。故起病之初，往往舌润而无苔垢。但察其脉软，而或弦或微数，口未渴，而心烦恶热，即宜投以清解营阴之药。迨邪从气分而化，苔始渐布，然后再清其气分可也。伏邪重者，初起即舌绛咽干，甚有肢冷脉伏之假象。亟宜大清阴分伏邪，继必厚腻黄浊之苔渐生，此伏邪与新邪先后不同处。更有伏邪深沉，不能一齐外出者，虽治之得法，而苔退舌淡之后，逾一二日，舌复干绛，苔复黄燥，正如抽蕉剥茧，层出不穷，不比外感温邪，由卫及气自营而血也。"这种实际存在的发病和传变情况及其治疗方法，雄辩地证实了伏气学说有其客观依据和现实意义。

我们认为，造成伏气温病的主要原因有这样两点：一是机体的阴液素亏，感受温邪后很快出现营血和阴虚证象，前人所谓"至虚之处，便是容邪之所"；二是感受的温邪较重，易于传变和伤耗阴液。由于上述两个原因，故其发病的病位自然较深，病情较重，且变化多端，与一般温病不同。因此，如果从温病的传变和治疗的多样性方面考虑，伏气学说不仅应该保存，而且应该予以发展。不过这时的伏气学说，不再是秦晋时期的那种只着眼于区别伤寒的伏气学说了。

第四节　佐证举治案

为了进一步说明问题，下面介绍一则医案，出自《柳宝诒医案》。

赵　发热作于午后，盛于夜间，衰于寅卯，此邪机郁于阴分。缘阴气不充，不能托邪外达。四五日来，未得畅汗。舌红而不绛，苔白而不燥，口干而不渴，但觉腰酸头晕，热甚则烦躁谵语。此温邪深伏少阴，尚未外达气分。治法宜从阴经疏达，不可拘执外感风寒，而温散其表也。录方候商。

鲜生地豆豉打　荆芥炒　带心翘　青蒿　赤苓　白前　广郁金　菊花茅根肉　朱灯心

二诊：伏温之邪由少阴而发，邪机已深，不能外达，总由少阴阴阳两弱，不能鼓邪所致。脉象左手细数弱，尺脉弱不应指。腰脊酸板，耳聋不聪，发热夜盛，神情不爽。病经五六日，汗泄未畅，大便日解，或溏或泄，而病势依然不增不减。此病之机关，在目下不系于汗便之通窒，而系乎少阴经气之盛衰。尝读喻嘉言《尚论后篇》少阴温病：凡正虚不能托邪者，必用麻附细辛汤，以温经托邪。其用意仍不免偏于伤寒一面，但寒伤人之阳，温病烁人之阴，而其为正虚邪陷则一也。仲景既立助阳托邪之法，以治伤寒；从对面推想，岂不可用助阴托邪之法，以治温病乎？惟但助其阴，而不鼓动其阴中之阳，恐邪机仍深伏而不出。拟于大剂养阴托邪之中，佐以鼓荡阳气之意，俾邪机得外达三阳，方可着手图治。

生地附片汁拌　鲜生地豆豉打　元参　桂枝　白前　归身　淡芩　白芍茅根肉　童便

三诊：昨与养正达邪，以托少阴之法。腰板得和，热势较盛，口燥渴饮，邪渐有外达之象，左手脉象亦见稍畅。惟尺脉尚未弦数，少阴之得补托而渐透。然少阴之虚不能遽复，即邪势不能遽平也。拟方从前法而小其制，再进一层，以观动静。

生地　鲜生地豆豉打　鲜石斛　元参　淡芩　归身　黑山栀　西洋参
白前　茅根肉

四诊：伏气发温，本由少阴外出，而肾气虚馁，不能托邪。初起腰膝酸强，邪窒于阴络也。神糊耳聋，热溃于阴经也。缠绵一候，曾经清托，邪机渐得外达。刻诊左脉弦数，尺部浮动，右脉虚数，尺寸细弱。今日热象外扬，而大便溏泄，热亦随之下洩。舌色嫩红无苔，鼻煤气促，肺胃津液先亏，恐不胜里热之燔灼。似宜一面托邪，一面清化，虚实兼顾，庶不致因虚生幻也。

鲜生地豆豉打　西洋参　大生地　白前　带心翘　淡芩　牡蛎　元参
茅根肉

五诊：脉象调畅，小溲通利。得汗后腰脊松动，热势转入阳分，是属佳境。惟两日来大解之溏泄较减，胃腑之浊热渐有融化之意。今视舌苔由白转黄，即其候也。足踝一节，独不发热，足三阴尚有未尽疏通之处。早晨热来时烦躁不静，神糊指蠕，此由内蕴之邪热，欲达不达，而内溃于厥阴之界也。刻当疏达阴分之邪。俾得渐达于阳明，勿内溃于阴分。候腑热既聚，冀得一下而净，乃为顺手。

鲜生地豆豉打　鲜石斛　羚羊角　知母　西洋参　丹皮　黑山栀　带心翘
淡芩　净钩钩　牡蛎　茅根

六诊：今日外达之热势较平，惟终日倦卧，不知所苦，手指蠕动。此少阴虚弱，不能托邪外达于阳，反有陷入厥阴之势。即稍有波涉阳明者，则因大便溏泄，胃气下陷，热气随之下泄，不能透达，此病所以缠绵不得爽快也。惟病已及旬，而病邪仍伏于阴，津液日渐干涸，病之危紧者全在乎此。拟方仍以养阴托邪为本，余则随症兼治可也。

鲜生地豆豉打　鲜石斛　西洋参　白前　黑山栀　羚羊角　淡芩　生枳实
归身　鲜芦根

七诊：热势时发时平，每发则神情有昏谵之象。此邪热本蕴于营，营者心之所主，热蒙于心，故谵语神昏也。近数日内，大便所下黏腻臭垢颇多。其气分之热势，所以不重者，未始不由乎此。刻诊两手脉象和平，舌上苔净，昏倦嗜卧，此系营分热郁，阳气不能并入与营气调和所致。然而治法仍不外养阴托邪一法。至于大便溏泄，亦可听其自然，固不必攻下，亦不必止涩，候其热达于胃，舌苔见灰厚，然后可下也。

鲜生地豆豉打　元参　鲜石斛　西洋参　郁金　白前　生地　连翘　银花炭　丹皮　山栀　茅根

八诊：昨日连得大解四五次，其色瘀黑，热势渐松，神情渐爽。此缘邪热久郁营分，营血蕴而为瘀。今既如此畅通，阴分之伏热得以外达矣。惟舌苔黄色未化，唇焦齿板，中焦瘀热尚觉留恋未清。病久正伤，扶正泄邪，必须两面兼顾。今拟滋养营阴，佐以疏导瘀热。

鲜生地_{豆豉打} 鲜石斛 西洋参 归须 元参 羚羊角片 丹皮 麦冬 锦纹 丹参 桃仁 鲜藕_{煎汤代水}

九诊：大便瘀黑，畅通数次，神情已得爽朗。脉象左手稍软，右手较前浮大。此阴分之热，随下泄而减，而肺胃之热，转因松动而愈甚也。苔灰未化，耳聋不减，皆里热未清之征。拟方仍以疏泄余垢，佐以清化气热。

蒌仁_{元明粉炒} 鲜石斛 淡芩 知母 锦纹 竹茹 丹皮炭 滁菊 西洋参 青蒿 鲜生地_{薄荷打} 黑山栀 茅根

十诊：齿板舌浊，小溲短赤，皆里热未能清泄之象。耳聋未减，久寐初醒，神志尚糊，是内而厥阴之脏，外而少阳之路，均有余热熏蒸。拟方通上澈下，随处清泄，俾热邪无再留恋为要。

鲜生地_{薄荷打} 鲜石斛 豆卷 黑山栀 枳实 木通 青蒿 元参 丹皮 西洋参 蒌皮 滑石 淡竹心 夏枯草

十一诊：阴分之热，渐次疏达，由两便而解，此伏温病自然之出路也。刻诊右脉较大，苔灰，溲赤，耳聋，是胃腑、三焦、营络三处，均有蕴伏之热，留遗未净。就此逐层清泄，庶几渐入坦途。

鲜生地_{薄荷打} 鲜石斛 豆卷 知母 黑山栀 枳实 蒌皮 淡芩 丹皮 西洋参 滑石 夏枯草 竹叶心 姜竹茹

十二诊：浊热聚于脘膈之间，多眠少醒，热势蒸闷不解。用凉膈法，佐以清营泄浊。

带心翘 黑山栀 淡芩 橘红 西洋参 郁金 蒌皮仁_{元明粉炒} 生军_{酒制} 鲜生地_{薄荷打} 生枳实 竹茹

十三诊：昨进清泄腑热之法，大解畅行三四次。内郁之热，渐次松动。今诊脉象右手浮数而大，是邪热燔于阳明气分之象。惟热来则多睡少醒，仍属热蒙阴分之见症。拟清胃凉营，两法兼施。

鲜生地_{薄荷打} 犀角尖 西洋参 知母 丹皮炭 元参 生石膏 生地 蒌皮 川贝 鲜菖蒲 郁金 竹叶心 茅根

十四诊：旬日来，迭进清泄腑热之剂，所下垢腻已多，而中焦蕴热未能清除无余。每大解必迟至一二日不通，热势即蒸郁渐甚。多寐少醒，有昏沉之象。考昏沉一症，在温病中无大实，即大虚。此证表里两通，热势渐平，断无纯属实热；而每日大解，即觉清醒，则又无纯虚可知。想缘平昔肾之阴气先亏，中焦浊热乘虚内蒙所致，此虚实兼见之象。刻诊脉象软数，右浮。大便周时未行。唇齿有干板之象，拟方清营养液，导泄余热，亦以虚实兼顾法治之。

鲜生地　生地　西洋参　鲜石斛　青蒿　淡芩　橘红　郁金　蒌皮仁元

明粉炒　知母　枳实　黑山栀　竹叶心

十五诊：邪热在皮肤筋骨间者，由汗而泄，已能一律肃清。其内着于脏腑者，由大小便而出，虽经清泄，而隐微曲折之处，不无有宿痰瘀热留恋其间。刻下里热未清，小溲短赤而浑，神情又不能爽朗，即其征也。拟方导腑泄热。

西洋参　鲜石斛　蒌皮　车前子　麦冬　川贝　川柏　黑山栀　川连郁金

另：犀角　川连　琥珀屑　川贝　胆星　郁金　白矾　黑山栀同研末

调服

十六诊：热象表里俱澈，两便通调。伏邪由内而出者，至此可云肃清。惟气液因病而伤，不能旦夕复原。当此大患初平，必须格外慎调，勿令再生波折，是为至嘱。立法用气阴双补之意。

人参须　霍石斛　青蒿　生地　砂仁　白芍　野于术　新会皮　川贝红枣煨

十七诊：改方加淡子芩，南花粉。

按： 温邪深伏，少阴不充，邪不外达，是伏温之重证也，自非寻常伏气可比。柳氏从嘉言温经托邪法悟出助阴达温之治，紧扣病机，因证制宜，可谓善读书者。微妙处更在养阴剂中少佐温药，鼓荡阳气。经言谨熟阴阳，无与众谋，善哉斯言！七诊得大便溏泄，断为邪有下达之机，处方用药，顺其势而利导之。此殆本案治法之得力处乎，其或治伏温之真谛乎？

第三章　诊法特点

与其他疾病的诊断方法一样，温病的诊法亦不外乎望、闻、问、切四诊。但由于温病病因、病理和证候表现等有一定的特点，因此它的诊断方法和内容，亦有其独特之处。特别是辨舌验齿和辨斑疹白㾦等更有重要的诊断价值，兹分述如下。

第一节　辨舌验齿

一、探源析流

辨舌作为望诊中的重要内容，有着悠久的历史，它是历代医家长期临床实践的经验结晶。《内经》是这种诊断方法的渊薮。如《素问·刺热论》说："肺热病者……舌上黄，身热。"《素问·脉要精微论》说："心脉搏坚而长，当病舌卷不能言。"此外，还有"舌干""舌萎""舌本强"等记载。尽管《内经》对上述舌的异常变化大多是作为病证名称或某种疾病的临床表现提出来的，但对后世舌诊的形成和发展，无疑起到肇始的作用。

汉唐时期，舌诊有了较大的发展。《伤寒论》虽详于脉而略于舌，但亦已提到白苔、黄苔、舌燥、舌滑等数种病理舌象。如说，脏结"舌上白苔滑者，难治"。"脏结无阳证……舌上苔滑者，不可攻也。""阳明病，胁下硬满，不大便而呕，舌上白苔者，可与小柴胡汤。"凡此，均以舌苔的表现作为辨证和治疗的重要依据，对后世的影响甚深。

隋代巢元方的《诸病源候论》和唐代孙思邈的《备急千金要方》等医籍，亦有"舌肿""舌缩"等不少病理舌象的记述。但此前并无舌诊的专著问世。迨至元代，杜本所著的《敖氏伤寒金镜录》问世，载 36 舌，这是我国论述辨舌最早的一部专著。杜本又著《伤寒舌诊》，可见当时对舌诊已十分重视。

明清以降，随着医学的不断发展，特别是温病学说蓬勃兴起，舌诊更为医者高度重视并加以研究。有关舌诊的著述，如明代王景韩《神验医宗舌镜》，清代张登《伤寒舌鉴》、徐灵胎《舌鉴总论》、刘恒瑞《察舌辨证新法》、吴坤安《察舌辨证歌》等，亦相继问世，大大丰富了诊法的内容。如明代吴又可《温疫论·温疫初起》指出："间有感之轻者，舌上白苔亦薄……感之重者，舌上苔如积粉，满布无隙。"是以苔之厚薄区别感邪之轻重。又说："舌根先黄，渐至中央，邪渐入胃，此三消饮证……如舌上纯黄色，兼之里证，为邪已入胃，此又承气汤证也。"则以苔黄之程度作为判断邪热是否入胃和应用下法的主要依据。是书"应下诸证"篇更列舌白苔渐变黄苔、舌黑苔、舌芒刺、舌裂、舌短、舌硬、舌卷诸条目，作为运用下法的指征。清代温热大家叶天士对温病中舌象的变化及其临床意义论述更为透彻，无论对舌质、舌苔，辨之俱十分精细。有人统计，叶氏在《温热论》中讨论舌诊更为详细，约占全篇幅的40%，其中论白苔七种，黄苔八种，黑苔四种，红舌四种，绛舌十二种，紫舌三种，共三十八种，从而为温病的舌诊作出了重大贡献，为后世树立了典范。《薛生白湿热病篇》亦重视察舌，谓"验舌以投剂，为临证时要诀"。如认为"舌白"或"舌遍体白"，多系湿未化热，或湿重热轻之证，可用辛开之品。"舌根白，舌尖红"，乃"湿渐化热""宜辛开佐清热"。"舌焦红或缩"，为热入营血，宜大剂清营凉血。"苔黄起刺"，或"舌苔干黄起刺，或转黑色"，系"热邪闭结胃腑"，当权衡津液之存亡，投以苦寒下夺，或甘凉润下。"舌光如镜"，是"胃液受劫"，亟须甘寒滋养胃液。凡此，均以舌苔的表现，作为辨证施治的重要依据。

此外，近代刘吉人著《察舌辨证新法》，指出看舌八法，一看舌色，二看舌质，三看舌尖，四看舌心，五看舌根，六看舌边，七看润燥，八看老嫩，很值得借鉴。曹炳章的《辨舌指南》，用彩色绘图，使舌苔更形象化、具体化，便于临床辨识，亦足资参考。

有关验齿的诊断方法，清以前文献很少记述，但《金匮要略·痉湿暍病脉证治》云："痉为病……必龂齿……"又云："太阳中暍……口开前板齿燥……"这对后世验齿诊断方法的创立，不无启示。叶天士《温热论》指出："再温热之病，看舌之后，亦须验齿。齿为肾之余，龈为胃之络，热邪不燥胃津，必耗肾液，且二经之血，走于此处。"对其诊断原理，作出精辟的论述，并列举齿燥、齿上结瓣、齿垢、齿缝流血、咬牙啮齿等的主证和治法，对临床很有指导意义。

二、临床运用

1. 辨舌

（1）辨舌的临床意义

舌诊内容包括辨舌苔和辨舌质两部分。舌苔是指舌面上产生的苔垢，舌质是指舌的本体。两者的临床意义各有侧重。章虚谷说："观舌质，可验其证之阴阳虚实；审苔垢，即知其邪之寒热深浅。"曹炳章也有类似的论述："辨舌质可辨脏腑的虚实，视舌苔可察六淫之浅深。"可见舌苔主要是反映病邪的轻重、疾病的性质。舌质主要反映脏腑的虚实、气血的盛衰，所以舌质的变化，较之舌苔更能反映疾病的本质，特别是温病病程中，舌质能及时反映正气消长存亡的情况和预后之善恶。由于温病自始至终存在着伤阴和护阴的矛盾，而津液之存亡常体现于舌，所以通过观察舌苔之润燥，舌质之荣枯，可测知体内津液之盈亏。而且温病内热壅盛，间有阻塞脉道，以致脉象不足为凭。此时尤赖舌诊帮助诊断，特别是当出现"阳极似阴""火极似水"等真热假寒的症状时，辨舌在诊断上往往起着决定性的作用。舌诊在温病临床上的意义，归纳起来大致有以下几点。

①区别病邪之属性：一般说来，温病乃感受温热之邪所引起。但四时之邪各有不同，且病邪每多兼夹，所以细细分之，又有风温、暑温、湿热、燥热等不同属性。因此在舌苔上亦有相应的变化。拿感受风温与湿温来说，初起阶段舌苔各有特征，前者多薄白或薄黄，后者多薄腻微黄或黄白而腻。秋令外感燥热之邪，初起舌苔多薄白而燥，与发于同期的其他温病如伏暑之垢腻舌苔，两边白滑（暑从湿化），或干燥起刺，舌质红绛（暑从火化）显有区别。又如吴又可所说的温疫病，其舌苔亦有特殊的表现，若感之重者，初

起一般是"苔如积粉","满布无隙"。叶天士在《温热论》中提出温邪有夹风、夹湿之异，何以别之？盖风为无形之邪，湿为有形之邪，其苔之腻与不腻，是辨证上的着眼点，叶氏虽未明言，我们自可想见。总之，临床辨别病邪之性质，舌苔确是不容忽视的重要一项。

②分析病位之浅深：如何区别病位之浅深？俞根初《通俗伤寒论》说："温热自里达表，全以舌苔为验；传里浅深，及里结多寡，亦以舌苔为验。"指出了判断病位之在表在里，舌苔是为主要指征。证诸临床，温病当邪在卫气或上中焦，舌苔或白或黄，舌质变化多不明显，迨至传入营血或下焦，则舌苔往往随之剥脱或消失，舌质恒多改变。叶天士说："其热传营，舌色必绛，绛，深红色也。初传，绛色中兼黄白色，此气分之邪未尽也。"就是以绛舌作为营分证的重要标志，并以有否兼夹黄白苔，衡量病邪是否完全入营。其重视舌苔以区别病位之浅深，于此可见一斑。

③判断津液之存亡：如前所述，温热之邪最易伤津耗液，而津液之盈亏，常通过舌苔比较客观地反映出来。因此，辨舌对于判断体内津液之存亡，至关重要。一般说来，舌苔润泽为津液未伤，干燥为津液已耗；舌质荣润，是阴津尚存，枯萎是阴津消亡。叶天士对此辨识甚详，如说："色绛而舌中心干者，乃心胃火燔，劫烁津液。""舌绛而光亮，胃阴亡也。""其有虽绛而不鲜，干枯而痿者，肾阴涸也。""黄苔不甚厚而滑者，热未伤津……若虽薄而干者，邪虽去而津受伤也。"凡此，都是以舌之润燥荣枯，作为辨别津液存亡的重要依据。

④推测病情转归和预后吉凶：温病的病情发展迅速，变化多端，及时掌握病情的转归和预后，与治疗的成败关系极大。舌苔的动态变化，往往能为此提供重要的客观依据。如叶天士指出："舌绛而有碎点白黄者，当生疳也。""舌上生芒刺者，皆是上焦热极也，当用青布拭冷薄荷水揩之，即去者轻，旋即生者险矣。""舌黑而滑者，水来克火，为阴证，当温之。若见短缩，此肾气竭也，为难治。"俞根初《通俗伤寒论》亦载："若无苔而舌色变幻，多属心肾虚证，或肝胆风火证，甚则脏气绝证，尤必察色光之死活，及本质之荣枯，辨其脏真绝与不绝，以决变症坏病之死生，最为要诀。"这些均是以舌苔之变化推断病情转归和预后吉凶。凡舌苔由白而黄，由黄而灰，由灰而黑，或由薄白变为厚苔，或舌苔润泽转为干燥，皆为病进属逆。反之，若舌苔由黄而白，由白而退，由退而复生新薄白苔，或由厚苔转变为薄苔，或舌苔干燥转为润泽，均为病退属顺。

⑤为确立治法提供依据：正确的诊断是合理治疗的前提，舌诊既然是诊断的重要方法之一，因此它与治法有着密切的关系。特别在温病的治疗上，处方更易，用药进退，往往以舌苔的变化为主要依据。当病情复杂，出现假

象，其他症状不足为凭时，舌诊对于施治更起关键性的作用。如中暑病人，邪热内闭，症见脉伏肢凉而用白虎，乃凭舌诊。叶天士指出，能否应用承气攻下，必验之于舌。运用小陷胸汤或泻心汤等苦泄药，也要察舌辨苔，益见辨舌对确立治法之重要。

值得指出，对于舌诊，我们应知常达变，灵活对待。一般说来，舌苔确能比较客观地反映疾病的寒热虚实等不同属性，但亦未必尽然，有时更可出现舌与证不相符的现象。如成都中医药大学报道 27 例乙型脑炎，病情深重者完全符合营血分证候，但只有一例舌色紫黯，其余均为舌红少津而不绛。有人观察了 21 例乙脑患者舌象的动态变化，其中 17 例重型和 2 例中型患者，其病变虽已深入营血阶段，但舌质仅 5 例显红，无 1 例绛舌。我们在诊治本病时，也发现不少病人临床已出现嗜睡、昏迷、痉厥等危重症状，但舌苔仍见薄白，舌质并不红绛，说明邪热虽已入营，而舌象未能准确地反映出来。此时治疗应舍舌从证，按营分证立法，才能收到疗效。因此，我们对"乙脑"的辨证分型，不能仅凭舌苔为指征，必须参合神志、体温和全身状态。尤其是辨"营"，更应注意神志清与不清，眼神之呆活等。总之，临床务必四诊合参，全面分析，诊断和治疗才不失之于偏。

（2）舌和苔的主病、主证和治疗

①舌苔：温病观察舌苔的变化，应注意其色泽、形态、厚薄和润燥等。

白苔：多属卫分证，或上焦证，病邪在表为主，一般见于温病初期，病情较轻。但因有厚薄、润燥之异，其临床意义亦各有不同。

薄白而润，舌不红赤：为外感风寒，宜辛温解表。伏气温病由新感风寒而引发者，宜酌情投以辛温宣透（如葱豉汤之类），表解即当清里。

薄白而不润，舌边尖红赤：为温邪侵犯卫分，宜辛凉解表。

薄白而干：表未解而津已伤，当于凉散中佐甘濡生津，如鲜沙参、芦根汁、花粉、麦冬、荷叶露等，但不宜过用，恐柔润之品有壅邪之弊，夹湿者，尤宜慎用。

白厚而干：是湿未化而胃燥津伤，气不化液。此时燥湿则津愈耗，养阴则又助湿，治疗当以化湿不伤阴，养阴不助湿为原则。宜甘淡渗湿，甘守津还，药用甘草、滑石、鲜芦根之属。

白厚而黏腻，且口吐厚浊涎沫：为湿浊内阻，湿热相兼为患，常伴见胸闷、口甜、小便黄赤等症状，叶天士称其为"脾瘅病"。治宜芳香宣化，如鲜佩兰、鲜菖蒲、鲜藿香、鲜荷梗等。

白腻而见绛底：为湿遏热伏，当先宣泄湿热，使病从里达表，不可徒清其热或妄投滋腻之品。不尔，则湿邪益加阻遏，病反难解，而变证百出。诚如吴锡璜在《中西温热串解》中所说的："白苔绛底，或厚黄苔绛底，秋后伏热证多见之，乃营分之热，受膈间湿邪蒙蔽也。见此舌询之，无不脘闷。此证滋液则助痰，运湿则益热，用升提则神昏，久服玄参、生地黄、二冬等类则动中宫之湿，痰气升浮，气道不利，阴霾蔽天，往往气逆眼吊，肢冷神呆而死。温热病虽育阴，独于此证则宜慎。"

白厚如积粉，舌质紫绛：是秽浊特甚，邪热为秽浊所闭，热邪不得透达之象。疫邪初入膜原，未归胃腑，多见此舌。急宜宣透膜原，达原饮加减治之。

白苔如碱状：乃胃中宿滞，夹秽浊郁伏。当急急开泄，宜达原加大黄，宣泄秽浊而通宿滞。否则，邪气不能从膜原透达，势必闭结中焦，而病情转重。

白砂苔（水晶苔）：多因邪热迅速化燥入胃，白苔未及转黄而成，亟须釜底抽薪，急下存阴。

白霉苔：满舌生白衣，其苔如霉，或生糜点，如细碎饭粒，甚至弥漫到满舌及唇颚等处。多属胃气困败之危重征象，热病后期，特别是湿温、温毒、伏暑等病证后期，偶可见到。急以甘淡养胃为治，俾胃气醒则霉苔或糜点自化，间有可救者。

总之，临床辨别白苔，应分清厚薄、润燥等情况，薄者多为病邪在表，厚者多属病邪在里；润泽者为津液未伤，干燥者为津液已耗。而白厚黏腻之苔，多系湿痰秽浊为患。至于治法，因白苔一般主表主湿，故不宜攻下，这是言其常；但白砂苔又当可下，这是言其变。论其病情轻重，白苔一般为邪轻病浅，预后多好，但白如积粉，或白如碱状，均是疫毒秽浊深重之象，如不及时治疗，变证丛生，危象迭出，不可小视。而白霉苔更是胃气困败的危重之候，亟须警惕。

黄苔：主里热，候气分之邪。温病由表入里，由卫入气，则舌苔由白转黄，但应注意有无带白苔，如果黄中带白，表明卫分之邪未罢。前贤云："有一分白苔，即带一分表证。"必须纯黄而无白色，才是全部离表入里。在观察时，除注意有无带白苔外，还应分清厚薄、润燥等情况。

黄白相兼：是病由卫入气，但卫分之邪犹未尽罢，仍宜辛凉开泄，宣透气分。不可轻投三黄苦泄之品，以防引邪入里。

薄黄而润：是邪热初入气分，热结未深，津液未伤，仍可辛开宣泄，以冀从表透达。

黄而干燥：为津液被灼，当区别无形热炽，抑或胃腑结实。前者兼见烦渴引饮，大汗出，脉洪大，治当清热生津。若苔黄燥涩，甚则老黄焦燥起刺，或中有裂纹，伴有腹硬满胀痛，便秘，或热结旁流，自利肛灼，或便下如酱，臭秽难闻，均须苦寒下夺，泄热救阴。若津枯液干，无水舟停，而致胃腑燥结，当增水行舟，如增液承气汤、新加黄龙汤之类。

黄而厚腻，并不干燥：多属湿热内蕴，流连气分不解。治宜清化湿热为主，又当辨其湿重、热重或湿热并重，分别施治。

总之，黄苔属里、属热、属实。薄者邪轻病浅，厚者邪重病深。润泽者津未伤，干燥者津已耗。黄燥起刺，或老黄燥裂，为胃腑实结。黄腻者多系湿热内蕴。

灰苔：一般是由黄苔转变为黑苔的过程中出现的，较黑苔为轻。

灰而干燥：为胃腑实热而阴液受伤，当急下救阴。

灰而黏腻：常伴见胸痞脘闷，或口吐涎沫等症，系痰湿内阻所致，多见于温病兼夹痰湿之证。治宜清化湿热，芳香化浊。

灰而滑润：多为阳虚有寒，常兼见吐利、脉沉细等。急宜温阳祛寒，与上述热证中所出现的灰苔大相径庭，治亦迥异。临床必须作出鉴别。

黑苔：一般是由黄苔或灰苔转变而来。黑属肾，肾主水，温病中出现黑苔，多为邪热深重，肾液枯涸，标志病变已进入危险阶段，预后极为恶劣。

黑而焦燥起刺，质地干涩苍老：系大热大毒的证候，多因胃腑实热，应下失下，致热毒化火，而胃津肾液，消耗殆尽。亟须清火解毒，急下存阴为治。宜增液承气加金汁（或用人中黄代）、黄连之属。

黑而干燥，甚或焦枯：若出现在温病后期，而无腹满、便秘之症，且脉象虚数或微细者，为热邪深入下焦，真阴耗竭。宜咸寒壮水，急救真阴，如加减复脉汤之类。

苔干黑而舌质淡白无华：湿温后期，邪入营血，阴络灼伤，以致大量便血，气随血脱。舌质已显淡白无华，但舌苔未能紧随病情的迅速变化而变化，仍呈黑苔。此时不能误认苔黑为实热而投清热攻下，当益气固脱为急务。

苔黑而滑润：多为虚寒之象，常伴肢冷、下利、脉微细等，且舌质不紫赤。叶天士说："舌黑而滑者，水来克火，为阴证，当温之。"王孟英说得更为精当："虚寒证，虽见黑苔，其舌色必润而不紫赤，识此最为秘诀。"治宜温阳祛寒，"益火之源，以消阴翳"。

总之，黑苔须分清实热、虚寒两端。实热者多黑而干燥，舌质坚敛紫绛；虚寒者黑而润滑，舌质淡润而不紫赤，以此为辨。在温病过程中，黑苔以实热者居多，虚寒者间亦有之，多见于疾病后期的变局。此外，还有一种染苔，如食橄榄、乌梅等可使舌苔变黑，但易拭去，与真正的苔色不同，不难鉴别。

②舌质：辨舌质主要是观察舌体色泽的变化。因为"舌本通心脾之气血"，所以舌质的变化主要是反映营血的病变。在温病的诊断上，察舌质较

之察舌苔更有重要意义。周学海认为，舌苔无论何色，皆属易治，舌质既变，即当察其色之死活。活者细察底里，隐隐犹见红活，此不过是气血有阻滞，非脏气之败坏也；死者底里全变干晦枯萎，毫无生气，是脏气不至矣，所谓真脏之色也。说明察舌质的重要性。温病临床上常见的舌质有红舌、绛舌、紫舌三种。

红舌：是指比正常舌色深一些的舌质变化。温病邪在卫、气阶段，舌质一般变化不明显，或仅局限于舌边尖色红，但邪入营分，则舌质变红。因此，红舌是营分证的重要标志之一。温病后期阴虚者，亦可出现红舌。

舌尖红赤起刺：属心火上炎，宜清泄心火，导热下行，方用导赤散加减。

舌红中有裂纹如人字形，或红舌中有红点如被虫咬碎的样子：均是心营火燔，热毒极盛之象，急宜清营泄热解毒为治。

舌光红柔嫩，看似潮湿，扪之干燥（镜面舌）：是胃津消亡，宜大剂甘凉濡润以养胃津，如增液汤、益胃汤之类。

舌红鲜明而起刺：为营分热炽，肝胆火盛，宜凉营泻火。

舌红中见紫斑：是温病将要发斑之兆，当以清营凉血、解毒化斑为治。

舌红出血如衄：为热伤心包，血热妄行，宜清心凉血。

此外，舌淡红而干，其色不荣，在杂病中每多见之，为气阴两虚之候，温病后期亦有之，系心脾气血不足，胃津伤而气不化液，法宜补养。

总之，红舌见于温病，标志着邪热已由气入营，其间应辨别颜色之深浅和舌质润燥之程度，以判断营热之轻重和津液耗伤之微甚。值得指出的是，舌红而罩有黄、白苔垢，说明卫、气之邪尚未尽罢。治法仍以清透为主，不可轻用寒凉滋腻的方药，以防壅热留邪，反致内陷。

绛舌：绛，深红色，是指比红舌颜色更深的一种舌质，大多由红舌发展而来，表明病邪更加深入。其临床意义与红舌基本相同，只是在病情的轻重程度上有所差别。

绛兼黄白苔垢：叶天士说："初传，绛色中兼黄白色，此气分之邪未尽也。"治宜泄卫透营，使邪外达，不可纯用清营凉血，其理由与红舌兼黄白苔垢同。

纯绛鲜泽：为邪在营血，包络受病。宜清营凉血开窍为治，如犀角、鲜地黄、连翘、郁金、石菖蒲等。若平素心虚有痰，外热一陷，里络就闭，非石菖蒲、郁金等所能开，须用牛黄丸、至宝丹之类以开其闭。

绛而干燥：为火邪劫营，营阴受损。宜犀角地黄汤加石斛、玄参、麦冬、花粉之属，既清营热，兼以养阴。

光绛如镜：不仅心营被灼，且胃阴告竭，急用甘寒濡润，大剂频服。若转红活者，尚有挽救之望。王孟英主张用炙甘草汤去姜、桂，加石斛、蔗汁，值得参考。

绛舌上有黏腻似苔非苔：为热在营血，中夹痰浊或秽浊之气。当于清营凉血药之中，加入芳香化浊或达痰之品，如石菖蒲、郁金、天竺黄之类。

舌绛而抵齿难伸：乃痰热内结，舌根被阻，且有内风扇动之势。须速服清营息风、豁痰宣窍之剂，否则恐有神昏痉厥之变。

舌绛不鲜，甚或干枯而萎：为邪热深入下焦，肾阴欲竭之危象，多见于温病后期阶段，治当咸寒滋填，峻补真阴，药如阿胶、鸡子黄、地黄、天冬等。加减复脉汤等方亦可随宜用之。

总之，绛舌较红舌的主病主证更为严重，临床观察须注意有无兼夹苔垢，以及色泽鲜明抑或枯萎等，以判断邪热之是否完全入营和有否兼夹他邪，阴精损耗程度等，从而为治疗立法提供依据。

紫舌：紫色较绛色更深一层，舌质由绛变紫，提示热毒更重，病位更深。

焦紫起刺，状如杨梅：乃大热大毒之候，多系热盛动血或动风痉厥的先兆，若伴有大便秘结者，急宜清热解毒下夺。温毒中之"烂喉痧"（猩红热），可出现莓样舌（或称杨梅舌），亦为热毒旺盛之征象。

紫晦而干，色如猪肝：为肝肾阴竭，真脏色见，病情极为凶险，预后大多险恶，一般见于温病后期，正气衰竭阶段，须滋填真阴，益气固脱，力挽厥脱。

紫而瘀黯，扪之潮湿：叶天士指出："热传营血，其人素有瘀伤宿血在胸膈中，夹热而搏，其舌色必紫而暗，扪之湿，当加入散血之品，如琥珀、丹参、桃仁、丹皮等。"正因为其人素有瘀血停积于胸膈，临床除营血热毒的见症外，必兼有胸胁脘腹刺痛，口燥但欲漱口不欲咽等血瘀症状，故叶氏主张于清营凉血之中，加入活血散瘀之品，堪称至当。

此外，阴寒证亦可见紫舌，但舌质必滑润且兼有其他虚寒症状，与温病中出现的紫舌迥别。

总之，紫舌亦有寒热虚实之不同，其辨识的着眼点全在于舌质之润燥、色泽之荣枯等，明乎此，则自然不难作出鉴别。

温病舌诊，除了须辨别舌苔和舌质外，还需注意观察舌体形态的变化，也有一定的临床意义。如舌体强硬，为络脉失养，内风欲动，宜滋阴宁络以息风；舌体短缩，系内风扰动，痰热内阻，当清热化痰息风；舌卷而囊缩，属病入厥阴之危候；舌斜、舌颤均为肝风发痉之征象，宜滋阴通络，柔肝息风；舌体萎缩不能伸展，或伸不过齿者，系肝肾真阴将竭，病属危殆；舌体胀大，上布黄腻苔垢，则为湿热蕴毒上泛，治宜清化湿热为主。

2. 验齿

根据叶天士《温热论》中的有关论述，现将验齿的内容归纳为以下几点：

（1）齿燥 主要看门齿的干燥与否，可以测知胃津肾阴的盈亏存亡。

齿光燥如石：为胃热甚而津多伤，但肾阴尚未耗竭，病情尚不过重。宜清胃之中，兼以甘寒生津，如沙参、麦冬、石斛、花粉之类；如齿燥而伴恶寒无汗等症，叶天士谓"卫偏胜"，即表气不通，卫阳被遏，治当"辛凉泄卫，透汗为要"。

齿燥色如枯骨：为肾阴枯竭，病多难治，须积极抢救。

齿上半截润（下半截燥）：系水不上承，心火上炎所致。治当急泻南补北（滋肾水而泻心火）。

（2）齿垢 是邪热熏蒸胃中浊气所结。常见的有以下几种：

齿垢如灰糕样：是胃中气津俱竭，唯有湿浊用事，正不胜邪，故预后不良。

齿焦无垢：齿焦，为肾阴枯涸；无垢，为胃液竭绝，胃肾俱败，病必危殆。

齿焦有垢：胃肾火盛，气液虽伤而未至竭绝，可微下其胃热以存阴，或用玉女煎以清胃救肾。

（3）齿龈结瓣 是牙齿和齿龈上结有花生衣瓣样的物质，且能撕剥下来。它的形成原理，是温邪侵入血分，血随经脉游溢而结于齿和龈之间，其色有紫、黄的不同。

紫如干漆：为阳明热盛动血，故称"阳血"，治宜清胃泻火以凉血。

黄如酱瓣：是热灼肾阴，虚火上浮而动血，故称"阴血"，治宜滋肾降火以凉血。

（4）齿缝流血 有虚实之分，实者多属胃，虚者多属肾。

齿缝流血而肿痛：乃胃火旺盛，循经冲激于上，宜清胃泻火。

齿缝流血而不肿痛：为肾阴下亏，虚火上炎，宜滋阴降火。

（5）咬牙啮齿 咬牙与啮齿是两种不同的症状，且有虚实之分。

咬牙啮齿并见：一般是邪热炽盛，引动肝风，以致筋脉挛急，发为痉病的表现。以实证居多，宜清热息风。但肝肾阴亏，虚风内动间亦有之，当滋阴息风。

但咬牙而无啮齿：亦有虚实之分。实证为胃热之气走窜经络，治宜清泻胃热为主；虚证系胃虚水谷精微不足以荣养筋脉，当补中益胃为主。

牙关咬定难开：多见于风痰阻络，或热盛动风，欲作痉证，治宜祛风涤痰，或清热息风，还可局部配合酸味的药物（通常用乌梅）擦牙，促使牙关得开。

值得指出，辨舌验齿固然在温病诊断上有特殊价值，但也不能忽视其他的诊断方法，临床只有四诊合参，全面分析，才能作出正确的诊断。

第二节　辨斑疹白㾦

斑疹和白㾦，是温病过程中的常见症状。通过对其形态、色泽和分布情况等方面的观察，有助于辨别病邪的轻重、病位的深浅和预后的善恶，因此在温病的诊断上具有重要的价值，也是温病诊法上的一大特色。

一、文献述略

温病发斑疹，古代文献早有记载。如隋代巢元方《诸病源候论·温病发斑候》云："夫人冬月触冒寒毒者，至春始发病，病初在表，或已发汗吐下，而表证未罢，毒气不散，故发斑疮。又冬月天时温暖，人感乖戾之气，未即发病；至春又被积寒所折，毒气不得发泄；至夏遇热，温毒始发于肌肤，斑烂隐疹，如锦文也。"巢氏对伏气温病发斑的机理，已做了初步的分析，特别指出"毒气不散"和"毒气不得发泄"是发斑的主要原因，并形象地描述斑的形色"如锦文"，这对后世诊察斑疹和分析其成因，颇有启示。宋代许叔微《伤寒九十论》对"发斑证"亦有记述，较之前人有一定的发挥。宋代杨士瀛更清楚地指出：斑疹稀疏，色常鲜红者易治；或如锦文，隐起饼搭者难治。这是对斑疹的形态、色泽、分布与病情轻重和预后的关系的精辟论述。明清时期，温病学家对斑疹尤为重视，如明代吴又可《温疫论·发斑》指出："邪留血分，里气壅闭，则伏邪不得外透而为斑。若下之，内壅一通，则卫气亦从而疏畅，或出表为斑，则毒邪亦从而外解矣。"对温疫发斑机理和治法的阐发独具只眼，倡用通里攻下法宣郁透斑，更有卓识。清代俞根初《通俗伤寒论》专列"发斑伤寒"一节，总结前人的有关论述，结合自己的临床经验，对热病发斑，从病因病机、证候类别和斑的不同形态、色泽的主病主证、预后吉凶以及治疗方法等，均做了详尽的介绍。叶天士《温热论》论斑疹亦甚透彻，指出点大而在皮肤之上者为斑；点小，云头隐隐，或琐碎小粒者为疹。色泽以红润为吉，紫黑为凶。并认为温病发斑或发疹，皆是邪气外露之象，宜见而不宜见多。斑疹既出，宜神情清爽，为外解里和之象；反之，斑疹出而神昏，为正不胜邪，内陷为患，或胃津内涸之故，辨识之精细，旷古未有。余师愚《疫疹一得》对温疫发斑，更有独到之见，认为斑疹乃火毒的外在表现，尝言"火者疹之根，疹者火之苗"。察斑辨证强调形态分布：松浮为吉，紧束多凶。此外，吴坤安、章虚谷、邵仙根诸家对斑疹亦见仁见智，多有阐发，使温病辨斑疹的诊断方法益臻完善。

白㾦，又称白疹，古代文献很少记述，唯叶天士匠心独运，颇多创见，指出："白㾦小粒如水晶色者，此湿热伤肺，邪虽出而气液枯也，必得甘药补之。或未至久延，伤及气液，乃湿郁卫分，汗出不彻之故，当理气分之邪。或白如枯骨者多凶，为气液竭也。"对其形态、成因和治法等，均做了原则性的论述，影响深远。汪曰桢评价说："白㾦前人未尝细论，此条之功不小。"继叶氏之后，吴鞠通《温病条辨》立薏苡竹叶散治之，效果卓著，其功亦不可泯灭。

二、成因分析

斑与疹的出现，大都意味着温热邪毒已入营动血。究其成因，两者不尽相同。以斑言之，俞根初说："凡伤寒当汗不汗，当下不下，热毒蕴于胃中，血热气盛，从肌透肤而外溃，乃发斑。即温毒、热病发斑者，亦由于血热毒盛而发。"何秀山阐发俞氏之说，谓："伤寒证汗下适宜，温热病清解得法，邪不壅塞，并不发斑……或有发斑，大率由温热兼寒，初起不敢用辛凉开达，仍拘守伤寒成法，恣用辛温燥烈之药，强逼邪热走入营中而发，故凡伤寒发斑，多由于汗下失当，温热发斑，多由于应清失清，皆由邪遏于胃而热蒸成斑。"又伏温内发，逼血外窜，亦可发斑，陶华指出：阳热内燃，蒸溽外迫，热毒入胃，皆致发斑。综上以观，热病发斑，其原因多由于失治误治而致，热毒不得外泄，内逼血分，或因伏温由里达表，邪热蒸迫营阴，血随热出，外透于肌表而成。至于发疹的原因，吴坤安说："疹子悉属风热。"邵仙根也说："疹由肺受风温而出。"又吴鞠通指出："太阴温病，不可发汗，发汗而汗不出者，必发斑疹。"根据上述医家所述，结合临床实际，我们认为温病发疹，是由于肺受风热折入营分所致。

诚然，温病发斑或发疹，皆是温邪入营动血之征象，或郁伏营阴的热毒有外泄之机，但两者在病邪、病机和病位上毕竟有所不同。叶天士说："斑属血者恒多，疹属气者不少。"陆子贤说："斑为阳明热毒，疹为太阴风热。"章虚谷更指出："斑从肌肉而出，属胃；疹从血络而出，属经。"说明斑乃阳明热毒内逼血分，外溢肌肉而成，病偏血分；疹为太阴风热波及营分，由血络外发所致，病偏气分。证诸临床，伏邪温病每有发斑，新感温病则多见出疹，足证斑与疹有着气血深浅的区别。

白㾦的成因，先贤后哲，论之甚当。叶天士认为是"湿热伤肺……湿郁卫分，汗出不彻之故"。王孟英谓"湿热之邪，郁于气分，失于轻清开泄，幸不传及他经，而从卫分发"为白㾦。何廉臣说："温热白㾦，每见于夏秋湿温伏暑之症，春冬风温兼湿症亦间有之。初由湿郁皮腠，汗出不彻之故。"

证诸临床，白㾦确系多发于湿温病证，乃湿热之邪留恋气分，氤氲难解，郁蒸酝酿，外发肌肤而成，尤其当湿温证失于清泄，或早用滋腻使湿邪郁滞不化的情况下，最易发生。

三、临床运用

1. 辨斑疹

辨斑疹，首先应分清斑与疹在形态上的区别。俞根初谓："发斑形状，并无点粒高起，以手摸之，皆平贴于皮肉之间，不拘或大或小，总无碍手之质，但有触目之形。"邵仙根谓："发疹于皮肤之上，起有颗粒，如粟如粒，以手摸之有尖刺而触手者也。"何秀山辨识说："有大红点平铺于皮肤之上，谓之斑；若小红点突起于皮肤之上，谓之疹。斑大而疹小，斑平而疹突。"综合前人经验，结合临床上的观察，对两者不难作出鉴别。要而言之，斑则点大成片，平摊于皮肤之上，视之有形，抚之无碍手之感，消退后一般不脱皮屑；疹则琐碎细粒，常高出皮肤，如粟米状，其色红，视之有形，抚之有触手感，且消退后每见脱屑。

辨斑疹，主要是观察其色泽、形态、分布情况等，以此来推测病邪之轻重浅深、正气之盛衰存亡，从而为判断预后、确定治法提供了依据。兹分述如下：

（1）观色泽　斑疹的颜色一般可分红、赤、紫、黑四种，更应注意荣活晦滞等情。红是斑疹之正色，总以红而活，荣而润为顺。若淡红而润，为热毒不重；鲜红娇艳如胭脂，是热毒炽盛的表现。色紫小点者，心包热也；点大而紫，胃中热也；紫赤类鸡冠花色者，乃火毒炽烈，燔灼营血。色黑为热毒极盛，最为重险，但其预后情况还决定于人体正气之存亡。若色黑而光亮，热毒虽重，但其人气血尚充，依法治之，多可挽救；若黑而晦滞者，热毒重而正气亡，正不胜邪，多死不治；若黑而隐隐，四旁赤色，火毒郁伏，大用清凉透发，间有转红而可救者。

（2）别形态　斑疹形象的松浮紧束，与病势的顺逆有很大的关系。总的说来，斑疹宜松浮，如洒于皮面，不宜紧束有根。前者表明邪轻病浅，后者则邪重病深。余师愚指出："总以其形之松浮、紧束为凭耳。如斑一出，松活浮于皮面，红如朱点纸，黑如墨涂肤，此毒之松活外现者，虽紫黑成片可生；一出虽小如粟，紧束有根，如履底透针，如矢贯的，此毒之有根痼结者，纵不紫黑亦死。"诚属阅历有得之见。

（3）明分布　斑疹分布的稀密可反映出邪毒的轻重。一般以分布稀疏，出齐后逐渐消退者为顺；分布稠密，层出不穷，不易消退者为逆。叶天士曾强调指出，斑疹"宜见而不宜见多"。斑疹的显露，大都提示邪热有外达之机，是好的转归，所以说"宜见"。但这种好的转归有一个前提，即"不宜见多"。若斑疹稠密，甚或饼搭，表明热毒旺盛，病情多重，故属逆候。

（4）合脉证　辨斑疹固然在温病诊断上有特殊的作用，但正确的诊断，仍须全面综合舌、脉和全身其他症状。病人欲发斑疹，往往有先兆征象，何秀山说："当其将发未发之际，首必辨其证候……其人壮热无汗，胸膈烦闷，喘嗽呕恶，起卧不安，呻吟不寐，耳聋足冷，两寸关脉躁盛，甚或沉伏，便是斑点欲出之候。"斑疹既出之后，欲判断其病情之轻重顺逆，也有赖于四诊合参，叶天士说："发出宜神情清爽，为外解里和之意；如斑疹出而昏者，正不胜邪，内陷为患，或胃津内涸之故。"俞根初也指出："凡斑既出，脉洪滑有力，手足温而神识清爽者，病势顺而多吉；脉沉弱无神，四肢厥而神识昏沉者，病势逆而多凶。"凡此，均是综合和分析脉证各方面情况，而不是偏执一端。

此外，斑疹又有阳斑和阴斑之分，俞根初对此辨之甚详，如论"阴斑"时指出："阴证发斑……斑点隐隐而稀，色多淡红，或夹淡灰，或夹晄白，多则六七点，少则三五点，形如蚊迹，只见于手足，或略见于腹部。"这是就斑疹的本身表现而言。"证多四肢厥冷，神倦嗜卧，喜向里睡，神识似寐非寐，乍清乍昧，声低息短，少气懒言，大便多溏，溺色清白，或淡黄，舌苔白而嫩滑，或胖嫩而黑润。"这又是结合脉证言之。这些证候与阳证发斑，迥然有别。其间辨识除细察斑疹本身的表现外，同样还应结合其他证候，全面分析。

2. 辨白㾦

与斑疹一样，白㾦欲发之时，亦有先兆征象，一般先见身体疼重，身热不随汗减，面色黄滞，脉缓不扬等证候，其中胸脘烦闷，尤值得重视。白㾦既出之后，则胸闷得舒，诸症亦随之而减。但应注意，由于湿热之邪，性质黏腻，常非一时所能透尽，所以往往出一身汗，即发一批白㾦，有层出不穷之感。

白㾦的诊断意义主要在于辨别病邪性质及津气的盛衰消长情况。凡温病过程中出现白㾦，其病邪性质属湿热，或温热夹湿，其病证多属湿温。至于白㾦与病情轻重和预后的顺逆关系，又当细察其形态、色泽，并结合脉证为据。要而言之，凡白㾦光莹透彻如水晶，颗粒分清，饱绽有浆，且透露之后，热势递减，神清气爽者，为气津俱足，正能胜邪，邪气得以外透之佳象，预后大多良好。反之，白㾦若枯白乏津，色如枯骨，或空壳无浆，且既出之后，身热不退，反见神昏羸弱，多为气津枯竭，正不胜邪的逆象，预后大多不良。

综上所述，辨舌验齿和辨斑疹白㾦，是温病诊法上的一大特色，具有重要的临床意义。但无论辨舌验齿也好，辨斑疹白㾦也好，都必须综合全身症状，亦即四诊合参，才能对病邪的轻重、正气的盛衰、病位的浅深、病情的转归及预后的凶吉等，作出正确的诊断，从而为治疗提供依据。

第四章　辨证纲领述略

温病的诊治，除依靠中医一般的诊断方法如"四诊""八纲"进行诊察、分析外，还须根据温病的特点，运用温病学中特有辨证方法和纲领，即"卫气营血"辨证和"三焦"辨证，这样才能更细致、更准确地推求病因，分析病机，从而作出诊断，指导治疗。因此，正确掌握温病的辨证方法和纲领，对于提高临床疗效，有着极其重要的意义。本篇试图从理论到实践，对温病"卫气营血"和"三焦"的辨证纲领，做一探讨。

第一节　卫气营血阐要

一、学术源流

卫气营血早在《内经》中就有记载，其含义是指人体的生理功能和维持功能活动的营养物质。先就营卫来说，《灵枢·营卫生会》说："何气为营？何气为卫……人受气于谷，谷入于胃，以传与肺，五脏六腑，皆以受气，其清者为营，浊者为卫，营在脉中，卫在脉外。"《素问·痹论》说："荣（营）者，水谷之精气也，和调于五脏，洒陈于六腑，乃能入于脉也，故循脉上下，贯五脏，络六腑也。"《灵枢·本脏》说："卫气者，所以温分肉，充皮肤，肥腠理，司开阖者也。"上述有关营卫的理论，除阐明营卫的生成和功能外，并指出两者的不同点：其分布部位是营在脉中，卫在脉外；其生理功能是营偏于养营内脏，卫偏于保卫体表。于此不难看出，"营"是含有内、深、里的意义，而"卫"则有外、浅、表的意义。

再就气血而言，《素问·生气通天论》说："阳气者，若天与日，失其所则折寿而不彰……是故阳因而上，卫外者也。"《灵枢·决气》说："上焦开发，宣五谷味，熏肤、充身、泽毛，若雾露之溉，是谓气。"《灵枢·邪客》又说："营气者，泌其津液，注之于脉，化以为血……内注五脏六腑。"这里"气"是卫外的，"血"是"内注五脏六腑"，两者比较，同样含有内、外、深、浅、表、里的意义。叶天士正是根据《内经》这些理论，引申其义，用以阐明温病过程中的病理变化，从而作为区分证候类型，标志病变浅深和病情轻重，概括传变，以及确立治疗大法的大纲。所以我们认为，《内经》是叶氏创立"卫气营血"辨证纲领的学术渊源。

叶氏创立卫气营血的辨证纲领，也受到《伤寒论》的深刻启发。《伤寒论》首先将卫气营血的病理变化引入外感热病的领域。太阳病篇就有四条记述，如第 50 条云："脉浮紧者，法当身疼痛，宜以汗解之，假令尺中迟者，不可发汗。何以知然？以荣气不足，血少故也。"第 53 条云："病常自汗出者，此为荣气和，荣气和者，外不谐，以卫气不共荣气谐和故尔。以荣行脉中，卫行脉外。复发其汗，荣卫和则愈。"第 54 条云："病人脏无他病，时发热，自汗出而不愈者，此卫气不和也。先其时发汗则愈。"第 95 条又云："太阳病，发热，汗出者，此为荣弱卫强，故使汗出。"从以上条文不难看出，《伤寒论》中的卫气营血，虽本于《内经》，但它所论述的是指病理状态，即卫气营血失常所出现的病理现象，与《内经》所说的卫、气、营、血的正常生理状态，显有不同，实则是将《内经》关于卫、气、营、血的理论，开创性地应用于临床。尽管《伤寒论》论述卫、气、营、血病理变化的内容不多，但对后世温病学家创立系统的卫气营血辨证纲领，不无启发。再则，温病卫气营血的辨证纲领，也受到《伤寒论》六经分证的深刻影响。《伤寒论》将外感热病分为太阳、阳明、少阳、太阴、少阴、厥阴六种不同的证候类型，借以说明病邪由表入里，由浅入深的不同传变层次，这与卫气营血辨证纲领的基本精神是一致的。实际上六经辨证是基础，卫气营血辨证是发展，两者有着不可分割的关系，所以后人评价卫气营血辨证纲领是"补前贤的不足，并可羽翼伤寒"，堪称至当。

应该指出，将卫气营血的理论引入温病领域并逐步上升为辨证纲领，从而指导温病的临床实践，是众多医家智慧的结晶。特别是明清时期，随着温病学说的日益发展，卫气营血辨证理论不断得到充实和完善，其中吴又可、张石顽对此提出了不少新颖的见解；叶天士更做了系统的论述，并将其作为温病的辨证纲领；章虚谷、王孟英诸家对叶氏的论述尤多发挥，使卫气营血的辨证纲领更趋完善。

明代吴又可在《温疫论》中首先以营卫气血的病理概念阐释温病的发病机理和证候变化，如分析温疫初起"发热"这一症状的病理机制时说："疫邪结于膜原，与卫气并，因而昼夜发热。""营卫运动之机，乃为之阻，吾身之阳气，因而屈曲，故为热。"指出了温疫初起发热是因营卫功能失常所致。又如对热邪侵犯血分的症状，也做了阐发，谓："血为热搏，留于经络，败为紫血，溢于肠内，腐为黑血。"这显然是指热病伤阴动血的病理变化。并强调指出："证本应下，耽搁失治……火邪壅闭，耗气搏血，精神殆尽。"血液为热所搏，变证迭起。对热入血分的严重性，已有清醒的认识。对温病的病情转归和病变趋势，吴氏以气、血的病理概念予以分析和推测，如说：

"凡疫邪留于气分，解以战汗，留于血分，解以发斑。"还强调指出："气属阳而轻清，血属阴而重浊。是以邪在气分则易疏透，邪在血分恒多胶滞。"这不仅指出了气分证、血分证治疗之难易，更提示了两者的治疗原则。尤为可贵的是，吴氏对温邪传变的次第亦做了概要的论述，提出"邪之伤人也，始而伤气，继而伤血"的论点，说明血分病变较之气分更为深重，其传变层次，跃然纸上。

继吴氏之后，张石顽对将卫气营血理论运用于温病领域也作出了重要贡献。他在《伤寒缵论》中对温病的传变次第提出了"由血分而发出气分"的论点，乍看起来与吴氏的说法似有矛盾。但张氏所指的温病，即王履之"怫热自内达外"的伏气温病，与邪热由表入里的新感温病自有区别。吴、张二人从不同角度勾画了温病病理演变的浅深层次和传变次第，这对而后叶天士所揭示的卫气营血传变规律，不无启发。此外，张氏在《伤寒绪论》中还描述了热病伤阴和血分病证的一些具体症状，如论"冬温"时指出："大下后，仍发热无休止时，脉反数者，此阴血伤也。"又论"温病"时说："若热不止而脉涩，咽痛，胸满多汗者，此热伤血分也。"于临床辨证，很有参考价值。

清代温热大师叶天士，继承了前人的理论和经验，结合自己的实践体会，较为系统地提出了卫气营血的辨证方法和理论，把温病学说推向了新的高度，从而丰富了中医学对外感热病的辨证内容。叶氏在《温热论》中总结了温邪传变的一般规律是由卫及气，由气及营，由营及血，实质上也标志着病变浅深轻重的不同阶段和程度，亦即概括了温病传变过程中四种不同的证候类型。同时还确立了卫、气、营、血四个阶段的治疗大法，对温病的辨证施治起着指导性的作用，厥功甚伟。后世医家在叶氏的基础上，对卫气营血的辨证方法做了很多发挥和充实，使之益臻完善。如章虚谷阐发说："凡温病初感，发热而微恶寒者，邪在卫分；不恶寒而恶热，小便色黄，已入气分矣；若脉数舌绛，邪入营分；若舌深绛，烦扰不寐或夜有谵语，已入血分矣。"对卫、气、营、血各个阶段的临床表现能揭示其要领，抓住其特征，很切合临床实用。王孟英在《温热经纬》中对叶氏的论点，探微索隐，详加注释，使精蕴阐发无遗，其功不可泯灭。

二、临床意义

卫气营血作为温病的辨证纲领，它的临床意义主要有以下四个方面。

1. 提示温病传变的一般规律和病情轻重浅深的不同阶段

叶氏说："卫之后，方言气，营之后，方言血。"高度概括了温病过程中病邪传变的一般规律是由卫而气而营而血（卫→气→营→血）。这种传变次第，实质上也反映了温病过程中各个阶段病位浅深和病情轻重的不同情况。

一般地说，卫分证多较为轻浅，气分证为邪已传里，病势较重，营分证为邪已深入，病势更重，血分证为邪更深入一层，尤为严重。温病由卫而气而营而血，是病邪由浅入深，病情由轻转重的过程。明乎此，就有可能根据病情的发展趋向，掌握治疗上的主动权，及时果断地采取有效措施，截断和防止病变进一步深入，引导病邪向着对机体有利的方向传变，从而达到治愈的目的。

温病由卫及气，由气及营，由营及血的传变规律，这是言其常。但临床上颇多变局，这是因为感邪有轻重，体质有强弱，加上又有新感、伏气和新感引动伏气三种不同情况，更有夹湿兼痰，误治失治，这些都会影响病邪的传变，使病情复杂化。临床有初起即见气分证候的；有卫分受邪，不传气分，很快传入营分的；有长期稽留气分的；更有卫、气、营、血各个阶段的证候交叉出现或相互兼见，类似于《伤寒论》所说的合病或并病，如卫气同病、气营两燔等。诸如此类，不胜枚举。所以我们不能机械于传变公式，而应知常达变，灵活地掌握应用。

2.代表各个不同的证候类型

温病卫、气、营、血的划分，实质上也是归纳了病变过程中所出现的四种证候类型。叶氏对各个类型的具体症状虽未详析，但已做了简要的提示。如论营分病证时说："营分受热，则血液受劫，心神不安，夜甚无寐，或斑点隐隐。"又说："其热传营，舌色必绛，绛，深红色。初传，绛色中兼黄白色，此气分之邪未尽也。"明确指出了营分证的辨证要点，以及气营兼病的主要特征。经后世医家的补充和发挥，卫、气、营、血各个阶段的临床表现更为细致、具体。兹分述如下：

（1）卫分证候　主要症状是发热微恶风寒，无汗或少汗，头痛，咽喉赤疼，咳嗽，口微渴，苔薄白，舌边尖红，脉浮数。多见于外感热病的初期，其病变部位主要在肺卫，病机是温邪客表，肺卫失宣，即叶天士所说"温邪上受，首先犯肺"是也。此时正气尚足，津液一般未伤或轻度受伤。因感邪性质有所不同，所以同一卫分证，除上述主要见症外，又有风热在卫、暑湿在卫、湿热在卫、燥热在卫等不同证型，其临床表现同中有异。

（2）气分证候　主要症状是不恶寒但恶热，口渴，汗多，或腹满，便秘，苔黄，脉滑数或洪大。多见于温病的中期，其病变部位主要在胃（脾）、大肠，病机是邪入中焦气分，里热熏蒸，或热与肠中燥屎相结而成"胃家实"之证。此时正邪相争激烈，津液虽已受伤，但一般伤而不甚。由于初传入里，表邪尚未尽罢，或病邪性质有所差异等原因，所以气分证中还有热扰胸膈、热郁少阳、邪留三焦和脾胃湿热等证候，临床不可不辨。

（3）营分证候　主要症状是发热夜甚，心烦不寐，口干而不甚渴饮，神志昏蒙或斑疹隐隐，舌绛，脉细数。多见于温病的极期，其病变部位主要在心（心包）营，病机是热灼营阴，心神被扰。此时营阴耗伤已甚，呈现邪盛正虚的局面。临床上有由卫逆传，迅见舌质绛、神昏、肢厥等危急证候，此乃表邪不经气分径入心包，逼迫营中所致，即叶天士所说的"逆传心包"证，多见于急性热病的暴发型病例。此外，营分证由气分传来，若气分之邪未尽，又见壮热自汗，烦躁口渴，神昏谵语，舌绛布有黄燥苔垢，此为气营两燔之证，临床每多见之，须加识别。

（4）血分证候　主要症状是身热躁扰，神昏痉厥，抽搐，斑疹透露，或吐血、衄血、便血，舌深绛，脉弦细带数或虚数。多见于温病末期或衰竭期，其病变部位主要在心、肝、肾和血分，病机是热盛动血，心神扰乱，肝肾阴亏，内风扇动。此时阴液大亏，邪气独盛，阴虚热恋，或正邪俱衰。临床上血分证也有兼气分症状的，而"营为血之气，举血可以赅营"，所以血分证每兼营分证候，实际上邪犯血分，必然损伤了营阴，出现营血同病的病理现象。此外，温病后期，还可出现朝凉暮热，身形羸瘦，舌绛少津，脉细数等证候。这是阴亏邪恋、热伏阴分所致，严格说来，也属血分证的范畴。

3. 作为立法处方的依据

卫、气、营、血的划分，不仅反映了温病过程中病变的浅深轻重、证候类型和传变情况的不同，同时也为临床治疗提供了依据。叶天士说："在卫汗之可也，到气才可清气，入营犹可透热转气……入血就恐耗血动血，直须凉血散血。"明确提出了卫、气、营、血四个阶段的治疗大法。章虚谷阐发说："邪在卫分，汗之宜辛凉轻解，清气热不可寒滞，反使邪不外达而内闭，则病重矣。故虽入营，犹可开达转出气分而解。"根据上述原则，归纳卫、气、营、血四个阶段的治疗方法如下：

（1）邪在卫分　总的法则，宜辛凉解表，使邪从外达，即"在卫汗之可也"之意。温病的发汗解表，与伤寒（狭义）不同。伤寒是伤于风寒之邪，宜辛温解表，如麻黄汤、桂枝汤、小青龙汤；温病乃感受温邪，故宜辛凉解表，以免温燥伤津之弊，常用方剂有桑菊饮、银翘散、葱豉桔梗汤之类。如前所述，由于时令有差异，感邪有不同，临床还须分辨风热、暑湿、湿热、燥热等不同性质，随宜而治。叶天士曾指出："在表初用辛凉轻剂，夹风则加入薄荷、牛蒡之属；夹湿加芦根、滑石之流。"就是在辛凉解表总的原则下，根据夹邪的性质，配合相应的药物。我们的经验，风温和风热在卫，宜上列四方为主；暑湿在卫，则取解暑化湿的新加香薷饮；湿热在卫，当用三仁汤合鸡苏散；燥热在卫，桑杏汤宜之。

（2）邪在气分　叶天士所说的"到气才可清气"，既指出了气分证的治疗大法，又告诫必须待温邪离表入里，即由卫及气，方可应用清气法。若病邪尚在肺卫，或初入气分而表证未罢，均不可贸然使用。否则表邪阻遏，失于外透之机，反生他变。何谓"清气"？指用辛凉或苦寒一类药物，清泄气分邪热。结合临床实际，我们认为对于气分证的治疗，又当根据其不同类型，采取相应的方法。如气分证的开始阶段，邪初离表入里，热势不甚，宜用凉剂微清气热，如栀子豉汤、新加白虎汤之类；热扰胸膈者，当用凉膈散清透苦泄并施。若邪已入胃，须分辨无形热炽抑或有形热结，对证投剂。无形热炽，即阳明经证，宜辛凉重剂之白虎汤清热保津；有形热结，即阳明腑实证，用苦寒下夺之承气汤通腑泄热。温病学派对泻下法颇有发挥，不仅沿用了《伤寒论》大、小、调胃承气汤，还结合温病的特点，创制了增液承气汤、牛黄承气汤、宣白承气汤、犀连承气汤诸方，扩大了通里攻下法的应用范围，临床可随证择用。若气分热毒嚣张，又当苦寒清热解毒，如黄连解毒汤之类。热病最易伤津，气分热甚，津液耗伤者，则宜甘寒濡润以清热生津，如增液汤、白虎加人参汤、竹叶石膏汤、雷氏清热保津法之类。再者，温邪夹湿流连气分，郁滞三焦，有如伤寒中少阳病，可冀其战汗透邪，法宜分消走泄，疏瀹气机，如杏仁、厚朴、茯苓之类，蒿芩清胆汤尤为合辙。对湿热内蕴脾胃，当辨其热重、湿重、湿热并重而治。湿重者，藿朴夏苓汤；热重者，连朴饮；湿热并重者，甘露消毒丹。

（3）邪在营分　温邪侵犯营分，营阴未免受伤，故宜清营热而养阴液，清营汤为其代表方剂。叶天士指出"入营犹可透热转气"，此句大有深意。一般说来，邪已入营，病位则较深，但"营"毕竟在"血"之前，离"气"不远，所以治疗上仍当"逆流挽舟"，防止病邪进一步深入。盖清营之品性多寒腻，若一味投以此类药物，易于阻塞气机，不利于营分邪热向外透达，若加用一些轻清宣透之品，如金银花、连翘、竹叶等，能促使营热外透。诚如章虚谷所说："故虽入营，犹可开达，转出气分而解。"所以吴鞠通的清营汤，既有清营凉血的犀角、生地黄、玄参、麦冬、丹参之类，又配合金银花、连翘、竹叶轻清宣透之品，其制方法度，即循叶氏"入营犹可透热转气"之旨。值得指出，营分证常兼神昏谵语等热扰心包的症状，可配合牛黄丸、至宝丹、紫雪丹之类以清心开窍。对于气营两燔证的治疗，宜清气凉营并施，如白虎汤加生地黄、玉女煎、清瘟败毒饮等。

（4）邪在血分　总的原则，不外清热凉血，育阴镇潜。如邪热迫血妄行，以犀角地黄汤、化斑汤为主方；热闭心包，神明扰乱，可配合安宫牛黄丸、至宝丹、紫雪丹等清心开窍。热盛动风，用羚羊钩藤汤清热息风。肝肾阴亏，虚风内动，当滋填镇潜，方用二甲复脉汤、三甲复脉汤或大、小定风珠。温病后期，阴虚热恋，邪伏阴分，则以青蒿鳖甲汤滋阴退热。值得重视的是，叶氏对血分证的治疗提出"入血就恐耗血动血，直须凉血散血"，寓意极为深刻。所谓"散血"，即活血散瘀之意。因为叶氏观察到温邪深入血分时，不仅出现诸如吐血、衄血、便血、发斑等"动血"症状，而且常血色紫黑，多见瘀斑，显系瘀血内滞之征象。叶氏有鉴于此，故主张凉血的同时，还需配合散血之法，确有超人之见。结合现代医学观点，在某些急性传染病的病变过程中，特别是危重阶段，往往有微循环障碍的病理改变。如近年有人介绍，治疗急性传染病并发弥散性血管内凝血（DIC）时，于凉血解毒法中配合血府逐瘀汤等方，能明显提高疗效。足见叶氏所提出的治疗方法，颇有远见，至今仍有指导临床的意义。

第二节　三焦刍议

一、学术源流

温病的三焦辨证纲领，为清代医家吴瑭所创立。吴氏创立三焦辨证纲领，有其理论依据和实践基础。

《内经》是三焦辨证纲领的学术渊薮。《灵枢·营卫生会》说："上焦出于胃上口，并咽以上，贯膈而布胸中……中焦亦并胃中，出上焦之后，此所受气者，泌糟粕，蒸津液，化其精微，上注于肺脉，乃化而为血，以奉生身……下焦者，别回肠，注于膀胱而渗入焉，故水谷者，常并居于胃中，成糟粕而俱下于大肠，而成下焦。"从这段经文来看，《内经》所说的"三焦"，主要是说明其生理功能，但也包含着人体上、中、下三个不同部位。吴氏引用它，实则寓温病发展过程中病位浅深和病情轻重之意。所以说，温病的"三焦"虽导源于《内经》，但两者实质的内容却有很大的不同。

河间的温病观对吴氏亦有一定影响。刘氏在《素问病机气宜保命集·热论》中指出："病有暴热者，病在心肺。有积热者，病在肝肾。"又说："上焦热无他证者，桔梗汤……有实热能食而热者，胃实也……有病久憔悴发热盗汗，谓五脏齐损……宜养血益阴。"这些论述，对吴氏创立三焦辨证不无启发。

吴氏的学术思想，应该说受张仲景、叶天士的影响最为深刻。细读《温病条辨》，不难看出吴氏的三焦分证，是在《伤寒论》六经分证和叶天士卫气营血理论基础上发展起来的。《温病条辨》的编写体例，虽以三焦为纲，病证为目，但不少条文仍冠以六经之名，如太阴温病、阳明温病等，足见受《伤寒论》六经分证影响之深。特别是叶天士"仲景伤寒先分六经，河间温热须究三焦"的论点，对吴氏创立三焦辨证更有直接的影响。再从实际意义来说，无论"六经"也好，"卫气营血"也好，它们都是用以说明热病过程中病邪由浅入深，正气由实转虚的不同发展阶段，从而为治疗立法提供依据。这一基本精神，也正是吴氏创立三焦分证学说的主要借鉴，只不过观察角度各有侧重，说理方法各有不同罢了，起到了相互补充、相得益彰的作用。如果说叶氏的卫气营血学说是"补前贤的不足，并可羽翼伤寒"的话，那么吴氏的三焦学说，亦应作如是观。

二、临床意义

与卫气营血的辨证纲领一样，三焦分证的临床意义也有以下几个方面。

1. 提示温病传变的一般规律和病情轻重浅深的不同阶段

吴氏说："温病由口鼻而入，鼻气通于肺，口气通于胃，肺病逆传则为心包。上焦病不治，则传中焦，胃与脾也；中焦病不治，即传下焦，肝与肾也。始上焦，终下焦。"这清楚地阐明了温病过程中病变由上及下，由浅入深的传变规律，即由上焦→中焦→下焦，同时指出了上、中、下三焦病变所涉及的主要脏腑。一般地说，上焦病多见于温病的初期，病变较为轻浅；中焦病多见于温病的中期和极期，病情较为深重；下焦病多见于温病的后期，病情更为深重。温病自上焦而中焦而下焦，反映了邪正斗争过程中，正气由强转虚，病邪由浅转深的转归状况。相反，当正气恢复，邪气退舍，则病情可朝着有利方向传变。应该指出，三焦的传变规律，不是刻板的公式。据临床所见，温病的发病过程，并非千篇一律地先从上焦依次传中焦传下焦，有的一开始即见中焦或下焦证，如暑温初起，常可出现抽搐、痉厥的足厥阴肝经症状；湿温初起，每见腹满、泄泻、舌苔厚腻的足太阴脾经症状。而初起上、中焦，或中、下焦证候同时出现者，亦不少见。凡此均说明其传变之多样性和复杂性，很难用某种模式加以固定。

2. 代表各个不同的证候类型

上、中、下三焦的划分，实质上归纳了温病发展过程中三个不同的证候类型：

（1）上焦　内含心、肺，是手太阴肺和手少阴心、手厥阴心包所属部位。因此，它主要反映心、肺及卫分的病变。其主证为"脉不缓不紧而动数，或两寸独大，尺肤热，头痛，微恶风寒，身热自汗，口渴或不渴，而咳，午后热甚"。上焦病既有轻症，亦有一定程度的重症（如逆传心包证）。当然，上焦属于三焦之始，部位为上，邪气首当其冲，病情如按一般规律发展的话，它是整个温病的早期阶段，故阴津多未受伤或伤而不甚。

（2）中焦　内含脾、胃，为足阳明胃、足太阴脾所属部位。它所表现的病变以脾与胃两脏腑为中心。但两者亦各有重点，吴鞠通说："风温、温热、温疫、温毒、冬温之在中焦，阳明病居多；湿温之在中焦，太阴病居多；暑湿则各半也。"可见中焦温病主要包括两个方面的性质，一是温热，以阳明胃经病变为主；一是湿热，以太阴脾经病变为主。中焦病的主证为"面目俱赤，语声重浊，呼吸俱粗，大便闭，小便涩，舌苔老黄，甚则黑有芒刺，但恶热，不恶寒，日晡益甚""脉浮洪躁甚"，或"沉数有力"。中焦病大多是温病的中期和极期阶段。它以热盛为主要特征。此时，津液耗伤已较明显。一般说来，这个阶段病情发展较快，处于关键时刻，如不及时予以控制和截断，即会导致病邪向纵深发展，使病情益趋严重。

（3）下焦　是肝、肾之领地，主藏阴精。温病发展至下焦，已为病变之后期阶段。此时正气已衰，特别是阴精耗损十分突出，临床表现多以肝肾阴亏、邪少虚多为主要特征。其主证为"身热面赤，口干舌燥，甚则齿黑唇裂……手足心热甚于手足背"，以及"舌干齿黑，手指但觉蠕动""热深厥甚，脉细促，心中憺憺大动"等。

以上是三焦证候之大略。于此进一步可以看出，温病由上焦而中焦而下焦，是病邪由浅入深，病情由轻转重的发展过程。临床以此作为辨证方法，确能起到执简驭繁、提纲挈领的作用，从而明确病变的发展趋向，掌握治疗上的主动权。

3. 作为立法处方的依据

三焦分证不仅反映了温病过程中病变的浅深轻重的不同证候类型和传变情况，同时也为临床立法处方提供了依据。吴鞠通所说的"治上焦如羽（非轻不举）；治中焦如衡（非平不安）；治下焦如权（非重不沉）"，即是吴氏三焦论治的总原则。

（1）治上焦如羽，非轻不举　吴氏宗《内经》"其在皮者，汗而发之"，以及叶天士"在卫汗之可也"之旨，治上焦温病立辛凉解表之法，以冀温邪透达外散。根据这一原则，用药多取质地轻浮而易升散者，如金银花、桑叶、桔梗等，以其味辛气薄而能入上焦肺经。《内经》有云："辛走气……其气走于上焦。"吴氏还主张药量宜轻，煎药时间宜短，如说："肺位最高，药过重，则过病所。"还说："……勿过煎。肺药取轻清，过煎则味厚而入中焦矣。"其代表方剂有辛凉轻剂桑菊饮、辛凉平剂银翘散，以及新加香薷饮、桑杏汤等。

但上焦病中的逆传心包证，治法又当别论，宜于清心开窍，方用清宫汤，或牛黄丸、至宝丹之类。

（2）治中焦如衡，非平不安　脾胃位居中焦，是人身气机升降之枢纽，温邪侵犯中焦，脾胃受病，主要表现为运化失职，升降失调。所以吴氏治疗中焦温病，不管是清热泻火，或攻下热结，或护养胃阴，或清化湿热，都是为了达到恢复脾胃升降平衡，斡旋运化的目的。结合用药特点来说，既不可失之于薄，亦不可失之于厚，要能补偏救弊，臻于中和，此即"治中焦如衡，非平不安"之意。至于具体立法处方，则视病情而定，若热盛阳明，宜清泄气分，用大剂白虎汤，"以白虎之金飚以退烦热"。若热结胃腑，当釜底抽薪，通腑泄热，用诸承气汤。吴氏曰："承气者，承胃气也。盖胃之为腑，体阳而用阴，若在无病时，本系自然下降，今为邪气盘踞于中，阻其下降之气，胃虽自欲下降而不能，非药力助之不可，故承气汤通胃结，救胃阴，仍系承胃腑本来下降之气……故汤名承气。"可见亦是调和脾胃升降，恢复其平衡之意。

中焦温病以湿热为主者，吴氏根据治中焦之大法，结合湿热为病的特点和湿与热之孰轻孰重，或以加减正气散祛湿为主，佐以清热；或以三石汤清热为主，佐以祛湿；或以杏仁滑石汤、黄芩滑石汤清热祛湿并重。

中焦温病伤津劫液一般比较严重，但此时滋养阴液，宜予甘寒之剂，如增液汤、沙参麦冬汤、益胃汤、五汁饮等，而不任咸寒重浊之味，以免药过病所，诛伐无过。

（3）治下焦如权，非重不沉　如前所述，下焦温病以肝肾阴亏，邪少虚多为主要特征。因此，用药当以滋填潜镇为主。《素问·至真要大论》云："补下治下制以急，急则气味厚。"故需"如权"之重坠味厚之品，方能直达病所。一般说，滋补阴精、息风潜阳大多用血肉有情之药，如鳖甲、龟甲、阿胶等。酸入肝，咸入肾，故治疗下焦温病多用酸咸之味，如牡蛎、乌梅、玄参等。其代表方剂有加减复脉汤，三甲复脉汤，黄连阿胶汤，大、小定风珠等。

诚然，病入下焦虽以阴精耗损为主，但并非邪气悉除，而是邪正相争至最后阶段，临床须根据邪正消长情况，区别用药。实火尚盛者，不可莽投镇摄，余邪未尽者，未便纯用滋填，否则敛邪遗患，其害非浅。

吴氏对上、中、下三焦所提出的轻、平、重三种用药法则，是根据三焦的不同病理特点所做的形象化的说明，是对三焦不同治疗方法的概述。但在实际应用时，不能固执不化，截然分割，而应根据症情，灵活掌握。兹将三焦证治大要列表如下：

表 1　三焦证治大要

分证	经属	主要症状	治则	治法	常用方剂
上焦	手太阴（肺）	发热，微恶风寒，自汗或少汗，头痛，咳嗽，舌边尖红，苔薄白，脉浮数	治上焦如羽，非轻不举	辛凉清解	桑菊饮、银翘散
	手厥阴（心包）	神昏谵语，舌蹇肢厥，舌质红绛，脉滑数或细数		清心开窍	清宫汤、牛黄丸、至宝丹、紫雪丹

分证	经属	主要症状	治则	治法	常用方剂
中焦	足阳明（胃）	壮热，汗出，烦渴，苔黄燥，脉洪大而数，或腹满便秘，舌苔焦燥起刺，脉实有力	治中焦如衡，非平不安	清热生津，通腑泄热	白虎汤、大承气汤、小承气汤、调胃承气汤
	足太阴（脾）	身热不扬，胸脘痞闷，呕恶，便溏，苔白腻或黄腻，脉濡缓或濡数		清热化湿	加减正气散、黄芩滑石汤、三石汤
下焦	足少阴（肾）	身热夜甚，五心烦热，不寐，手足心热甚于手足背，舌绛少津，脉虚细带数	治下焦如权，非重不沉	滋填阴精	加减复脉汤
	足厥阴（肝）	热深厥深，手足蠕动，甚或瘛疭，心中憺憺，舌绛或舌体萎紫，脉弦细带数		育阴息风	二甲复脉汤、三甲复脉汤

第五章　治法研讨

第一节　同中求异话解表

解表法是运用具有发散宣透作用的一类方药，祛散表邪，解除表证的一种治疗方法。一般适用于邪在肺卫之证。

一、作用机理

温病初起，病位在卫，主要表现为三大病理状态。

一是体表阴阳气血通与不通的矛盾。人身的气血贵于通畅，不通则病变由生。《灵枢·脉度》说："气之不得无行也，如水之流，如日月之行不休……内溉脏腑，外濡腠理。"《金匮要略·脏腑经络先后病脉证》更明确指出："若五脏元真通畅，人即安和。"温邪犯卫，留而不去，着而壅塞，造成卫表的阴阳气血运行不通，使局部或全身的功能发生病变，出现发热、恶寒、头痛等。这时，机体为了维持生理的"通"，动员全身的抗邪力量纠正其"不通"。于是，"通"与"不通"的矛盾就居其主要地位了。

二是病变趋势的由外向内和由内向外的矛盾。温病（主要是指新感温病）是一个由表而里、由浅而深的传变性疾病。温邪犯表，随时都在消耗机体的抗邪力，企图内侵。此时，机体的抗邪力进行"总动员"，应激地由内向外抗衡，阻止其发展，并祛除其外出，表现为汗出、脉浮等。病邪的内侵与抗邪力的外趋形成了尖锐的矛盾。

三是温热病邪与机体阴津的矛盾。温为阳邪，易伤阴津。虽然肺卫证仅是初期阶段，但同样表现出口渴、尿短等阴液受伤的症状。温热之邪要伤阴，机体的护正力则表现为保存阴津。温热越盛则伤阴越重，阴伤越重又加剧了温热的程度。温热与阴津的矛盾就势必反映在此期病变中。

基于上述三种矛盾，治疗此期温病必须要通，要外透，要清热，温病用解表法正是符合了这样的要求。解表法能使蕴遏的温邪外达，恢复生理的通；能协助抗邪力外达，阻止其内侵；能清解温热，不使伤阴耗液。

二、渊源与发展

温病解表法源于《内经》。《素问·热论》是一篇研究热病治则的重要文献。它提出的热病治则是"治之各通其脏脉，病日衰已矣。其未满三日者可汗而已"。"未满三日"，并非计日限病论治，主要精神在于辨证立法。王冰谓："虽日过多，但有表证而脉大浮数，犹宜发汗。"《素问·阴阳应象大论》指出："其在皮者，汗而发之。"两节经文相互参照，其理甚明！

温病是感受温邪引起的病变。宋元以前，医家墨守成规，不越仲景雷池，动辄以温药治温，致使温病治疗得不到很好发展。自刘河间，局面为之一新。刘氏本《内经》经旨，用药跳出"温"字圈子，因病制宜，自成家言。他认为表证理应汗解，唯有辛凉解表，斯为正治，力主以"甘草、滑石、葱、豉等发散为妙"，并重视开发郁结，使气液宣通。在《素问玄机原病式·六气为病》中指出：凡治上下中外一切怫热郁结者，务使怫热郁结复得开通，寒凉辛散的药理作用是使怫热郁结开通则热蒸而自汗。所以他认为，石膏、滑石、甘草、葱、豉之类寒药皆能开发郁结。《伤寒直格》还指出防风通圣散、双解散，是使气液宣通达到治疗效果的。张子和对汗法祛邪极为推崇，在《儒门事亲·凡在表者皆可汗式》中指出："风寒暑湿之气入于皮肤之间而未深，欲速去之，莫如发汗。圣人之刺热，五十九刺，为无药而设也，皆所以开玄府而逐邪气，与汗同。然不若以药发之，使一毛一窍无不启发之为速也。"俞根初《通俗伤寒论·六经治法》进一步发挥了此法的精义，他说："凡伤寒病（广义）均以开郁为先，如表郁而汗，里郁而下……皆所以通其气之郁也。病变不同，一气之通塞耳！塞则病，通则安。"此语不仅为专事补益者振聋发聩，亦为擅长解表祛邪者启发思路。至于叶天士、吴鞠通诸家，对温病解表法尤有阐发，并创制了不少清轻宣透的经世名方。

运用解表法时经常有汗出现象。其实汗出仅是解表法起作用时的一个现象，不是必然的，更不是目的。诚如戴天章所说："汗法不专在乎升表（发汗），而在乎通其郁闭，和其阴阳，必察其表里无一毫阻滞……乃为汗法之万全。"

三、因证分治

温病的病因不同，邪犯卫表的表现亦因之而异，故同一解表法又有别焉：因于热者，辛凉微苦以宣透；因于暑者，辛寒微甘以清涤；因于湿者，辛苦淡渗以芳化；因于燥者，甘凉微辛以滋润。兹予条理，略作探析。

1.热客肺卫，泄热以透散

热客肺卫，以肺失宣发为主，则主要表现为咳嗽、鼻塞等；以肌表开阖失司为主，则主要表现为发热、恶寒、头痛、咽痛等。叶天士说："风温肺病，治在上焦……首用辛凉清肃上焦，如薄荷、连翘、牛蒡、象贝、桑叶、沙参、栀皮、蒌皮、花粉。"此为此型温病做了原则性的提示。吴鞠通在此基础上有了深一步的认识，制银翘散、桑菊饮，分主热客肺卫的热盛卫闭与肺气失宣两大主证，同中求异，有很重要的临床价值。吴鞠通说："温病忌汗，汗之不惟不解，反生他患。"银翘散凉以清热，辛以外透，有"汗"法之功，而无发汗伤阴之弊，纯然清肃上焦，不犯中下，无关门揖盗之害，有轻以祛实之能。桑菊饮治"太阴风温，但咳，身不甚热，微渴"。此为辛甘化风，辛凉微苦之方。功善清宣肺金，通利气道，俾上痹得开，诸窍自爽。两方均依"治上焦如羽，非轻不举"的原则而立法，在用药上均取连翘、薄荷、桔梗、甘草、苇茎等清透之品，增加金银花、竹叶、荆芥、豆豉、牛蒡子为银翘散，以疏表清热，加桑叶、菊花、杏仁为桑菊饮，以宣肺止咳。可见，在疏表清热方面银翘散为强，在宣肺止咳方面以桑菊饮为胜。吴鞠通说以银翘散为辛凉平剂，以桑菊饮为辛凉轻剂，意即在此。

病案举例：蒲辅周治一郭姓小儿，男，2岁3个月，1959年4月10日住某医院。肺水泡音较密集。血象：白细胞总数6800/立方毫米，中性59%，淋巴47%，单核4%。发热已十三日之久，高热不退，体温40℃以上，周身无汗，咳而微烦，诊其脉数，舌质微红，舌苔黄腻。诊为表邪未解，肺卫不宣，热不得越。治宜清宣透表，邪热乃有外出之路。处方：

银花二钱 连翘钱半 杏仁一钱 桔梗八分 牛蒡钱半 豆豉四钱 僵蚕钱半 苏叶一钱 黄芩一钱 薏仁二钱 竹叶二钱 苇茎五钱

药后热减，仍咳，白细胞4000/立方毫米，中性76%，淋巴20%，单核4%，苔灰腻，脉沉数。原方去银花、豆豉，加枳壳一钱再服。三诊：热全退，咳嗽息，肺水泡音减少，舌苔转为灰薄，脉缓，以二陈加味调和肺胃并通阳利湿为治，二剂而愈。（《蒲辅周医案》）

按：热客肺卫，肌表开合失司，治以银翘散加减，凉以清热，辛以外达，深合病机，故取效迅速。若一见高热，不分在卫在气，动辄黄芩、黄连、石膏、知母，不但与病证无益，每致邪伏热闭，不可不知。

2.暑犯肌表，清涤以透散

暑为热之盛，王孟英称暑为日者，足可见其悍猛之性。暑犯肌表，常见发热，口渴，小便短赤，头疼，胸闷，脉浮，苔薄黄。治之之法，张凤逵倡"初用辛凉"，颇得要领。刘河间制六一散，清涤暑热，疏通卫表，以透散其邪，它如鸡苏散、碧玉散，更有妙义。柯韵伯说：滑石禀土中冲和之气，行西方清肃之令，秉秋金坚重之形，寒能胜热，甘不伤脾，含天乙之精而具流走之性，异于石膏之凝滞，能上清水源，下通水道，荡涤六腑之邪热从小便而泄。炙甘草禀草中冲和之性，调和内外，止渴生津。并提出了六一散是治疗暑伤肌表的效方。《医方集解·清暑之剂》更明确指出："此足太阳手太阴药也。滑石气轻能解肌，质重能清降，寒能泻热，滑能通窍，淡能行水，使肺气降而下通膀胱。"六一散之宜于暑犯肌表，其作用机理昭然若揭。雷少逸对暑伤肌表有较深的认识，他治暑热之邪初冒于肌表的头晕、寒热、汗出、咳嗽等，用清凉涤暑法加杏仁、瓜蒌壳，颇有深意。雷氏在《时病论》中对本法注曰："滑石、甘草即河间之天水散，以涤其暑热也。恐其力之不及，故加蒿、扁、瓜衣以清暑；又恐其干犯乎心，更佐连翘以清心。夫小暑之节，在乎相火之后，大暑之令，在乎湿土之先，故先贤所谓暑不离湿也，兼用通、苓，意在渗湿耳。"组方严密，用药合拍，实为暑犯肌表的代表方。吴鞠通治此证诫我们不可用重剂，只以芳香轻药清肺络中暑热，所制清络饮，亦为治暑热在表之妙剂。

病案举例：叶天士治张某，长夏吸受暑邪，上蒙清空诸窍，咳嗽耳聋，的系新邪，非与宿病同日而语。

连翘　滑石　竹叶　桑叶　杏仁　荷叶　黑栀　象贝

又治一人，暑风外袭，肺卫气阻，头胀咳呛，畏风微热，防作肺疟。

丝瓜叶　大杏仁　香薷　桔梗　连翘　六一散（《临证指南医案》）

按：暑多夹湿。叶氏治此，每从暑湿着眼，用药多辛凉清涤略佐淡渗，诚如徐灵胎所谓："此老治暑邪，能用轻清凉润之品以和肺，是其所长。"

3.湿热蕴遏，芳化以透散

湿热之邪蕴遏上焦，肺之宣肃失职，水之上源不清，症见头痛恶寒，身重体疼，全身乏力，舌白不渴，脉濡，胸闷不饥，身热不扬，午后为甚等。湿热缠绵，其性黏滞，非若寒邪之用辛温一汗可解，温邪之用辛凉一表而愈，所以麻桂辈之不可取自不待言，就是桑菊、银翘之属亦不相宜。一味汗散不仅湿热之邪不去，反而会助长热势，使湿热蒸腾，清窍被蒙，出现神昏、耳聋等变证；徒事清凉，则湿热受遏，缠绵不解，耽延时日。因而，湿热初犯上焦之证，用辛凉之法颇有讲究。薛生白指出："湿热证，恶寒无汗，身重头痛，湿在表分，宜藿香、香薷、羌活、苍术皮、薄荷、牛蒡子等味。""湿热证，恶寒发热，身重，关节疼痛，湿在肌肉，不为汗解，宜滑石、大豆黄卷、茯苓皮、苍术皮、藿香叶、鲜荷叶、白通草、桔梗等味。"阐明了湿热初起，务以辛凉芳化宣达的原则。石芾南《医原·湿气论》对此论述殊精："治法总以轻开肺气为主，肺主一身之气，气化则湿自化，即有兼邪，亦与之俱化。湿气弥漫，本无形质，宜用体轻而味辛淡者治之，辛如杏仁、蔻仁、半夏、厚朴、藿梗；淡如薏苡仁、通草、茯苓、猪苓、泽泻之类。启上闸，开支河，导湿下行以为出路，湿去气通布津于外，自然汗解……肺得清肃之权，自能化湿热于无何有之乡；肺是人身天气，天气下降，浊气焉有不降之理。"说理透彻，很有指导意义。

4. 燥伤太阴，清润以透散

燥热之邪，初伤太阴，即表现为头痛身热口渴，干咳无痰，舌红苔薄，口干而燥，目赤咽疼，鼻干唇燥等一系列干燥现象。《内经》谓"燥胜则干"，高度概括了燥邪伤津耗液的病理特点。

由于《素问·至真要大论》有"秋伤于湿"之言，故许多医家拘泥经旨，不加深究，于温燥伤肺之证少有发挥。刘河间认识到"燥"邪之特性，补出："诸涩枯涸，干劲皴揭，皆属于燥。"惜未能引起医家足够重视。至喻嘉言著《秋燥论》，详尽推阐，始大变旧貌。嘉言认为，水流湿，火就燥，各从其类，有霄壤之别。秋月之燥为湿，是必指夏月之热为寒然后可。燥湿之性既明，其为病也自异。燥之为害，或干于外皮肤皴揭，或干于内而精血枯涸，或干于津液而荣卫气衰。他以自然界草木病燥，类比人身肺金病燥，尝谓："草木菁英可掬，一乘金气，忽焉改容，焦其上首，而燥气先伤上焦华盖，岂不明耶。"于是，将"燥"与"肺"紧紧联系起来。在治疗上，喻氏认为缪仲醇喜用润剂，于治燥似乎独有所得，然亦聪明偶合，未有发明，可以治内伤之燥，不可以治外感之燥。因此，他在吸取前人经验的基础上，创制了著名的治燥效方清燥救肺汤，可以说是填补了一项空白。柯韵伯对此方极其服膺，谓："用意深，取药当，无遗蕴矣。"吴鞠通继承了喻氏的秋燥观点，设桑杏汤，移步换形，亦有妙义。

病案举例：何拯华治王敬贤，年三十五。秋深久晴无雨，天气温燥，遂感温燥而发病。初起头疼身热，干咳无痰，即咯痰多稀而黏，气逆而喘，咽喉干痛，鼻干唇燥，胸满胁疼，心烦口渴。脉右浮数，左弦涩，舌苔白薄而干，边尖俱红。

此《内经》所谓"燥化于天，热反胜之"是也。遵经旨以辛凉为君，佐以苦甘，清燥救肺汤加减为治。处方：

桑叶三钱　石膏四钱　麦冬钱半　蒌仁四钱　杏仁二钱　南沙参钱半　生草七分　制月石二分　柿霜钱半

先用鲜枇杷叶一两，雅梨皮一两，二味煎汤代水。

连进辛凉甘润之剂以清肃上焦，温燥渐得清解，然犹口渴神烦，气逆欲呕，脉右浮大搏数，燥及胃经，投竹叶石膏汤加减。三诊诸燥得解，唯大便燥结，以五汁饮增液润肠，复以清燥养营汤善其后。（《重印全国名医验案类编·燥淫病案》）

按： 叶氏谓上燥治气，下燥治血。此案初感温燥，其病在上，方取清燥救肺汤，紧扣病机，用药亦丝丝入扣。药后上燥得解，中焦之液未复，竹叶石膏汤、五汁饮、清燥养营汤，所以增液而润其燥也。前后四诊，大法不离"燥者润之"经旨，故获效较捷。

第二节　截断扭转重清气

清气法具有清泄气分邪热的作用。气为枢，入则营血，出则肺卫。在卫病轻，治易应手；在营在血，则症情危重，难能随心。气分病变，邪盛正强，正邪抗争激烈，及时投用清气，邪热可望速撤，从而顿挫病势，截断传变，扭转病机，避免出现营血分危证。因此，清气一法，在温病治疗中具有重要的地位。

一、热炽阳明宜辛寒清气

热在阳明，分无形邪热散漫之白虎汤证和有形邪热结聚之承气汤证，辛寒清气法适用于前者。

白虎汤主治热入阳明，无形邪热炽盛，而见大热、大渴、大汗、脉洪大等，故以石膏为主药，取其辛寒，清泄蕴壅气分之邪热，同时配用知母，以凉润之性，泻火润燥，佐石膏以退热。其方辛寒清气，大清淫热，除烦止渴，是治疗气分热炽的有效名方。

温病与伤寒，致病之邪，传变途径，均有所异，证治原则亦相径庭，但邪在气分时，两者都可表现为里热炽盛，病证同属热，病位同在气，病机同为热壅，因此治法可以相同。叶天士论温热病证治云"到气才可清气"，是言温热阳邪深入气分，同样宜乎清气泄热。两者所异在于，温病系温热阳邪致病，温邪变热最速，深入气分，热势更为炎旺，症情更为凶险。因而温病学者对清气的适应病证，方药运用，又有自己的独特认识和独到的见解，从而丰富了清气法的内容。

吴鞠通《温病条辨》云："太阴温病，脉浮洪，舌黄，渴甚，大汗，面赤，恶热者，辛凉重剂白虎汤主之。"又云："面目俱赤，语声重浊，呼吸俱粗，大便闭，小便涩，舌苔老黄，甚则黑有芒刺，但恶热，不恶寒，日晡益甚者，传至中焦，阳明温病也。脉浮洪躁甚者，白虎汤主之。"其所列病证，较诸仲景白虎汤证，有了许多新的补充和扩大。他如吴又可以白虎汤治温疫，俞根初创制新加白虎汤，都是在仲景的基础上，有所发挥，有所创新的。

根据温热邪毒炽盛的特点，许多温病学者主张重用石膏，以之泻蕴壅之火，退淫逸之热。余师愚谓热由毒火而生，变症由毒火而起，"火毒熬煎于内，非冰水不足以救其燥，非石膏不足以制其焰"。其用石膏，权证分大中小拟剂，大剂用到六至八两，中剂用到二至四两，小剂亦用到八钱至一两二钱。乾隆癸丑，京师大疫，余氏投用大剂石膏，取得了很大的成功。张锡纯云："石膏之质甚重，七八钱不过一大撮耳！以微寒之药，欲用一大撮扑灭寒温燎原之势，又何能有大效！"因此，他治外感实热，轻症亦必用至两许，若实热炽盛，恒重用至四五两，乃至七八两。

凡此，为我们治疗高热急症，正确使用清气法，提供了有益的借鉴。

病案举例：史某，女，38岁。1963年8月7日请出急诊。至则病人已陷入昏迷三小时，发热已二日，急性热性病容，体质营养均良好，全身多汗，皮肤湿润，体温40.5℃，手足微冷，心跳急速，口腔干燥。白色薄苔，脉滑而有力，腹诊腹壁紧张良好，无抵抗、压痛，告以病重，须住院。来院后静脉注射25%葡萄糖100毫升，为处白虎汤原方。六小时后病人诉口渴，给饮凉开水少量，频给。次日神昏清楚，诉头痛乏力，体温38.5℃，续服前方，病情续有好转。第三日恢复常温，能下床大小便，继与前方五日量，住院一周，痊愈出院。〔雷声.白虎汤及白虎加人参汤临床运用体会[J].中医杂志，1964（11）：22-24.〕

按：本例症见高热，口渴，多汗，脉滑有力，显系邪热燔灼气分之象。邪热熏心伤神，故见神志昏迷，与邪陷心包在病机上有别。白虎汤辛寒清气，散热祛邪，水能令人清，故药后热退神清，病渐向愈。

二、热蕴肺胃宜轻清宣气

气分病变为疾病的中极期阶段，其病邪来自肺卫。肺属卫，主外主上焦；胃属气，主内主中焦。病邪自外而内，自上而下，由卫及气，由肺传胃，不断深入。病邪犯及胃之气分，肺之卫分证未罢者，宜乎轻清宣气；病邪传入胃之气分，卫分证已罢，而里热不甚者，亦宜乎轻清宣气。

《伤寒论》第76条："发汗吐下后，虚烦不得眠，若剧者，必反复颠倒，心中懊憹，栀子豉汤主之。"以及原文第77、78条，均是指汗吐下用之不得法，损伤正气，反使病邪深入，扰动胸膈气分，故以栀子豉汤轻清宣气。又，第221条："阳明病，脉浮而紧，咽燥，口苦，腹满而喘，发热汗出，不恶寒反恶热，身重……若下之，则胃中空虚，客气动膈，心中懊憹，舌上苔者，栀子豉汤主之。"病邪虽已深入阳明气分，但未成里结，未成热炽，故治仍守用轻清宣气之剂。

综观仲景运用轻清宣气，其主治在于胸闷、虚烦、舌上苔，病机在于热郁胸膈气分。主方栀子豉汤，虽仅栀子、淡豆豉二味，但二药善泄郁热，善于清宣，能宣泄胸中邪热，而奏清热除烦之功。

温热病邪，最易传变，往往卫分表证略见拘束，即深入气分，蕴扰胸膈，呈现身热，口渴，咽喉干痛，胸胁满痛，心烦懊憹，坐卧不安，小便色黄，舌苔微黄，或黄白相兼等。其时，及时轻清宣达，可免邪热困壅，炎烈莫制。《温病条辨·上焦篇》第13条云："太阴病得之二三日，舌微黄，寸脉盛，心烦懊憹，起卧不安，欲呕不得呕，无中焦证，栀子豉汤主之。"其意在于，"温病二三日，或已汗，或未汗，舌微黄，邪已不全在肺中矣。寸脉盛，心烦懊憹，起卧不安，欲呕不得，邪在上焦膈中也。在上者因而越之，故涌之以栀子，开之以香豉"。说明邪气已见深入，但气热不盛，故仍宜宣泄疏达，而用栀子豉汤。

同时，温病每多温湿相合为患，温邪深入气分，又多酿湿生痰，夹痰湿为患，因而出现叶天士氏所说的"其邪始终在气分流连"的现象。治疗上，清之碍湿，温之助热，唯有轻宣疏展，松达气机，方能取效。诚如《重订广温热论·验方妙用·清凉法》所说："气分之所以不清者，湿热居多，痰热次之，病之为肿为喘，为痞为闷，为懊憹，为咳嗽，为呃逆，为四肢倦懈，为小便黄赤，为便溏不爽，皆由于此，总以轻清化气为首要。"

不论纯属温病，抑或温病夹湿，只要邪留气分，里热未炽的，均宜轻宣清气。吴菱山说得好："凡气中有热者，当行清凉薄剂。"用药但求轻清灵动，冀气分邪热消弭于无形。叶天士对仲景栀子豉汤颇多推崇，谓其功在于解郁热，宣郁结，凡中上二焦气分郁热病证，用之常收良效。其治风温、暑湿、秋燥诸外感热病，喜以此方为基础，立法着眼清宣，用药讲究灵动。王孟英对本法，尤有独到的见解，尝云："取用轻清平淡之剂，谓其取法更捷。"继承仲景，守其法，变其方，多有发挥，对临床很有指导意义。

病案举例：马姓女，二十岁。七月患暑病，初由幼科某君诊治，用青蒿、六一散、瓜蒌、贝母等药三剂，又用大黄等药二剂。大便虽通，而病不退。幼科仍主张用大黄，病家不敢从，乃延予治。现症午后发热，胸闷不舒，口燥溲热，胸膈间热，较他处为甚。脉滑兼数，舌苔薄黄有裂痕。盖暑湿蕴伏肺经，病在上焦，攻下只通肠胃，与肺无涉也。宜轻清开化上焦，则病自愈。处方：光杏仁二钱，北沙参二钱，瓜蒌皮二钱，桔梗一钱，川贝母二钱（去心），石菖蒲六分，佩兰叶一钱，青连翘三钱，淡黄芩二钱，原麦冬二钱，鲜石斛三钱，鲜枇杷叶一片（去毛筋净）。服药一剂后，夜间能睡，热退，胸闷亦除，但觉饥而欲食耳，遂以原方加减：北沙参二钱，青连翘二钱，原麦冬二钱，佩兰叶一钱，甘草四分，鲜石斛三钱，天花粉二钱，丝瓜络三钱，鲜枇杷叶一片（去毛）。接服两剂而安。（《重印全国名医验案类编·暑淫病案》）

按：暑湿初起邪在肺卫，不当下而下之，因而邪热渐入气分，但尚未及于肠胃，故见症以热扰胸膈，肺气不宣为主。凡病在上焦，皆不可用重药，故从轻清宣气立法，方以瓜蒌、杏仁、桔梗、贝母、枇杷叶、佩兰之属清开肺气；复加连翘、黄芩清泄邪热；又因津伤舌裂，故佐以沙参、麦冬、石斛甘凉濡润之品，以养肺津。综观全方，用药轻灵可喜，甚合王孟英"清气者，但宜展气化以轻清"之意。

三、热从火化宜苦寒清热

温热阳邪，深入气分，有宜于轻清宣气的，有宜于辛寒清气的，也有宜于苦寒清热的。

气分邪热，从火而化，火毒蕴盛，常表现为发热不恶寒，口苦而渴，目赤唇干，心烦溲赤，舌苔黄燥，脉弦而数。其病变重心虽在气分，但不宜轻清宣气，也不宜辛寒清气。栀豉等味，清热之力不足，轻扬之性有余，但能宣达，不能清泄；白虎之剂，寒凉过之，走泄不及，但能清热，不能苦泄。治法宜苦寒之剂，直清里热。

《伤寒论》出黄芩汤，治疗太阳少阳合病而邪热偏盛于少阳之半里者。原文第172条："太阳与少阳合病，自下利者，与黄芩汤。"此是苦寒清热一法最早的文献载述。其方以黄芩苦寒清热，又合芍药坚阴。温病学取则仲景，推重黄芩汤，以之治疗气分热蕴，火热内盛者。张路玉认为：黄芩主在里风热，黄芩汤为治温病之主方。柳宝诒也说："黄芩汤为清泄里热之专剂。"

同时，周扬俊、柳宝诒等认为，温病病邪有内溃外发的，一发病即可见里热炽盛病证，主张以黄芩汤为主治。

周扬俊《温热暑疫全书》论风温云："温病少阴伏邪发出，更感太阳客邪，名曰风温，必阳脉浮滑，阴脉濡弱，发热咽痛，口苦，但微恶寒者，黄芩汤加桂枝、石膏，或以葱豉先撤其外，后用黄芩汤。"其论春温，谓系邪气伏于少阴，发自少阳，"故病必有阳而无阴，药必用寒而远热，黄芩汤其主治也"。

叶天士《三时伏气外感篇》云："春温一证……昔贤以黄芩汤为主方，苦寒直清里热，热伏于阴，苦味坚阴，乃正治也。知温邪忌散，不与暴感门同法。"以黄芩汤治伏气温病，已超越了仲景立法范围。

伏气温病，蕴结气营之热毒，由内外发，其发病，即可见发热，烦渴，目赤，面红，唇燥，咽痛，口苦，大便秘结，或溏而不爽，色黄如酱，小便短赤，苔厚而燥，舌红少津，脉数诸火热壅盛证。火热极易伤阴耗血，变危最剧，必须抓住时机，乘其阴津未伤，以苦寒重剂，及时清泻。黄芩汤功在苦寒清热，但清热之力终感不足，可随证选用黄连解毒汤、三黄石膏汤、清瘟败毒饮等苦寒之剂，直捣窠臼，戕其病势，顿挫于邪火炎烈之际，清泻于阴津未伤之时。

病案举例：袁尧宽，庚戌四月患温病，已服药数剂，病未大减，转予诊治。症见壮热谵语，见人则笑，口渴溲赤，体胖多湿，每日只能进薄粥汤少许。脉息滑数，右部尤甚，舌苔黄薄，干燥无津。热邪蕴伏日久，蓄之久而发之暴，故病情危重若是。当以解热为主，佐以豁痰润燥，方用三黄石膏汤合小陷胸汤加减。青子芩二钱，小川连一钱，生山柏一钱，生石膏一两（研细），焦栀子三钱，瓜蒌仁四钱（杵），细芽茶一撮，川贝母三钱，青连翘三钱，全青蒿二钱，梨头汁一两（冲）。接服二日，热未大退，至第三剂后，乃作战汗而解。但余热未清，复以前方去石膏、芩、连、瓜蒌等品。焦栀子三钱，青连翘三钱，全青蒿二钱，川贝母三钱，细芽茶一撮，生川柏一钱，生苡仁三钱，天花粉三钱，北沙参三钱，飞滑石六钱（包煎），活水芦根二两，雅梨汁一两（冲）。连服数剂，清化余热，热清胃健而瘥。（《重印全国名医验案类编·火淫病案》）

按：本案之要有三。从病因病机上看，火、燥、痰同时存在。细求之，则是因火而燥，因火而成痰，燥万物者莫熯于火，火热伤阴易明，而在伤阴之隙每能灼液成痰易为临床忽视，此其一；从临床表现看，主证为壮热，谵语，盖壮热因于火邪，而谵语亦因于火邪，所谓"火能令人昏"是也，与痰蒙心窍之谵语自然有别，此其二；火热之治，宜苦寒直折，不宜乎辛寒之剂，此其三。病虽错综，然不离乎火字，其治亦以苦寒为主，略佐豁痰润燥，主次分明，宜乎奏效！

第三节　善悟枢机识和解

《辞源》曰：和者，顺也，谐也，平也，不刚不柔也。在中医学文献中，"和"往往代表着协调平衡、融合稳定的意思。因此，从广义上来说，凡能调和表里的寒热虚实，脏腑阴阳气血的偏盛偏衰，使之归于平复的治疗方法，均称"和"法。《重订广温热论·验方妙用》在论述"和解法"时指出：

"凡属表里双解，温凉并用，苦辛分消，补泻兼施，平其复遗，调其气血等方，皆谓之和解法。"足见其范围之广泛。但从狭义上来说，和解法有其特定的含义，是指具有和解表里、分消上下、宣展气机等作用的治疗方法，属于八法之一。本节所要讨论的，即是狭义之和解法。

一、和解法的发展概况

和解作为独特的一种治法运用于临床，始自《伤寒论》。仲景以小柴胡汤治伤寒邪入少阳。少阳居半表半里之位，出则阳，入则阴，乃一身之枢机。半表半里之邪，非汗、吐、下所能解，惟宜和解一法，斡旋枢机，使半表半里之邪，从枢机转出而解，不致内陷，故前人有"伤寒在表可汗，在里可下，其在半表半里者，唯有和解一法"的论述。自此奠定了和解法的基础。

明清时期，温病学说盛行，和解法的内涵在《伤寒论》的基础上有较大的扩充，主要表现在以下两个方面：一是吴又可《温疫论》首倡"邪伏膜原论"，指出膜原"内不在脏腑，外不在经络，舍于夹脊之内，去表不远，附近于胃，乃表里分界，是为半表半里"。疫邪盘踞于此，发表、攻里均非所宜，"此邪不在经，汗之徒伤表气……此邪不在里，下之徒伤胃气"，并创制达原饮，开达膜原之邪。二是叶天士提出"邪留三焦论"，对温邪夹湿留连三焦气分，出现类似伤寒少阳病者，主张"分消走泄"的治法，旨在疏瀹气机，宣通上下，使留于少阳三焦之邪，得以分消走泄，洵为和解之变法。

温病学家根据温病病因病机和传变的特殊性，对和解法的应用，提出了不同于伤寒少阳病的治法和方剂，从而丰富了外感热病和解法的内容，厥功可谓大矣。但需看到，自张凤逵提出"柴胡劫肝阴"的论点之后，附和者不乏其人，连叶天士、吴鞠通、王孟英诸名家也落其窠臼，以致后世有些医家治温畏柴胡如狼虎，弃而不用，实属极大的误解。其实温病邪客少阳，小柴胡汤等方用之得当，效果甚佳，不可固执"柴胡劫肝阴"之说，废良药而不用。另一方面，我们也应明确，温病出现半表半里证，一般以上述"邪伏膜原"或"邪留三焦"为多见，其病因病机与伤寒少阳病自有差异，治法亦当有别，未可以小柴胡汤印定眼目，此又不可不知也。

由是观之，温病之和解法，较伤寒更为丰富多彩，这是历代医家特别是温病学家不断充实和发展的结果。

二、和解法的临床应用

根据作用的不同，和解法可分为清泄少阳、透达膜原和分消走泄三种。

1. 清泄少阳

少阳病本为《伤寒论》六经病之一。少阳为太阳之里，阳明之表，位于半表半里，故称少阳为枢，关系内外。温病热郁少阳胆经，也可出现往来寒热、胸胁苦满、口苦欲呕等少阳病证。治宜小柴胡汤以清泄少阳。小柴胡汤为和解少阳枢机之总方，柴胡疏达腠理，配以黄芩清泄胆热，复加人参、甘草、大枣、生姜补中和胃，有安内攘外的作用，更入半夏降逆止呕，合之共奏清泄胆热、和解少阳之效。但温邪每兼痰湿，或湿与热合，郁滞少阳，症见寒热如疟，口苦胁痛，脘痞泛恶，舌苔黄白而腻，脉弦数等，临床每多见之，此与无形邪热客于少阳之小柴胡汤证，自有区别。治法当兼顾清泄少阳和化痰祛湿两个方面，蒿芩清胆汤为其常用方剂。方以青蒿、黄芩为君，清泄少阳邪热；陈皮、半夏、枳壳、竹茹为臣，降逆化痰；赤茯苓为佐，清利湿热；碧玉散为使，导热下行。诸药合用，少阳胆热得清，脾胃痰湿得化，枢机运转正常，其病自愈。

病案举例：樊某，女，39 岁，工人，住院号：39756，于 1979 年 11 月 5 日起发热 12 天入院。

现病史：患者自 10 月 25 日起发热，体温 38.5℃左右，午后尤甚，可达 39℃以上，晨起稍有汗出，热势暂降，且每于发热之前，微有恶寒。头昏且痛，周身困乏，胸脘痞闷，口干咽痒，伴有咳嗽，痰少色白，大便二日一更，小便色黄而浊，解溲时腰脊酸楚，但无明显的尿意频急之感。追询于病前半月，曾因"不完全性流产"行清宫术。

检查：体温 39.3℃，呼吸 20 次/分钟，脉搏 92 次/分钟，血压 120/90 毫米汞柱。面色欠华，呈急性发热病容，周身皮肤无出血点，口角可见疱疹，咽部轻度充血，扁桃体不肿大，颈软，肺部呼吸音粗糙，心脏正常，腹部平软，肝脾未扪及，肾区无叩击痛，未引出病理反射。舌苔厚腻微黄，舌质偏红，脉来濡数，稍有浮意。

检验：红细胞 226 万/立方毫米，血色素 7.2 克%，白细胞 9700/立方毫米，中性 74%，淋巴 26%。疟原虫未找到，血培养（-），肥达氏试验（-）。尿常规：色淡黄而混，蛋白质少量，红细胞 1-2，脓细胞（+++）。X 线胸部透视：两肺纹理增多。

治疗经过：入院后按风热犯卫论治，投以辛凉平剂银翘散加减，二天热势未降，每于午后先微恶寒后发热，入暮发热尤甚，体温最高达 39.3℃，晨起热势稍减，但仍感头昏头痛，胸闷口渴，舌苔未化。改用和解泄热，透邪达表，方拟蒿芩清胆汤加减。药用：藿香 6 克，黄芩 6 克，连翘 10 克，法半夏 10 克，茯苓 10 克，杏仁 10 克，瓜蒌皮 10 克，陈皮 5 克，青蒿 10 克，谷芽 10 克，六一散 12 克。药后当晚体温降为 37.6℃，三天后诸症平息，化验小便呈淡黄色，透明，蛋白极少，红细胞 0～1，脓细胞 0～1，惟感头昏力乏，面色少华，不耐劳累，以五味异功散调治，共住院 13 天，于 11 月

17日痊愈出院。〔吴绣莲，潘文奎. 伏暑 [J]. 江苏中医杂志，1980（5）：62.〕

按：温邪夹痰湿为患，与单纯邪热自然有别；邪在少阳半表半里，与邪客肺卫亦有不同，此所以银翘散之辛凉解表、清宣肺卫无以为功也。蒿芩清胆汤有清泄少阳，兼化痰湿的作用，于邪热夹痰湿郁滞少阳半表半里，甚为合辙，宜乎取效也。

2. 透达膜原

此法乃吴又可所发明。治湿热秽浊之邪阻遏膜原，症见憎寒发热，或寒热如疟，头疼身痛，胸闷呕，舌苔垢腻，或白如积粉，四边色红，脉弦数等。如前所述，膜原乃半表半里之地，邪踞于此，非汗、吐、下所能除，故宜透达膜原，和解表里，吴氏达原饮为其代表方剂。对其方义，吴氏自释说："槟榔能消能磨，除伏邪，为疏利药，又除岭南瘴气；厚朴破戾气所结；草果辛烈气雄，除伏邪盘踞；三味协力，直达其巢穴，使邪气溃败，速离膜原，是以达原也。热伤津液，加知母以滋阴；热伤营气，加白芍以和血；黄芩清燥热之余；甘草为和中之用。"是方寒温并用，燥润相济，清热而不遏湿，燥湿而不伤阴，意在开达盘踞膜原之湿热秽浊，促其速溃，然后由表而解。近代多用来治疗肠伤寒、疟疾、流感（肠胃型），以及不明原因之发热等病证。

病案举例：陈某，女，36岁。1980年8月30日初诊，高热二旬余，每天下午3～4时体温可达40℃，持续至暮后渐退。曾于某医院检查血、尿、大便常规及肝功能、心电图、胸透等，均未发现异常，也未找到疟原虫。经使用多种抗菌素，仍发热不退。发烧前恶寒无汗，头晕沉重，周身酸痛，神疲倦怠，面色晦滞，四肢乏力，胸脘痞闷，纳呆泛恶，口干不欲饮，大便欠爽，小便短黄，舌质略红，苔白厚腻微黄，脉弦微滑。证属湿浊郁闭，三焦不利。治宜开达募原，佐以宣透清热之品。处方：厚朴9克，草果6克，槟榔12克，青蒿15克，知母9克，赤芍9克，连翘15克，香薷9克，扁豆花9克，六一散（包）15克，豆豉12克，葱白6寸。水煎两次，共取400毫升，分四次服。

9月4日复诊：药后当日发烧即减，最高体温38℃。第二日药后周身得畅汗出，午后热未再起，精神好转，食欲增加，痞满已除，周身酸痛亦减。舌质红润，苔转薄白，脉沉细微弦。郁闭已开，秽浊渐消，然湿热黏滞，余邪未净，续宜清利湿热，方用薏苡竹叶散加减。后用越鞠、保和丸善后至愈。〔薛伯寿. 达原饮加减治高热4例 [J]. 上海中医药杂志，1983（11）：27-28.〕

按：本例颇似伏暑发自膜原，湿热郁滞三焦，复加表寒外束，故以达原饮开达膜原之湿热，促其外溃；配合香薷饮、葱豉汤疏解表寒，透邪于外；

更入六一散清利暑湿。俾表里双解，湿热分消，则高热自退。

3. 分消走泄

此法乃叶天士所倡导，适用于温邪夹湿留连三焦气分。叶氏《温热论》说："再论气病有不传血分，而邪留三焦，亦如伤寒中少阳病也。彼则和解表里之半，此则分消上下之势，随证变法，如近时杏、朴、苓等类，或如温胆汤之走泄。因其仍在气分，犹可望其战汗之门户，转疟之机括。"盖温邪久羁气分，既不外解，又不内传，往往逗留三焦。三焦属少阳，为人身气机升降出入的通道，主司水液的流通和排泄。邪留三焦，气机为之郁滞不宣，水道因而不通，以致水液停滞而酿成痰湿，如是则无形热邪与有形痰湿相结为患，出现寒热起伏，胸脘痞闷，呕恶腹胀，溲短便溏，脉多濡缓，舌苔黄白垢腻等半表半里之证候。治宜"分消上下之势"，即采用疏瀹气机，宣上导下的方药，如杏、朴、苓之类，或用温胆汤等。缘杏仁开上，厚朴宣中，茯苓导下，使留滞三焦之湿热或痰湿得以分消走泄；温胆汤辛开苦泄，功在宣展气机，化痰祛湿，对于邪留三焦，痰湿偏重者较为适用。此类病证，切不可妄投寒凉，否则使痰湿阻遏，邪热不得宣透，病反纠缠。诚如章虚谷所说："凡表里之气，莫不由三焦升降出入，而水道由三焦而行，故邪初入三焦，或胸胁满闷，或小便不利，此当展其气机，虽温邪不可用寒凉遏之，如杏、朴、温胆之类，辛平甘苦以利升降而转气机，开战汗之门户，为化疟之丹头……不明此理，一闻温病之名，即乱投寒凉，反使表邪内闭，其热更甚，于是愈治而病愈重，至死而不悟其所以然，良可慨也。"要之，邪留三焦的治法，贵在疏瀹气机，使三焦复化气利水之权，如是则痰湿无容留之地，热无所附，亦自透达，此叶氏倡用"分消走泄"之奥义所在。

病案举例：项氏，年逾不惑。酷暑之日，头时痛，嗜食瓜果，犹强饭作劳。七八月间，忽起飓风，从此饮食减少，神疲乏力。现症寒热往来，日作两次，头汗出，寒时欲饮，热反不渴。后目眩口苦作呕，神倦欲寐，热时谵语。脉弦濡微数。首方：仙半夏二钱，浙茯苓三钱，川朴八分，杜藿梗钱半，竹茹二钱，白蔻仁二粒（研冲），青连翘三钱，飞滑石三钱（包煎），淡黄芩七分，荷梗一尺（切寸）。

继方：川柴胡八分，淡黄芩七分，仙半夏二钱，浙茯苓钱半，西党参一钱，炙甘草六分。

初方连服数剂，未见进退，继投柴胡一方，复杯即已。(《重印全国名医验案类编·暑淫病案》)

按：患者盛夏伤于暑湿，邪伏体内，至秋令为新凉触发。症见寒热往来，状如疟疾，脉来弦濡微数。凭症参脉，良由暑湿郁滞膜原。邪留三焦气分，为半表半里之证。故首方遵叶氏"分消走泄"之法，用温胆汤加减，宣展气机，祛暑化湿，亦属正治之法。次诊症添口苦、目眩、作呕，恰合少阳病之见症，故续方用小柴胡汤以和解少阳，获桴鼓之效。柴胡可用于温病，信然！

综上所述，温病邪客少阳（胆经）、邪伏膜原和邪留三焦，从其病变部位来看，均属半表半里。但由于病邪性质和病理机转有所不同，故临床表现不尽相同，治法亦有清泄少阳，透达膜原和分消走泄之分。然其要则一也，即通过运转枢机，和解半表半里之邪，勿使内传。"善悟枢机识和解"，此之谓也。

第四节　治温且谈化湿法

温病往往兼夹湿邪，湿温病更是湿与热相合所致。东南沿海一带，气候温热，地处卑湿，湿热为病尤多，故朱丹溪有湿热为患，十之八九之论述；叶天士也说："吾吴湿邪害人最广。"因此，化湿法是温病临床必不可少的治疗方法。究其作用，是利用芳香、淡渗或苦燥一类方药，达到祛除湿邪的目的。它的渊源和发展概况怎样？临床如何应用？兹探讨如下。

一、渊源和发展

温病学家对化湿法的论述和应用，是在继承前人有关理论和经验的基础上发展起来的。《素问·至真要大论》说："湿淫于内，治以苦热，佐以酸淡，以苦燥之，以淡泄之。"对湿病的用药特点和作用原理做了原则性的提示。尽管《内经》所述是泛指一切湿病（包括内伤和外感）的用药原则，但对温病应用化湿法，同样起指导性的作用。汉代张仲景《伤寒杂病论》将《内经》的理论应用于临床，特别是运用发汗（如麻黄加术汤）、清化（如麻黄杏仁薏苡甘草汤）、渗利（如防己黄芪汤）诸法治疗湿证，对后世温病学家应用化湿法，启示颇大。

宋元时期，朱肱《类证活人书》于白虎汤中加苍术，名白虎加苍术汤，取白虎以清热，加苍术以除湿，熔清热、祛湿于一炉，为治疗湿温的经世名方。朱丹溪制二妙散，功能清热燥湿，后世有加川牛膝名三妙丸，再加薏苡仁名四妙散，于湿热流注下焦之证，颇为合辙。

明清以降，随着温病学说的蓬勃发展，化湿法的理论和应用，有了长足的进展。如明代吴又可《温疫论》创制达原饮治疗温疫（实为湿热疫），以草果、厚朴之苦温燥湿，配合黄芩、知母之苦寒清热，是宣透膜原湿热秽浊的有效方剂。清代叶天士对化湿法的应用尤多经验，如治温邪夹湿提出"渗湿于热下"两分湿热的治疗方法；治湿热留于三焦，主张"分消走泄"之法（药如杏、朴、苓之类）。这些独到的见解和经验，是对温病化湿法的重大发挥。薛生白《湿热条辨》根据湿热伤于肌表，阻于膜原，壅滞三焦，侵犯脏腑等不同症情，随证立法，以法遣药，很切实用。吴鞠通《温病条辨》制三仁汤、杏仁滑石汤、黄芩滑石汤、宣痹汤、薏苡竹叶散、茯苓皮汤，以及加减正气散诸方治疗湿温，大大丰富了化湿法的内容，为后世广泛采用。此后，王孟英、雷少逸诸氏又有不少发挥，使化湿法的理论和方法，益臻完善。

二、临床应用

1. 立法遣药的依据

化湿法的运用，首先应辨别病位之浅深，其次当分清湿与热之孰轻孰重，区别用药。诚如柳宝诒所说：湿邪之证，有外感之湿，有内伏之湿，治之者，须视其湿与热之孰轻孰重，须令其各有出路，勿使并合，则用药易于着手。

（1）以病位浅深立法　湿邪伤人，与其他外感病一样，病邪的传变一般由浅入深，由表及里，各阶段可出现不同的证候，故化湿之法，当辨别病位浅深，随证制宜。若湿伤肌表，卫阳被遏，腠理失司，而见表证者，当从宣透表湿立法，使湿邪由表而解。章虚谷说："湿气感于皮毛，须解其表湿，使热外透易解，否则湿闭其热而内侵，病必重矣。"湿邪入里，又当区别病在何脏何腑，权衡以治。湿在上焦，则肺气郁闭，宜轻开肺气以化湿；湿在中焦，则脾胃失运，宜运中化湿；湿在下焦，则膀胱气化不利，或肠失泌别清浊之职，宜淡渗利湿为主。

（2）以湿与热之孰轻孰重立法　如前所述，温邪易于夹湿，湿温病更是湿与热相合为患，因此在运用化湿法时，须分清湿与热之孰轻孰重区别用药。湿偏重者，以化湿为主，清热佐之；热偏重者，清热为主，化湿为辅；湿热并重者，清热化湿并重。

2. 化湿法的分类和适应证

化湿法因其组成药物和作用不同，一般可分以下四类。

（1）轻扬宣透　此法适用于湿热伤于肌表的卫分证或上焦证，症见身热不扬，头目昏重，肢体疼重，胸脘痞闷，苔薄腻，脉缓等。取辛温芳香，轻扬宣透之品，以疏通腠理，达到邪从汗解。薛生白《湿热条辨》指出："湿热证，恶寒无汗，身重头痛，湿在表分，宜藿香、香薷、羌活、苍术皮、薄荷、牛蒡子等味。"又说："湿热证，恶寒发热，身重关节疼痛，湿在肌肉，不为汗解，宜滑石、大豆黄卷、茯苓皮、苍术皮、藿香叶、鲜荷叶、白通草、桔梗等味。"叶霖在评述吴鞠通治上焦湿温用三仁汤时指出："若湿自外来；上焦气分受之……宜宣通气分，如豆豉、苓皮、滑石、半夏、猪苓、米仁、苓、蔻之属；若冒雨露，湿留太阴，肌表发热，自汗，不渴不饮，舌苔灰白黏腻，身虽热不欲去衣被者，宜解肌和表，如桂枝、秦艽、紫苏、苓皮、半夏、陈皮、姜皮之属。"对湿在肌表，其用药多取芳香宣透之品，足资借鉴。常用方剂有藿香正气散、雷氏宣疏表湿法等。

病案举例：毛风冈治毛子培，年三十一岁。初夏淫雨缠绵，晴后湿气上蒸，晨起冒雾而行，遂感其气而发病。头重如裹，身热无汗，遍体不舒，四肢倦懈。脉右浮缓而软，左微弦而滞，舌苔薄白而滑，此湿气蒙于皮毛，而未传经入里。宜疏表湿为首要。紫苏叶一钱，佩兰叶钱半，淡竹叶钱半，青箬叶钱半，白蔻壳八分，藿香叶钱半。先用浙苓皮八钱，桂枝木八分，煎汤代水。一剂而微微汗出，头重肢懈均除，二剂而身热退，遍体舒，惟胸中略痞，口淡胃钝，兼吐稀痰，溺赤短少，脉左弦象虽退，右尚缓滞，舌苔白转微黄，继用二陈合四苓汤加减，连服三剂而痊。(《重印全国名医验案类编·湿淫病案》)

按：湿邪在表，故用辛散芳化之品以宣疏表湿，取微汗而邪去病解。薛生白说："湿病发汗，昔贤有禁。此不微汗之，病必不除。盖既有不可汗之大戒，复有得汗始解之治法，临证者知所变通矣。"观此案，其理自明。

（2）苦温燥湿　此法适用于中焦湿重于热的证候。症见胸闷脘胀，便溏纳差，舌苔白腻，脉濡缓等症。因湿为重浊阴邪，最易阻遏脾阳，使脾胃受困，运化失司。治此者，宜辛开苦泄，温化湿邪，以斡旋中州，调其升降，使脾胃恢复健运之职。薛生白《湿热条辨》指出："湿热证，舌遍体白，口渴，湿滞阳明，宜用辛开，如厚朴、草果、半夏、干菖蒲等味。"就是辛温、苦温合用以温化中焦之湿。常用方剂如藿朴夏苓汤、平胃散合二陈汤等。但此类方药性偏温燥，易化热伤阴，宜于湿邪较盛而尚未化热，或湿重热微之证，若湿已化热，当慎用。

病案举例：丁，伏邪湿重于热，致气机阻塞，浊积不化，缠绵匝月。脘闷腹胀，跗肿色浮，小水短赤，大便暂通而不爽，切脉左濡数，右浮数，唇色干极，舌苔白腻。种种见证，均属湿积内阻，气分不得疏通之象。其两足酸楚，乃湿邪流于经络所致。调治之法，必须以疏通气分为主。冀其两便畅行，则湿热积滞均有出略，诸恙乃能轻也。拟方用宣通三焦法。豆卷、茅根、蔻仁、滑石、川朴、瓜蒌皮、生、熟神曲、通草、杏仁、长牛膝（桂枝煎汁炒），另：莱菔汁。(《柳宝诒医案》)

按：本例为湿温，断为湿重于热者，舌苔白腻是辨证的着眼点。湿为重浊黏腻之邪，最易阻遏气机，壅塞三焦，是以脘闷腹胀、跗肿尿短等症所由作也。方用瓜蒌、杏仁、厚朴、蔻仁辛开苦泄之品，宣通气机，温化湿浊；

复以茅根、滑石、通草、牛膝甘淡渗利之属，导湿热从前阴而出。因热势不甚，故不取黄芩、黄连、栀子、黄柏之苦寒清泄，以防冰伏湿邪。

（3）苦寒清化　此法适用于湿已化热，热重于湿之证，症见发热，胸痞泛恶，口渴欲饮，或不欲多饮，小溲黄赤，苔黄腻，脉滑数等。大多选用黄连、黄芩、黄柏、山栀之属，既能清热，又能燥湿，以达祛除湿热之目的。常用方剂如王氏连朴饮等。但苦寒之品，易使湿邪遏伏难解，因此只宜于热偏重者。若湿偏重者，自当慎用；湿热并重者，亦当与苦温化湿之品配合，寒温并用，方不致误，方如甘露消毒丹。此外，白虎汤加苍术乃辛凉与苦温合参，热重于湿者，恒多用之。薛生白《湿热条辨》云"湿热证，壮热口渴，自汗，身重，胸痞，脉洪大而长者，此太阴之湿与阳明之热相合，宜白虎加苍术汤。"由此可见，治热重于湿者，不独苦寒宜之，辛凉合苦温，亦为一法，要在随证择用耳。

病案举例：湿温热势起伏，湿包热外，热处湿中，热胜于湿，夹滞蒸腾，太阴之邪，还并于阳明之分，舌红苔黄，中心微燥，便阻频传矢气，阳明之湿热，渐化燥热矣。淡黄芩、川连、光杏仁、通草、郁金、生薏仁、滑石、竹叶心、枳实导滞丸。二诊：两投苦泄，热势仍然起伏，起则烦渴欲饮，湿热蒸腾，津不上布，盖热如釜中之沸，邪之与湿，犹釜底之薪，仍以泄化主之。香豉、广郁金、光杏仁、桔梗、通草、制半夏、淡黄芩、连翘、泽泻、滑石、生薏仁、赤猪苓、竹叶心。(《张聿青医案》)

按：本例湿温，证属热重于湿，故用芩、连苦泄为主，兼以淡渗之品，以清利湿热。

（4）淡渗利湿　此法适用于湿热蕴阻下焦之证，症见小溲短赤，甚或不通，大便溏泄，口渴，舌根苔黄腻，脉濡数等。因其病邪在于下焦，遵《素问·阴阳应象大论》"其下者，引而竭之"之旨，当用渗利之法，导湿下行，从小便而出。但湿与热合者，在用渗利药物时，须注意利湿不伤阴，宜取甘淡之味。薛生白有谓："湿热证，数日后，自利溺赤，口渴，湿流下焦，宜滑石、猪苓、茯苓、泽泻、萆薢、通草等味。"所用药物，正合此意。如芦根、竹叶之属，既利湿，又清热，尤为适用。常用方剂，如茯苓皮汤等。

病案举例：某，六脉俱弦而细，左手沉取数而有力，面淡黄，目白睛黄。自春分午后身热，至今不愈；曾经大泻后，身软不渴，现在虽不泄泻，大便久未成条，午前小便清，午后小便赤浊。予湿中生热之苦辛寒法。飞滑石六钱，茵陈四钱，苍术炭三钱，云苓皮五钱，杏仁三钱，晚蚕沙三钱，生薏仁五钱，黄芩二钱，白通草一钱五分，海金沙四钱，山连一钱。煮三碗，分三次服。(《吴鞠通医案》)

按：湿热流于下焦而见身热，面目发黄，便溏溲赤，方用茵陈、茯苓皮、薏苡仁、通草、海金沙诸渗利之品，俾湿热由小便而出。前贤云"治湿不利小便，非其治也"，此之谓也。

诚然，化湿法一般可分上述四类，并各有其适应证。但湿邪为患，往往表里同病，上下俱累，且病情之演变大多错综复杂。故实际应用时，常各类化湿药合用，如轻扬宣透与苦温燥湿配合，清化与渗利并施等，未可截然分割。

3. 化湿法用药的几个特点

化湿法的用药特点，主要有以下几个方面。

一是在方药配伍上，十分重视宣肺利气之品。因为湿为重浊阴邪，必得阳气宣通，始有化机。盖肺主气，唯肺气宣畅，则一身之气布达，湿邪自无容留之地。肺合皮毛，湿邪初入，多伤于肌表，以致卫阳被遏，肺气郁闭。此时应用轻宣肺气之药，有利于湿邪自外透泄；又肺主通调水道，下输膀胱，潴留在体内的水湿，有赖肺气的宣发和肃降，才能下输膀胱而排出体外。分析常用的治湿方剂，诸如三仁汤、藿香正气散、杏仁滑石汤、薏苡竹叶散、甘露消毒丹、宣痹汤等，方中杏仁、蔻仁、连翘、桔梗、浙贝、射干、薄荷之类轻宣肺气药物，恒多用之，足见宣肺利气在治湿上的重要性。

二是运化脾胃之药，亦甚常用。因为湿邪内侵，最易损伤脾胃，而脾胃又是运化水湿的主要脏腑，所以湿病（包括湿温）的病变重心多在脾胃。诚如薛生白所说："湿热证属阳明太阴者居多，中气实则病在阳明，中气虚则病在太阴。"因此，健运脾胃，调其升降，是祛除湿邪的重要环节。试观治湿方剂，如藿香正气散、藿朴夏苓汤等，方中常有藿香、佩兰、川朴、茯苓、陈皮、半夏、米仁等运脾化湿、芳香醒胃之药，意即在此。

三是淡渗利湿之品，每多配入。"治湿不利小便，非其治也"，可见利小便是导邪外出的主要手段之一。不仅湿邪壅滞下焦宜之，即使邪在上焦或中焦，适当配合渗利之品，亦有必要。诸如三仁汤、杏仁滑石汤、黄芩滑石汤、茯苓皮汤等，方中茯苓、滑石、米仁、通草等，每多取用。

第五节　因势利导议通下

一、作用机理

通下法又称泻下法，功能为攻逐里实，导邪下出。

温邪自表及里或自内达外，一入阳明，胃肠结热，遂病里实。其时腑气不通，则大便秘结，腹胀硬满，疼痛拒按。若湿热积滞则见脘腹痞满，恶心呕逆，便溏不爽，色黄如酱。邪有所据，热益痼结，故潮热面赤，不恶寒而恶热，溅然汗出，舌红苔黄，甚或焦黑起刺，脉来沉实。种种证象，皆因邪阻中道，胃肠传化功能失职所致。其时机体的抗邪力处于高度的抵御状态，合力下迫，欲使阻滞之邪由下而出，变"不通"为"通"。

鉴于上述的认识，我们认为通下法用于温病腑实，之所以能收立竿见影之效，原理就在于它能协助机体的抗邪力，向下迫使邪热不得停留中道，由下排泄；邪热得除，机体阴津得护，即起到直接祛邪和间接护阴的作用。张子和说："下之攻病，人亦所恶闻也。然积聚陈莝于中，留结寒热于内，留之则是耶？逐之则是耶？《内经》一书惟以气血流通为贵，世俗庸工惟以闭塞为贵，又止知下之为泻，又岂知《内经》之所谓下者，乃所谓补也。陈莝去而肠胃洁，癥瘕尽而营卫昌，不补之中，有真补者存焉。"正确地认识到通下法祛邪与护正的关系，值得玩味再三。我们体会，温病腑实气热，及时准确应用通下，确能顿挫邪热，阻止病势发展，常使病情转危为安。温热大家柳宝诒说："胃为五脏六腑之海，位居中土，最善容纳，邪热入胃则不复它传，故温热病热结胃腑，得攻下而解者，十居六七。"可见通下法于温病治疗之重要性。

二、学术源流

温病用通下之法，源远流长。《素问·热论》"其满三日者，可泄而已"的经旨，为温病通下法奠定了运用基础。张仲景遵之而立诸承气汤，不仅直祛阳明之邪，而且成功地用于少阴病，间接护少阴之阴，给温病学家以很大的启示。张子和深得通下妙义，对温热病通下法颇有造诣。每以大黄、芒硝辈治时气温毒、发斑泻血、燥热发狂，荡涤积热。他明确指出，治热结要寒下不能温下，对当时喜用巴豆通下大加异议，认为："庸人畏大黄而不畏巴豆，粗工喜巴豆而不喜大黄。盖庸人以巴豆性热而不畏，以大黄性寒而畏；粗工以巴豆剂小而喜，以大黄剂大而不喜，皆不知理而至是也。"对大黄寒下推崇备至。

明代吴又可治温疫最擅通下，他认为："大凡客邪贵乎早逐，乘人气血未乱，肌肉未消，津液未耗，病人不至危殆，投剂不至掣肘，愈后亦易平复。欲为万全之策者，不过知邪之所在，早拔去病根为要耳。"他在《温疫论》一书中贯穿了深邃的通下心法，反映了他丰富的通下治疫经验。如治温疫内壅不汗，一般医者肯定会在汗法上着力，而他却透过现象看本质，认识到这种不汗乃由于"里气结滞，阳气不能敷布于外，即四肢未免厥逆，又安能气液蒸蒸以达表？譬如缚足之鸟，乃欲飞升，其可得乎？盖鸟之将飞，其身必伏，先足纵而后扬翅，方得升举，此与战汗之义同。又如水注，闭其后窍，则前窍不能涓滴，与发汗之义同"。基于这样的理解，提出"务宜承气先通里气，里气一通，不待发散，多有自能汗解"的观点，对临床有很高的指导价值。他强调温疫不厌反复通下，务求表里上下通达。如温疫下后二三日，或一二日，舌上复生苔刺，当再下之，下后苔刺虽未去，已无锋芒而软，然热渴未除者更下之，热渴减，苔刺脱，日后更复热，又生苔刺，更宜下之。尝谓："凡下不以数计，有是证则投是药。"非通下高手，难能有此灼见。他对通下法作用机理的认识，更是深刻而精辟，认为疫毒之气传于胸胃，以致升降之气不利，但得客气一除，本气自能升降。如肠胃燥结，下既不通，中气郁滞，上焦之气不能下降，即膜原或有未尽之邪，亦无前进之路，于是表里上中下三焦皆阻，得大承气通下，一窍通诸窍皆通，大关通而百关尽通也。说理透彻，分析入微，若非久经临床者，断难悟出此理。

清代吴鞠通在《温病条辨·中焦篇》对此法又做了深入研究，取得很大成绩。他潜心领悟仲景治伤寒阳明腑实的奥旨，效法吴又可治疫之术，移诸承气汤于温病治疗，将通下法在温病中的运用推向新的阶段。他指出："面目俱赤，语声重浊，呼吸俱粗，大便闭，小便涩，舌苔老黄，甚则黑有芒刺，但恶热不恶寒，日晡益甚者，传至中焦，阳明温病也……脉沉数有力，甚则脉体反小而实者，大承气汤主之。"阐明了阳明温病用大承气的适应证。他对小承气及调胃承气的运用亦颇有见解，"阳明温病，诸证悉有而微，脉不浮者，小承气汤微和之"；"阳明温病，汗多谵语，舌苔老黄而干者，宜小承气汤"；"阳明温病，下利谵语，阳明脉实或滑疾者，小承气汤主之"；"阳明温病，纯利稀水无粪者，谓之热结旁流，调胃承气汤主之"。此外，吴氏还发展了通下法，创增液承气法，滋阴与通下并用，补前人之未备。他说："阳明温病，无上焦证，数日不大便，当下之，若其人阴素虚，不可行承气者，增液汤主之。服增液汤已，周十二时观之，若大便不下者，合调胃承气汤微和之。""下后数日，热不退，或退不尽，口燥咽干，舌苔干黑或金黄色，脉沉而有力者，护胃承气汤微和之。"这些精湛的论述，独到的见解，说明吴氏对通下的运用已入神妙之境。

三、因证分治

通下法的适应证是腑实，而造成腑实的病邪与病理不同，通下法在运用时亦有差异，这是正确掌握通下法的关键问题。兹将常用几种情况介绍如下：

1. 温热结腑，通下以泻邪

温热结腑，一般都具有大便秘结这一主症，但亦有便不结，或反溏者，这就需要我们对其有相当认识。吴又可在《温疫论·注意逐邪勿拘结粪》中对此有精辟论述："承气本为逐邪而设，非专为结粪而设也。必俟其粪结，血液为热所抟，变证迭起，是犹养虎遗患，医之咎也。况多有溏粪失下，但蒸作极臭如败酱，或如藕泥，临死不结者，但得秽恶一去，邪毒从此而消，脉证从此而退，岂徒孜孜粪结而后行哉……要知因邪热致燥结，非燥结而致邪热也。"的确，温热入腑，邪阻热结，阴阳气血不通，是腑实的病理症结所在，便结与否仅是传导功能紊乱的体现。便结也罢，旁流亦罢，皆由邪热阻滞所致，通下乃逐其热邪，非为结粪专设。吴氏之论，可谓入木三分。

病案举例：郑叔渔治刘式聪乃室，年过四十，体强。初患温热，又复生产，邪热乘虚陷入阳明，单热不寒，舌黑口渴，两耳无闻，腹痛胸闷，大便旬余不解，左脉沉数，右脉沉实。夫胃气以下行为顺，邪热蕴结，失其下行之传，非下夺决无生理，宜遵景岳产后有火，不得不清，有内伤停滞，不得不开通之训。生锦纹三钱，芒硝一钱半，川朴一钱，枳实一钱。药后大便利，耳能闻，舌黑退，胸腹舒，继以滋阴养血以善后。旬余而瘥。(《重印全国名医验案类编·火淫病案》)

按：本例罹患温热又复生产，见症甚危，辨证处方，皆从腑实着眼，全无泥"产后如冰"及"产后以大补气血为主"之说，具见功夫。诚如何廉臣云："非精研《金匮》妇人方者不敢用。"

2. 湿热交结，通下以导积

湿热交结成实，常见于湿温之邪内传阳明，传统认为湿温禁下法，然亦不尽然。湿温证常有得通下而愈者。叶天士《温热论》论湿温："不得从外解，必致成里结。里结于何？在阳明胃与肠也。亦须用下法，不可以气血之分就不可下也。但伤寒邪热在里，劫烁津液，下之宜猛，此多湿邪内搏，下之宜轻。伤寒大便溏为邪已尽，不可再下；湿温病大便溏为邪未尽，必大便硬，慎不可再攻也，以粪燥为无湿矣。"对湿温用下法做了具体指示。章虚谷也认为"湿热凝滞，大便本不干结，以阴邪瘀闭不通，若用承气猛下，其行速而气徒伤，湿仍胶结不去，故当轻法频下，如下文所云小陷胸、泻心等"，提出了方剂的选择，很有参考意义。在这方面，前人积累了丰富的经验，本书"湿温"一节已有专题介绍。

湿热交结还常见于温病中的疫痢，每因湿热邪毒壅滞肠腑，气血凝滞，传导失常所致，症见身热烦渴，痢下脓血，腹中呕吐，脘痞纳呆，或痢下如果酱，臭秽异常，苔腻而黄，脉濡数等，临床常用枳实导滞丸之类，通导湿热效果较好。本方以枳实消痞导滞为君，大黄荡涤实积为臣，黄芩、黄连清热燥湿，茯苓、白术、泽泻、神曲和中淡渗，功能推荡积滞，分消湿热。

病案举例：陈憩南治蔡达仁三子，年十五。初夏偶感湿热，作红白痢，缠绵不愈。至仲冬两足痿废，形销骨立，肚腹坚膨，其热如烙，舌绛红，满口臭气，令人难闻，所下腐秽极黏，日数十行，腹痛甚，粒饮不入，卧床叫苦，六脉皆沉细而数，时有弦象。断为湿热伏于大小肠而病痢，投调胃承气合白头翁汤：净朴硝二钱，酒大黄二钱，川黄连一钱半，生黄柏一钱半，白头翁二钱，北秦皮一钱半，粉甘草一钱。连服三剂，陆续下去垢污甚多，腹膨即消，热亦大减，再以通络清营三剂，痢告愈。复以甘露饮加减治痿。(《重印全国名医验案类编·湿淫病案》)

按：此案立法悉遵"通因通用"之旨，调胃承气合白头翁汤通下与清利并举，用心良苦。与枳实导滞丸比较，本方"清"力较强，而燥湿逊之，此无他，以其热胜于湿故耳。

3. 瘀热蓄结，通下以逐瘀

温热之邪下犯，搏击血脉，常致瘀热蓄结。其证少腹硬满急痛，大便硬色黑，小便自利，其人如狂，漱水不欲咽，舌紫绛，脉沉实等。仲景《伤寒论》第106条谓："太阳病不解，热结膀胱，其人如狂，血自下，下者愈。"提示了瘀热互结必得瘀下而愈。他制桃核承气汤、抵当汤、抵当丸等，给温病学家以很大的启示。清代舒驰远认为：膀胱蓄血，与大肠蓄血有别。血蓄膀胱者，少腹硬满，小便自利。大肠蓄血者，屎虽硬而大便反易，其色必黑，桃仁承气为大肠蓄血者宜之。若太阳蓄血乃为热结膀胱，其去路自应趋前阴而出，当用红花、小蓟、生地黄、归尾、万年霜之类，加入五苓散中，从小便以逐其邪，庶几有当。见解精湛，分析入微，值得遵循。何廉臣亦支持此说，以为桃核承气汤是大肠蓄血的代表方。盖桃得阳春之生气，其仁微苦而涌泄，为行血之缓药，得大黄以推陈致新，得芒硝以清热消瘀，得甘草以主持于中，俾诸药遂其左宜右有之势，佐以桂枝，辛能行气，气行而血乃行也。

病案举例：肖琢如治邓君之妻，年24岁，小产后患伏热，杂治不产，身大热多汗，少腹硬痛，痛处手不可近，溲便皆不通利，脉弦数，舌色红而苔白，此瘀血停蓄为患也，本宜桃核承气，虑其难以胜受，乃变通其法：归尾钱半，赤芍三钱，川芎一钱，光桃仁二钱，片红花一钱，紫瑶桂五分，醋炒生川军钱半。一剂下黑粪甚多，痛减七八，再剂而愈。(《重印全国名医验案类编·火淫病案》)

按：产后感温，热与血结，蓄于下焦。治法师桃核承气而变通之，体现了因证制宜的灵活性，宜乎速效。

4. 阴损热结，通下以存阴

温邪热结每易伤阴，急下以存阴，这是通下法的一个间接作用。但如果阴虚较重或禀赋阴虚，以致阴虚与热结两不可缓时，治当滋阴与通下并行。温病学说在这方面较之《伤寒论》有很大发挥，创制了新加黄龙汤、增液承气汤等方，阴损热结者随证择用。

病案举例：陈作仁治杨春芳，年四十八。房事过劳，时届春令，无以应生发之气，致发春温重症，误服发表等剂，病日加重。壮热不退，汗多口渴，大便旬余不通，舌苔黑生芒刺，病势极危，脉左右俱洪数鼓指。合参病势现象，察其前服各方，知系春温误药所致，非大剂滋阴兼涤肠不及挽救：润元参六钱，鲜生地六钱，杭麦冬五钱（去心），生川军三钱，川厚朴二钱，炒枳实二钱，元明粉二钱（冲）。一剂，大便即通，热渴俱减，转险为安，遂以复脉汤加减，以调其后。(《重印全国名医验案类编·火淫病案》)

按：冬不藏精，春必病温。房劳感寒，春发为温，复加表散，其阴益伤，阴越虚而温越炽，互为因果，恶性循环。当是之时，单纯救阴恐火不灭，一味泻火虑阴不复，唯滋阴通下并举，乃为上策。投吴鞠通增液承气汤，一剂而愈。可见急症在乎"辨"字耳！

第六节　合论清营凉血法

一、作用和意义

清营凉血法是用清营和凉血的药物，以清解营分和血分邪热的一种治疗方法，适用于温邪侵犯营血而见烦躁、谵语、吐血、衄血、发斑、出疹、舌绛、脉细数等证候。因为营与血有十分密切的关系，"营为血之气，举血可以赅营"，所以清营与凉血常相提并论，但两者在处方用药、主治证候上毕竟是有所区别的。叶天士说："入营犹可透热转气……入血就恐耗血动血，直须凉血散血。"指出了治疗营分证候，应选用清营凉血药物，并适当配以轻清宣透气分的药物，用以清透营分邪热；而治疗血分证候，应选用凉血散血的药物，用以凉血散瘀。更应看到，邪热犯及营血，都有伤阴耗液，热扰心神和肝风内动等情况，所以临床上清营凉血法常与养阴、开窍、息风等法配合应用。从现代医学观点来看，清营凉血法所用的药物，可能包括具有抗感染、消炎、抗毒、镇静，以及增强毛细血管抵抗力、调整血管舒张功能、改善血液循环和促进血液凝固等多种药理作用。

二、临床运用

病入营血，证候错综复杂，根据清营凉血法的不同作用，具体可分以下三种：

1.清营泄热

温邪犯及营分，伤其营阴，出现神志昏谵，发热夜甚，口渴不甚，斑疹隐现，舌红绛等营分证候时，当用本法治疗。常用方剂为《温病条辨》清营汤。方中犀角清心营之邪热，配生地黄、玄参、麦冬、丹参四味，甘寒与咸寒并用，既清营热，又滋营阴，清热而不伤正，扶正而不碍邪，加入金银花、连翘、竹叶性凉而质轻，取轻清透泄，宣通气机，使营分邪热外达于气分而解，所称"泄热"，即为"透热转气"的具体运用。原方尚有黄连一味，对热蒸营阴，津耗液伤，有苦燥之弊。故吴鞠通指出："舌绛而干，法当渴，今反不渴者，热在营中也，清营汤去黄连主之。"并谓："清营汤，清营分之热，去黄连者，不欲其深入也。"应用本法旨在透热转气，忌投苦寒直折之品。《温病条辨》对清营汤的应用，又有"手厥阴暑温，清营汤主之，舌白滑者，不可与也"，以及"阳明温病，舌黄燥，肉色绛，不渴者，邪在血分，清营汤主之。若滑者，不可与也，当于湿温中求之"等条文。"舌白滑"是有湿，清营汤性凉而滋润，故"不可与也"。吴氏所称"邪在血分"，以血统营之概称，是广义而言，确切地说应为"邪在营分"。

病案举例：刘姓，女，四十岁。初见冷热头痛，继而热度递升，持续不退，延今多日。目前胸膺之间，红疹满布，颗颗成片，色泽鲜红，口渴不欲饮，烦躁少寐，妄言谵语，目赤溲浊，舌绛无津，脉象细数。此暑邪内伏，化火入营，烁液劫津，化源将竭，痉厥在即，拟大剂生津凉营，以消炎炎火威。处方：犀角五分，生地黄一两，丹皮二钱，麦冬五钱，赤芍三钱，元参五钱，石斛四钱，紫雪丹五分（冲），竹叶心二钱，芦根一两，茅根一两。上方连服两剂后，红疹渐退，去犀角加大青叶等，继服多剂后，热退神清，后以甘淡养阴之品，调理两三星期，痊愈出院。〔黄叔承．试论祖国医学中的"火"[J].福建中医药，1962（3）：1-6.〕

按： 本例为伏暑化火，入营伤津之症，舌绛无津而口渴不欲饮。正为吴鞠通所称"邪热入营，蒸腾营气上升故不甚渴"。舌绛、谵语、心烦少寐，亦是邪热逼迫营分，犯及心包所致。热势燔灼营分，波及血络，故见斑疹外布。治疗不用苦寒之品，而主用甘凉清润，佐以竹叶、芦根轻清透泄为法，清营而泄热。方药深切病机，故投剂后热降，疹退，神志转清，收凉营泄热，生津救液之功。

2. 气营两清

温病邪热入营而气分之邪热尚甚，称为"气营两燔"证。也就是说，仍有高热口渴，舌苔黄燥的气分热炽证，又出现心烦躁扰、舌质红绛的营热证，当用本法两清气营之邪。常用方剂为《温病条辨》的玉女煎去牛膝熟地加细生地玄参方。按吴氏条文本方适用于"太阴温病，气血两燔"。以石膏配知母，取白虎汤清热生津，泄气分邪热；元参、生地黄、麦冬三药相伍，滋营阴而清营热，共奏清气凉营，养阴生津之功。盖玉女煎乃白虎合地黄法，吴氏之加减，增强了滋阴清热之效，于气营两燔证尤为合拍。病甚者，亦可采用犀角地黄汤合白虎汤治之。吴锡璜称："营气俱病，热盛者尚有犀角地黄合白虎法，不止白虎加地黄汤也。地黄合白虎为清热滋液起见，津枯甚者，必加入生梨汁、生蔗浆同服，尤为速效。"既肯定气营两燔之正治，又解释了津枯甚者清热滋液的重要意义，可见本法是清气热，凉营热，滋津液等方面结合。

3. 凉血散血

温邪深入血分，逼血妄行，发为斑疹吐衄，舌色紫而晦，谵语如狂等证，当用本法治疗。常用方剂为犀角地黄汤。方中犀角咸寒，清心凉血，解血分热毒；生地黄甘寒，凉血滋阴；芍药（当用赤芍）去恶血，生新血；牡丹皮泻血中之火，四味相配，共奏凉血散血之功。本方重用凉血药物，在于邪热动血，热不清则血不止，热得清则血不妄行。但一味凉血，恐有"血遇寒则凝"之弊，故兼用活血之品，使止血而不留瘀。血瘀甚者，可见血热而蓄血，血蓄于少腹，窘急难忍，甚或坚硬胀满，其人如狂，抵当汤之类，随证化裁。此外尚有治毒火燔灼，表里上下火热炽盛，而见斑疹紧束，大热干呕，口干咽痛，或咽喉溃烂，口秽喷人，头痛如劈，烦躁谵妄，或头面肿大，身热肢冷，舌刺唇焦，上呕下泄等火热毒疫之证的清瘟败毒饮，乃熔白虎、黄连解毒汤、犀角地黄汤三方于一炉，亦为凉血散血、清解热毒之重剂。

病案举例：张少卿，年22岁，感染温毒时行而发，症现面赤唇红，一身手足壮热，血毒外溃，神烦而躁，发出红斑。诊其六脉洪大，右甚于左，舌鲜红，阳明血热无疑。血为阴，气为阳，阳盛而烁血，血热则发斑矣。治法凉血解毒以泄络热，故以犀角、生地黄之大寒为主药，以芍药、牡丹皮之微寒为佐药，热泄火息，则斑黄阳毒皆净尽矣。处方：鲜生地30克，犀角6克，赤芍18克，牡丹皮7.5克。一服热清斑透，继用清养法调理而痊。（《古方医案选编》）

按：本例温毒邪热犯血而发红斑，用犀角地黄汤，药简力专，故一服而热清斑透。若血热而瘀聚，应酌加丹参、桃仁之类，凉血散血，不致留瘀为患。

综上所述，清营凉血法包括清营与凉血两方面，但两者治证各有不同，药物配伍，有类同也有区别。前者在于"透热转气"，故清营中配以透泄之品；后者着重"凉血散血"，所以凉血中合以活血祛瘀之品，临床应用必须有所选择。因清营凉血药物偏于滋腻阴柔，在热邪虽盛，尚无入营、动血征象者，不宜早用，以免壅滞留邪，引邪内陷。同时还应根据病情，配合滋阴、开窍、息风等法，效果才会更好。

第七节　拯危救急说开窍

开窍法是采用芳香通灵的药物，以清透热邪，开闭通窍，使昏瞀的神志恢复清醒的一种治疗方法。适用于温病邪热内陷心包，或痰浊蒙蔽心窍而出现神志昏蒙，或谵语如狂，或不语如尸厥等危重症状。它是一种拯危救急的措施，于热病急症有着重要的意义。

一、发展概况

外感急性热病过程中，常会出现神志异常的症状。如《伤寒论》记述的蓄血证之"其人发狂"，或"如狂"；阳明腑实证之"谵语"，或"独语如见鬼状"，甚或"发则不识人，循衣摸床，惕而不安"；热入血室之"暮则谵语如见鬼状"，等等。但对邪陷心包，或热入心营而出现的神志异常，尚无记述，亦乏治法。迨至宋代，《和剂局方》出紫雪、至宝丹、牛黄清心丸诸方，将清心开窍和清热解毒相互配合，尤其是应用龙脑、麝香一类芳开药物，为后世治疗温病神昏，提供了有益的经验。

清代以降，随着温病学说的蓬勃发展，开窍法的理、法、方、药更趋完善。叶天士首创"逆传心包"之说，为开窍法的应用，奠定了理论基础。叶氏《三时伏气外感篇》第 5 条载："夏令受热，昏迷若惊，此为暑厥，即热气闭塞孔窍所致，其邪入络，与中络同法，牛黄丸、至宝丹芳香利窍可效。"《叶香岩外感温热篇》第 14 条亦载："再论其热传营，舌色必绛……纯绛鲜色者，包络受病也，宜犀角、鲜生地、连翘、郁金、石菖蒲等。延之数日，或平素心虚有痰，外热一陷，里络就闭，非菖蒲、郁金等所能开，须用牛黄丸、至宝丹之类以开其闭，恐其昏厥为痉也。"叶氏对开窍法的应用，确有卓识，值得效法。清代其他温病学家亦多有发挥，如《陈平伯外感温病篇》第 12 条谓："风温证，热渴烦闷，昏愦不知人，不语如尸厥，脉数者，此热邪内蕴，走窜心包络，当用犀角、连翘、焦远志、鲜石菖蒲、麦冬、川贝、牛黄、至宝之属泄热通络。"并强调指出："闭者宜开，故以香开辛散为务。"薛生白也说："湿热证，壮热口渴，舌黄或焦红，发痉，神昏谵语或笑，邪灼心包、营血已耗，宜犀角、羚羊角、连翘、生地、玄参、钩藤、银花露、鲜菖蒲、至宝丹等味。"可见开窍法不仅温热邪陷心包宜之，湿热化燥，邪入心营，亦可采用。绍派伤寒学家俞根初创制了不少开窍醒神的方剂，如清宣包络瘀热的犀地清络饮；清宣包络痰火的玳瑁郁金汤；清宣包络痰瘀的犀羚三汁饮等，丰富和发展了开窍法的内容，其功不可泯灭。更值得提出的是，吴鞠通《温病条辨》对此发挥尤多，其突出的成就是在紫雪、至宝和牛黄清心丸的基础上，创制了安宫牛黄丸，称此为"芳香化秽浊而利诸窍，咸寒保肾水而安心体，苦寒通火腑而泻心用之方也"。能使"闭锢之邪热温毒，深在厥阴之分者，一齐从内透出，而邪秽自消，神明可复也"。证诸临床，本方清热解毒、豁痰开窍之功较强，治温病邪陷心包，痰热蒙蔽心窍，症见高热烦躁，神昏谵语，舌謇肢厥者，屡有卓效。又吴氏所立的清宫汤，能清心热、养营阴，治温病误汗伤阴，邪陷心包而致神昏谵语，常与"三宝"（即紫雪丹、至宝丹和安宫牛黄丸）配合应用，其效益彰。

现代对开窍法及其方药的应用和研究有较大的进展，特别是在剂型的改革方面，已将安宫牛黄丸等方剂，研制成醒脑静、清开灵等新的剂型，改变了传统的给药途径，从而提高了疗效。

综观上述，温病应用开窍法，宋代已有名方记述，至清代理、法、方、药已蔚成大观，现代在剂型改革等方面取得了可喜的成绩。相信随着中医治疗急症的进一步开展，开窍法及其方药的应用和研究，将更加受到重视，并不断得到发展。

二、临床应用

在温病过程中，由于邪陷心包证的病因、病机有所不同，故开窍法的应用，有凉开和温开之分。

1. 凉开

此类方剂大都由开窍与清热、凉血、解毒药物相合而成，适用于温邪内陷心包，或痰热蒙蔽心窍，症见高热烦躁，神昏谵语，痰壅气粗，或手足瘈疭，舌謇肢厥，舌质红绛，苔黄燥，脉细滑数。代表方剂有至宝丹、紫雪丹、安宫牛黄丸、神犀丹等。

至宝、紫雪、安宫牛黄丸，其作用同中有异，浙江省嘉兴地区中医界流传这样一首谚语"乒乒乓乓（形容躁动之状）紫雪丹，勿声勿响至宝丹，糊里糊涂牛黄丸"，形象地说明了止痉息风紫雪为强，开窍醒神至宝尤胜，解毒豁痰安宫更妙，临证应用当有所选择。浙江省中医药研究院潘澄濂研究员于此亦颇有心得，他分析了三方组成药物的异同：犀角、麝香三方均有之，西黄、朱砂、腰黄、冰片四药，至宝丹与安宫牛黄丸二方用之，羚羊仅紫雪用之，余二方未用。于是认为开窍的作用，至宝、安宫之力较胜，而平肝息风之功，则以紫雪为佳。且紫雪配有四石、三香、升麻、玄参和朴硝，清热、镇静、泻下作用是其所长；至宝丹有玳瑁、琥珀之安神、利尿，此为与紫雪、安宫所不同点；而安宫用栀子、芩、连清三焦之火，泻肝胆之热，为至宝、紫雪所未备。故三方虽都有开窍作用，而紫雪重在清阳明之热，安宫主以泻肝胆之火，至宝长于宁心安神，其功效各有不同，故其适应证，亦有差异。如此分析比较，确能发微阐幽，醒人耳目。

至于《温热经纬》载录的叶氏神犀丹，虽开窍之力较逊，但凉血解毒之功见长，治温热、暑疫、温毒等邪陷心营，热毒深重者，甚为合拍。临床证明，本方与犀角地黄汤、清瘟败毒饮合用，治疗败血症引起的高热神昏、出血发斑等，每有良效。

此外，万氏牛黄清心丸亦有清热解毒、开窍安神之功，治温邪初陷心包，高热烦躁，神昏谵语和小儿惊风，痰涎壅盛，手足抽搐等。但作用较"三宝"为弱，一般宜于病情较轻者。

病案举例：李某，女，50岁，农民，1972年6月29日入院。面目遍身发黄，神志昏迷不清已两昼夜，腹胀满，肝触及，小便失禁，舌质红，苔厚腻，脉弦。肝功能化验：黄疸指数65单位，谷丙转氨酶400单位。湿热内蕴，肝失条达，移热于心，致陷昏迷。治宜清热化湿，辛凉开窍。茵陈30克，黑山栀15克，郁金9克，石菖蒲1.5克，厚朴1.5克，制军9克，枳壳9克，黄柏12克，白茅根30克，荷包草30克，安宫牛黄丸二粒，日进一帖。服上方一剂后，大便得通二次，神志略清。6月30日上方去厚朴、大黄，加茜草12克，继进两剂，神清欲食，腹胀足肿亦消。继续调理30余天，黄疸消退，肝功能基本恢复正常而出院。

潘某，女，22岁，农民。面目遍身发黄，神昏狂乱，身热37.7℃，纳呆呕恶，大小便失禁，舌苔黄燥，脉象滑数。肝功能：麝香草酚浊度试验10单位，谷丙转氨酶500单位，黄疸指数50单位；血象：白细胞8200/mm³，中性76%，淋巴23%，嗜酸1%。湿热炽盛，热蒙心包，肝胆郁结，胃失降和，拟茵陈蒿汤加减。生锦纹9克，黄柏12克，茵陈30克，黑山栀12克，枳壳9克，过路黄30克，荷包草30克，白茅根30克，安宫牛黄丸两颗。服前方两剂后，神志转清，即去大黄、安宫牛黄丸，改用万氏牛黄清心丸，黄疸逐渐消退，调治月余而出院。（以上两例为浙江省中医药研究院潘澄濂研究员治验）

按： 湿热酿成黄疸，邪热内陷心包而见神昏狂乱，故用牛黄丸合清热化湿之剂而获良效。潘老不仅常以开窍法治疗肝性昏迷，而且还广泛用于乙型脑炎、中毒性肺炎、败血症等危重病证所出现的精神神经症状。如曾介绍以紫雪丹治疗4例病毒性脑膜脑炎，入院时体温均在39.5～40℃之间，伴头痛、呕吐。3例深度昏迷，1例半昏迷；有抽搐者2例。检查均有瞳孔不同程度的散大和对光反应迟钝，克氏征和巴氏征阳性，其中1例伴有两侧腮腺肿大炎症，舌质均红绛，苔薄而干，或白如粉末，脉象滑数。实验室检查：白细胞均增高，最多为26200/mm³，中性均在75%以上；脑脊液均透明，蛋白定量增高，潘氏试验阳性，糖与氯化物测定在正常范围，白细胞在

540～600/mm³之间；曾作血、脑脊液培养，血肥达氏试验和抗"O"试验均阴性。4例患者均先服紫雪丹，每次1.5克，每日两次，以三天为一疗程。加服大青叶30克，金银花30克，生石膏30克，石菖蒲9克，郁金9克，煎服，1日1剂。配合应用西药脱水剂、激素和抗生素。通过治疗，体温均于第二天开始下降，第五至七天恢复正常，昏迷于第三至四天清醒，4例均无后遗症。比较以往治疗方法，在临床症状和实验室检查等恢复时间上均有缩短。说明在危重症抢救中合理地使用中药，有其重要的作用，不可忽视。

2. 温开

此类方剂多由芳香性的药物所组成，性偏温燥，具有辟秽化浊、逐痰开窍等作用，故宜于痰湿秽浊蒙蔽心包，神明被遏，而出现神志昏沉，时清时昧，喉间痰壅，舌苔垢腻，热不甚高等。代表方剂有菖蒲郁金汤、苏合香丸、牛黄抱龙丸、太乙紫金锭等。

菖蒲郁金汤由芳香开窍与清热涤痰药相伍而成，从全方组成药物来看，偏重于温开，为治湿热痰浊蒙蔽心窍、堵塞灵机之通用方。

苏合香丸由大队芳香利气的辛温药物组成，开窍通灵之力较强，故宜于触感秽浊之气，邪蒙心窍，以致神志闷瞀，伴腹满胸痞、痰壅气闭、舌苔白腻或浊腻等证。亦治时疫霍乱，欲吐泻不得，甚则昏迷。雷少逸《时病论》还用以治疗暑厥。均取其温通开窍，辟秽化浊以苏醒神志。

牛黄抱龙丸开窍豁痰，息风镇痉，治小儿风痰壅盛之神昏痉厥常效。太乙紫金锭祛秽解毒，芳香开窍，疗湿温时邪所致的神昏闷乱，呕恶泄泻，以及小儿痰壅惊闭屡验。

三、注意问题

1. 开窍法是急性热病中的紧急处理措施之一，改革剂型，是当务之急。临床应用开窍法的病人，大多神志昏迷，伴吞咽不灵，此时口服往往十分困难，每改用鼻饲给药，但开窍药多系丸、散剂，难以完全溶解而易使鼻饲管堵塞，造成给药的困难。因此，改革给药途径是提高疗效的重要环节。如前所述，近年来在开展中医治疗急症中，有些单位在这方面曾做了大量的工作，并取得了可喜的成绩，如"醒脑静"注射液的研制成功，确能迅速发挥药效，适应急症的需要。当然，此项工作仅仅是开始，今后如何在不影响疗效或有利于提高疗效的前提下，对组成药物进行精选，使成本进一步降低等，均有待深入探讨和研究。

2. 开窍法分凉开、温开两类，其作用和适应证迥然不同，临床须区别应用。如将凉开的紫雪丹、安宫牛黄丸等误用于痰湿秽浊蒙蔽心窍之证，势必使厥闭更为深沉，病情增剧。反之，误将苏合香丸等温开之品用于热毒内陷心包之证，不啻火上加油，其热更炽，昏厥益甚。这些都是必须注意的。

3. 多数医者认为，开窍法必须邪闭心包，热传心营方可应用，过早投之，有开门揖盗之弊。但我们在治疗流行性乙型脑炎时，体会到当病邪尚在气分或气营之间时，积极、果断地投以"三宝"，对于顿挫邪热，控制病势发展，防止昏厥重症的出现，有较好的作用。若待邪入心营而用之，犹恐鞭长莫及了。

4. 要注意与其他治法的合并应用，如清营开窍、凉血开窍、滋阴开窍、通络开窍、息风开窍等。吴鞠通制牛黄承气汤，即是开窍与通腑并用，治热陷心包兼有腑实，在《伤寒论》用承气汤治疗腑实证神昏的基础上，有了重要的发展，也为开窍法与其他治法合并使用，树立了楷模，可师可法。

5. 热病后期，可出现亡阴、亡阳，或阴阳离决之厥脱，此时神志昏迷，殊非热陷心包，痰浊蒙蔽心窍者可比，治当扶正救脱，忌用开窍之剂。

第八节　明辨虚实道息风

温病过程中出现肢体抽搐拘挛，震颤蠕动，甚则角弓反张时称温病动风。它是温病病情危笃的反映，若不积极抢救，每能导致死亡。

有关温病动风的文献，汉代张仲景《伤寒论》在讨论"风温"时，虽有"剧则如惊痫，时瘛疭"的记述，但总的来看，在清代以前论之者甚少，或语焉不详，引而不发，未能形成系统的认识。究其原因有二：一是温病动风虽属内风范畴，但古代医家，特别唐宋以前的医家，大都从外风而论之；二是作为一门学科，温病学的独立形成是在明末清初之际，其时，温病学本身尚未完全成熟，不可能对其动风有完善认识。随着温病学的不断发展，温病学家始对温病动风有一定的认识。叶天士《温热论》说："舌绛欲伸出口，而抵齿难骤伸者，痰阻舌根，有内风也。""咬牙啮齿者，湿热化风，痉病。"认识到痰火生风与湿热化风的病机与症状。《陈平伯外感温病篇》更详细地论述了风温动风的脉因证治："风温证，身热痰咳，口渴神迷，手足瘛疭，状若惊痫，脉弦数者，此热劫津液，金囚木旺，当用羚羊、川贝、青蒿、连翘、知母、麦冬、钩藤之属，以息风清热。"薛生白《湿热条辨》对湿温动风则有相当的体会，尝谓："湿热证，数日后，汗出热不除，或痉，忽头痛不止者，营液大亏，厥阴风火上升，宜羚羊角、蔓荆子、钩藤、玄参、生地、女贞子等味。""湿热证，发痉撮空，神昏笑妄，舌苔干黄起刺或转黑色，大便不通者，热邪闭结胃腑，宜用承气汤下之。"同为动风，一为热极，一为营亏，治法迥别。吴鞠通《温病条辨》则突出对阴虚动风的认识，所设三甲复脉，大、小定风珠等，颇合病情，为临床所习用。各家见仁见智，各有所得，然综其要，我们认为明确以下几个问题，乃是掌握温病息风的关键所在，兹略述如次。

一、推病位，肝木为病变之所

温病动风，非外风内袭，乃机体在病变过程中表现的一系列类似"风"的症状，如眩晕、震颤、抽搐、角弓反张等，属于内风范畴。尽管温病动风在病变阶段上有属气分炽热者，有属营阴亏损者，然推其病位，总不离厥阴肝木。《内经》认为，肝为风木之脏，肝之合筋也。温病动风主要表现为筋脉的病变，而筋脉与肝有着特殊的内在联系，故《内经》有"诸风掉眩，皆属于肝"的记述，可谓是高度概括了动风与肝的关系。

筋性坚韧刚劲，对骨节肌肉等运动器官有约束和保护的功能。筋的功能由肝所主，《素问·痿论》说"肝主身之筋膜"，肝脏的阴阳气血滋润濡养筋膜，使筋膜正常地发挥功能。肝阴（血）主要是濡养筋膜，肝阳（气）主要是温煦筋膜。《素问·生气通天论》尝谓："阳气者，精则养神，柔则养筋。"可见阳气之于筋膜，关键是一"柔"字。肝脏阴阳气血不失常度，则筋膜得其滋养，行其约束之功，何动风之有？故温病动风，无论是什么原因，都一定是通过伤及筋膜而发生的。如果病在肝木本脏，阴虚则燥，不养其筋，阳盛则热，柔和之性变为刚强之质，内风由起。若病在他脏，累连及肝，亦致动风。《临证指南医案·肝风》中指出："肝为风本之脏，因有相火内寄，体阴用阳，其性刚，主动主升，全赖肾水以涵之，血液以濡之，肺金清肃下降之令以平之，中宫敦阜之土气以培之，则刚劲之质，得为柔和之体，遂其条达畅茂之性。倘心肺热炽，燔及肝木，肾水下亏，不涵肝木，脾土生痰，阻碍筋膜，皆是动风之由。肝木为温病动风之所，其义明矣。"

二、审病理，虚实为动风之机

动风，是温病中的一个急症，不但变化迅速，预后恶劣，而且病变过程中每多兼夹证，使病情复杂化，如果稍有差错，每致投药南辕北辙。我们体会，肝脏的虚实是温病动风的病机关键。若能明得动风之属虚属实，自能把握病机，执简驭繁。

温病动风之属实者，一般多发生在气、营阶段。卫分是表证，动风属里证，故卫表阶段一般不见动风之象。血分证多伴有不同程度的阴津亏损，其动风亦多属虚。气营病变是整个温病的极期阶段。此时邪正双方的抗争最为激烈。不仅病邪的"热"在这时表现得最为猖獗，而且作为温病主要症状的体温的"热"亦表现得最为强盛。极度的热是引动内风的根源，所谓"热极生风"是矣！刘河间指出：筋脉紧急者，由阳热暴甚于内，亢则害，承乃制，津液涌溢，聚于胸膈，热燥以为痰涎。肝主于筋，而风气自甚，又燥热加之，液还聚于胸膈，则筋太燥也。然燥金主于收敛，劲切紧涩，故为病筋脉劲强紧急而口噤也。热极为什么会生风，历代医家多避而不谈，河间以为是"筋太燥"，虽能于要害处下笔，但终有语焉不详之感。我们认为，热极生风的机理还得根据"阳气者，精则养神，柔则养筋"的理论来解释。当机体处于极热状态时，冲和的阳气失去了"柔"这一生理特性，一变而为病理的"刚"，筋脉失养而发生抽搐、拘急、震颤等。因此，温病动风之属实者，当处处留意其"热"。

另外，温病热极生风常兼夹痰浊，表现为喉间痰鸣、呼吸急促等，从而使病情进一步恶化。前人认为其病机是因热生风，因风生痰。魏玉璜生平最擅治肝，对肝热生痰最有体会，尝谓"木热则流脂，断无肝火旺而无痰者"。说理生动形象，深刻阐明了肝热与痰浊的关系。

温病动风之因于虚者，一般发生在血分阶段。其时邪去八九，阴存一二，邪少虚多，肝木不得阴津润养，筋脉最易挛急。盖肝肾同居下焦，乙癸同源，母子相依，温邪久羁下焦，少阴肾水先拨，厥阴肝木失真水涵养，风阳鸱张，故温病因虚动风，除了明确阴血津液不足外，还要注意到阳亢不潜的问题。喻嘉言治真阳上脱，用介类以潜阳，尝谓："畜鱼千头者，必置介类于池中，不则其鱼乘雷雨而冉冉腾散。盖鱼虽潜物，而性乐于动，以介类沉重下伏之物而引鱼之潜伏不动。"温病学家得之而治阴虚阳亢的动风，如吴鞠通《温病条辨》治阴虚动风之三甲复脉、大小定风珠等，即以"龟板、鳖甲、牡蛎"等介类以潜阳息风。

温病动风的虚实不同，其临床表现亦有显著的区别，一般来说实风多在中焦，发生于整个温病的极期，虚风多在下焦，发生于整个温病的后期；实风来势较急，四肢抽搐频繁有力，振幅较大，虚风来势较缓，手足蠕动，抽搐无力，一般无甚振幅；实风发热较剧，常伴昏迷或谵语、狂躁、舌黄干燥、脉弦数，虚风身热不高，神志多清楚，虚馁少气，舌红少苔，脉弦细数，等等。只要认真辨证，自然不难掌握。

三、论治则，补泻为息风之要

实风病在火热痰浊，治当用泻；虚风病在阴津不足，治当用补。补泻之别，判若天渊，不可不察。

实风之起，火热为本，风借火势，火乘风威，风火相扇，狼狈为奸。其治也，徒息风则火热不清，专泻火则内风莫制。俞根初创羚角钩藤汤，息风与清热并举，堪称热极生风之代表方。方中羚羊角、钩藤清热凉肝，息风止痉，为主药；桑叶、菊花、茯神辅助主药，清热息风；"肝苦急，急食甘以缓之"，白芍、生地黄、甘草养阴柔筋，以缓其急；木热流脂，风火生痰，故用贝母、竹茹清热化痰。如能随证加减，灵活化裁，每能药到风息。雷少逸步其意，制清离定巽法，用之亦多效验。

如陈务斋治吴姓患者，年三十岁左右。素体壮强，因劳心太甚，昼夜不能安眠，心神焦躁，火热渐升，复感温邪，二阳相兼，内风窜动，全身大热，昼夜不休，目赤唇焦，肢体麻木挛急，头目疼痛，鼻干口燥，渴饮呕逆，气逆喘急，口苦耳聋，形容憔黑，谵语昏狂，六脉有力而实，左则浮洪弦数，右则浮滑数。前医以温散治风，以致风愈动，火愈旺。急投疏风羚犀钩藤汤：羚羊角钱半，磨犀角二钱，钩藤五钱，生石膏五钱，莲子心五钱，知母四钱，玉竹三钱，柴胡一钱，葛根一钱，川木瓜三钱，蝉蜕钱半，牙皂角一钱，龙胆草二钱，汉木通钱半。

方取羚、犀、莲心、玉竹清心凉肝，柔润息风，钩藤、柴胡、蝉蜕、木瓜平肝和络舒筋，石膏、知母、胆草、葛根清热生津，木通、皂角利水化痰，通关开窍。二服则躁热已减，谵语已除，人事醒而不昏，肢体不挛。（《重印全国名医验案类编·风淫病案》）

按：本例于未病之先，厥阴肝木已因郁勃而生火，所谓"五志化火"是也。郁火与邪热内外相引，同气相求，最易引动内风。陈氏投羚犀钩藤汤，立足于祛邪热、息内风。此方当是从羚角钩藤汤化裁而来，不仅组方有法，而且于此案病情亦甚合拍，足资启悟。

虚风之生，阴损为本。虽然温病是感受温邪而引起的疾病，邪正的斗争存在于全病程的始终，但其时邪已入下焦厥、少二阴，病理本质发生了改变，即由邪盛正旺转为虚多实少，"正虚"上升为疾病的主要矛盾，如果仍一味祛邪，必犯虚虚之戒。吴鞠通制三甲复脉、大小定风珠等，用麦冬、地黄、阿胶辈甘寒微咸以补下焦阴津，牡蛎、鳖甲、龟甲、白芍、甘草酸甘咸寒以潜阳敛肝，深合叶氏"滋肾之液以驱热，缓肝之急以息风"之旨。

如叶熙春治毕姓患者，男，四十五岁。禀体素虚，且有淋患，肝肾之阴先伤，又得春温，初时微寒，以后壮热无汗，烦躁不安，耳聋目糊，口渴喜饮，昨夜起神志昏迷，手足瘛疭，颧红面赤，脉来细数，似丝无神，舌紫绛，苔燥黑如龟壳，齿龈衄血，邪陷厥、少二经，阴液涸竭，虚阳浮越，温病到此，既笃且极矣，急拟养阴潜阳，宣窍达邪：吉林人参钱半（先煎），麦冬四钱，元参心四钱，大生地黄八钱，紫丹参三钱，阿胶三钱，生白芍二钱，生龟甲、鳖甲各八钱（先煎），生牡蛎六钱，川贝三钱，人中黄二钱，陈胆星八分，鲜竹茹四钱，鲜菖蒲汁一匙，至宝丹二粒（先化吞）。

先后五诊，或加犀角以清心，或加鸡子黄以息风，或加西洋参、霍石斛益气阴，使风定则不扬焰，热退则不劫阴，神志清楚，瘛疭愈痉。（《医林

荟萃》)

按：本例证属春温，邪陷下焦，虽邪热痰浊较盛，但用药的重点仍在"补"上。当然，亦不能纯补，而是在补阴息风的基础上，兼顾清心涤痰宣窍。正由于叶氏正确认识到本案的虚实侧重，处方用药，补中有泻，故获是效。

第九节　扶正祛邪探滋阴

滋阴法，又称养阴法、育阴法、益阴法。从广义上来说，人体的精、血、津液，皆属于阴液的范畴。因此，滋阴法即是运用具有生津养液、补血填精作用的方药，达到滋补阴液、调节阴阳偏颇的一种治疗方法。吴鞠通《温病条辨》强调指出温病"始终以救阴精为主"，足见其在温病治疗上的重要意义。

一、渊源与发展

精、血、津液是构成人体的基本物质，也是维持生命活动的重要物质基础。如果损伤了这种物质基础，就会导致体内阴阳平衡失调而出现病变。《素问·调经论》说："阴虚则内热。"《素问·逆调论》亦说："阴气少而阳气胜，故热而烦满也。"《灵枢·决气》也有"精脱者，耳聋……津脱者，腠理开，汗大泄；液脱者，骨属屈伸不利，色夭，脑髓消，胫酸，耳数鸣；血脱者，色白，夭然不泽，其脉空虚，此其候也"的记述。这些都是对阴虚证机理和临床表现的最早记述。《内经》还提示了阴虚证的治疗法则，如《素问·阴阳应象大论》说："精不足者，补之以味。"《素问·至真要大论》说："燥者濡之。"又说："诸寒之而热者取之阴。"这里所说的"取之阴"，张景岳注释为"诸寒之而热者，非火之有余，乃真阴之不足也，只宜补阴以配其阳"，亦即王冰所谓"壮水之主，以制阳光"之意。凡此，均为后世应用滋阴法提供了理论依据。

温病中应用滋阴法，《内经》也有论述。如《灵枢·热病》说："热病三日而气口静，人迎躁者，取之诸阳：五十九刺，以泻其热，而出其汗，实其阴以补其不足者。"王孟英认为"实其阴以补其不足"一句实治温热之吃紧大纲，深刻揭示了滋阴法在温病治疗上的重要地位。

汉代张仲景对热病伤阴的机理颇多阐发，并制定了不少保津、养阴的方法和方剂，如说："大下之后，复发汗，小便不利者，亡津液故也。""阳明病，自汗出，若发汗，小便自利者，此为津液内竭，虽硬不可攻之……""……产妇喜汗出者，亡阴血虚，阳气独盛……"等，皆在阐述阴液耗损之机理。并告诫医者对"亡血""亡阴""亡津液"者，不可发汗，不可攻下，更不宜温针、火攻。在方剂方面，创麦门冬汤、竹叶石膏汤、黄连阿胶汤、猪肤汤等养阴润燥、滋填精血之剂，实开后世甘凉濡润和咸寒滋填之先河，厥功甚伟。清代医家陈修园深有体会地说：读《伤寒论》数十年，然后悟出"存津液"三字，确为有得之见。

唐代孙思邈《备急千金要方》治热病之葳蕤汤，滋阴与解表并行；犀角地黄汤凉血与滋阴同用，均补仲景所未备，对后世应用滋阴法治疗温病很有影响。

明代吴又可治疗温疫注重养阴，并创制清燥养荣汤，治疗病后"阴枯血燥"，有滋阴养血之功；柴胡养荣汤治疗病后阴虚，表有余热，有养阴润燥，清除余邪的作用；承气养荣汤治疗阴液虚损，内有实热之证，为滋阴攻下之剂。但吴氏运用养阴法，多取四物汤加减，用药尚欠醇正。明末喻嘉言《医门法律》创用甘寒润肺的清燥救肺汤，治疗燥热伤肺之证，颇具特色，为滋阴法在温病上的应用作出了新的贡献。

迨至清代，温病学派的代表人物叶天士、吴鞠通等更强调滋阴法在温病临床上的重要性，不仅议论精当，用药亦甚妥帖。如叶天士谓"邪热不燥胃津，必耗肾液"，指出了温病易伤阴液的病理特点。在保津养阴的方法上，独创性地提出"救阴不在血，而在津与汗"，意指温病救阴的目的并不在滋补营血，而在于生津养液和防止汗泄过多而损耗津液。在具体用药上，多取生地黄、麦冬、玄参、甘蔗浆、梨皮之类生津养液，而不用四物、左归等滋补精血，较之前人，有很大的发展。还说："若斑出热不解者，胃津亡也，主以甘寒……或其人肾水素亏……如甘寒之中加入咸寒。"叶氏将养阴法分为甘寒濡润和咸寒滋填两大类，这对后世针对阴亏不同部位准确地运用养阴法指出了要领。吴鞠通对温病伤阴和滋阴法的运用，更有详尽的阐述，申言其所著《温病条辨》一书"始终以救阴精为主"，将护阴养阴的大则，贯穿于温病的全过程，谆谆告诫医者治温必须"时时预护"阴液，"处处提防"其损耗。如治温病初起（上焦温病），此时虽阴伤不明显，但吴氏在立方遣药上亦注意到护阴，主方银翘散，用鲜芦根煎汤，有清热生津之妙，于解表之中，寓护阴之意。治中焦温病之白虎加人参汤、减味竹叶石膏汤、增液汤、清燥汤、益胃汤之类，均有清热生津之作用。特别是吴氏运用下法，结合温病易伤阴液的病理的特点，采用增液承气汤、护胃承气汤、新加黄龙汤诸方，养阴与攻下并用，扶正以逐邪，是对泻下法的重大发挥。下焦温病，由于肝肾阴液耗损，虚风内动，吴氏制加减复脉汤、二甲复脉汤、三甲复脉汤、大定风珠、小定风珠诸方，滋填真阴，潜阳息风，充实了滋阴法的方剂。为了防止误伤津液，吴氏还提出温病"三忌"，即忌汗、忌利小便、忌苦寒太过。谓："太阴温病，不可发汗，发汗而汗不出者，必发斑疹，汗出过多者，必神昏谵语。""温病小便不利者，淡渗不可与也，忌五苓八正辈。""温病燥热欲解，燥者先滋其干，不可纯用苦寒也，服之反燥甚。"这些都是吴氏治温重视护阴学术思想的具体体现。

总之，这一时期的温病学家，从理论到实践，对温病伤阴的病理特点，养阴法在温病临床上的重要性及其方药运用等，都有重大发挥，从而大大丰富了中医学治疗外感热病的内容。

二、临床意义

1. 温病的病邪特征

温病是感受温热病邪所引起的疾病。温为阳邪，极易化热、化火、化燥，"阳胜则阴病"，因此伤阴是必然的结果。诚如叶天士所说："热邪不燥胃津，必耗肾液。"吴鞠通也说："温为阳邪……最善发泄，阳盛必伤阴。"正因为温邪有此基本特性，所以决定了保津养阴法则在温病治疗上的重要地位。在具体用药上，温病伤人身之阴，故喜辛凉甘寒甘咸以救其阴，这与伤寒伤人身之阳，故喜辛温甘温苦热，以救其阳迥然有别。

2. 温病的发病

《素问·金匮真言论》有云："藏于精者，春不病温。"说明"精"之藏与不藏，与温病的发病有极为密切的关系。这里所说的"精"，并非专指男女交媾之精，而是泛指一切阴液。吴鞠通阐发说："不藏精三字须活看，不专主房劳说。一切人事之能摇动其精者皆是。即冬日天气应寒而阳不潜藏，如春日之发泄，甚至桃李反花之类亦是。"由此观之，凡能影响阴精之潜藏，使之泄越过度者，诸如房事不节，劳累太过，五志过用，以及天气之反常（如冬应寒而反大温）等，皆能耗损阴精，使机体抵抗力减弱，易发温病。反之，若阴精含蓄充盈，则机体抗病力强，外邪无隙可乘，故温病不作。阴精之盈亏与温病之发病关系竟密切如斯，无怪温热学家防治温病高度重视保津养阴之法。

3. 温病的病邪传变、病情转归和预后善恶

叶天士说："温邪上受，首先犯肺，逆传心包。"所谓"逆传"，是指肺卫之邪不经气分阶段，直接内陷心营，出现神昏谵语、舌謇肢厥等危重症，为病情之急骤恶变。引起"逆传"的因素，除了与感邪的性质和轻重有关外，更主要的还取决于病人的平素体质状况。如阴虚体质，特别是心阴素亏者，感受温邪之后，易出现"逆传"。叶氏还指出：肾水素亏之人而病温，病邪极易深入下焦，于是告诫医者，"务在先安未受邪之地"，以防陷入。这些都说明体内阴液之盈亏，会直接影响病邪之传变。同样，病情之转归和预

后，与阴液亦有密切关系。在病变过程中，如经及时合理的治疗，体内被消耗的阴液得到恢复，病情就会向好的方向转化；反之，若误治失治，使体内阴液愈受损耗，病情就会恶化，出现"坏病""变证""逆证"，甚至招致不良后果。当然，伤阴的程度有微甚，其预后也有好坏。一般说来，阴伤不甚，并能及时得以补充，预后大都良好；若阴伤严重又未能及时得到纠正，则预后恶劣。一旦阴液消耗殆尽，"则阳无留恋，必脱而死也"。阴液与温病的传变、转归和预后的关系竟如此密切，所以温热学家常说："留得一分津液，便有一分生机。"

三、具体运用

温病救阴，总的来说可分护阴和养阴两大类。护阴是指运用解表、清气、通下、解毒诸法，以祛除温热病邪，达到保津存阴的目的，所以属于间接救阴法；养阴是采用生津养液一类方药，补充已被消耗的阴液，使阴阳恢复平衡，故属直接救阴法。这里所要讨论即是后者。

1.温病伤阴的辨证要点和常见类型

温病伤阴的表现是很复杂的，临床必须抓住其要点，才能执简驭繁，有利于辨证。有人认为，其证候特点，主要是由于机体阴液不足，欲增加水液摄入量，减少水液排出量的自我调节的病理生理反应，以及机体缺乏阴液的充润而出现的"燥"象。前者以症状为主，如口渴喜饮、尿量减少、大便燥结等；后者以皮肤及可视黏膜的体征为主要表现，如皮肤不润、唇齿干燥、舌上少津或生芒刺，甚则形容枯槁、舌体瘦小等。第三是阴液匮乏所致的阳亢和脏腑功能紊乱的症状，如发热、干咳、声嘶、纳差、不寐，严重时可见动风、昏迷，脉象以细数为常见。很值得参考。

还需指出的是，察舌在辨别津液盈亏存亡上尤有重要价值。叶天士说："色绛而舌中心干者，乃心胃火燔，劫烁津液。""舌绛而光亮，胃阴亡也。""其有虽绛而不鲜，干枯而痿者，肾阴涸也。""黄苔不甚厚而滑者，热未伤津……若虽薄而干者，邪虽去而津受伤也。"凡此，都是以舌苔之颜色，特别是舌苔之润燥荣枯作为辨别津液存亡的重要依据，足见其重要性。

温病伤阴程度有轻有重，受损脏腑有浅有深，因此，临床表现亦同中有异，常见的有以下两种类型：

肺胃津伤：大多出现在病程的初、中期。主要临床表现是口干渴饮、鼻燥唇干，干咳声嘶，大便燥结，小溲短少，舌苔薄白而干，或黄燥。一般来说，此种类型伤阴的程度不甚严重，病位较浅，主要是消耗了上、中焦的肺、胃津液。

肝肾阴亏：大多出现在病程的极期和后期。主要临床表现为形体羸瘦，身热夜甚，手足心热甚于手足背，神志昏倦，手足蠕动，舌干绛，甚则舌体枯萎，脉象虚细。一般说来，此种类型伤阴的程度较为严重，病位亦深，主要是伤及下焦肝肾的精血。

此外，心阴受伤，亦不少见。究其原因，除温邪直接损伤和误治者外，后期多因肾阴下亏，水不济火所致。

当然，肺胃津伤和肝肾阴亏，临床可兼而有之，特别是在病情发展过程中，若伤津劫液已及于下焦肝肾，肺胃津液未有不伤者。因此，不能将它们截然分割。

2. 养阴法的分类和适应证

由于温病伤阴的程度和受损脏腑有所不同，因此养阴法的运用，亦应根据病情、病位选择不同的具体方法。

（1）甘寒生津法　主要适用于温病初、中期，邪在上、中焦阶段，肺胃津液受伤之证。常用的药物如沙参、麦冬、生地黄、梨汁等甘寒之品；代表方剂如沙参麦冬汤、五汁饮、益胃汤、雷氏清热保津法和甘寒生津法等。此类方药，清养肺胃之阴，但又不碍胃，从而可获得热减阴复的效果。

（2）咸寒甘润法　当邪热深入下焦，灼伤肝肾真阴时，甘寒濡润已不能胜任，唯咸寒滋填始能收到养阴复液、壮水制火之效。常用药物如玄参、阿胶、地黄、龟甲等；代表方剂为加减复脉汤。若阴虚风动，而见心中憺憺，手足蠕动，甚则瘛疭者，此时邪气已去八九，真阴仅存一二，亟须填补真阴，息风潜阳，方用二甲复脉汤、三甲复脉汤和大、小定风珠之类。其他如黄连阿胶汤为咸寒之中加苦甘，以治真阴欲竭，壮火复炽，而心中烦不得卧的虚实相杂证；雷氏甘咸养阴法治热伤血络，损及肝肾之阴，而见潮热咳血者；青蒿鳖甲汤系咸寒养阴，辛凉透邪之剂，温病后期热伏阴分，需透热外出，入阴搜邪，故宜于此方，临床上治虚热广为应用。

（3）酸甘化阴法　此法与上两法不同，是用酸敛药物，收敛阴气，不使散脱，同样起到保津救阴作用。主要方剂是生脉散，常用于温病特别是暑温津气耗伤之证。由于此法有收敛作用，一般用于邪少虚多之证。其他还有连梅汤，此方为酸甘化阴兼酸苦泄热法，用于暑邪深入厥、少二阴，水亏火旺之证；人参乌梅汤为久痢之后阴液大伤，热病液涸，急以救阴之方；地黄余粮汤治久痢阴伤气陷。疟伤胃阴，不饥不饱，不便，潮热，得食则烦热愈加，津液不复者，则用麦冬麻仁汤酸甘以复胃阴。肝肾之阴久伤，乙癸源竭，则用专翕大生膏，酸甘之药合血肉有情之品，滋填下焦真阴，安其专翕之性。

（4）苦甘合化法　将苦寒药与甘寒之品配合运用，取甘苦之性以化阴气，苦寒又能泻热。但此法中苦寒所占的比重不多，以免苦寒太过反伤阴液，冬地三黄汤为其代表方剂，对热病小便不利，阴伤而夹邪者，确为对证之治。又如加减黄连阿胶汤，取主药黄连之坚阴，阿胶之育阴，合而名汤也，乃甘寒苦寒合化阴气法，热痢内陷伤阴，欲为厥脱者宜之。

以上四者既有区别，又有联系，不能孤立看待，临床可根据症情，相互配合应用。

3. 养阴法的注意点

诚然，养阴法是温病治疗上的重要法则，但亦须掌握其适应证，有的放矢，不可肆意乱投。其应用注意点：

（1）邪正盛衰须权衡，清养主次宜分清　温病初、中期，若邪热旺盛而阴液未伤，或伤而不甚者，治法当以辛凉解表、清泄气热等祛邪为主，不可径投滋阴，以免留邪为患。若邪盛而阴伤较甚者，可祛邪佐以养阴，或祛邪养阴并重；温病后期，伤阴常较严重，出现邪少虚多的局面，此时当以养阴扶正为主。要之，须根据病程的不同阶段，权衡邪正盛衰，斟酌清解邪热和滋养阴液的主次。

（2）湿温黏腻病难解，养阴之法更宜慎　湿为重浊阴邪，热为阳邪，湿热相合，如油入面，其病黏滞难解，这是湿热为患的特征。盖滋阴药多属柔润之品，能助湿壅热，于湿温尚未化燥伤阴之际，殊不相宜。而湿温初起，往往出现午后低热等颇似阴虚之证，若辨识不清，误投柔润阴药，则湿遏热伏，病邪愈难分消。与此同理，温热兼夹痰饮水湿之证，滋阴法亦应审慎应用。

（3）伤阴伤阳常并见，养阴毋忘益其气　温病固然以伤阴为主要矛盾，但阴阳互根，阴虚可以及阳，导致阴阳俱亏，气液两衰，此时不可专持养阴滋液，应于滋阴药中加入益气之品，或益气以养阴，取"阳生阴长"之义。如治暑热损伤气津，化源欲绝，而见多汗喘喝，神倦气馁，脉散大，舌淡红少津，时时欲脱者，用生脉散益气敛阴，挽救厥脱；治阳明热盛，气阴大亏，而见壮热，口渴，大汗，脉浮大而芤，用人参白虎汤清泄邪热，益气生津，以防津伤气脱，此即吴鞠通所谓："脉浮大而芤，几于散矣，阴虚而阳不固也。补阴药有鞭长莫及之虞。唯白虎退邪阳，人参固正阳，使阳能生阴，乃救化源欲绝之妙法也。"此外，三才汤、王氏清暑益气汤、沙参麦冬汤等，均为养阴益气而设。再者，热病后期，特别是恢复阶段，往往余热未净，气阴未复，加之胃气未醒，脾运不良。此时宜于益气养阴，清理余邪，不可纯投滋腻，以免碍胃留邪之弊，竹叶石膏汤之类可以取法。又吴鞠通指出："间有阳气素虚之体质，热病一退，即露旧亏，又不可固执养阴之说，而灭其阳火。"临证投剂，当注意及此。

四、病案举例

例 1：湿温（肠伤寒并发肠出血）治案

患者翁某，男性，22 岁，职工。1949 年 2 月（农历十二月二十八日）初诊。

症状：发热已二十日不解。体温波动于 38 ～ 39.7℃之间，神疲而烦，口渴不欲饮，大便微溏，色老黄如酱，日二三次，纳差，回盲部触之有过敏感，舌苔根部黄浊，前半及尖质红绛且干，脉象弦数，每分钟约 92 次。

血象：白细胞 6400/ 立方毫米，中性 58%，淋巴 40%，单核 2%。伤寒血清反应 1：100。

西医诊断：肠伤寒。

中医辨证：属湿温热迫旁流，气分之热，不从外解，致成里结，营液耗伤，走窜欲泄。

治法：清热解毒，养津保液。

处方：鲜生地 30 克，麦冬 9 克，黄连 5 克，黄芩 9 克，金银花 15 克，黑山栀 12 克，鲜芦根一尺，炙甘草 4.5 克，服一帖。

二诊（农历十二月二十九日凌晨二时）：

患者于夜半十二时许，觉烦躁不安，鼓肠欲便，旋即突然下血，量约 300 ～ 400 毫升，体温骤降至 36.2℃，肢凉，神清而倦怠，懒言，肠鸣幽幽，仍有欲便意，舌苔根部黄浊，前半干绛，脉象细数，每分钟约 105 次。热毒走窜，血脱气虚。治宜益气敛阴，清热止血。急投复脉汤加减。方用：西洋参 9 克，上肉桂 1.2 克，鲜地黄 30 克，元参 12 克，黄连 6 克，麦冬 9 克，银花 16 克，地榆炭 15 克，仙鹤草 30 克，炙甘草 6 克，赤芍 6 克，服一剂。

三诊（农历十二月三十日下午）：

大便出血已止，精神稍佳，体温 38.2℃；舌苔根部黄浊已消，质仍红绛，脉象细数。热毒渐戢，营气耗损未复。再于前方减肉桂，加白薇 9 克，旱莲草 16 克，服两剂。

四诊（农历正月初二下午）：

体温午前 36.6℃，午后 37.6℃，大便三日未行，而无所苦，小便黄赤，舌质光红，脉转缓象，炉烟始息，仍于前方减去赤芍、仙鹤草，加鲜石斛 12 克，淮山药 12 克，服两剂。

五诊（农历正月初五下午）：

两日来，体温已趋正常，稍进米饮，胸颈漐漐汗出，晨间大便一次，色老黄而成形，舌仍光滑，脉象濡弱。仍守养阴益胃法，以善其后，方用：西洋参 4.5 克，麦冬 6 克，淮山药 10 克，生地黄 12 克，茯苓 10 克，川石斛

12 克，陈皮 6 克，炙甘草 4.5 克，生谷芽 15 克，服四剂，继续调理二十余日痊愈。

按：本例为沙门氏菌属伤寒杆菌感染所致的伤寒病并发肠出血。温热家所谓温邪由中道而达外的湿温证，可能即指这种疾病而言，初诊时，正值发病进入第三病周，肠部黏膜脱落，最易引起肠出血阶段。在肠出血后，体温骤降，肢冷神疲，脉象细数。当时治疗，养阴凉血固为主要的法则，而益气救脱，防止心气衰竭，亦为当务之急。故用洋参、麦冬配合少量肉桂之扶阳，取法《伤寒论》炙甘草汤之用桂枝，有其相似的意义。且肉桂温而不燥，更适应于急性热病过程中，特别是湿温阴伤及阳、壮火伤气之证，用之屡奏良效。然本例毕竟是动血之证，仙鹤草、地黄、牡丹皮、赤芍及地榆等凉血止血之药势在必用。加入黄芩、黄连、金银花等以解毒。标本兼顾，得以治愈。而养阴生津法，贯穿于治疗之始终，是值得引起重视的。

例 2：温毒入营（肺炎伴发败血症）治案

患者王某，男性，54 岁，干部，住某医院传染病房，住院后曾以抗菌素治疗不效，第七天邀中医会诊，初诊日期 1978 年 9 月 29 日。

症状：发热，体温 39～41℃，昼轻暮重，高热时伴有憎寒，精神淡漠，气急胸闷，咳痰稠黏，腹胀满，按之微硬，大便已六日未行，腿膝酸疼，入夜更甚，但无红肿。舌质绛，舌根及中部苔黄黑而干，脉象滑数，112 次 / 分。

血象：白细胞 11300/ 立方毫米，中性 82%，淋巴 17%，嗜酸 1%；血培养为金黄色葡萄球菌。

X 线摄片：右肺有炎症灶。

西医诊断：肺炎伴发败血症。

中医辨证：属热毒入营，肺失肃降，胃腑蕴结，津枯邪滞，气营两燔。

治法：养津通腑，清热肃肺。拟增液承气汤加减。

处方：鲜生地 30 克，元参 12 克，麦冬 10 克，制军 10 克，川贝母 6 克，鱼腥草 30 克，银花 20 克，炙甘草 4 克，服二剂。

二诊（10 月 2 日）：经服前方二剂后，昨晚七时许大便一次，微溏，粪色焦黄，腹满顿减，胸闷气急亦轻，晨间体温 38.3℃，舌绛红，根部黄苔未退，脉象滑数，92 次 / 分。再守原法加减。

处方：鲜生地 30 克，元参 10 克，鲜石斛 12 克，银花 20 克，制军 4.5 克，枳壳 6 克，麦冬 10 克，鱼腥草 20 克，生薏苡仁 20 克，甘草 4 克，服二剂。

三诊（10 月 5 日）：两日来大便每日一次，腹部平软，知饥欲食，体温午后尚有 37.5℃，腿膝酸疼明显减轻，舌苔黄糙已退，质红而略润，脉象已转濡缓，热势已戢，营液未复。再于原方减去制军、鱼腥草，加鲜芦根 1

尺、冬瓜仁 12 克，服三剂。

四诊（10 月 8 日）：身热已解，神清寐安，舌质红润，脉象濡缓，再进养津益胃之剂，以善其后。

处方：太子参 15 克，川石斛 12 克，麦冬 10 克，生薏苡仁 15 克，生谷芽 12 克，金银花 12 克，川贝母 6 克，炙甘草 4 克，服五剂。

按：本例经用多种抗菌素和输液等治疗，高热不能控制，神志淡漠，似有昏厥之预兆。审其入院后，六日来大便未行，腹满气急，舌绛而干，苔黄黑，脉滑数，显系热毒鸱张，肺失肃降，腑气蕴结，正是津枯邪滞之证，投以增液承气，加入金银花、鱼腥草之剂。大便通后，热势迅即遏止。由此可见，细菌性感染疾病，应用抗菌素治疗，固为对症，如营液已枯，不救其津，热不得解，不排其毒，邪无去路，其理昭然。古人倡治温以救阴为主的法则，信不我欺。

例 3：烂喉丹痧（猩红热）治案

栗某，女性，23 岁，1973 年 8 月 21 日门诊。

症状：突然头痛，憎寒发热，体温 38.6℃，咽喉焮红肿痛，面部及肢体皮色潮红，舌苔黄糙，舌质红，呈杨梅样，脉象浮数。

血象：白细胞 12500/ 立方毫米，中性 84%，淋巴 16%。

中医辨证：风热外乘，心肺火炽。

治法：辛凉清解。

处方：菊花 9 克，桑叶 9 克，僵蚕 9 克，薄荷 3 克，金银花 13 克，连翘 12 克，板蓝根 15 克，竹叶 9 克，桔梗 4.5 克，甘草 3 克，服二剂。

二诊（8 月 23 日）：畏寒虽罢，身热未解，体温 38.9℃，颈及胸腹等处皮色潮红，红疹满布，压之退色，咽部见有伪膜，周围焮红，舌红绛，尖起刺，脉象滑数。确诊为烂喉丹痧，风毒炽盛，扰及营血，治宜清营凉血。

处方：鲜生地 30 克，丹皮 15 克，赤芍 9 克，元参 9 克，麦冬 9 克，金银花 18 克，板蓝根 15 克，牛蒡子 12 克，鲜芦根 60 克，人中黄 15 克（布包入煎），服三剂。以锡类散吹喉，一月三次。

三诊（8 月 26 日）：身热已轻，体温 37.5℃，咽喉伪膜消退，肤色转淡，痧子隐隐，大小便正常，神疲乏力，舌质虽仍红而略润，脉象滑数，热势减轻，再守原法增减。

处方：鲜生地 20 克，鲜石斛 12 克，丹皮 15 克，赤芍 12 克，板蓝根 15 克，金银花 15 克，元参 12 克，僵蚕 12 克，山楂肉 9 克，牛蒡子 12 克，甘草 3 克，服三剂。

四诊（8 月 29 日）：身热已解，手掌及足底皮肤落屑，自觉倦怠，舌上苔薄，质仍红，脉转和，邪热初却，营液来复，再以增液汤加味。

处方：麦冬 9 克，元参 10 克，生地黄 15 克，北沙参 12 克，丹皮 10 克，赤芍 9 克，鲜石斛 12 克，生谷芽 10 克，炙甘草 4 克，服五剂，无并发症而治愈。

按：烂喉丹痧的临床表现，颇似现代医学的猩红热。丁甘仁先生对本病的治疗积累了丰富的经验，他对初起卫分证主张辛凉清解，使痧透神清，继以滋阴凉血，大忌寒凉阻遏。本例即依照丁师的经验，先以辛凉透解。迨表解疹布始进养阴凉血，佐入解毒之品。并对咽喉局部，吹以锡类散，内外结合，热解疹回，神情清爽，无并发症而痊愈。足见养阴生津法的应用，必须掌握机宜。但余师愚治疫疹，不论起初与否，均主张用大剂石膏，这可能与这种疾病性质不同，因而治法亦各有异趣，故不可一概而论。

例 4：暑温（乙型脑炎）恢复期治案

张某，男性，11 岁，1964 年 7 月 13 日入院。

症状：因发热、头痛、昏迷，经中西医结合治疗，达十余日，神志已清，午后发热 38.5℃，已有半月不解，形体消瘦，语声低微，肢指颤动，握碗捏筷亦感困难，小溲清利，大便燥结，舌质光红少苔，脉象细数。

血象：白细胞 10200/立方毫米，中性 80%，淋巴 19%，嗜酸 1%。脑脊液：外观清晰，细胞数 400/立方毫米，蛋白定性（+），糖 65 毫克%，氯化物 65.8 毫克%。

诊断：乙型脑炎（恢复期）。

中医辨证：暑邪留恋，气营两损，筋失濡养，内风扇动。

治法：育阴益气，清暑息风。仿小定风珠意以进。

处方：生龟板 20 克，大生地黄 15 克，太子参 12 克，麦冬 9 克，青蒿 9 克，钩藤 9 克，忍冬藤 12 克，橘络 3 克，鸡子黄一枚（分二次搅拌冲），服三剂。

二诊：午后身热已轻，但肢指尚有震颤，胸部出现白痦，色如水晶，舌仍光红，脉象细数，于原方去忍冬藤加淮山药 12 克，服五剂。

三诊：身热已清，语言音声稍息，肢指颤动减轻，能坐立，室内行动不需人扶，舌苔薄润，脉象濡缓，再予养阴益气。

处方：太子参 20 克，生地黄 12 克，清炙黄芪 10 克，麦冬 9 克，淮山药 12 克，陈皮 6 克，扁豆花 10 克，怀牛膝 10 克，茯苓 10 克，炙甘草 3 克，再服十剂而出院。

按：本例由于暑邪久羁，壮火食气，气营俱损，邪却正虚，所幸胃纳尚可，故以小定风珠的咸寒养阴法，扶正以祛邪，中途未生变卦，效果较为满意。

（以上四例均为浙江省中医药研究院潘澄濂研究员治验）

中篇 临床病证研究

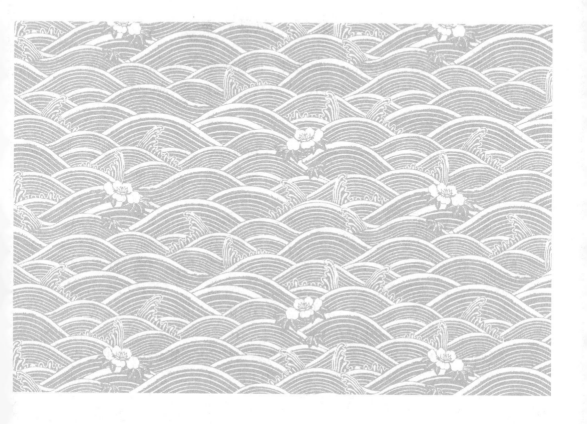

首先，必须要明确温病与温疫的关系。在中医文献中，既有温病之名，又有温疫之名，其实两者密切相关，不可截然分割。多数医家认为，温病义广，包括温疫在内；但也有少数医家认为，温病不具传染性，温疫则具有传染性，两者不可混淆。我们认为，当以前说为是。理由是从温病的病种来看，四时温病中风温、春温、暑温、湿温、冬温等，虽然一般不称其为温疫，但临床实际情况是，这些疾病中也有属于强烈传染性者，如现代医学所称的流行性感冒，因其发病季节不同，按中医诊断，有属于四时温病中风温、春温或冬温者；流行性乙型脑炎，中医学认为可归属于暑温范畴；肠伤寒，中医常称其与湿温病证颇相近似，所以不可以将温疫排除在四时温病之外，而单独作为一个病种。我们的观点是，广义的温病，可分为疫性温病和非疫性温病两大类，前者指具有强烈传染性，能造成广泛流行；后者指不具传染性或传染性较小，一般不引起广泛流行者。基于此，本书未单独列"温疫"一节。至于"温毒"，因其是温病中有肿毒表现的一类病种，包括大头瘟、烂喉痧、痄腮等，因其有特殊性，故本书举要予以讨论。

第六章　四时温病

第一节　风温

风温是感受风热病邪，初起以发热、微恶风寒、咳嗽、口微渴等肺卫见证为其特征的，多发于春季的一种外感热病，属于新感温病的范畴。

一、析源流

风温之病名，首见于汉代张仲景的《伤寒论》。但《伤寒论》第6条所记述的"若发汗已，身灼热者，名风温。风温为病，脉阴阳俱浮，自汗出，身重，多眠睡，鼻息必鼾，语言难出"。实指伏气温病而言，所列数证乃为伏温误治之变证。晋代王叔和师承仲景之意，提出"阳脉浮滑，阴脉濡弱者，更遇于风，变为风温"的论点，亦支持了风温属伏气温病之说。宋代庞安时《伤寒总病论》认为伤寒病虽有中风、风温、温病、暑病、湿病之分，但冬令感寒，寒毒藏于体内是基本的病因，并指出："因气运风热相搏而变，名曰风温。"一个"变"字，说明了风温是由伏温变化而来。至于治疗，朱肱《类证活人书》有风温治在少阴、厥阴，不可发汗之记载，随经所在而取之，方如葳蕤汤、知母干葛汤之辈。首先将风温定为新感温病的当推宋代许叔微，他在《伤寒发微论·论风温证》中指出："大抵温气大行，更感风邪，则有是证。"揭示了本病乃感受时令风温之邪而成。清代以降，叶天士、吴鞠通、陈平伯、柳宝诒诸医家对风温各有专章论述，理法赅备，完善了风温的辨证施治。叶天士指出："风温者，春月受风，其气已温。"吴鞠通曰："风温者，初春阳气始开，厥阴行令，风夹温也。"柳宝诒亦说："当春夏间，感受温风，邪郁于肺，咳嗽发热……皆指此一种暴感风温而言也。"诸家所述，既阐明了风温发病的季节和病因，又指出了风温为新感温病。这与宋以前所说的"风温"，在概念上显有不同。

二、论发病

清代陆子贤《六因条辨·风温辨论》指出："夫风者天之阳气，温者天之热气……冬春久暖，雨泽愆期，风阳化燥，鼓荡寰宇，而人于气交之中，素禀阴亏者，最易凑袭……风与温合，是为风温。"陆氏从发病学角度阐述了风热之邪是风温发生的外因，而平素阴亏又是易致发病的内因。《温热经纬·陈平伯外感温病篇》说："春月风邪用事……故风温之病，多见于此。"指出了本病有明显的季节性。盖春季厥阴风木司令，气候温暖，阳气始开，若其人素体较弱，阴分有亏，或腠理失于致密，卫外不固，不足以抗邪，则易感受风热之邪而为风温。《素问·太阴阳明论》云："伤于风者，上先受之。"吴鞠通说："温病由口鼻而入，自上而下，鼻通于肺。"肺者皮毛之合也，故风温初起，多见肺卫症状，呈现发热恶风，头痛咳嗽，口渴等症。若病邪失于清解，则有两种转归，一是病邪下行阳明气分，顺传于胃，胃属阳明燥土，风温为燥热之邪，燥从金化，热归阳明，表现为阳明无形之热盛，或阳明有形之热结两种类型，此时往往肺热未清而呈肺胃同病；二是风热之邪，既不外解，又不下行，而径逼心包，即叶天士所谓的"逆传心包"。

今人赵绍琴氏认为：逆传含义有二，一指温热邪气由卫分不经气分，而直接传入心包，因心包属营分，不传气而直接传营，病势凶险，故曰逆传；一指温热邪气不由上焦肺顺传于中焦胃，而传上焦心包，直犯心主，蒙蔽神明，故曰逆传。还认为导致逆传心包的原因有：或因病者心阴素亏，心气不足，邪气乘虚而入；或因邪气猖獗；或因治疗失当而引邪入里等，肯定了正虚邪盛是导致"逆传"的重要因素。我们体会，"逆传心包"证是风温证中病势剧变，病情凶险的一种证型，如中毒性肺炎等常可出现此类证情，临床必须予以高度重视，切勿掉以轻心。

三、辨证型

风温的发生发展，其病变主要表现为卫气营血四个阶段，具体则为诸脏腑的病变，如肺、心、肝、肾、胃、大肠等病变。所以风温之辨证，当以卫气营血为纲，脏腑为目，如此则能全面认识其各阶段之病变部位，掌握其辨证要点。

1.邪袭卫分，肺卫同病

风温初起风热之邪外袭于卫，内干于肺，肺卫为病变之中心。《温热经纬·陈平伯外感温病篇》指出："风温为病……或恶风或不恶风，必身热咳嗽烦渴，此风温证之提纲也。"寥寥数语，揭示了风温初起的辨证要点，亦即所谓辨证提纲。究其病理，外则邪郁肌表，卫外功能失职，因而身热、微恶风寒；内则肺气不宣，肃降失司，热灼津伤，而为咳嗽烦渴。陈氏还进一步提出："身热畏风，头痛，咳嗽口渴，脉浮数，舌苔白者，邪在表也。"补充了邪在肺卫舌脉的表现。据此而辨，风温初起之证当不难掌握。但临床上还应与风寒外感、春温等证相鉴别。风寒表证，寒邪外束，卫阳被郁，发热较轻而恶风寒明显，无汗，口多不渴，脉多浮缓或浮紧；而风温表证，发热较甚，微恶风寒或不恶风寒，有汗或少汗，口微渴，脉浮数。风温与春温鉴别要点为：风温初起以表热证为主，病变中心在太阴肺经，咳嗽为必有之证，而春温初起则以里热证为主，病变中心多在阳明胃经，以身灼热、烦渴、溲赤为主要特征。

2.邪入气分，肺胃同病

肺卫之邪不解，可顺传至气分，病变由肺而波及阳明胃经。肺胃两经症状往往同时并见。陈平伯指出："风温证，身热咳嗽，自汗口渴，烦闷脉数，舌苔微黄者，热在肺胃也。"此乃肺胃同病的常见证候，其病理为："温邪之内袭者，肺热则咳嗽汗泄，胃热则口渴烦闷，苔白转黄，风从火化。"由于肺胃同病的病变有所侧重，故有热在太阴为主的肺热咳喘、肺热便秘、肺热下利、肺热发疹等证型；有热居阳明为重的阳明无形热盛，有形热结之分。细而言之，邪入气分，以里热偏盛为特征，邪热壅阻于肺，灼津为痰，以致肺气膹郁，肃降无权，表现为壮热、咳喘、痰多而稠黏、汗出烦渴、舌红苔黄、脉滑数之肺热咳喘证，甚则外感热邪伤于肺络，波及营分，外发红疹，而成肺热发疹证。肺与大肠相表里，病程中每易出现太阴、阳明同病之证，如肺气不降，则腑气不易下行；肺热下移，则胃肠热结不通，肺中邪热亦少外泄之机，故既见痰壅咳喘，又现潮热便秘。肺胃邪热迫注大肠，则肠热下利，肛门灼热，苔黄脉数。至于阳明无形热盛，主要表现为高热、烦躁、大渴大汗，舌苔黄燥，脉洪大或滑数等；阳明有形热结，则以潮热便秘，腹胀痛，舌苔黄燥，甚或焦黄起刺，脉沉实为主要证候，以此为辨。

3.邪陷营分，逆传心包

如前所述，在风温的发展过程中，有顺传逆传之分，但就邪热顺传营分，或逆传心包的症状表现而言，两者均有神昏谵语之神志异常症状。邪气由气分传入营分，可出现心烦躁扰，甚或时有谵语狂躁之症；而逆传心包证，则见神昏谵语或昏睡不语，舌謇肢厥等症。值得注意的是，逆传心包证非独热盛，且有痰浊。其痰浊形成原因有二：或因邪热灼液成痰，而致痰热胶结；或素体痰盛，加之邪热内陷，热与痰合，互为胶结。因此，热入营分与逆传心包的神昏谵语，其病机有所不同，程度亦有轻重之异。热入营分乃心神为邪热所扰，一般无痰浊内阻，故神昏谵语不甚，时或清醒；逆传心包则为邪热内陷，灼液为痰，痰热阻闭包络，蒙蔽心窍，故神昏谵语较重，或昏迷不语。如急性肺炎邪毒过盛，正气不支，可从卫入营，出现邪陷心包的闭证；或出现短暂的卫分证后即见邪陷正虚欲脱的危象。如休克型肺炎每见此类临床表现。营分证中的逆传心包证病情较为凶险，亟须积极救治。

四、议治法

风温的治疗，要推叶天士论述最详。叶氏提出了："首用辛凉清肃上焦，如薄荷、连翘、牛蒡、象贝、桑叶、沙参、栀皮、蒌皮、花粉。若色苍，热胜烦渴，用石膏、竹叶辛寒清散……若日数渐多，邪不得解，芩、连、凉膈亦可用。至热邪逆传膻中，神昏目瞑……诸窍欲闭，其势危急，必用至宝丹或牛黄清心丸。病减后余热，只甘寒清养胃阴足矣。"概述了风温各个病变阶段的治疗法则。后人根据叶氏所论，总结为辛凉清解、辛寒清热、苦寒攻下、清心开窍、甘寒养阴诸法，使本病的治则日趋系统完善。

1. 辛凉清解，透泄为先

风温初起，邪袭肺卫，多为表热之证，叶天士有"在卫汗之可也"之明训，吴鞠通亦确立"治上焦如羽，非轻不举"的治疗大法，故宜辛凉清解，透达疏泄肺卫风热之邪。辛凉清解之法虽属汗法的范畴，但与伤寒辛温解表法迥然有别，其用意非在发汗，而在凉泄透达，疏通腠理，调和营卫，逐邪外出，即使佐以辛温解表之味，也只是微辛而已，取其辛散之意。至于具体方药，叶天士提出："邪尚在肺……初用辛凉轻剂，夹风则加入薄荷、牛蒡之属……透风于热外。"吴鞠通遵《素问·至真要大论》"风淫于内，治以辛凉，佐以苦，以甘缓之，以辛散之；热淫于内，治以咸寒，佐以甘苦"之旨，参以己见，创制了银翘散，后世奉为治疗风温初起的代表方剂。吴氏指出："太阴风温……但热不恶寒而渴者，辛凉平剂银翘散主之。"本方以辛凉为主而微兼辛温，纯然清肃上焦、不犯中下，有轻可去实之能，无开门揖盗之弊。方中银、翘、竹叶、薄荷性凉而质轻，轻清宣透，祛除肺卫之邪热；芥穗、淡豉味辛性温，善散表邪，寓少量辛温于大队清凉药中，取其辛散透邪之力，体现了透泄为先之则。

风温初起，有发汗之禁，吴鞠通指出："温病忌汗，汗之不惟不解，反生他患，盖病在手经，徒伤足太阳无益；病自口鼻吸受而生，徒发其表亦无益也。""太阴温病，不可发汗……汗出过多者，必神昏谵语。"风温为风热之邪所致，风热俱属阳邪，两阳相合，化热最速，最善伤阴，误用辛温发汗，一则益增其热，二则过汗伤阴，而变生他证。且汗为心液，过汗则劫心阴，阴不制阳，心阳独亢，致神乱而无所主。另一方面，风温初起，固然以辛凉清解为主，但又当侧重辛散，若一味重用辛凉，甚或寒凝之品，则恐适得其反，在表之邪不得向外透泄而解，不免有凉遏留寇之弊，故前人有一闻温病之名，即乱投寒凉，反使表邪内闭，其热更甚，于是愈治而病愈重之戒。

2. 辛寒清热，肺胃同治

风温邪入气分，里热已炽，病变由肺及胃，多表现为肺胃同病，治当清泄里热为主。但清气热不可寒滞，宜辛寒清气以透热外达，忌早用苦寒沉降之品，以免遏邪内闭，损伤胃气。故辛寒清气为肺胃同治之大法，并根据热之微甚，病之轻重，分别投剂。陈平伯认为风温热在肺胃，当凉泄里热，以牛蒡子、桑皮、连翘、竹叶清泄肺胃为主。这是治疗气分证中较轻者。若肺胃热炽，而见壮热口渴、舌黄、脉滑数或洪数等，非辛凉重剂白虎汤不足以杀炎威之势。白虎汤之主药石膏、知母，入肺经以清肺热，入胃经而清胃热，于肺胃热盛之证甚为合拍。若脉洪大而芤，汗大出而微喘，为热炽而气阴已伤，可于白虎汤中加人参益气生津。我们经验，对于痰热壅肺，胃热亦盛而见喘咳痰黄，口渴舌黄，脉滑数者，麻杏甘石汤尤有卓效。

此外，陈平伯根据临床经验提出了肺胃同病变证之治法。陈氏指出：风温证，身灼热，口大渴，咳嗽烦闷，谵语如梦语，脉弦数，干呕者，此热灼肺胃，风火内旋；更有甚者，身热痰咳，口渴神迷，手足瘈疭，状若惊痫，治以泄热和阴，清肝息风，庶无风火相扇，走窜包络之虞。药用羚羊、钩藤清肝肺之热以息风，知母、连翘泄肺胃之热而生津。对肠热下利证，陈氏亦阐述甚明："风温证，身热咳嗽，口渴下利，苔黄谵语，胸痞，脉数，此温邪由肺胃下注大肠。""大肠与胃相连属，与肺相表里，温邪内逼，下注大肠则下利。治之者，宜清泄温邪，不必专于治利。"并将热结旁流与肠热下利相互比较，"按《伤寒论》下利谵语者，有燥矢也，宜大承气汤，是实热内结，逼液下趋，必有舌燥苔黄刺及腹满痛证兼见，故可下以逐热。若温邪下利，是风热内迫，虽有谵语一证，仍是无形之热蕴蓄于中，而非实满之邪盘结于内，故用葛根之升提，不任硝、黄之下逐也"。足见辨证之精细。临床上每以葛根芩连汤加减治之。

总之，辛寒清气法主要适用于邪入气分，热在肺胃的里热证。此法在风温中运用机会甚多，况气分病变是本病病机转化的重要关头。若能正确及时运用辛寒之法，清气泄热，往往能使热退邪解，而无内传心营之忧。

3.苦寒攻下，通腑泄热

风温初起有不可下之禁，若肺经邪郁不解，顺传于胃而成阳明腑实，则不可拘此，当用苦寒攻下，以通腑泄热。苦寒攻下法在温病中运用较多，收效甚速。柳宝诒说："胃为五脏六腑之海，位居中土，最善容纳，邪热入胃，则不复他传，故温热病热结胃腑，得攻下而解者，十居六七。"风温病每易出现痰热阻肺，腑有热结而见上喘下闭之证，乃肺与大肠同病。吴鞠通指出："阳明温病，下之不通……喘促不宁，痰涎壅滞，右寸实大，肺气不降者，宣白承气汤主之。"痰热阻肺，自当清肺化痰；腑实热结，又当苦寒攻下，宣白承气汤能宣上通下，泄肺实有助于通大肠，攻热结则有助于降肺气，相辅相成，共奏清肺泻腑之效。此外，凉膈散也能清泄上焦，通腑泄热，于肺热肠实之证，每多取用。

4.辛凉三宝，清心开窍

风温邪入心营，无论顺传抑或逆传，均宜本法治之。叶天士对邪陷心包证，主张用牛黄丸、至宝丹之类以开其闭。吴鞠通出清宫汤送服安宫牛黄丸或紫雪丹、至宝丹，其效更著。若兼有腑实，则用牛黄承气汤清心开窍，通腑泄热兼治。陈平伯说得更为具体："风温证，热渴烦闷，昏愦不知人，不语如尸厥，脉数者，此邪热内蕴，走窜心包络。""逼乱神明，闭塞络脉"，治以泄热通络，清心开窍，用犀角、连翘、焦远志、鲜石菖蒲、麦冬、川贝母、牛黄、至宝之属。证诸临床，如大叶性肺炎出现高热持续不退，烦躁不安，神昏谵语，呼吸急促，痰中带血，舌质红绛，脉象细数等危重证象时，临床每以清热解毒之剂加服安宫牛黄丸或紫雪丹、至宝丹，颇有效果。值得指出的是，邪热内陷心营，治疗不可忽视"透热转气"，当于清心开窍中佐以轻清透泄之品，如银花、连翘、竹叶之属，以冀心营邪热透达气分而解。

今人金国健更提出"清营透卫法"治疗"逆传心包"，认为肺与心包有捷径可通，而"一切病变都是可逆的"，逆传心包之邪不必"透热转气"，而可直接"透热转卫"。运用"清营透卫法"，即清营开窍与解表药合用，清营汤加荆芥、薄荷送服安宫牛黄丸，使逆传心包之邪不经气分而直接透出肺卫而解，取得了满意效果。(《杏林撷英》)此法大胆突破了传统治法，可资临床参考。

5.甘寒濡润，清养肺胃

陈平伯说："风温为燥热之病，燥则伤阴，热则伤津，泄热和阴，又为风温一定之治法也。"然本病应用养阴法，当注意两个问题：一是权衡邪正盛衰，合理投剂。一般说来，病在初、中期阶段（邪在卫气），以邪盛为主要矛盾，津液伤而不甚，故此时当以清泄邪热为主，清热即所以保津。况银翘散、白虎汤中芦根、知母等味，亦有清热生津之妙，不必着意养阴，以防恋邪生变，必要时可酌加凉润之品以固护津液。病至后期或恢复期，邪热大多退舍，而津液耗损的矛盾比较突出，此时当随证投以养阴之剂，以扶正达邪，促使津液回复。二是要辨明阴伤部位，区别用药。就风温病而言，一般以肺胃津伤为主，而肝肾阴亏间亦有之。故临床大多采用甘寒濡润，清养肺胃，如竹叶石膏汤、沙参麦冬汤、益胃汤之类。若阴损及于肝肾，当合用咸寒养阴，如生地黄、玄参、龟甲、阿胶之属。

五、病案举隅

例1：云岫孙某，平素清癯，吸烟弱质，患咳嗽热渴，计半月矣。前医皆以为阴虚肺损，所服之药，非地、味、阿胶，即沙参、款、麦，愈治愈剧，始来求治于丰。按其脉，搏大有力，重取滑数，舌绛苔黄，热渴咳嗽，此明是风温之邪，盘踞肺胃。前方尽是滋腻，益使气机闭塞，致邪不能达解，当畅其肺，清其胃，用辛凉解表法，加芦根、花粉治之。服二剂，胸次略宽，咳亦畅快，气分似获稍开。复诊其脉稍缓，但沉分依然，舌苔化燥而灰，身热如火，口渴不寐，此温邪之势未衰，津液被其所劫也。姑守旧法，减去薄荷，加入石膏、知母。服至第三剂，则肌肤微微汗润，体热退清，舌上津回，脉转缓怠，继以调补，日渐而安。（《时病论·临证治案》）

按：风温邪在肺胃，法当辛凉透邪、清气泄热，前医误投滋腻之品，使气机窒塞，邪热胶固，致愈治愈剧。雷氏改用轻清宣透，佐以甘凉生津，旨在疏瀹气机以利邪热外达，病情始获转机。由此可见，养阴固然是治疗温病的重要方法，但不可滥用，特别是邪在卫气阶段，要着力于祛邪，用药宜轻清透泄为主，滋腻之品，当忌用或慎用。

例2：徐孩，发热六天，汗泄不畅，咳喘气急，喉中痰声漉漉，咬牙嚼齿，时时抽搐，舌苔薄腻而黄，脉滑数不扬，筋纹色紫，已达气关。前医叠进羚羊、石斛、钩藤等，病情加剧。良由无形之风温与有形之痰热，互阻肺胃，肃降之令不行，阳明之热内炽，太阴之温不解，有似痉厥，实非痉厥，即马脾风之重症，徒治厥阴无益也。当此危急之秋，非大将不能去大敌，拟麻杏石甘汤加减，冀挽回于什一。

麻黄—钱　杏仁三钱　甘草—钱　石膏三钱　象贝三钱　天竺黄二钱　郁金—钱　鲜竹叶三十张　竹沥五钱（冲）　活芦根—两（去节）

二诊：昨投麻杏石甘汤加减，发热较轻，咬牙嚼齿抽搐均定，佳兆也。惟咳嗽气逆，喉中尚有痰声，脉滑数，筋纹缩退，口干欲饮，小溲短赤，风温痰热，交阻肺胃，一时未易清彻，仍击鼓再进。

麻黄一钱　杏仁三钱　甘草一钱　石膏三钱　象贝三钱　广郁金一钱　天竺黄二钱　兜铃钱半　冬瓜子三钱　淡竹油五钱（冲）　活芦根二两（去节）

三诊：两进麻杏石膏汤以来，身热减，气急平，嚼齿抽搐亦平。惟咳嗽痰多，口干欲饮，小溲短赤，大便微溏色黄。风温已得外解，痰热已有下行之势，脉仍滑数，余焰留恋。然质小体稚，毋使过之，今宜制小其剂。

净蝉衣八分　川象贝各钱半　金银花三钱　冬桑叶三钱　通草八分　杏仁三钱　炙远志五分　连翘钱半　花粉三钱　兜铃钱半　冬瓜子三钱　活芦根一两（去节）荸荠汁一酒杯（冲）（《丁甘仁医案》）

按：本例病变重心在肺胃，其抽搐、咬牙嚼齿是由气分热盛生风所致，与温邪深入厥阴而出现的痉厥显有区别，故治法当以清化气分痰热为主，若误投滋阴息风之剂，势必药过病所，促其危殆矣。

例3：张，男，三十岁，二月，余杭。身热三日，汗出未解，头痛恶风，咳嗽痰稠，口渴喜饮，脉浮而数，舌苔微黄。时当仲春，厥阴风木行令，风温袭肺，治以辛凉透表。

青连翘二钱半　黑栀三钱　冬桑叶三钱　炒牛蒡子二钱　淡豆豉二钱半　荆芥穗钱半　知母四钱　天花粉三钱　杏仁三钱（杵）　蜜炙前胡二钱　炙橘红钱半

二诊：前方服后，身热已退，头痛恶风亦杳，尚有数声咳嗽，脉微数，苔转白薄，再拟清宣肺气。

杏仁三钱（杵）　炒牛蒡子三钱　桔梗钱半　炒枇杷叶四钱（包）　浙贝三钱炙前胡二钱　知母四钱　生甘草一钱　淡子芩钱半　天花粉三钱　炙橘红钱半（《医林荟萃》）

按：温邪犯肺，肺气失宣，肃降无权，而见发热，恶风，头痛，咳嗽。口渴，脉象浮数等症，治法宗叶天士"在卫汗之可也"之旨，药用辛凉宣透之品，应手取效。

例4：高某，女，54岁。初诊：体温39.4℃。风热上受，病发肺卫。昨起壮热，汗出不畅，咳呛痰黄，胸痛偏右，头痛恶风，烦渴引饮。卫分之症未罢，气分之象已见。舌质红，苔薄白，脉滑数带浮。胸透：两肺下急性炎症。邪热内蕴，肺气失宣。理当宣肺清热为治。

麻黄4.5克　生石膏90克（打、先下）　杏仁9克　清炙草4.5克　连翘12克　黄芩12克　地龙9壳　桔梗9克　知母9克　鲜芦根30克　川贝粉6克　一剂。

二诊：体温37.8℃。热势得退，头痛得解，惟咳不畅，痰浓厚，口微渴，脉浮数，苔薄黄，舌尖边红。治再仿前，清其邪热，泄其肺气，化痰止咳。

鲜沙参9克　炒黄芩6克　川贝母6克　杏仁9克　半夏9克　前胡9克
全瓜蒌12克（打）　苏子9克　桔梗3克　清炙草3克　生姜3片　大枣5只
二剂。

三诊：体温36.9℃，热退体凉，口已不渴，咯痰亦渐得利，脉缓，苔薄
边尖略红。治当祛痰止咳。

水炙麻黄3克　杏仁9克　清炙草3克　炙桑皮9克　桔梗3克　前胡
4.5克　苏子9克　炙款冬9克　川象贝（各）6克　三剂。（《上海老中医经
验选编》）

按：此案风热外受，壮热汗出，咳呛痰黄，烦渴引饮，证属肺胃同病，
投以麻杏石甘汤合白虎汤，而肺胃同治。方中麻黄、杏仁、黄芩、川贝清宣
肺气，化痰止咳；知母、鲜芦根清胃泄热，生津止渴，俾其肺气得宣，胃热
得泄；尤其石膏一味，既清肺热，又泻胃火，更能体现肺胃同治之法，且用
量大至90克，可谓力大效宏。服药一剂，热势得降，见效甚速。继以清热
生津，化痰止咳而善后。

例5：徐姓，男，45岁，住院号58—4947。

初诊：风温上受，肺胃受病，高热旬日，有汗不解，咳嗽气急痰多，口
渴，唇焦热疮，大便一周未行，腹部拒按，神志呆钝，颈项强急，苔糙黄
而厚燥，舌尖色绛而有破碎，脉象弦紧滑数。乃肺经风温痰热，阳明胃腑邪
滞失于宣导，邪热化火，由气传营，神机为之蒙昧。急进清营泄热，导滞解
毒，拟宣白承气加减。

生石膏　知母　生大黄　黄连　银花　黄芩　前胡　牛蒡子　桑叶　桑
白皮　鲜芦根　万氏牛黄清心丸一粒研末先服　一剂

二诊：药后配合甘油灌肠，大便得行，神志较清，热势亦降，脉象弦劲
之象改善，苔黄，舌上津液渐润。腑浊下达，内陷之邪热有外达之机，仍宗
原意出入。

生石膏　知母　黄连　黄芩　银花　连翘　芦根　竹叶　桑皮　益元散
万氏牛黄清心丸一粒

三诊：体温复常，神志亦清，颈项强急已见改善，苔黄化薄，脉象弦
滑。阳明之实邪虽达，太阳之温热未清，仍拟白虎汤合芩连解毒法。

生石膏　知母　黄连　黄芩　银花　连翘　芦根　竹叶　桑皮　益元散
万氏牛黄清心丸一粒。〔王正公.风温热入心包病案讨论[J].上海中医药杂志，
1962（4）：25-26.〕

按：此案为感受风温之邪而致太阴阳明同病。上有痰热交阻，肺失宣

降之咳嗽气急痰多之象，下有阳明热结，腑失通导之腹痛拒按，便秘不行之证，更有邪势由气传营，逼迫心包，蒙蔽清窍之兆，洵为危笃之证！治遵吴氏宣白承气法，投石膏、知母、桑叶、桑皮清化肺金痰热，生大黄通泻阳明热结。宣上通下，肺气得宣，痰热可清；腑气得通，邪热可泄。且有连、芩、银、翘清营解毒，透热转气，牛黄清心开窍安神，解毒泄热。药后热势顿挫，神机得清，病情转危为安，乃得力于通腑泄热。

例6：孙妻。初诊：身热不退，头痛肢酸，神志时清时昧，脘痞太息，鼻塞唇燥，脉弦细数，苔糙黄浮灰，舌尖色绛，此属温邪入营之候，不得宣达，有津伤风动之虑，势欠稳妥，姑拟宣达清泄为治。

犀角　连翘　川贝母　广郁金　鲜菖蒲　豆豉　瓜蒌皮　鲜石斛　山栀
杏仁　清心丸

二诊：温邪不从外达，势必内结。昨进清泄之剂，神志依然时清时昧，鼻塞气粗，耳听欠聪，便下失达，脉细滑数，左手兼弦，苔黄浮灰，舌绛起刺。温邪内结，津液耗损而神明被蒙，证势仍欠稳妥，拟清心达邪之法，应手则吉。

犀角　淡豆豉　山栀　大连翘　玄参　广郁金　菖蒲　川贝　石决明
石斛　玄明粉　至宝丹

三诊：阳明之邪，本当假大肠为去路，昔人是以有釜底抽薪之法。进清心达邪方，神志稍慧，腑气通畅，脘闷口渴，苔灰舌刺，脉细滑数。燥矢虽去，伏热尚盛，津液受劫而神明被扰，险途依然未出，再以清心化热，参保津为治。

犀角　郁金　知母　石膏　山栀　玄参　连翘心　生地　川贝　石决明
鲜石斛　天花粉

四诊：温病以津液为至宝，留得一分津液，方有一分生理。连进清心泄热方，热象徐退，神志渐清，仍或泛恶，脉细滑数，苔黄起刺，舌本色绛，温邪未能尽退，津液受劫，再以清泄，参保津为治。

犀角　竹茹　玄参　鲜石斛　生石决　知母　瓜蒌皮　桑皮　广郁金
天花粉　地骨皮　灯心

五诊：温邪须顾津液，百病胃气为本。前进保津泄热法，苔已退而舌色转红，刺尚未平，精神疲乏，脉来濡细带数，肺胃津渡未克递复，后天生生之机尚未勃发，当易甘平养阴之法，徐图效力。

洋参　生石决　广郁金　鲜石斛　制女贞　玄参　泽泻　茯神　花粉
灯心　谷芽

六诊：肝为风木之脏，高巅之上，惟风可到。昨因哭泣，旋即头痛，体复灼热，神烦妄语，脉弦细数，舌红苔花。津液未复，余邪未清，复得肝郁化火，风阳旋扰，当以清热保津，参入息风为治。

羚羊角　石决明　知母　鲜石斛　连翘心　白蒺藜　天花粉　钩藤　广郁金　茯神　滁菊　竹叶卷心

七诊：火郁则生风，理固然也。前进保津泄热息风之剂，头痛虽未止而幸能间断，口干善饮，精神疲乏，不时烘热，便秘不通，脉细滑数，舌红苔微。证由津液未复，胃热肝阳互相冲扰，当仍以前法为治。

羚羊角　肥知母　鲜石斛　玄参　瓜蒌皮　滁菊　石决明　枳壳　麻仁　广郁金　天花粉　鲜生地

八诊：伏热久逗，津液与水饮皆能炼而为痰，胸膈为清气流行之部，亦属积痰受盛之区。叠进保津泄热之剂，便下溏而色如酱，伏热之邪，当从下达，无如身热不净，至夜尤灼，神情烦躁，胸膈如窒，口干舌红，脉细滑数。肺胃之阴津未克速复，心肝之阳遂亢而无制，阴虚不复则余热难泄，再拟清热保津，标本两顾治之。

羚羊角　西洋参　鲜石斛　鲜生地　地骨皮　肥知母　天花粉　炒蒌皮　川贝母　石决明　制丹参　炒枳壳

九诊：津与液皆属阴，是阴中之阳也，所以充身泽毛，润养百脉者也。前方连服数剂，今诸疴徐退，惟肌肤觉燥，口干欲饮，头痛隐隐，大便少解，脉细数，苔干黄。时邪之后，津液大伤，余热已净，法宜培养后天，仿吴氏增液汤加味为治。

原金斛　鲜生地　京玄参　麦冬　炙鳖甲　肥知母　制女贞　桑皮　麻仁　阿胶珠　谷芽　滁菊

按：本案初诊见舌绛，神志时清时昧，断为温邪入营，用栀豉汤和清营汤加减，并用牛黄清心丸宣达清泄；菖蒲、郁金、川贝涤浊利窍，无如病重药轻，力有不逮。二诊时改用至宝丹加强清热辟秽开窍的作用，并加入玄明粉咸寒通下，釜底抽薪，始得见效。但由于津液受劫，则热不易彻，故迨后数诊均以清热保津为治。后复因情志刺激，余热复炽，肝郁化火生风，故六诊、七诊急用羚羊、石决、蒺藜、钩藤、滁菊等平肝潜阳息风。最后二诊重用养阴生津之洋参、石斛、鳖甲、阿胶、麦冬、玄参、花粉等育阴清热以善其后。纵观全案，温邪深入心营，夹痰动风，症情颇为复杂。但陈氏辨证精细，治法进退有序，用药丝丝入扣，故病得痊愈。（《陈良夫专辑》）

例7：某，大衍余年，阴液始衰，风温病将经月，咳逆反复蝉联。痰黏艰咯，肺气无肃化之权，唇焦齿干，胃液有枯槁之象，纳谷渐减则生机更耗也，大便窒滞是液燥使然也。五六日前一经大汗，真元已从外耗，脉象虽不空乏，重按均无神韵，舌中虽腻边尖光绛，证颇棘手，延防涸脱，虚多邪实，调治极幻。亟宜润燥生津以涤痰，存液执中平妥治之，未卜应否。

西洋参　粉沙参　玄参　旋覆花　天冬　川贝母　麦冬　枇杷叶　浮海石　燕窝根　糯稻根　橘红

按：风温经月，咳逆缠绵，曾经大汗，阴液耗伤，唇焦齿干，胃液已见枯槁，纳谷渐减，生机日形匮乏，证候系虚多实少，病情将内涸外脱。金氏以润燥生津为急，用三参养阴益气，二冬滋润生津，枇杷叶、糯根须清养肺胃，川贝母、浮海石清肺化痰，咳久肺伤，燕窝根颇宜，痰黏气滞，旋覆堪用，方药总以救肺胃之阴，增肺胃之液。证虽棘手，理法可师。(《金子久专辑》)

附：历代医家名论选按

若发汗已，身灼热者，名风温。风温为病，脉阴阳俱浮，自汗出，身重，多眠睡，鼻息必鼾，语言难出。(《伤寒论·辨太阳病脉证并治》)

按：风温之病名，首见于此。但该条所说的风温，多数学者认为是指伏气温病误治后的变证。伏气温病的病理特点是里热炽盛，若误用辛温发汗，无异于火上加油，以致里热益盛，气阴为之耗伤，神机不运，故出现上述种种变证。值得指出的是，后世所称的"风温"，一般是指发于春月的新感温病，与此有别。

大抵温气大行，更感风邪，则有是证。(《伤寒发微论·论风温证》)

按：本论揭示了风温病乃感受时令风温之邪而成，首次将本病列为新感温病的范畴，影响深远。

风温者，春月受风，其气已温。经谓春病在头，治在上焦，肺位最高，邪必先伤。此手太阴气分先病，失治则入手厥阴心包络，血分亦伤。盖足经顺传，如太阳传阳明，人皆知之；肺病失治，逆传心包络，人多不知者。俗医见身热咳喘，不知肺病在上之旨，妄投荆、防、柴、葛，加入枳、朴、杏、苏、菔子、楂、麦、橘皮之属，辄云解肌消食。有见痰喘，便用大黄礞石滚痰丸，大便数行，上热愈结。幼稚谷少胃薄，表里苦辛化燥，胃汁已伤，复用大黄大苦沉降丸药，致脾胃阳和伤极，陡变惊痫，莫救者多矣。

春季温暖，风温极多，温变热最速，若发散风寒、消食，劫伤津液，变证尤速。初起咳嗽喘促，通行用薄荷（汗多不用）、连翘、象贝、牛蒡、花粉、桔梗、沙参、木通、枳壳、橘红，表解热不清，用黄芩、连翘、桑皮、花粉、地骨皮、川贝、知母、山栀……里热不清，朝上凉，晚暮热，即当清

解血分，久则滋清养阴。若热陷神昏，痰升喘促，急用牛黄丸、至宝丹之属。（《温热经纬·叶香岩三时伏气外感篇》）

按： 本论较全面地阐述了风温的发病季节、病变部位、病邪传变及治疗宜忌等。尤其是"肺病失治，逆传心包络""温变热最速"等句，是叶氏独创之论，对临床颇有指导意义。所论治疗次第和具体方药，亦有很高的临床价值。

凡天时晴燥，温风过暖，感其气者即是风温之邪，阳气熏灼，先伤上焦。其为病也，身热汗出，头胀咳嗽，喉痛声浊，治宜辛凉轻剂解之，大忌辛温汗散。（《伤寒指掌·伤寒类症》）

按： 本论对风温的致病因子，病邪入侵部位，初起主要症状和治疗法则等，做了提纲挈领的叙述，语虽不多，但十分明确。至于具体治疗方药，可参下文。

风温吸入，先伤太阴肺分，右寸脉独大，肺气不舒，身痛胸闷，头胀咳嗽，发热口渴，或发痧疹，主治在太阴气分，栀、豉、桑、杏、蒌皮、牛蒡、连翘、薄荷、枯芩、桔梗、桑叶之类，清之解之。痰嗽加贝母，声浊不扬加兜铃，火盛脉洪加石膏，咽痛加射干，饱闷加川郁金、枳壳，干咳喉燥加花粉、蔗浆、梨汁，咽喉锁痛加莱菔汁。（《伤寒指掌·伤寒类症》）

按： "风温吸入，先伤太阴肺分"，与叶天士所说的"温邪上受，首先犯肺"如出一辙。本病初起，吴坤安指出"主治在太阴气分"，所用药物乃轻清宣透之品，与病情颇为合拍；随证加减之药，亦恰到好处，可师可法。

风温者，初春阳气始开，厥阴行令，风夹温也。（《温病条辨·上焦篇》）

按： 本论明确指出了风温的发病季节及致病因素。证诸临床实践，春季是流行性感冒、大叶性肺炎等急性热病的好发季节，按中医辨证求因，多为感受风温之邪所致，可见吴鞠通的见解是颇切临床实际的。

太阴风温，但咳，身不甚热，微渴者，辛凉轻剂桑菊饮主之。
辛凉轻剂桑菊饮方

杏仁二钱　连翘一钱五分　薄荷八分　桑叶二钱五分　菊花一钱　苦梗二钱　甘草八分　苇根二钱

水二杯，煮取一杯，日二服。二三日不解，气粗似喘，燥在气分者，加石膏、知母；舌绛暮热，甚燥，邪初入营，加元参二钱，犀角一钱；在血分者，去薄荷、苇根，加麦冬、细生地、玉竹、丹皮各二钱；肺热甚加黄芩；

渴者加花粉。(《温病条辨·上焦篇》)

按：此是治疗风温初起，病情轻浅者的代表方剂，是宗叶天士"在卫汗之可也""在表初用辛凉轻剂"的治则而制。经反复实践，本方对于温病邪在肺卫，出现轻微发热，咳嗽，口微渴，苔薄白，舌边尖红，脉象浮数等症状者，有良好的效果。

太阴风温……初起恶风寒者，桂枝汤主之；但热不恶寒而渴者，辛凉平剂银翘散主之。

辛凉平剂银翘散方

连翘一两　银花一两　苦桔梗六钱　薄荷六钱　竹叶四钱　生甘草五钱　芥穗四钱　淡豆豉五钱　牛蒡子六钱

上杵为散，每服六钱，鲜苇根汤煎，香气大出，即取服，勿过煎。肺药取轻清，过煎则味厚而入中焦矣。病重者，约二时一服，日三服，夜一服；轻者三时一服，日二服，夜一服；病不解者，作再服。盖肺位最高，药过重，则过病所，少用又有病重药轻之患，故从普济消毒饮时时清扬法。今人亦间有用辛凉法者，多不见效，盖病大药轻之故。一不见效，随改弦易辙，转去转远，即不更张，缓缓延至数日后，必成中下焦证矣。胸膈闷者，加藿香三钱，郁金三钱，护膻中；渴甚者，加花粉；项肿咽痛者，加马勃、元参；衄者，去芥穗、豆豉，加白茅根三钱，侧柏炭三钱，栀子炭三钱；咳者，加杏仁利肺气；二三日病犹在肺，热渐入里，加细生地、麦冬保津液；再不解，或小便短者，加知母、黄芩、栀子之苦寒，与麦、地之甘寒，合化阴气，而治热淫所胜。(《温病条辨·上焦篇》)

按：风温初起邪在肺卫，纵兼寒邪外来，亦不宜桂枝汤之辛温解表，吴氏囿于《伤寒论》之定法，遂遭后世非议。"但热不恶寒而渴"，是邪热渐盛的征象，吴氏立银翘散治之，甚为合拍。是方功善疏散风温，其清热解毒的作用尤胜于桑菊饮，为治疗温病初起而见发热，口渴，咽痛，舌边尖红，苔薄白或薄黄偏干，脉象浮数的名方。"治上焦如羽（非轻不举）"，桑菊、银翘两方，即据此而创制。

太阴温病，脉浮洪，舌黄，渴甚，大汗，面赤，恶热者，辛凉重剂白虎汤主之。

辛凉重剂白虎汤方

生石膏（研）一两　知母五钱　生甘草三钱　白粳米一合

水八杯，煮取三杯，分温三服，病退。减后服；不知，再作服。(《温病条辨·上焦篇》)

按： 综观是证，较之桑菊、银翘方证，热更盛，津已伤，病邪渐由卫及气，故用辛凉重剂之白虎汤清热保津，且石膏又有解肌发表之力，使肺经邪热，得以从外而解。

风温为病，春月与冬季居多。或恶风或不恶风，必身热咳嗽烦渴，此风温证之提纲也。（《温热经纬·陈平伯外感温病篇》）

按： 风温为病，一般发于春冬两季，发于冬令者，习惯上称其为"冬温"。

风温的病变重心是在肺胃。陈氏自注以"肺主卫，又胃为卫之本，是以风温外薄，肺胃内应，风温内袭，肺胃受病"，以及用"风温为燥热之邪，燥令从金化，燥热归阳明，故肺胃为温邪必犯之地"来解释其病理机转，是有一定道理的。

本病初期除恶风身热咳嗽证候外，多兼口渴，且舌边尖偏红，表明热灼津伤的病理现象已露端倪，这与外感风寒有明显的不同。正因为如此，陈氏在自注中强调指出："风温为燥热之病，燥则伤阴，热则伤津，泄热和阴，又为风温病一定之治法也。"善哉斯言！此不独风温为然，一切温病无不皆然也。

风温证，身热畏风，头痛咳嗽，口渴，脉浮数，舌苔白者，邪在表也。当用薄荷、前胡、杏仁、桔梗、桑叶、川贝之属，凉解表邪。（《温热经纬·陈平伯外感温病篇》）

按： 陈氏遵叶天士"在卫汗之可也""在表初用辛凉轻剂"之旨，对于风温初起邪在肺卫者，药以薄荷、桑叶轻清宣透，杏仁、前胡、桔梗宣降肺气，惟川贝一味，长于润肺化痰止咳，阴虚内伤咳嗽多用之，风温初起，不若浙贝为佳。它如牛蒡子、瓜蒌等味，亦可加入。纵观用药，不外乎辛凉解表，清宣肺气，与桑菊饮、银翘散等方大法相同。

风温证，身热咳嗽，自汗口渴，烦闷脉数，舌苔微黄者，热在肺胃也。当用川贝、牛蒡、桑皮、连翘、橘皮、竹叶之属，凉泄里热。（《温热经纬·陈平伯外感温病篇》）

按： 本证与前证比较，虽同有身热、咳嗽、口渴等症，但此则身热而不恶风，舌苔由白转微黄，脉数而无浮象，且有汗泄、烦闷，表明表邪已解，里热渐盛，病变较前已深一层。然较大热、大汗、大渴、脉洪大之白虎汤证，尚轻一筹。所以药用川贝、牛蒡、桑皮、连翘、竹叶之属凉解里热，清宣肺气。唯橘皮性偏温燥，于本证似欠妥帖。若热势较甚，栀、芩、蒌、苇

（芦根）等味，亦可择用，以增强清热护津之效。

风温证，身灼热，口大渴，咳嗽烦闷，谵语如梦语，脉弦数，干呕者，此热灼肺胃，风火内旋。当用羚羊角、川贝、连翘、麦冬、石斛、青蒿、知母、花粉之属，以泄热和阴。（《温热经纬·陈平伯外感温病篇》）

按：王孟英注曰："嗽且闷，麦冬未可即授，嫌其滋也。以为大渴耶，已有知母、花粉足胜其任矣。木火上冲而干呕，则青蒿虽清少阳而嫌乎升矣。宜去此二味，加以栀子、竹茹、枇杷叶则妙矣。"评释可称至当，所易药物亦甚熨帖，足资参考。近人也有主张加石膏以清泄肺胃之热，可备一格。

风温证，身热咳嗽，口渴下利，苔黄谵语，胸痞，脉数，此温邪由肺胃下注大肠。当用黄芩、桔梗、煨葛、豆卷、甘草、橘皮之属，以升泄温邪。（《温热经纬·陈平伯外感温病篇》）

按：所见之证皆是肺胃热盛之候，下利乃是邪热下注于大肠使然。药用葛根、黄芩、甘草，是取葛根黄芩黄连汤之意急以清热止利；桔梗宣肺利气；因兼胸痞，良由热中夹湿，故用豆卷、橘皮以宣化湿邪。

风温证，身热咳嗽，口渴胸痞，头目胀大，面发泡疮者，风毒上壅阳络。当用荆芥、薄荷、连翘、玄参、牛蒡、马勃、青黛、银花之属，以清热散邪。（《温热经纬·陈平伯外感温病篇》）

按：身热咳嗽，口渴胸痞，是邪热壅肺，肺失宣降之候，此乃风温之本证。头目胀大，面发泡疮，是夹温毒之邪上扰清空之地，络气为之壅遏，俗称大头瘟，是本病之兼证。故治疗既要清泄风温，又需兼解温毒，药用荆芥、薄荷、牛蒡子轻清宣透之品以疏散风热，清宣肺气；复加银花、连翘、玄参、马勃、青黛之属，是取普济消毒饮之意，以清热解毒消肿，为治大头瘟而设。然板蓝根、蝉衣、僵蚕、桔梗、生甘草等味，亦可加入，以增强清热散风、解毒消肿之效。

风温证，身大热，口大渴，目赤唇肿，气粗烦躁，舌绛，齿板，痰咳，甚至神昏谵语、下利黄水者，风温热毒，深入阳明营分，最为危候。用犀角、连翘、葛根、玄参、赤芍、丹皮、麦冬、紫草、川贝、人中黄解毒提斑，间有生者。（《温热经纬·陈平伯外感温病篇》）

按：身大热，口大渴，目赤唇肿，气粗烦躁，是气分邪热炽盛之象；痰咳，乃肺中痰热未清，清肃之令未复使然；舌绛、神昏谵语，是邪热入营，神明被扰之据，叶天士说："其热传营，舌色必绛。"可见，绛舌是营分证的主要标志。然气热未清，绛舌必兼黄燥之苔。叶氏又说："齿为肾之余，龈为胃之络，热邪不燥胃津，必耗肾液。"气营热炽而见齿板，显系胃津肾液耗损而不上润于齿所致。至于下利黄水，为肺胃之热，下迫大肠之故。纵观本证，是属气营两燔，热邪充斥三焦之候。若治不及时，最易引起气津两枯而痰热堵塞心窍，出现内闭外脱之危候。故亟须大清气营热毒，兼以清肺化痰，药用犀角（水牛角代，后同）、连翘、丹皮、紫草、赤芍、人中黄清营解毒，玄参、麦冬养阴增液，川贝清化痰热。唯用葛根一味，意在清肠止利，并有透斑之功。

风温证，身热自汗，面赤神迷，身重难转侧，多眠睡，鼻鼾，语难出，脉数者，温邪内逼阳明，精液劫夺，神机不运。用石膏、知母、麦冬、半夏、竹叶、甘草之属泄热救津。（《温热经纬·陈平伯外感温病篇》）

按：风温之邪侵犯气分，胃热灼盛，迫液外泄，故身热自汗；盖阳明之脉荣于面而起于鼻之交频中，邪热怫郁胃经，是以面赤鼻鼾；热邪易伤津液，又善耗气，气阴既伤，则宗筋失濡，神机不运，以致身重难转侧、神迷、多眠睡、语难出。其脉必洪数无力，其舌必红赤而少津，或罩黄燥之苔。药用石膏、知母、竹叶清泄胃热；复加麦冬、甘草补益气阴；配半夏之化痰和胃，以防痰与热闭，又免麦冬滋腻恋邪之弊。纵观用药，实取白虎、竹叶石膏汤之意。王孟英谓："宜加西洋参、百合、竹沥。"西洋参益气生津有殊功，竹沥清化痰热有奇效，可杜痰热内闭之变，两药加之，甚为合拍。

风温证，身热痰咳，口渴神迷，手足瘛疭，状若惊痫，脉弦数者，此热劫津液，金囚木旺。当用羚羊、川贝、青蒿、连翘、知母、麦冬、钩藤之属，以息风清热。（《温热经纬·陈平伯外感温病篇》）

按：身热，口渴，是肺胃热炽，津液受劫之候；痰咳乃肺中痰热未清，肃降之令失司之故；手足瘛疭，状若惊痫，与《伤寒论》所载的风温误治变证"剧则如惊痫，时瘛疭"颇相类似。究其成因，是由热灼津伤，木失涵养，肝风因而扇动，走窜筋脉所致。所谓"热极生风"，殆指此类证候而言。至于神迷，乃热盛神昏使然，与邪陷心包或痰热蒙蔽心窍，而见昏愦不知人，不语如尸厥，病机显有区别，症情轻重亦异。本证因病变重心在于热盛动风，故用羚羊角、钩藤凉肝息风；麦冬增液生津，以涵养肝木；配合连翘、知母清肺胃之热；复加川贝以肃肺化痰。青蒿一味，虽有清泄肝热之功，不若易桑叶为妙。

风温证，热渴烦闷，昏愦不知人，不语如尸厥，脉数者，此热邪内蕴，走窜心包络。当用犀角、连翘、焦远志、鲜石菖蒲、麦冬、川贝、牛黄、至宝之属，泄热通络。（《温热经纬·陈平伯外感温病篇》）

按： 风温证出现身热，口渴，昏愦不知人，不语如尸厥等证，究其病机可有两种转归。其一是温邪逆传心包，即叶天士所说的："温邪上受，首先犯肺，逆传心包。" 这类病人，初起往往有恶寒（或恶风）发热，头痛咳嗽等肺卫证候，但病邪不经气分阶段，迅即出现神昏谵妄、舌蹇肢厥等邪陷心包、神明被扰的证候。其二是气分邪热传入营分。因为心主血属营，故营分证亦可出现神昏谵语等神志异常症状，且身热以夜为甚，斑疹隐隐，舌绛少津而无苔垢，脉来细数。从本条所述证候来看，似属逆传心包证，故治以清热化痰、清心开窍为主，药用水牛角、麦冬、连翘清心泄热，川贝母、远志清化痰热，石菖蒲芳香开窍，复加牛黄丸、至宝丹之类以增强清心开窍之效。

风温分三焦治。葳蕤汤、苇茎汤、银翘散、白虎汤，治上焦药也。黄芩汤，提少阳邪，并肺而祛之，亦上焦也；至宝丹、紫雪、牛黄丸，芳香开窍，心宫药，心肺同属上焦也；凉膈散由上焦至中焦，下药也。舌黄滑厚，痰多，多用象贝母、蒌仁，为贝蒌下肺汤，或葶苈大枣汤，皆肺分下药也。肺热用羚角，入心用犀、地，不应，再加川连，叶氏所云忌下者，不用承气汤耳。若小柴胡汤，张石顽先生云：春天少阳司令，当旺者贵，故可用，予逢夹少阳邪者加柴胡，其头痛由于血虚者，用芎、归无不效。（《张氏温暑医旨》）

按： 本论主张风温分三焦论治，并提出上、中焦病证的常用方药，颇切临床实际。

风温之病，发于当春厥阴风木行令之时，少阴君火初交之际……其证头痛恶风，身热自汗，咳嗽口渴，舌苔微白，脉浮而数者，当用辛凉解表法。倘或舌绛苔黄，神昏谵语，以及手足瘛疭等证之变，皆可仿春温变证之法治之。（《时病论·风温》）

按： 雷氏辛凉解表法，用薄荷、蝉蜕轻透其表；前胡、淡豉宣解其风；佐瓜蒌壳、牛蒡子开其肺气，气分舒畅，则外邪易从表而解。

夫风者天之阳气，温者天之热气……冬春久暖，雨泽愆期，风阳化燥，鼓荡寰宇，而人于气交之中，素禀阴亏者，最易凑袭……风与温合，是为风温。（《六因条辨·风温辨论》）

按：风温的发病，外邪固然是重要因素，但机体的抗邪能力往往起主导作用。阴亏之体，一般虚火偏亢，同气相求，故风温之邪最易凑袭，此不独风温如斯，其他温病莫不皆然。

伤寒初得，宜用热药发其汗，麻黄、桂枝诸汤是也。风温初得，宜用凉药发其汗，薄荷、连翘、蝉蜕诸药是也。至传经已深，阳明热实，无论伤寒、风温，皆宜治以白虎汤。而愚用白虎汤时，恒加薄荷少许，或连翘、蝉退少许，往往服后即可得汗。即但用白虎汤，亦恒有服后即汗者，因方中石膏原有解肌发表之力……斯乃调剂阴阳，听其自汗，非强发其汗也。(《医学衷中参西录·伤寒风温始终皆宜汗解说》)

按：于白虎汤中加薄荷、连翘、蝉蜕之属，增强了宣透之力，与肺胃热盛，表邪未解者，甚为相合。

第二节　春温

春温是春季发生的一种急性热病，临床以发病突然，病情严重，变化多端，病程较长，初起即见发热头痛，口渴溲赤，心烦不安，舌赤苔黄，脉象数疾等里热伤阴或表里同病证候为其主要特征。故前人大多将本病列入伏气温病的范畴。兹分以下几个方面予以讨论。

一、源流探讨

本病导源于《内经》"冬伤于寒，春必温病"。历代医家在《内经》的基础上，对本病的病因病机、临床证候和治疗方法等多有发挥。如晋代王叔和《伤寒例》云："中而即病者，名曰伤寒；不即病者，寒毒藏于肌肤，至春变为温病。"隋代巢元方亦宗其说。宋代朱肱也说："冬伤于寒，伏至夏至以前发为温病，盖因春暖之气而发也。"迨至元代，王安道更明确提出怫热自内而达之于外。上述"伏寒化温"的理论，揭示了春温的发病机理。前此，对本病的病名，未见明确提出。《温热经纬·叶香岩三时伏气外感篇》始有"春温"之名，邵仙根认为："冬受寒邪不即病，至春而伏气发热者，名曰春温。"对其命名解释十分清楚。清代俞根初总结前人的经验，结合自己的实践体会，指出："伏温内发，新寒外束，有实有虚，实邪多发于少阳募原，虚邪多发于少阴血分、阴分。"对本病的发病部位和证候类型，阐述更为精辟，很有指导意义。

至于治疗之法，元代王安道强调以"清里热"为主，这是对包括春温在内的伏气温病治疗学上的重大突破和贡献。清代张石顽受此启示，提出

"黄芩汤为温病之主方"，符合清里热的法则。叶天士赞同张氏之治法，并进一步发挥说："昔贤以黄芩汤为主方，苦寒直清里热，热伏于阴，苦味坚阴，乃正治也。知温邪忌散，不与暴感门同法。若因外邪先受，引动在里伏热，必先辛凉以解新邪，继进苦寒以清里热。"此后，陆子贤《六因条辨》列"春温条辨"诸篇，对本病的证治条分缕析，颇切实用。雷少逸、柳宝诒诸家亦有很多阐发。至此，春温一证，理法大彰，方药俱备，后世有绳墨可循矣。

二、病机阐发

对春温的病因，历代医家有两种不同的看法。

一种是认为"伏气"为患。持这种观点的，以《内经》"冬伤于寒，春必温病"的理论为依据，申言伏寒化热，至春而发的机理。其代表医家除上面所谈到的王叔和、巢元方、朱肱、王安道外，至明清时期，论述则更为深透。如叶天士说："春温一证，由冬令收藏未固，昔人以冬寒内伏，藏于少阴，入春发于少阳，以春木内应肝胆也。"沈金鳌说："冬伤于寒，春必病温，特以冬时寒水主令，少阴气旺，寒虽伤之，未便发泄，至春少阳司令，木旺水亏，不足供其滋溉，所郁之邪，向之乘虚而入者，今则乘虚而发。"柳宝诒也说："冬寒之邪，从皮毛袭入者，由太阳而伏于少阴，至春令温气外达，则为伏温。"近世张锡纯进一步阐发说："寒气之中人也，其重者即时成病，即冬令之伤寒也；其轻者微受寒侵，不能即病，由皮肤内侵，潜伏于三焦脂膜之中，阻塞气化之升降流通，即能暗生内热，迨至内热积而益深，又兼春回阳生，触发其热，或更薄受外感，以激发其热，是以热自内暴发，而成温病，即后世方书所谓伏气成温也。"总观上述诸家观点，认为春温是由冬令感寒，邪伏体内，蕴酿成热，迨春而发，这是一致的。至于病邪何以能潜伏体内？章虚谷解释说："夫人身内脏腑，外营卫，于中十二经十五络，三百六十五孙络，六百五十七穴，细微幽奥，曲折难明，今以一郡一邑之地，匪类伏匿，犹且不能觉察，况人身经穴之渊邃隐微，而邪气如烟之渐熏，水之渐积，故如《内经》论诸痛诸积，皆由初感外邪，伏而不觉，以致渐侵入内所成者也。安可必谓其随感即病而无伏邪者乎？"章氏结合人身微细幽奥的组织结构，形象地分析了病邪所以潜伏于体内的道理，颇有启发。再则对于邪伏部位问题，历代医家看法不一，有认为伏于肌肤者，如王叔和等是；有认为伏于肌骨者，如巢元方等是；有认为伏于少阳募原或三焦，即半表半里之地者，如俞根初、蒋问斋、张锡纯等是；更有认为伏于少阴者，如李东垣、喻嘉言、柳宝诒等是。这方面的内容，已在前面"伏气析义"中做了介绍和讨论，兹不赘言。

伏邪之发病，有因伏邪内溃，郁热自里达外而发者，也有因其他因素而诱发者。张石顽说："盖以冬时伏气，随时令温热之气而发。但所发之因不同，有感非时暴寒而发者，有饥饱劳役而发者，有房室不慎而发者。"说明了诱发因素之多样性。柳宝诒概括伏气发病有两种情况："其发也，有因阳气内动而发者；亦有时邪外感引动而发者。"后者即后世所说的"新感引动伏气"。张锡纯说得更为明确："其症因冬月薄受外感，不至即病，所受之邪伏于募原之间，阻塞脉络，不能宣通，暗生内热，迫至春日阳生，内蕴之热，原有萌动之机，而复薄受外感，与之相触，则陡然而发。"至于诱发之邪属何性质，《时病论》认为"皆来春加感外寒，触动伏气乃发"。何廉臣也指出"因寒邪引动而发"。可见，前人大多认为春温病因为外寒触动内热。但证诸临床，因复感时令温邪而引发者，亦复不少，是寒是热，未可印定眼目，皆要以临床症状作为辨证的依据。

第二种看法是认为本病系新感温病，如汪石山认为：不因冬月伤寒而病温者，此特春温之气，可名曰春温。这里所说的"春温之气"，实指当令之温邪，可能与新感风温混同。近年温病学教材亦大多摒弃伏气学说，认为春温的病因，乃感受温热病毒，即时发病。

如前所述，无论新感抑或伏邪，都是以临床症状为依据，"新感"和"伏邪"，只不过是作为辨证的术语罢了。如果离开了临床症状，就无所谓"新感"和"伏邪"之分了。从春温的病理特点和临床表现来看，前人以"伏邪"或"新感引动伏气"作为说理工具，以区别于其他一般温病，这对指导辨证和治疗，确有一定的意义。因此，我们认为未可轻易摒弃伏气学说，保留并进一步研究它，有其必要。

还须指出，本病的病因虽为冬令感寒，至春而发，但决定邪之感与不感，病之发与不发，必须是内外因联合作用的结果，而内因往往起主导作用，前人对此已有深刻的认识。如柳宝诒指出："惟其冬不藏精而肾气先虚，寒邪乃得而伤之。"陆子贤也说：《内经》'冬伤于寒，春必病温'。又云'冬不藏精，春必病温'。语虽二致，理实一贯，所重在藏精而已矣。盖冬主藏，肾亦主藏，人能体冬之藏阳而藏精，则人不自伤于寒，寒岂遽伤乎人哉……若烦劳多欲之人，阳气疏泄，阴水先亏，时令之邪，易于凑袭，所谓至虚之处，便是容邪之处也……人生一小天地，苟能顺天时而固密，则肾气内充，命门三焦之阳气，足以固腠理而护皮毛，虽当春令升泄之时，而我身之真气，内外弥沦，不随升令之泄而先匮，纵有寒邪，安能内侵。"近贤恽铁樵亦有同样的观点，他认为：冬伤于寒，春必病温，冬不藏精，春必病温，是即明明指出非内部有弱点者，纵有寒亦不伤之意，何以言之？冬者，闭藏之令也，冬不藏精是逆冬气，逆冬气则春无以奉生，故至春当病。以上清楚地阐明了冬时不知摄生致精气耗泄，是导致寒邪内侵，来春病温的根本原因，符合外因是变化的条件，内因是变化的根据，外因通过内因而起作用的辩证法观点，这对预防本病有着重要的意义。

三、辨证要点

春温的辨证，应掌握以下几个要点：

1.基本特征要明确

本病是发于春季的急性热病，有明显的季节性。因其病因病机是伏温内发，故初起即现里热阴伤的证候。蒋问斋云："伏邪者，冬寒伏于募原之间，化热伤阴，表里分传，多为热证。以始得病，溲即浑浊，或黄或赤为据。"盖小便浑浊，或黄或赤，是内热炽盛的重要标志，也是本病初起的辨证要点。其他如发热、口苦而渴、心烦、舌红苔黄、脉数疾等，也是初起的常见症状，这与一般新感温病初起邪在肌表，里热阴伤不甚，显有区别。此外，发病突然，病情严重，变化较多，病程较长，亦是本病的重要临床特点，有助于诊断。

2.病变类型须分清

如前所述，冬寒内伏，有伏于肌肤者，有伏于少阳募原者，有伏于少阴者。因其所伏部位有浅深之不同，所以当其发作之时，症情有轻重虚实之别，从而出现不同的临床类型。俞根初指出："伏温内发，新寒外束，有实有虚，实邪多发于少阳募原，虚邪多发于少阴血分、阴分。"此说提纲挈领，很切实用。兹将本病的常见临床类型及其表现、病理机制，概述如下：

（1）少阳募原证

主要证候：寒热类疟，口苦胁痛，目赤耳聋，胸闷欲呕，舌苔黄白相兼，甚或垢腻，脉多弦数。

病理机制：少阳为半表半里之地，内属三焦和胆，吴又可称募原为"内不在脏腑，外不在经络……去表不远，附近于胃，乃表里之分界，是为半表半里"。邪伏募原，少阳枢机不利，正邪交争于卫气之间，故见寒热往来如疟；少阳之脉布胸走胁循耳，邪客于此，经气失和，故胸闷胁痛耳聋；又少阳经脉内连于胆，胆火上炎，则口苦目赤；胆热犯胃，胃失和降，是以欲呕。舌苔黄白相兼，脉弦数，均为邪在少阳募原之征象。

（2）胃腑实热证

主要证候：可分阳明经证与腑证两种证型。经证的主证为但恶热不恶寒，烦渴，大汗，苔黄少津，脉洪大；腑证的主证为腹满胀痛，大便秘结，苔黄燥起刺，脉滑实。

病理机制：伏邪由少阳外出，治之得法，则邪从表而解；若治不如法，或因循失治，则邪溃阳明，出现胃腑实热之证。若无形邪热壅盛胃腑，则见阳明经证。恶热是热邪炽盛的主要表现；烦渴乃热灼津伤之象；邪热逼津外泄，则大汗；苔黄少津，脉洪大，均是热盛伤津之征。若无形邪热与肠中燥屎相结，则见阳明腑实证，腹满胀痛，大便秘结，是实热阻于肠道，气机壅滞，腑气不通所致；苔黄燥起刺，脉滑实或沉实，为胃腑实热，津液耗伤之候。

（3）热逼营分证

主要证候：神昏谵语，发热夜甚，斑疹隐现，或时时瘛疭，舌绛，脉细数。

病理机制：邪在阳明不解，势必由气及营。叶天士说："心主血属营。"邪入营分，心神受扰，则神昏谵语；营血属阴，热在阴分，故夜热为甚；邪热迫血妄行，故见斑疹；热极生风，是以抽搐痉厥。舌绛，脉细数，是热逼营阴，正虚邪实的主要标志。

（4）邪发少阴证

主要证候：少阴之经脉内属心肾，故伏邪从少阴而外发，可出现两种证型。其一是少阴血分证，初发即见神昏谵妄，手足躁动，抽搐痉厥，斑疹密布，甚或吐衄便血，舌深绛，脉多细数。其二是少阴阴分证，见症面多油光，口干齿燥，神情倦怠，少气烦冤，甚或意识昏沉，手足蠕动，腰痛如折，男子遗精，女子带下，舌干绛，脉细数无力。

病理机制：少阴血分证，其病位主要在于心。盖心主神明，邪犯心包，则神不守舍，以致神昏谵妄；心属火，肝为风木之脏，热盛引动肝风，风火相扇，则见痉厥抽搐；又"心主血属营"，心火亢盛，热灼营血，则见斑疹、吐衄、便血等热盛动血之证。少阴阴分证，为肾之真阴枯涸，出现阴竭阳亢现象，面多油光，乃真阴为亢阳熏烁而外泄；口干齿燥，是阴液耗竭，津不上润之明征；神情倦怠，意识昏沉，少气烦冤，为元神大耗之征象；肝肾同源，肾阴既亏，水不涵木，以致虚风内动，故手足为之蠕动，与热极生风之痉厥抽搐，显有区别；腰为肾之外府，肾阴亏损，外府失养，故腰痛如折；又肾主藏精，阴亏火亢，逼精外泄，则男子遗精，女子带下。少阴血分证与少阴阴分证相较，前者为虚中之实，后者为虚中之虚。

上述各种临床类型，从叶天士卫、气、营、血的辨证理论来看，少阳募原证、胃腑实热证可属气分证；热逼营分证、邪发少阴证则属血分证。至于各型之间的关系，我们体会：如同卫、气、营、血传变规律一样，既可由气入营入血，即少阳募原证可内溃阳明，进而热逼营分，甚则深犯少阴血分；亦可少阴伏邪从少阳外泄，即由营血转出气分而解，且各型相兼为患，恒多见之。因此，对上述分型须活看，未可截然分割。

3. 兼夹他邪宜辨别

春温的主因是伏寒化热，但常因感受或兼夹他邪而引发。值得强调指出的是，春令复感时邪是引发伏邪的最重要原因。诚如张锡纯所说："大凡病温之人，多系内有蕴热，至春阳萌动之时又薄受外感拘束，其热即陡发而成温。"至于外邪的性质，有风寒、有风热。当然，感寒感热，必有临床症状可资辨别。若感寒而诱发者，初起必有头痛、恶寒、少汗或无汗等症；感热而发者，初起虽也有头痛、恶寒等表证，但必汗多、口渴、咽痛，与感寒者迥别。至于兼夹其他病邪，诸如气郁、痰饮、食积、瘀血，以及胎产经带诸宿病，亦当有相应的症状可证，临床宜细辨之。

四、治法述略

1. 治疗原则

柳宝诒对本病的治法有精辟的论述，他说："凡阳气内动，寒邪化热而发之证，外虽微有形寒，而里热炽甚，不恶风寒，骨节烦疼，渴热少汗。用药宜助阴气，以托邪外达，勿任留恋，其为时邪引动而发者，须辨其所夹何邪，或风温，或暴寒，或暑热，当于前法中参入疏解新邪之意。再看其兼夹之邪，轻重如何，轻者可以兼治，重者即当在初起时，着意先撤新邪，俟新邪既解，再治伏邪，方不碍手。此须权其轻重缓急以定其治法，不可预设成见也。"又说："其或邪已化热，则邪热燎原，最易灼伤阴液，阴液一伤，变证蜂起，故治伏温病，当步步顾其阴液。"对伏温兼夹他邪的治疗，雷少逸认为："寒伤于表，表邪得解，即有伏气，亦冀其随解耳。"何廉臣亦指出："治法以伏邪为重，他邪为轻，故略治他邪，而新病即解。""如夹痰、水、食、郁、蓄血等邪属实者，则以夹邪为先，伏邪为后，盖清其夹邪，而伏邪始能透发，透发方能传变，传变乃可解利也。"

总观以上诸家观点，结合我们的临床体会，对本病的治疗原则，可以归纳以下几点：①清里热为主。②如兼新感者，一般应根据先表后里的原则，先解外邪，继清里热，若伏邪重而新感轻者，亦可两者兼治，或专治伏邪，而新感自解。③须时时顾护阴液。

2. 分型论治

本病的分型，已如前述。值得指出，分型的目的，是为了准确合理的施治，换句话说，就是使立法更切病机，用药更合症情，从而提高疗效。针对上述的临床类型，提出常用的治疗方法如下：

少阳募原证，宜和解少阳，宣透募原为主，方用蒿芩清胆汤。叶天士有云："邪留三焦，亦如伤寒中之少阳病也，彼则和解表里之半，此则分消上下之势……因其仍在气分，犹可望其战汗之门户，转疟之机括。"并治以杏、朴、苓等，或如温胆汤，意在宣展气机，通利三焦。俞根初对"膜原温邪，因春寒触动而发者"，立蒿芩清胆汤清泄少阳，宣化痰湿，以利气机升降，使郁伏膜原之邪，得以宣泄，可望其战汗而解。

对胃腑实热证的治疗，应分清经、腑两证，这样才能泾渭分明，治法有别。根据我们的临床经验，伏温溃入阳明，经证者，宜清泄气热为主，佐以宣透，方以新加白虎汤为妙。此方于白虎汤大清气热的基础上，加入薄荷、桑枝、鲜荷叶、鲜竹叶等清透之品，促使邪热外泄，奏效甚捷。若气热灼盛，气阴两伤，而见实中夹虚者，当用白虎加人参汤，一面清泄邪热，一面顾护气阴，或配五汁饮之类以增强甘寒生津之力。腑证亦有轻重不同的情况：若热壅胸膈而兼腑实，症见胸膈烦闷，面赤唇红，腹满便秘，口渴苔黄，脉滑数，较单纯腑实证略轻一筹，宜凉膈散清泄膈热，兼通腑实。若邪热入腑，与肠中燥屎相结，出现阳明腑实证，则权衡燥、实、痞、满、坚的不同程度，选用大承气、小承气、调胃承气诸方以通腑泄热。再者，腑实因循失治，津液被灼，或邪热伤津，无水舟停，此等虚实相兼之证，宜扶正逐邪，或用增液承气汤增水行舟，或取新加黄龙汤补养气阴，兼泻实热。

热逼营分证，以清营泄热为主，清营汤为其代表方剂。但亦须根据病位之重心，症情之主次，用药有所侧重。若邪热侵犯心包，临床以神志异常（如神昏谵语）为主症者，当以清营开窍为主，方用清营汤或清宫汤合安宫牛黄丸、至宝丹、紫雪丹之类。若营分热毒旺盛，临床以斑疹为主症者，则以清营泄热、解毒化斑（疹）为要，方如清营汤重加金银花、连翘，更入牛蒡子、蝉衣，热毒较甚，斑（疹）色较深者，可加大青叶、紫草，甚或选用化斑汤。若热极动风，抽搐痉厥较甚者，法当清营息风，清营汤合羚羊钩藤汤宜之。再则，邪初入营，或营热外达气分，常可出现气营两燔的证候，此时宜气营两清，方用玉女煎去牛膝加玄参，熟地黄易生地黄。还须指出，营分证的治疗应重视"透热转气"，阻遏病邪进一步深入血分，特别是伏气温病，怫热自内达外，用药贵在因势利导，切不可一味寒滞，反使邪不外达而冰伏，宜凉营中佐以清透，导邪外出，病易解也。

少阴血分证，其主要矛盾是邪热入血，逼血妄行。叶天士说："入血就恐耗血动血，直须凉血散血。"犀角地黄汤为其主方。热毒深重而斑疹密布，色鲜红甚则紫黑者，宜大清热毒，壮水制火，于犀角地黄汤中加入大青叶、紫草、茜草、玄参之属。若神昏谵语，躁扰不安较甚者，犀地清络饮用之尤宜，并可佐服牛黄丸、至宝丹、紫雪丹。若痉厥兼作，羚羊角、钩藤、石决明之类亦可加入。少阴阴分证，责在下焦真阴枯涸，邪少虚多，当以咸寒滋填为主，加减复脉汤最为常用，虚风内动者，三甲复脉汤、大定风珠、小定风珠均可择用。

伏温由新感引发者，当辨其新感与伏气孰轻孰重，权衡而治。新感重者，应遵循先表后里的原则，先解表邪，继清里热；伏邪重而新感轻者，当治伏温为主，兼解新邪。新感又有感寒感温之殊，治法自当有别，对伏温由新感寒邪而发者，何廉臣主张用葱豉桔梗汤。何秀山评释说：春温兼寒，初用葱豉桔梗汤，辛凉开表，先解其外寒，最稳。感受温邪而发者，桑菊饮、银翘散随宜用之。张锡纯治伏温初发，外感引动而表邪未解者，设清解汤、凉解汤、寒解汤三方，视病之轻重而选用之，亦可借鉴。又邪伏少阴，阴液暗伤，由新感引发者，当滋阴解表，扶正匡邪，加减葳蕤汤最为贴切。

本病后期或恢复期，常可出现以下几种情况：一是邪留阴分，症见夜热朝凉，热退无汗，治当入阴搜邪，青蒿鳖甲汤主之；二是余热未净，气阴未复，胃失和降，而见倦怠少气，纳谷不振，或得食便呕，舌红少津，脉虚细，宜竹叶石膏汤清泄余热、益气生津，或用麦门冬汤加橘白、谷麦芽甘寒生津、醒胃悦脾。

此外，根据观察，伏温上灼肺金，而见高热、喘咳，甚则咳吐脓血者，临床并不少见。柳宝诒分析其病机说："伏邪在少阴……少阴之系，上连于肺。邪热由肾系而上逆于肺，则见肺病。况温邪化热，火必克金，则肺脏本为温邪所当犯之地。其或热壅于胃，上熏于膈，则热邪由胃而炎及于肺。"此等证，清泄肺胃，解表排脓，尤为吃紧。我们常用银翘散合千金苇茎汤，喘甚者合麻杏石甘汤，而黄芩、鱼腥草、野荞麦根之类均可加入，且疗效显著。

3. 注意问题

鉴于本病系伏热在里，最易化燥伤阴，因此在治疗过程中，一般忌用辛温升散与消导渗利等品。陆子贤强调说："治法总宜辛凉清解，预顾阴液，大忌辛温升散，鼓动风阳。"纵兼有外感风寒，柳宝诒亦主张"止宜辛平之剂"，以防辛温发散而耗伤阴液，热更炽也。叶天士在论治春温证时指出："热乃无形之气，时医多用消滞，攻治有形，胃汁先涸，阴液劫尽者多矣。"告诫不可恣用消导以损耗胃阴，诚为阅历有得之见。但临床亦须通权达变，如兼夹气郁、食积、痰饮等，治法又当视夹邪之轻重多寡，或配以疏肝理气，或佐以消食导滞，或兼以化痰蠲饮，使伏热无所依附，则病邪易透易解，此又不可刻板。圆机活法，存乎人也。

五、病案举隅

例1：周，伏温之邪乘少厥两经而发。前日痉厥，少腹痛，寒热往来，右耳失聪，皆其症也！今日热势虽轻，而腰脊疼痛，足膝酸楚，难于屈伸。其阴经之伏邪，尚未一律外达也。拟方从阳经疏达，俾得热势外发，续图清化。

豆豉　元参　独活　青蒿　香附　丹皮　秦艽　黑山栀　郁金　茅根（《柳宝诒医案》）

按：此系伏气发温之证，邪由少阳外发，溃入厥阴，故见证如此。治当从阴分托邪，从阳经疏达，俟热势外达，再与随经清泄，乃奏全功，可谓深得治疗春温之要旨。

例2：春温过汗变症：城东章某，得春温时病，前医不识，遂谓伤寒，辄用荆、防、羌、独等药，一剂得汗，身热退清，次剂罔灵，复热如火，大渴饮冷，其势如狂。更医治之，谓为火证，竟以三黄解毒为君，不但热势不平，更变神昏瘛疭。急来商治于丰，诊其脉，弦滑有力，视其舌，黄燥无津。丰曰：此春温病也。初起本宜发汗，解其在表之寒，所以热从汗解，惜乎继服原方，过汗遂化为燥，又加苦寒遏其邪热，以致诸变丛生，当从邪入心包、肝风内动治之。急以祛热宣窍法，加羚羊、钩藤。服一剂，瘛疭稍定，神志亦清，惟津液未回，唇舌尚燥，守旧法，除去至宝、菖蒲，加入沙参、鲜地，连尝三剂，诸恙咸安。（《时病论》）

按：春温忌辛温发汗，如因外寒引发，亦只可暂用之，服后汗出热退即可中止，继以清泄里热方为是。前医不察，一误再误，致使里热鸱张，津液被灼，邪入心包，肝风内动，变证蜂起。治用祛热宣窍法配以凉肝息风之品，药中肯綮，故获桴鼓之效。继则清热生津并施，而收全效。

例3：姚令舆室，素患喘嗽，而病春温。医知其本元久亏，投以温补，痉厥神昏，耳聋谵语，面青舌绛，痰喘不眠。皆束手矣！延孟英诊之，脉犹弦滑。曰：证虽危险，生机未绝，遽尔轻弃，毋乃太忍。与犀角、元参、知母、花粉、石膏以清热息风、救阴生液。佐苁蓉、石英、鳖甲、金铃、旋覆花、贝母、竹沥以镇逆，通络蠲痰。三剂而平。继去犀、羚、石膏，加生地黄，服旬日而愈。（《王孟英医案》）

按：素患喘咳，肾元久亏可知，伏邪盘踞少阴，所谓"至虚之处便是容邪之所"。至春阳气升动，发为春温。前医但知其下元亏损，而不究邪伏少阴，妄投温补，致温邪愈加鸱张，逼于营分，陷入厥阴，出现痉厥神昏，耳聋谵语，面青舌绛等症。孟英诊其脉犹弦滑，认定证虽危重，生机未绝，以胃气尚存，犹有挽救之望，遂投清营息风以治其邪；滋阴养液以固其本，复加清肺化痰之品兼顾宿恙，乃获捷效，继以滋养调摄而善其后。

例4：王皱石广令弟，患春温。始则谵语发狂，连服清解大剂，遂昏沉不语，肢冷如冰，目闭不开，遗溺不饮，医皆束手。孟英诊其脉，弦大而缓滑，黄腻之苔满布，秽气宜喷。投承气汤加银花、石斛、黄芩，竹茹、元参、石菖蒲，下胶黑矢甚多。而神志稍清，略进汤饮。次日，去硝、黄，加海蛇、萝菔、黄连、石膏，服二剂而战解肢和，苔退进粥，不劳余力而愈。（《王孟英医案》）

按：伏温溃入阳明，初起即见谵语发狂，神昏瘛厥，苔黄脉滑，加之口中秽气喷人，虽未言腹胀、便秘等症，乃实热结于胃腑无疑，当用下法。但前医投以清解，药不对证，病仍不解。孟英细辨脉证，断为阳明腑实，用承气法清泻胃腑实热，遂下胶黑之矢甚多，如是则里气通达，邪热外泄，得战汗而解。

例5：城东章某，得春温发病，前医不识，遂谓伤寒，辄用荆、防、羌、独等药，一剂得汗，身热退清，次剂罔灵，复热如火，大渴饮冷，其势如狂。更医治之，谓为火证，竟以三黄解毒为君，不但热势不平，更变神昏瘛疭，急来商治于丰。诊其脉，弦滑有力，视其舌，黄燥无津。丰曰："此春温病也，初起本宜发汗，解其表之寒，所以热从汗解。惜乎继服原方，过汗遂化为燥，又加苦寒遏其邪热，以致诸变丛生。当从邪入心包，肝风内动治之。"急以祛热宣窍法，加羚羊角、钩藤，服一剂瘛疭稍定，神志亦清，惟津液未回，唇舌尚燥。守旧法除去至宝、菖蒲，加入沙参、鲜地，连尝三剂，诸恙咸安。（《时病论》）

按：春温除因外寒引发可暂用辛温解表剂外，一般忌用之。是案医者误认伤寒而投辛温发散，服后汗出热退，谅在表之寒邪得以疏解故也。理应继以清泄里热，无如医者再用辛温发散，致里热鸱张，津液被灼，于是乎身热如火，大渴饮冷，其势如狂，内热之甚，概可见矣。此时亟须重剂辛凉佐甘寒（如白虎汤合增液汤之类）以清热保津，始克有济。而医者竟用三黄之苦寒以治，盖苦寒沉降，使邪热阻遏，苦能化燥，阴液益伤，是以神昏瘛疭，舌苔黄燥等变证蜂起。雷氏诊断为邪入心包，肝风内动，用祛热宣窍法配以凉肝息风之品，药中肯綮，故获桴鼓之效。继则清热生津并施，而收全功。

例6：宋男。叶香岩云：疹子为邪热外露之象，见后宜热退神清，方为外解里和；若斑疹出而热势不解，或其色不晶莹者，皆是邪虽外出而气液虚也。孟英谓温邪须顾津液，留得一分津液，便有一分生机。鞠通云：温病之不大便者不外乎津干、热结两端。此皆先贤之明训，而为后人所取法也。初起即壮热口渴，旋见疹点，神烦，舌刺，更衣不行，手指撮揣。本属春温伏邪，充斥气营，津受劫而神被扰，风阳从而暗动，已非浅候。急进气营两清之法，便下稍通，内伏之邪虽得清泄，然身热入夜尤灼，疹点日多，延又旬余，便复秘结，神志时有恍惚，耳欠聪而时鸣，口干纳少，舌本光绛，根苔干糙，顷诊脉来弦数，不甚有力。合参苔脉症因，拙见是春温伏邪尚未尽去，而气液已大受劫损；阳明失于清润，腑气因之秘结，心肝之阳，复化风而上扰清窍。目前证象，有正不能支之虑，勉拟救正为主，化邪为佐，仿吴氏增液汤加味，从标本两顾，以免流弊，未识诸同道以为然否？

细生地　麦冬心辰拌　辰茯神　大连翘　肥知母　火麻仁　粉丹皮　玄参心　西洋参　生石决明　天花粉　玄明粉

另用猪胆汁灌入肛门，以润肠通便。西洋参、枫斗石斛煎汤代茶，随时饮之。（《近代名医学术经验选编·陈良夫专辑》）

按：本例初起即壮热口渴，旋见疹点，神烦舌刺，便秘搪搁，显系伏温内发，充斥气营，进气营两清之剂后，虽便下稍通，无奈伏邪根深蒂固，层出不穷，是以邪热复炽，气津大受劫夺。陈氏权衡邪正之盛衰，揆度矛盾之主次，毅然采用大剂生脉、增液加味，佐以清营泄热，润肠通便。前贤有云："留得一分津液，便有一分生机。"当津液消亡，正不胜邪之际，纵然邪热鸱张，亦不惜倾全力以救行将耗竭之阴。养津保液在温病治疗中的重要性，于此可见一斑。

例7：陈其人，三十六岁，南昌人，住城内。失偶续弦，时当寒冬，房事过度，真阴亏损，又兼冬令严寒，初起症似伤寒，惟热多寒少，常有汗出，汗后而热不稍减，且口渴引饮。两寸脉浮大而数，右寸脉尤洪。脉症合参，断为春温，乃热邪伤阴之候也。因微兼表证，不能骤用纯阴之剂，宜仿仲景麻杏甘石汤主之。苏薄荷一钱二分，叭哒杏仁三钱（去皮尖），生石膏八钱（杵），生甘草一钱，净银花三钱，青连翘三钱。连进二剂，各症均减过半，惟咳嗽热渴，尚未痊愈，易以桑菊饮加减续进。冬桑叶三钱，白菊花二钱，苦杏仁二钱（去皮尖），桔梗钱半，贝母钱半，鲜芦根三钱，淡竹叶钱半，苏薄荷四分，生甘草一钱。接进三剂，未七日而各症逐渐就痊矣。（《全国名医验案类编·火淫病案》）

按：春温系怫热自内达外，故初起即见发热、口渴引饮之内热伤阴之象。邪热既有从气分外透之机，治当因势利导，不可骤用纯阴或苦寒之剂阻遏伏热，且微兼表证，更宜顾及宣透，方效麻杏甘石汤合银翘以清宣气分，泄热解毒，如是则表邪解，里热清，病乃告愈。

附：历代医家名论选按

春温一证，由冬令收藏未固，昔人以冬寒内伏，藏于少阴，入春发于少阳，以春木内应肝胆也。寒邪深伏，已经化热，昔贤以黄芩汤为主方，苦寒直清里热，热伏于阴，苦味坚阴，乃正治也。知温邪忌散，不与暴感门同法。若因外邪先受，引动在里伏热，必先辛凉以解新邪，继进苦寒以清里热。况热乃无形之气，时医多用消滞，攻治有形，胃汁先涸，阴液劫尽者多矣。(《温热经纬·叶香岩三时伏气外感篇》)

按：叶氏在《内经》"冬伤于寒，春必温病"和"藏于精者，春不病温"有关论述的基础上，扼要地阐明了春温的病因病机，并根据张石顽的经验，提出治疗应以黄芩汤为主方，苦寒直清里热，如兼有外邪在表者，必先辛凉以解新邪，继进苦寒以清里热，从而为春温的理法方药奠定了基础。尤其是叶氏认为春温易致阴津亏耗，为后世医家运用养阴透邪之法开了先河。

春温兼寒，初用葱豉桔梗汤，辛凉开表，先解其外感，最稳。若不开表，则表寒何由而解？表寒既解，则伏热始可外溃。热从少阳胆经而出者，多发疹点，新加木贼煎加牛蒡、连翘以透疹；热从阳明胃经而出者，多发斑，新加白虎汤加牛蒡、连翘以透斑。疹斑既透，则里热悉从外达，应即身凉脉静而愈。若犹不愈，则胃肠必有积热，选用诸承气汤，急攻之以存津液，病多速愈，此伏气春温实证之治法也；若春温虚证，伏于少阴血分阴分者，其阴血既伤，肝风易动，切忌妄用柴、葛、荆、防，升发其阳以劫阴，阴虚则内风窜动：上窜脑户，则头摇晕厥；横窜筋脉，则手足瘈疭。如初起热因寒郁而不宣，宜用连翘栀豉汤去蔻末，加鲜葱白、苏薄荷，轻清透发以宣泄之。气宣热透，血虚液燥，继与清燥养营汤加野菰根、鲜茅根，甘凉濡润以肃清之。继则虚多邪少，当以养阴退热为主，如黄连阿胶汤之属，切不可纯用苦寒，重伤正气，此伏气春温虚证之治法也。(《通俗伤寒论·春温伤寒》何秀山按)

按：本论将春温证治分成虚实两端，提纲挈领，很切实用。俞氏创制的葱豉桔梗汤、新加白虎汤等，组方合理，疗效确切，具有较高的临床价值，尤其是新加白虎汤，于白虎汤大清气热的基础上，加入薄荷、桑枝、鲜荷叶、鲜竹叶等清透之品，促使邪热外泄，奏效甚捷。笔者尝以本方治疗大叶性肺炎、流行性乙型脑炎而见肺胃热盛者，每见效验。

春温病有两种：冬受寒邪不即病，至春而伏气发热者，名曰春温；若春令太热，外受时邪而病者，此感而即发之春温也。辨证之法，伏气春温，初起但热不寒而口渴，此自内而发出于外也；感而即发之春温，初起微寒，后则但热不寒，此由肺卫而受也。(《伤寒指掌·类伤寒辨》邵仙根按)

按：由伏寒化温发于春季的伏气温病与感受时令温邪而立即发病的新

感温病，在病因病机与症状上有明显不同。本论对此两者的临床表现予以辨别，言简意赅，颇切实用。

此证大忌发汗，若误与表散，必燥热无汗，闷乱不宁而死。以其邪伏经中，日久皆从火化而发，其热自内达外，必用辛凉以化在表之热，苦寒以泄在里之热。内气一通，自能作汗。（《温疫萃言·春温》）

按： 春温系伏热在里，最易化燥伤阴，因此在治疗过程中忌用辛温发散之品。纵兼有外感，亦须用辛凉解表之剂，但总以清泄里热为本。

春温无汗，虽宜解表，然必兼清里，双解散审其表里之重轻为加减可也。（《医碥·春温》）

按： 春温因新感引动者，虽须解表，但仍当兼顾清里，故以双解散加减。张锡纯特设清解汤、凉解汤、寒解汤三方治疗伏温初发，亦可借鉴。

春温之病，因于冬受微寒，伏于肌肤而不即发，或因冬不藏精，伏于少阴而不即发，皆待来春加感外寒，触动伏气乃发焉。即经所谓"冬伤于寒，春必病温；冬不藏精，春必病温"是也。其初起之证，头身皆痛，寒热无汗，咳嗽口渴，舌苔浮白，脉息举之有余，或弦或紧，寻之或滑或数，此宜辛温解表法为先；倘或舌苔化燥，或黄或焦，是温热已抵于胃，即用凉解里热法；如舌绛齿燥，谵语神昏，是温热深踞阳明营分，即宜清热解毒法，以保其津液也；如有手足瘈疭，脉来弦数，是为热极生风，即宜却热息风法；如或昏愦不知人，不语如尸厥，此邪窜入心包，即宜祛热宣窍法。春温变幻，不一而足，务在临机应变可也。（《时病论·春温》）

按： 本节论述春温的成因、主要证候和治法。伏气温病，有伏邪自发和新感诱发两种情况，本节所论属新感诱发。雷氏对其成因，指出是由于"来春加感外寒，触动伏气乃发"。治法当先解新寒，表寒解则里热利于外达，故用辛温解表法。然此类方药，为权宜之计，宜暂不宜久，表解即当撤去，以防辛温助热。若伏邪抵于阳明，胃热肠燥，则舌苔化燥，或黄或焦，其症必壮热汗出，口渴引饮，或便秘腹满，脉洪数或沉实。治用凉解里热法以清泄胃热；腑实者，雷氏虽未提出具体方药，可参用凉膈散、承气诸方。若邪热深伏营分而见舌绛齿燥，神昏谵语，乃营阴耗伤，热扰心神之候，宜清热解毒法凉营解毒，清热保津。此法实为《温病条辨》清营汤之变方，临证可配合安宫牛黄丸、至宝丹、紫雪丹之类以开窍醒神。若见手足瘈疭，脉弦数，为热极生风之象，用却热息风法以滋水涵木，凉肝息风，与俞氏羚角钩藤汤，法同而方异。若邪陷厥阴心包，以神志昏愦为主症者，则用祛热宣窍

146

法，以清心开窍为急务。然伏邪之发，病深者，犹如抽蕉剥茧，病情变幻无穷，其间治法，贵在随机应变，切忌胶柱鼓瑟。

原其邪之初受，盖以肾气先虚，故邪乃凑之而伏于少阴，逮春时阳气内动，则寒邪化热而出。其发也，有因阳气内动而发者，亦有时邪外感引动而发者。凡阳气内动，寒邪化热而发之证，外虽微有形寒，而里热炽盛，不恶风寒，骨节烦疼，渴热少汗（初起少汗，至阳明即多汗矣）。用药宜助阴气以托邪外达，勿任留恋。其为时邪引动而发者，须辨其所夹何邪，或风温，或暴寒，或暑热，当于前法中参入疏解新邪之意。再看其兼夹之邪轻重如何，轻者可以兼治，重者即当在初起时着意先撤新邪，俟新邪既解，再治伏邪，方不碍手。此须权其轻重缓急，以定其治法，不可预设成见也。寒邪潜伏少阴，寒必伤阳，肾阳既弱，则不能蒸化而鼓动之，每见有温邪初发而肾阳先馁，因之邪热冰伏，欲达不达，辗转之间，邪即内陷，不可挽救，此最难着手之危证。其或邪已化热，则邪热燎原，最易灼伤阴液，阴液一伤，变证蜂起，故治伏气温病，当步步顾其阴液。当初起时，其外达之路，或出三阳，或由肺胃，尚未有定程，其邪仍在少阴界内……愚意不若用黄芩汤加豆豉、元参，为至当不易之法。盖黄芩汤为清泄里热之专剂，加以豆豉为黑豆所造，本入肾经，又蒸罨而成，与伏邪之蒸郁而发相同，且性味和平，无逼汗耗阴之弊，故豆豉为宣发少阴伏邪的对症之药。再加元参以补肾阴，一面泄热，一面透邪。凡温病初起，邪热未离少阴者，其治法不外是矣。（《温热逢源·伏温从少阴初发证治》）

按： 本论既强调外因，而更突出内因正气（肾之精气）对发病的主导作用，从而对邪伏少阴、发于少阳等难题进行了深入的阐述。少阴肾之精气虚馁，寒邪乘虚侵入，所入之邪又借虚而蕴伏立足，少阴肾自成容邪之地。此论较之邪伏肌肤、肌骨、膜原、骨髓诸说，既有理论上的圆满解释，又有临床实践的确实印证，很快被多数医家所接受，并有效地指导着临床诊治。

关于春温的病理特点，其证多险恶，变证迭出，常以少阴为据点，或出三阳，或出肺胃，或陷厥阴，或窜太阴，或结少阴。在治疗上基于伏邪自内而发，故宜泄热以逐邪；邪热内燔，最易伤阴，又当步步顾其阴液；若寒邪内蕴，伤及肾阳，无力托邪外达，则予助阳扶正，是为春温总治则。论伏温初发证治，柳氏推崇黄芩汤加豆豉、玄参。盖黄芩汤为清泄里热专剂，豆豉用以宣发少阴伏邪，玄参能补肾阴，且泄且透，又兼养阴，熔透、清、养于一炉，充分体现了其治疗伏气温病的学术特色。

春温本属水伤木燥之病，风邪外感，木火内焚，必用攘外安内之法。经

邪不解，变证百出矣。(《医学求是·春温案》)

按：春温者，木火先盛于内，正在欲发未发之时，一经春风外袭，风火相因而病，初传三阳，腑中之津已伤，再传三阴，脏中之阴告竭。故立方当以养阴泄卫为主。如治以辛温解散，欲发其邪，势必火亢水涸而成败症。

治法以伏邪为重，他邪为轻，故略治他邪，而新病即解。

如夹痰水、食、郁、蓄血等邪属实者，则以夹邪为先，伏邪为后，盖清其夹邪，而伏邪始能透发，透发方能传变，传变乃可解利。(《重订广温热论·温热总论》)

按：对于伏气兼夹他邪的治法，一般说来，兼新感者，应根据先表后里的原则，先解外邪，继清里热为治，若伏邪重而新感轻者，亦可两者兼治，或专治伏邪，而新感自解。至于夹水、食、郁、蓄血等有形之邪，当以治夹邪为先，伏邪为后，清其夹邪，伏气始能透发，从而为治疗伏气温病创造有利条件。何氏之论，可谓洞中肯綮，堪称阅历有得之见。

治法总宜辛凉清解，预顾阴液，大忌辛温升散，鼓动风阳。(《六因条辨·春温辨论》)

按：本论为治疗温病之真诠，不仅春温如是，其他温病莫不皆然。

(春温)其症因冬月薄受外感，不至即病，所受之邪伏于募原之间，阻塞脉络，不能宣通，暗生内热，迨至春日阳生，内蕴之热原有萌动之机，而复薄受外感，与之相触，则陡然而发。(《医学衷中参西录·医方》)

按：近代医家张锡纯对春温的病因病机，也宗《内经》"冬伤于寒，春必温病"之旨，赞同伏寒化温，怫热自内达外的病因观。

治之之法，有清一代名医多有谓此证不宜发汗者。然仍宜即脉证之现象而详为区别。若其脉象虽有实热，而仍在浮分，且头疼，舌苔犹白者，仍当投以汗解之剂。然宜以辛凉发汗，若薄荷叶、连翘、蝉蜕诸药，且更以清热之药佐之。若拙拟之清解汤、凉解汤、寒解汤三方，斟酌病之轻重，皆可选用也。此乃先有伏气又薄受外感之温病也。

若其病初得即表里壮热，脉象洪实，其舌苔或白而欲黄者，宜投以白虎汤，再加宣散之品若连翘、茅根诸药。如此治法，非取汗解，然恒服药后竟自汗而解，即或服药后不见汗，其病亦解。因大队寒凉之品与清轻宣散之品相并，自能排逐内蕴之热，息息自腠理达于皮毛以透出也(此乃伏气暴发，自内达外之温病，春夏之交多有之)。盖此等证皆以先有伏气，至春深萌动欲发，而又或因暴怒，或因劳心劳力过度，或因作苦于烈日之中，或因酣眠于暖室内，是以一发表里即壮热。治之者，只可宣散清解，而不宜发汗也。此冬伤于寒，春必温病之大略治法也。

又有因伏气所化之热先伏藏于三焦脂膜之中，迨至感春阳萌动而触发，其发动之后，恒因冬不藏精者其肾脏虚损，伏气乘虚而窜入少阴。其为病状，精神短少，喜偃卧，昏昏似睡，舌皮干，毫无苔，小便短赤，其热郁于中而肌肤却无甚热。其在冬令，为少阴伤寒，即少阴证，初得宜治以黄连阿胶汤者也。在春令，即为少阴温病。而愚治此证，恒用白虎加人参汤，以生地黄代知母，生怀山药代粳米，更先用鲜白茅根三两煎汤以之代水煎药，将药煎一大剂，取汤一大碗，分三次温饮下，每饮一次调入生鸡子黄一枚。初饮一次后，其脉当见大，或变为洪大；饮至三次后，其脉又复和平，而病即愈矣。此即冬不藏精春必温病者之大略治法也。（《医学衷中参西录·第五期第五卷》）

按： 张氏治疗温病经验丰富，他将春温分为新感触动伏气、冬伤于寒春必温病、冬不藏精春必病温三大类型区别施治，所立治法和方药匠心独运，尤其是清解汤、凉解汤、寒解汤三方，权衡邪热之轻重分别投剂，实践证明疗效卓著，足可师法。

第三节　暑温

暑温是新感暑邪引起的温病。发病急骤，初起即见气分证候；传变迅速，动辄伤津耗液，入营犯血。

一、析源流

暑温一名首见于《温病条辨·上焦篇》："温病者，有风温、有温热、有温疫、有温毒、有暑温、有湿温、有秋燥、有冬温、有温疟。""暑温者，正夏之时，暑病之偏于热者也。"前此无暑温病名，凡夏月感受暑邪，多称暑病。

秦汉时期对暑邪伤人早有认识。《素问·生气通天论》《素问·刺志论》分别有"因于暑，汗，烦则喘渴，静则多言"及"气虚身热，得之伤暑"的记述，一言其实，一言其虚，意味着暑邪为病的二重性。至于《素问·热论》"凡病伤寒而成温者，先夏至日者为病温，后夏至日者为病暑"的经文，则是指伏寒化热之发于暑季者。柳宝诒释此经文"据此则春之温，夏之暑，均是伏气所发而为病也。惟春时另有风温之邪，暴感而病，与伏气所发者，名同而实异。夏时亦有暑热之邪暴感而病，与伏气所发者亦异。"伏寒化热发于暑月之伏气温病与本文讨论的新感暑温无涉，不可不明。张仲景论暑发挥了《素问》的理论。《金匮要略·痉湿暍病脉证第二》载述："太阳中热者，暍是也，汗出恶寒，身热而渴，白虎加人参汤主之。""太阳中暍，发热恶寒，身重而疼痛，其脉弦细芤迟，小便已洒洒然毛耸，手足逆冷，小有劳身即热，口开前板齿燥，若发汗则其恶寒甚，加温针则发热甚，数下之则淋甚。""太阳中暍，身热疼重，而脉微弱，此以夏月伤冷水，水行皮中所致也，一物瓜蒂汤主之。"暍即暑，仲景论暍病虽仅三条，但把暑月常见病证的病因病机（暑热、暑湿、气虚）完全概括了起来，寓意深刻，对后世有一定影响。

宋元之际，随着医疗实践的不断积累，对暑病的认识亦逐渐加深。朱肱《类证活人书》以酒蒸黄连丸治暑病口渴不已，对仲景辛寒清暑法有所补充。刘河间治暑重在祛邪，通用白虎汤彻表里之热，夹湿者进桂苓甘露饮分消暑湿，深得要领。李东垣遥承经义，发皇仲景，综合各家，论述暑病，颇有见地。《此事难知·伤暑有二》谓："动而伤暑，心火大盛，肺气全亏，故身热脉洪大。动而火胜者，热伤气也，白虎加人参汤主之；辛苦之人多得之，不可不知也。静而伤暑，火乘金位，肺气出表，故恶寒脉沉疾。静而湿胜者，身体重也，白虎加苍术汤主之；安乐之人多受之，不可不知也。"《脾胃论》本"壮火食气"经旨，制清暑益气汤治暑伤元气，更有精义。李氏从暑热、暑湿、暑伤气阴角度立白虎加参、白虎加苍术、清暑益气汤等法，补充和发展了治暑方法。

在此时期，医家还围绕着阴暑、阳暑问题展开了讨论。洁古认为，静而得之为中暑，动而得之为中热。中暑者阴证，中热者阳证。东垣认为，避暑热于深堂大厦得之者，名曰中暑，其病必头痛恶寒，身形拘急，肢节疼痛而烦心，肌肤大热无汗，为房室之阴寒所遏，使周身阳气不得伸越，大顺散主之；若行人或农夫于日中劳役得之者，名曰中热，其病必苦头痛，发躁热恶热，扪之肌肤大热，必大渴引饮，汗大泄，无气以动，乃为天热外伤肺气，苍术白虎汤主之。此后医家咸多宗之，于是阴暑之名大行。其利在于临证之际，不致泛投寒凉治夏月之病，然其弊亦不少，许多崇温补者，动辄以姜附辈治暑病，致变证蜂起。王安道目击心伤，起而辨之："暑热者，夏之令也，火行于天地之间，人或劳动或饥饿，元气亏乏，不足以御天令亢热，于是受伤而为病，名曰中暑，亦名曰中热，其实一也。今乃以动静所得分之何哉？夫中暑热者，固多在劳役之人，劳役则虚，虚则邪入，邪入则病。不虚则天令虽亢，亦无由以伤。彼避暑于深堂大厦，得头疼恶寒等证者，盖伤寒之类耳，不可以中暑名之。其所以烦心与肌肤火热者，非暑邪也，身中阳气受阴寒所遏而作也。既非暑邪，其可以中暑名乎？"识见精当，概念明确。尽管安道苦口婆心，但由于洁古之学影响深远，至明清信奉阴暑说者仍大有人在。于是，王孟英再起驳之：暑为日气，其字从日，曰炎暑，曰酷暑，皆指烈日之气而言也，流金铄石，纯阳无阴，世之强分动得静得为阴阳，最属无理。夫动静惟人，岂能使天上之暑气随人而别乎？彼所谓阴者，即夏月之伤于寒湿者耳。设云暑有阴阳，则寒亦有阴阳矣。我们认为，六淫伤人，虽有一定的季节性，但如寒、湿等邪四季皆能伤人，不能因其暑天感寒谓之阴暑，以免混淆暑的真正概念。

迨至明清，对暑病的认识进入了新的阶段。王纶《明医杂著》谓治暑之法，清心利小便最好，为暑邪夹湿提出了总的治则，对后世也有很大的启发。再如治暑热伤气，王纶对东垣法进行了变革，尝谓："行人或农夫于日中劳役得之者，是动而得之，阳证也。其病必苦头痛，发躁热恶热，扪之肌肤大热，必大渴引饮，汗泄，无气以动，乃天热外伤元气也。宜清暑益气，用香薷、黄连、扁豆、人参、黄芪、五味、知母、石膏之类。"王孟英清暑益气法殆滥觞于此。明末张凤逵有感于"伤暑一症，药书只列小款中，世皆忽之，一遇是证，率目为伤寒，以发散等剂投之，间加衣被取汗，甚灸以致伤生者，累累不悟"，乃搜罗群书，著《伤暑全书》，二万余言，分为上下两卷：上卷首辨春夏秋冬暑温寒凉四证病原，天时地气，辨寒暑证各异及暑证、暑厥、暑风、暑疡、暑瘵、绞肠痧、时疫、寒疫、脉理、运气；下卷列治暑诸方及古今名医论暑精义，如张仲景、孙思邈、刘河间、李东垣、朱丹溪、方古庵、王节斋、陶节庵、虞花溪、李文清、王宇泰等，采录无遗，后附名贤治暑验案，有论有法，列方列治，为较早的暑病专著。周禹载《温热暑疫全书》多宗张说，尝谓：张凤逵《伤暑全书》申明理蕴，精确不磨，虽有小疵，不掩大德，诚可振聩于千古者也。叶霖亦称：暑证之阶，舍此奚复他求乎？足见其价值之大。吴鞠通认真总结前人经验，深入临床观察，结合实践心得，创造性地发现暑温之病，并阐明其脉、因、证、治规律，为暑温诊治作出了重大贡献。

二、阐病理

暑温因暑邪发病。暑为外邪，由外而入，虚者受病，自不待言，李东垣说：暑热夏之令也，人或劳倦或饥饿，元气亏乏，不足以御天令亢热，于是受而为病。但体实亦多为患，张凤逵对此颇有见解，于《伤暑全书·辨寒暑证各异》指出："暑则虚实并中，而实更剧。盖气血强盛之人，内已有伏火，加之外火炎炎相合，故焦灼为甚……暑则不问膏粱藜藿，而咸能胜之侮之，虽广厦累冰，蕙质生粟，轻罗纨绮，冷冷玉树，一犯其烈陷，讵能却之乎？"暑温发病后，在病变过程中有它的病理特性，明确这些病理并认识其所以然，无疑是十分重要的。

1. 热盛势急

发热是暑温的主症，且热型稽留，热势高盛，不恶寒而恶热。这是暑邪致病的特点。《素问·五运行大论》"其在天为热，在地为火……其性为暑"的经文，指明了暑的火热特性，诚如王孟英所谓"暑为日气，其字从日，曰炎暑、曰酷暑，皆指烈日之气而言也。"盖阳明为多气多血之经，两阳合明，谓之阳明，暑热外感，易客阳明，同气相求也，柯韵伯谓阳明为成温之薮，指出了温邪客犯阳明的特性，故暑邪多径入阳明气分。纵有卫分见症，但为时极为短暂。暑入阳明，两阳相合，正盛邪实，热炽火盛，故见高热，经所谓"阳胜则热"，叶天士认为夏暑发自阳明，高度概括了暑温的病理特征。

头痛亦是暑温的常见症状。究其理，显由暑邪炎上之故。头为诸阳之会，暑邪内炽，炎热冲逆，凌犯清空，头痛作矣。《济生续方》说："夫头者，诸阳之所聚。诸阴脉皆至颈而还，独诸阳脉皆上至头耳，则知头面皆属阳部也。且平居之人，阳顺于上而不逆，则无头痛之患。阳逆于上而不顺，冲壅于头，故头痛也。"病机昭然。

暑热之性，燔灼焚焰，升腾横逆，传化甚速。气分之邪莫制，动辄入心营，扰神明，出现昏迷谵语、狂越躁烦等，所以有"暑易入心"的提出。严用和《济生方》说："暑者，在天为热，在地为火，在人脏为心，是以暑气伤心。"陈士铎从胃火角度阐明暑热神昏，《辨证录·暑症门》说："中暑热极发狂，登高而呼，弃衣而走，见水而投，人以为暑毒之侵，谁知胃火之相助乎……胃乃多气多血之腑，火不发则已，发则其酷烈之威每不可当……心又安禁二火之相逼乎？势必下堂而走，心君一出，而神无所依，于是随火炽而飞越。"剖析精详，具有临床指导意义。

2. 阴伤气损

津液在温病过程中具有非常重要的作用。温热家有"留得一分津液，便有一分生机"的名论。暑温病中伤津耗液特别严重。盖暑温之邪性极火热，《易》谓燥万物者莫熯于火，故暑盛而阴伤，阴伤而火越盛，互为因果，恶性循环，使人身津液大量耗损。

暑温伤阴的另一个原因是大量汗出。暑热内逼，迫液外泄，阳加于阴，汗出濈濈。王肯堂谓：汗者津之泄也，津与气同类，气之所至，津即有之，以故知《内经》之言心为汗者大矣哉！盖心是主阳之脏，阳乃火也，气也，故五脏六腑表里之阳，皆心主之，以行其变化，是故津者随其阳之所在之处而生，亦随其火扰之处泄出为汗。汗出过多，或大汗不止，进而导致亡阴，陈士铎说："中暑热症，自必多汗，今有大汗如雨，一出而不能止者，人以为发汗亡阳必死之症也，谁知是发汗亡阴之死症乎？"

口渴一症是暑温伤阴的重要表现。口渴的轻重甚至可以反映伤阴的程度。暑热伤阴，津液受灼，自必求救于水。张子和《儒门事亲》说：五行之中，惟火能焚物，六气之中，惟火能消物，故火之为用，燔木则消而为炭，焚土则消而为伏龙肝，烁金则消而为汁，煅石则消而为灰，煮水则消而为渴，故泽中之潦，涸于炎晖，鼎中之水，干于壮火。

暑温不仅容易津伤液耗，而且气虚的现象亦很突出。《素问·阴阳应象大论》说："壮火之气衰，少火之气壮，壮火食气，气食少火，壮火散气，少火生气。"正常的火热能温养元气，是元气必不可少的，然火热过旺，则能戕伤元气，如水能浮舟，亦能覆舟。暑热之邪犯人，与人身元气势不两立，一胜则一负，气虚而见神疲乏力，萎靡不振等。另外，由于大量出汗，亦使部分元气从外而泄。《素问·举痛论》说："炅则腠理开，荣卫通，汗大泄，故气泄矣。"如果仅注意暑温伤阴的一面，忽视其耗气的一面，用药一味甘寒，就很容易使元气越虚。这一特殊的病理现象，给治疗增加了一定的复杂性，务必有充分的认识。

3. 风生血动

暑温病中极易出现内风窜动现象，如颈项强急，角弓反张，四肢抽搐，牙关紧闭等。张凤逵《伤暑全书·暑风》说："忽然手足抽挛，厉声呻吟，角弓反张，如中恶状，为暑风。"显然对暑温动风早有认识。暑热燔灼津液阴血，肝脏失养，筋脉失濡，遂致内风骤起，所谓热极而生风。夫热愈盛则风愈动，风愈动则热愈炽，风乘火势，火借风威，风火相扇，狼狈为奸，其病危笃可知。经言："诸风掉眩，皆属于肝"；"诸暴强直，皆属于风。"《临证指南医案·肝风》说："肝为风木之脏，因有相火内寄，体阴用阳，其性刚，主动主升，全赖肾水以涵之，血液以濡之，肺金清肃下降之令以平之，中宫敦阜之土气以培之，则刚劲之质得为柔和之体，遂其条达畅茂之性，何病之有；倘精液有亏，肝阴不足，血燥生热，热则风阳上升，窍络阻塞，头目不清，眩晕跌仆，甚则瘛疭痉厥矣。"暑热入于厥阴，一旦动风，进而则火扰神明。叶霖对此颇有见地，他说："暑邪由口鼻吸入，直逼血络，鼓动内风，风火盘旋，势不可遏……奔窜无常，故为痉为厥也。盖手少阳三焦相火与手厥阴包络相通，暑热之邪内袭，招引相火，火动风生，则肝木失养，故筋挛脉急，风扇火炽，则包络受邪，故神志昏迷，身中之气，随风火上炎，而有升无降，常度尽失矣。"

暑温除容易生风外，还很容易动血，出现骤然咯血、衄血。《伤暑全书·暑瘵》指出："盛暑之月，火能灼金，若不禁辛酒，脾火暴甚，有劳热燥扰，而火动于心肺者，令人咳嗽气喘，骤吐血衄血，头目不清，胸膈烦渴不宁，即童稚老夫，间一病此，昧者以为劳瘵，不知火在血上，非真阴亏损而虚劳者等也。"阐明了暑温动血的病理，并点明其"非真阴亏损而虚劳者等也"，识见精当，释理明了。严用和《济生方》说："夫血之妄行也，未有不因热之所发，盖血得热则淖溢，血气俱热，血随气上，乃吐衄也。"暑热之邪上犯心肺，火热迫其脉络之血妄行，李梴称"暑毒攻心"所致。陈士铎则从肾中相火角度出发，提出暑病动血病理，亦足资参悟。《辨证录·暑症门》说："中暑热，吐血倾盆，纯是紫黑之色，气喘作胀，不能卧倒，口渴饮水，又复不快，人以为暑热之极而动血也，谁知是肾热之极而呕血乎……夫肾中之火龙雷之火也。龙雷原伏于地，夏月则地下甚寒，龙雷不能下藏而多上泄，其怒气所激，而成霹雳之猛，火光烛天，大雨如注，往往然也。人身亦有龙雷之火下伏于肾，其气每与天之龙雷相应。暑气者，亦天之龙雷之火也。暑热之极，而龙雷乃从地出，非同气相引之明验乎？人身龙雷之火不动，则暑气不能相引。苟肾水原亏，肾火先跃跃欲动，一遇天之龙火，同气相感，安得不勃然振兴哉？既已勃然振兴而两火相激，其势更烈，乃直冲而上，夹胃中所有之血而大吐矣。"暑火内扰，或动肺金而咯血，或动胃土而吐血，要皆不外"暑"字。

4. 夹湿夹浊

暑之所成，不少医家认为当是火热夹湿使然，故有"暑必夹湿"之说，并盛行了一好时期。《和剂局方》萃集医家验方，于暑病一门独详。用小半夏加茯苓汤，不治其暑，崇治其湿，又以半夏、茯苓少加甘草名消暑丸，可见消暑在消其湿。他如香薷饮、缩脾饮、大顺散、六和汤、来复丹、解暑三白散、枇杷叶散等，一从"湿"字着眼，对后世影响颇大。喻嘉言崇尚其说，称其"名正而言顺"。喻氏指出：暑病，不兼治其湿者，医之过也，热蒸其湿是为暑，无湿则但为干热而已，非暑也。故肥人湿多，即病暑者多；瘦人火多，即病热者多。叶天士受喻氏影响较大，对暑之认识，亦赞同此说，于《三时伏气外感篇》说："长夏湿令，暑必夹湿，暑伤气分，湿亦伤气……暑邪必夹湿，状如外感风寒。"吴鞠通继承了叶氏观点，明确指出："温者热之渐，热者温之极也。温盛为热，木生火也，热极湿动，火生土也，上热下湿，人居其中而暑成矣。若纯热不兼湿者，仍归前条温热例，不得混入暑也。"自此，则暑温必夹湿为病，似乎已成定论。唯王孟英能独辟鸿蒙，揭日月于中天，于《温热经纬·叶香岩三时伏气外感篇》中就"暑邪必夹湿"指出："暑令湿盛，必多兼感，故曰夹，犹之寒邪夹食、湿证兼风，俱是二病相兼，非谓暑中必有湿也。故论暑者须知为天上烈日之炎威，不可误以湿热二气并一气始为暑也，而治暑者须知其夹湿为多焉。"我们认为，暑气自是暑气，湿气自是湿气，夏令天暑地湿，谓暑邪易于夹湿则可，若谓暑必夹湿则不可。王氏之说，可称审矣。

三、论辨治

辨治暑温，掌握其诊断要点很重要。暑为夏季主气，暑温为新感温病，有明显的季节性，特发于夏季暑气当令之时，一般在七、八、九三月，这是首先要明确的。其次，要认识暑温的发病特点和临床特征。暑温是暑热之邪为患，"火性传化则速"，故本病发病急骤，流行较广，病起即见高热、头痛、呕吐，动辄生风入血，出现项强、抽搐、嗜睡、昏迷、咯血、发斑等。在流行季节遇有骤然起病的发热、头痛、呕吐、咯血、神倦等，而无卫分症状者，即应警惕暑温的可能。

关于暑病治疗，张凤逵提倡初用辛凉，继用甘寒，终用甘酸敛津，不必用下。一般认为已能概括暑病治疗特点。盖暑病初起，邪热方盛，正气尚强，及时投用辛凉之剂如石膏、滑石、青蒿、竹叶、银花等，多能使暑清热解；若暑邪进一步发展，消耗大量津液，故又当在清暑基础上增生津之品，如石斛、麦冬、沙参、生地黄等；暑邪解后，阴液未复，故宜乌梅、白芍、甘草、五味子等甘酸化阴，助正恢复。我们认为，张氏此说，作为暑病全过程的一个治法特点则可，若将其作为暑病治疗的定律则不可。特别是暑温病，更须作具体分析。第一，此说不能全面概括暑温的各种治疗大法，如清营、凉血、定痉等法，都是暑温病常用之法；第二，暑温病在阳明阶段，有时可出现便秘、腹满等腑实证，此时只有攻下热结，才能使邪有出路，若执"不必用下"之说，其误非浅。《温病条辨·中焦篇》指出"阳明暑温，湿气已化，热结独存，口燥咽干，渴欲饮水，面目俱赤，舌燥黄，脉沉实者，小承气汤各等分下之"，为暑温用下作了具体举例。我们体会，暑温见阳明腑实证，下法非但不禁，用之得法，还会有很好的效果。

暑温的临床表现虽然比较复杂，但以卫气营血理论进行辨证分型论治，确能起到执简驭繁的效果。兹将暑温的常见证治做如下探讨。

1. 暑炽气分，重用辛寒

暑炽气分，燔灼肺胃，阳热蒸腾，充斥内外，临床表现为高热心烦，头痛剧烈，口渴引饮，遍身汗出，面赤气粗，舌红苔黄，脉洪数大等。《温病条辨·上焦篇》指出："形似伤寒，但右脉洪大而数，左脉反小于右，口渴甚，面赤，汗大出者，名曰暑温。"吴鞠通自注谓："此标暑温之大纲也。"当是之时，若能识得此病，重用辛寒清涤，多能顿挫病势，截断传变。实践证明，白虎汤用于此期暑温有很好的效果。柯韵伯指出：阳明属胃，外主肌肉，虽有大热而未成实，终非苦寒之所能治也。石膏辛寒，辛能解肌热，寒能清胃火，寒性沉降，辛能走外，两善内外之能，故以为君。知母苦润，苦以泻火，润以滋燥，故以为臣。甘草、粳米调和中宫，且能补土泻火，稼穑作甘，寒剂得之缓其寒，苦剂得之平其苦，使沉降之性，皆得流连于味也。得二味为佐，庶大寒之品无伤损脾胃之虑也。煮汤入胃，输脾归肺，水精四布，大烦大渴可除矣。白虎为西方金也，用以名汤者，秋金得令，而暑清阳解矣。临床经验，方中石膏一药必须生用重用，甚至可用到250克。温热学家余师愚擅用此药，屡起温热危重症。既往全国各地治疗流行性乙型脑炎之属于暑炽气分者，总结出重用石膏的成功经验，在很大程度上得自余师愚的启发。

暑热之邪不得而制，极易伤津耗气，出现身热息高，背微恶寒，心烦溺黄，口渴自汗，神倦肢疲，脉虚无力等，火与元气不两立，一胜则一负矣。此时背微恶寒，绝非伤寒之故，乃由气津不足使然。《金匮》治此以白虎加人参汤，赵良注曰：汗出恶寒，身热而不渴者，中风也。汗出恶寒，身热而渴者，中暍也。其证相似，独以渴不渴为辨……肺主气者也，肺伤则卫气虚，卫虚则表不足，由是汗出身热恶寒。《内经》曰：心移热于肺，传为膈消。膈消则渴，皆相火伤肺所致，可知其要在救肺也。石膏能治三焦火热，功多于清肺，退肺中之火，故用为君，知母亦就肺中泻心火，滋水之源，人参生津益所伤之气而为臣，粳米、甘草补土以资金为佐也。王孟英对此颇有体会，以为东垣清暑益气汤有清暑之名而无清暑之实，故因病制方，每用西洋参、石斛、麦冬、黄连、竹叶、荷梗、知母、甘草、粳米、西瓜衣等甘寒清暑而益气津，多能应手取效。诚如程应旄所云：人知清暑，我兼益气，以暑伤元也。益气不独金能敌火，凡气之上腾而为津为液者，回下即为肾中之水。水气足，火淫自却也。

2.暑燔心营，透热转气

暑为火热之邪，传变迅速，其犯人也，不仅多径入气分，而且动辄内陷心营，扰乱神明则烦躁灼热，时时谵语；热犯心包，蒙蔽清窍则神志昏迷，狂躁昏愦；营阴受灼则舌红绛，脉细数。《温病条辨·上焦篇》说："脉虚，夜寐不安，烦渴舌赤，时有谵语，目常开不闭，或喜闭不开，暑入手厥阴也……清营汤主之。""手厥阴暑温，身热不恶寒，清神不了了，时时谵语者，安宫牛黄丸主之，紫雪丹亦主之。"临床经验，用清营汤送服清心开窍剂，疗效较好。身热较高宜安宫牛黄丸，若有动风之兆宜紫雪丹。清营汤为温热之邪初入营分而设。方以犀角清解营分热毒，玄参、地、冬清热和营，黄连、竹叶心、连翘、银花清热解毒，透热于外使邪热转出气分而解，丹参凉血化瘀以防热与血结，各药合用，共成清营解毒、透热转气之效。这时应注意两个问题：一是要及时果断地使用清营开窍药，自叶天士倡"卫之后，方言气，营之后，方言血"后，医家咸多宗之，印定卫→气→营→血眼目，仅能认识其发展规律，不能截断扭转其传变。现代名医姜春华教授倡"截断""扭转"之说,给我们提出了新课题。我们体会,暑温病将入营时,早期使用清营开窍很有必要。例如我们在治疗"乙脑"时,当见高热、烦躁等症,虽未出现神昏谵语,即可投以牛黄丸、紫雪丹之类,以清心开窍,这对控制病势发展大有裨益;若待出现神昏痉厥而用之,往往鞭长莫及了。二是要注意清气药与清营药的配伍,务在"透热转气"上下功夫。上海外感病世家"张聋聳"擅用豆豉,卫气营血,一用到底,可资参悟。

3. 暑迫血分,直须凉散

气营之邪不解,直迫血分,燔灼脉络,内陷心包,病势极其险重。灼热、躁扰、昏迷、谵妄,为暑毒入心,神明错乱之象;斑疹、吐衄为血分热盛,离经妄行之征。若暑伤肺金,阳络受伤,肃降无权,血从上溢,则又以骤然咯血、咳血为主要表现。"入血就恐耗血动血,直须凉血散血,如生地、丹皮、阿胶、赤芍等物,否则前后不循缓急之法,虑其动手便错,反致慌张矣。"治法当遵叶氏,立足血分,着眼于"凉""散"二字。"凉"谓寒凉清泄,如元参、生地黄、黄连、犀角辈;"散"谓化瘀,如丹皮、赤芍、丹参、桃仁、红花辈。犀角地黄汤为首选要方。犀角解心热,心火得清,则诸经之火自平;生地黄凉血滋阴,辅犀角解血分暑热;芍药和血泄热;丹皮凉血散瘀。四药合用,共奏凉散之功。临床上,如犀角无货,可用大量水牛角(60~90克)代。神昏者可合用清宫汤及神犀丹等,《温病条辨·中焦篇》说"暑温……邪气久留,舌绛苔少,热搏血分者,加味清宫汤主之;神志不清,热闭内窍者,先予紫雪丹,再予清宫汤",可供参考。如果暑邪伤肺,其证颇似痨瘵,故有"暑瘵"之称,拟犀角地黄汤合清络饮或银翘散兼清肺热。

4. 暑风内动,清肝镇息

暑邪深入足厥阴肝经,引动肝风,风火相扇,上窜头目则眩晕头痛、口眼㖞斜,横入筋脉则四肢抽搐、角弓反张、牙关紧闭,神明受扰则昏迷不清。进而风火煎熬津液,炼阴成痰,魏柳洲所谓断无肝火旺而无痰者,木热流脂矣。因暑生风,因风生痰,风、痰、暑三邪合污,不仅病情危重,而且治疗亦颇棘手。汇集诸品以供参考:石膏、知母、生地黄、石斛、银花、连翘、竹叶、丹皮、炒栀以清暑生津;菊花、桑叶、钩藤、羚羊角、石决明、珍珠母、全蝎、蜈蚣以凉肝息风;川贝、竹沥、竹茹、天竺黄、猴枣散以化热痰。俞根初制羚羊钩藤汤,用治暑风内动,甚为合拍。何秀山释之曰:"以羚、钩、桑、菊息风定痉为君,臣以川贝善治风痉,茯神木专平肝风,但火旺生风,风助火势,最易劫伤血液,必佐以芍、甘、鲜地酸甘化阴,滋血液以柔肝急,使以竹茹,不过以竹之脉络通人之脉络耳。此为凉肝息风,增液舒筋之良方。"本期若见神昏者,又当与暑入营血合参以治。

5.暑温夹湿，两分其邪

暑邪夹湿为患，病多流连气分，且以中焦为病变中心，波及上下而见三焦升降失司。常见症状有身热午后为甚，心烦，渴不甚饮，头重身困，胸脘痞闷，汗多，溺短，便溏，脉濡数，苔黄腻等。暑寓湿中，湿处暑外，清暑则湿浊不化，且寒凉之品更遏湿邪；祛湿则暑热不清，而苦燥之辈每易助火。治遵叶天士"渗湿于热下，不与热相搏，势必孤矣"之旨，两分暑湿，孤立其势，各个击破，自能效操左券。暑热偏重者，清暑为主，佐以燥湿，拟白虎加苍术汤，阳明太阴并举；若暑湿并重者，苦辛寒佐淡渗以分消三焦，拟甘露消毒丹加减为治；若湿重于暑者，则又当于湿温中求之。

6.津气欲脱，急宜固敛

暑热久羁，气分之邪波及心肾，致水亏不得而升，火旺不得而降，水火不济，出现心热烦躁，消渴不已，舌红绛，苔黄燥等，治宜顾护津液，酸甘化阴。吴鞠通据仲景黄连阿胶汤移步换形，制连梅汤清暑滋阴：黄连清心解暑，阿胶、麦冬、生地黄增液生津，妙在乌梅之酸配黄连之苦能酸苦泄热，合甘寒凉药能酸甘化阴，暑热除，心火清，肾液复，则诸症自复。

如果气阴进一步耗损，终能使气阴失敛，外脱而亡，可见身热下降，汗出淋漓，喘喝欲脱，脉散大等。《温病条辨·上焦篇》指出："汗多脉散大，喘喝欲脱者，生脉散主之。"本证汗出愈多则津气愈耗，津气愈耗则汗泄愈甚，故急宜酸甘之品益气敛阴固脱。生脉散用人参补益元气，麦冬、五味酸甘化阴，元气得固，则汗不外泄；阴液内守，则气可得敛。

暑温不仅会亡阴，而且能亡阳，这是暑温的一种变证，对此亦须有充足认识，不可以暑热伤阴印定眼目。如一唐姓患者，男，23岁，患病已7天，始有高热、头痛、呕逆，继则神昏嗜睡，经化验诊断为"流行性乙型脑炎"。虽经中西合治，症情不减，出现身热肢冷，神志昏糊，两目下视，手指蠕动，汗多肤润，口张遗溺，苔白腻，舌体胖，脉细迟等。良由暑温疫毒蕴蒸不解，上犯神明，阴耗阳脱之变证。急用红参10克，制附片9克，龙骨、牡蛎各30克及化痰宣窍之品，回阳救逆。由于审证正确，用药合法，故化险为夷。〔陈继明，毛俊同.急黄和暑温治验[J].上海中医药杂志，1982（7）：11-12.〕因此，我们既要掌握暑温伤阴的普遍性，又要认识暑温亡阳的特殊性，知常达变，才能立于不败之地。

此外暑温的诊治，尤须与下列暑令常见的病证相鉴别。

冒暑：本病为夏月感冒暑湿，初起病在肺卫。发病季节与暑温相似，但病势较暑温缓和，一般无项强、呕吐及生风动血之变。此病临床表现为寒热汗出，头重如裹，咳嗽胸闷，苔薄微腻，脉浮濡数等。病机为暑湿侵袭上焦肺卫，肺气不宣，卫表受遏，治拟雷少逸清凉涤暑法较为适合。

暑秽：本病为夏月感受暑湿秽浊所致，主要表现为猝然闷乱烦躁，并见头痛且胀，胸脘痞闷，呕恶欲吐，肤热有汗，甚则神昏耳聋。盖夏秋之间，暑湿交蒸，秽浊气盛，人若起居不慎，即可感受其气而发病。暑湿秽浊交阻中焦，气机困遏，清不得升，浊不得降，故头痛而胀，胸闷脘痞，烦躁欲呕。但本病肤热不甚，汗出不多，此与暑温不同；暑秽神昏多因心神受蒙所致，无谵语惊厥之象，与暑温因热扰神明有别。暑秽之治，若有神蒙，可先以通关散取嚏开窍，服玉枢丹辟浊。神清者可用藿香正气散，芳香辟秽，理湿悦脾。

四、病案举例

例1：秦，男，二十一岁，七月，昌化。

暑温汗出，壮热不退，头昏而胀，渴欲冷饮，面垢烦闷，小溲短赤，脉来濡数，舌绛苔黄。暑热蕴蒸阳明，仿白虎汤法。

生石膏八钱（杵，先煎）　知母三钱　青连翘三钱　银花三钱　鲜生地五钱　花粉三钱　益元散三钱（荷叶包）　淡竹叶二钱　赤苓三钱　淡子芩钱半　广郁金钱半

二诊：热退不多，口渴索饮，神烦不安，脉濡数，舌尖边绛，苔黄燥。阳明蕴热未清，而气津已伤，再以白虎加人参法继之。

西洋参二钱（先煎）　生石膏一两（杵，先煎）　知母三钱　银花三钱　连翘三钱　花粉三钱　鲜生地五钱　原干扁斛三钱（劈，先煎）　淡竹叶二钱　淡子芩二钱　六一散三钱（荷叶包）

三诊：热势已去其半，口干舌燥亦差，脉濡数，苔黄燥，阳明暑热有清泄之渐，再拟甘寒生津，并清余热。

西洋参钱半（先煎）　银花三钱　鲜生地四钱　知母三钱　生石膏八钱（杵，先煎）　鲜芦根一尺　连翘三钱　花粉三钱　六一散三钱（包）　广郁金钱半　生苡仁四钱

例2：金，男，二十四岁，七月，昌化。

暑温一候，汗出壮热不退，渴喜冷饮，神倦嗜卧，唇红面赤。昨夜起神志时昏时清，且有谵语，脉象弦滑而数，舌绛，苔黄燥。暑邪内干心营，扰乱神明，邪势鸱张，亟拟清营达邪。

带心连翘三钱　银花三钱　元参心三钱　黑栀三钱　鲜石菖蒲根二钱　川贝二钱　鲜生地八分　益元散三钱（荷叶包）　黄郁金二钱　茯神四钱　牛黄清心丸一粒（先化吞）

二诊：神志较清，身热未退，汗多口渴，面红目赤，脉象滑数，舌苔黄燥。暑邪虽已由营外达，而热势未平，再仿人参白虎汤加味。

北路太子参二钱（先煎）　生石膏一两（打，先煎）　知母四钱　鲜扁斛三钱（劈，先煎）　带心连翘三钱　元参三钱　鲜生地五钱　黑栀三钱　益元散四钱（荷叶包）　天花粉四钱　川贝二钱

三诊：高热得减，面红已除，舌苔黄燥转润，津液已有来复之渐，脉象弦数。再拟养阴泄热。

北路太子参二钱　元参三钱　鲜生地五钱　知母四钱　银花三钱　连翘四钱　花粉四钱　活芦根一两（去节）　六一散三钱（荷叶包）　生苡仁四钱　赤苓三钱

四诊：前方服二剂，身热尽退，脉象转缓，苔薄黄，小便短赤。前方去太子参、连翘、芦根、元参，加扁斛三钱，麦芽三钱，淡竹叶二钱，以清余邪。

例3： 徐，男，一岁，七月，三墩。

乳婴体质娇弱，感受暑邪，暑邪热郁，气机闭塞，痰浊内阻，心包被蒙，神志昏迷；热激风动，四肢抽搐，角弓反张；肢末厥冷，指纹紫伏，直透命关，舌苔焦燥。痉厥重症，内闭堪虞。亟宜清暑息风，豁痰开窍。

羚羊角尖五分（先煎）　连翘钱半　金银花三钱　鲜扁斛钱半（劈，先煎）　双钩三钱　天竺黄一钱　川贝钱半　丝瓜络三钱　竹茹二钱　橘红、络各钱半　鲜枇杷叶二张（拭，包）　牛黄至宝丹一粒（先化吞）

二诊：昨进清暑息风豁痰开窍，痉势虽见缓和，而神志依然未清，喉间痰声辘辘，乳汁不进，指纹如前，四肢厥冷。邪犯厥阴少阴，症势鸱张。如小舟之重载，未逾险境，再拟原法踵步。

羚羊角尖七分（先煎）　带心连翘二钱　金银花钱半　天竺黄一钱　制天虫钱半　制胆星六分　川贝钱半　益元散三钱（荷叶包）　扁斛二钱（劈，先煎）　双钩三钱　竹沥一两（分冲）　牛黄至宝丹一粒（先化吞）

三诊：前方服二剂，身热得减，痉定，神志亦清，四肢转温，喉间痰声消失，而指纹紫伏如故，病见转机，可望入夷。再拟养阴清暑化痰继之。

鲜生地四钱　川贝钱半　鲜竹茹三钱　银花三钱　橘红、络各钱半　茯神二钱　天竹黄一钱　双钩三钱　青连翘二钱　制胆星五分　益元散三钱（荷叶包）

四诊：热退，吮乳如常，指纹转红，已回气关，而唇舌仍然干燥，便下痰浊。热去津液未还，已履坦途，再清余邪以善其后。

益元散二钱（荷叶包）　川贝钱半　鲜竹茹二钱　茯神三钱　生苡仁三钱　花粉三钱　扁豆衣三钱　通草八分　陈茅根三钱　炒橘红钱半　鲜荷梗一尺（切断）（《医林荟萃》）

按： 以上三例同为暑温。例1系暑热熏灼阳明气分，故仿白虎法辛凉清热，甘寒生津而获捷效。例2为暑热内干心营，气分之邪犹未尽罢，故治宗

叶天士"入营犹可透热转气"之旨，而用清营透达之剂即见转机。例3为暑热深陷厥、少二阴，夹痰浊蒙蔽心包，肝风扇动，而成痉厥重症，故以清暑息风豁痰开窍为治，重在开痰热之闭。病位有浅深之别，病情有轻重之殊，故治法亦随之而异。

附：历代医家名论选按

夏至日后病热为暑。暑者，相火行令也。夏月人感之，自口齿而入，伤心包络之经，其脉虚或浮大而散，或弦细芤迟。盖热伤气则气消而脉虚弱。其为症：汗，烦则喘渴，静则多言，身热而烦，心痛，大渴引饮，头痛自汗，倦怠少气，或下血，发黄，生斑，甚者火热致金不能平木，搐搦，不省人事。

治暑之法，清心利小便最好。暑伤气，宜补真气为要。(《明医杂著·暑病》)

按： 暑易伤心，早在宋代，严用和即在《济生方》中指出："暑者，在天为热，在地为火，在人脏为心，是以暑气伤心。"本节暑伤心包络之说与严氏之论如出一辙，并对暑热的临床表现作了描述，据此确定了清心利小便之法。暑热之性，炎热升腾，易入心营，故多见烦躁，甚或昏迷谵语；暑温后期，多因心包络痰热未净，神窍不灵，而见神情呆钝，失语等。心与小肠相表里，使暑热下泄，不失为针对暑邪的性质及病理特点而确立的行之有效的治疗原则。

王安道曾说："暑热者，夏之令也，人或劳倦，或饥饿，元气亏之，不足以御天令之亢热，于是受伤而为病。"暑温之成及病理病证，无不与气虚相涉，本节所说的"热伤气""倦怠少气"等即是有力的说明。基于此种认识，论中顺理成章地提出了"补真气为要"的治疗原则。补真气之法，《明医杂著》原书有具体实施方案，录此以备参考：

若行人或农夫，于日中劳役得之者，是动而得之，阳证也。其病必苦头痛，发燥热，恶热，扪之肌肤大热，必大渴引饮，汗泄，无气以动，乃天热外伤元气也。宜清暑益气，用香薷、黄连、扁豆、人参、黄芪、五味、知母、石膏之类。

暑热发渴，脉虚，宜用人参白虎汤：人参一钱五分，知母二钱，石膏五钱，甘草二钱。竹叶石膏汤亦好：石膏一两，半夏二钱五分，甘草二钱，人参二钱，麦门冬五钱，入竹叶，水煎。

东垣清暑益气汤，治长暑湿热蒸人，人感之，四肢困倦，精神短少，胸满气促，肢节作痛，或气高而喘，身热而烦，心下痞闷，小便黄数，大便溏而频，或痢，或渴，不思饮食，自汗，体重。黄芪、升麻、苍术各一钱，人参、白术、神曲、陈皮各五分，甘草（炙）、黄柏、麦门冬、当归各三分，葛根、泽泻、青皮、五味各二分。

形似伤寒，但右脉洪大而数，左脉反小于右，口渴甚，面赤，汗大出者，名曰暑温，在手太阴，白虎汤主之；脉芤甚者，白虎加人参汤主之。（《温病条辨·上焦篇》）

按："暑温"之名首见于此。吴氏认为，暑温是湿热相兼而偏于热者，若纯热不兼湿者，仍归温热例，不得混入暑也。

暑温以易伤气津为重要临床特征，以肺胃为病变中心。白虎汤辛寒清热，生津解暑。如脉象洪大带空虚，是暑温伤气的反映，故加人参以益气扶正。金寿山教授对此颇为赞同，指出："'脉芤甚者，白虎加人参汤主之'，这是很有见地的，是对《伤寒论》白虎汤证的很好注解。概括《伤寒论》用白虎汤加人参，有两个共同点，一是用于汗、吐、下后，提示正气已损伤；二是见有时时恶风，背微恶寒之证，提示阳虚之渐也。其时一方面因热当清，一方面又因虚当补。其补又宜用人参而不宜用附子。人参甘平，益气生津以扶阳，用之正合病情；附子温热，用之如火上添薪，于病不利。"分析入微，很有参考意义。

手太阴暑温，如上条证，但汗不出者，新加香薷饮主之。

新加香薷饮方（辛温复辛凉法）

香薷二钱　银花三钱　鲜扁豆花三钱　厚朴二钱　连翘二钱

水五杯，煮取二杯，先服一杯，得汗止后服，不汗再服，服尽不汗，再作服。（《温病条辨·上焦篇》）

按：暑月感寒，暑、湿、寒三气杂至，表里同病。寒束于表，卫气不通，皮毛闭塞，则发热恶寒，头痛无汗，身形拘急；暑湿内郁，则心烦不安，脘痞苔腻。大凡温热在表，皆有不同程度的汗出，唯寒束肌表则多无汗。治疗用新加香薷饮，以香薷辛温香透，疏表散寒，兼化暑湿，人称暑月麻黄，厚朴和中燥湿，银翘、扁豆衣清热解暑。

手太阴暑温，或已经发汗，或未发汗，而汗不止，烦渴而喘，脉洪大有力者，白虎汤主之；脉洪大而芤者，白虎加人参汤主之；身重者湿也，白虎加苍术汤主之；汗多脉散大，喘渴欲脱者，生脉散主之。

白虎加苍术汤方

即于白虎汤内加苍术三钱。

生脉散方（酸甘化阴法）

人参三钱　麦冬（不去心）二钱　五味子一钱

水三杯，煮取八分二杯，分二次服，渣再煎服，脉不敛，再作服，以脉敛为度。（《温病条辨·上焦篇》）

按： 白虎及白虎加人参汤证已如上述。若身重者，为暑温夹湿较重，不能纯然清暑，而当两撼暑湿，否则暑清湿恋，病终不解。

暑温夹湿之辨证着眼处，吴氏特指出"身重"二字，盖湿性重着黏滞，湿胜故身重，其他如肢体困倦、胸闷等，亦可见之。故治疗上，以白虎汤清暑热，苍术祛湿，共收清热燥湿之功。

暑温汗出过多，气津两伤，喘渴，脉散大，有外脱之势，故急以生脉散益气生津，扶正固脱，此与四逆汤治四肢厥冷为主的阳气虚脱重在救阳迥然不同，注意鉴别应用。

手太阴暑温，发汗后，暑证悉减，但头微胀，目不了了，余邪不解者，清络饮主之。邪不解而入中下焦者，以中下法治之。

清络饮方（辛凉芳香法）

鲜荷叶边二钱　鲜银花二钱　西瓜翠衣二钱　鲜扁豆花一枝　丝瓜皮二钱　鲜竹叶心二钱

水二杯，煮取一杯，日二服。（《温病条辨·上焦篇》）

按： 本条论述汗后暑证悉解，余邪未净之证治。但头微胀，目不了了，系余邪留滞肺络，客于清窍，络脉不和之象。清络饮辛凉轻清，芳香涤暑，俾余暑得清，肺络得疏。吴氏自谓："既曰余邪，不可用重剂明矣，只以芳香轻药清肺络中余邪足矣。"临证体会，此方治伤暑初起，肺经气分之轻证，也有较好疗效。

脉虚夜寐不安，烦渴舌赤，时有谵语，目常开不闭，或喜闭不开，暑入手厥阴也。手厥阴暑温，清营汤主之；舌白滑者，不可与也。

清营汤方（咸寒苦甘法）

犀角三钱　生地五钱　元参三钱　竹叶心一钱　麦冬三钱　丹参二钱　黄连一钱五分　银花三钱　连翘（连心用）二钱

水八杯，煮取三杯，日三服。（《温病条辨·上焦篇》）

按： 此条论述暑入心营证治。暑为阳热之邪，传变最速。其传变不仅多径入气分，而且极易内陷心营，所谓"暑易入心"。暑热入营，手厥阴受病。清营汤能清营中暑热而保阴，且有透热转气之妙。若舌白滑者，不惟热重，湿亦重矣，热邪被湿所困，当用清热化湿法，而清营汤寒凉柔润，有碍化湿，故云"不可与也"。

手厥阴暑温，身热不恶寒，清神不了了，时时谵语者，安宫牛黄丸主之，紫雪丹亦主之。(《温病条辨·上焦篇》)

按： 本条可与前条互参。暑温入心，心神受扰，故以牛黄丸、紫雪丹清心开窍，醒神定志。临床经验，以清营汤送服之，较为合适。

暑温寒热，舌白不渴，吐血者，名曰暑瘵，为难治，清络饮加杏仁薏仁滑石汤主之。

清络饮加杏仁薏仁滑石汤方

即于清络饮内加杏仁二钱，滑石末三钱，薏仁三钱，服法如前。(《温病条辨·上焦篇》)

按： 本证因暑温之邪侵犯肺脏，损伤肺络所致，临床每以咯血咳嗽并见，故名暑瘵。吴氏自注曰：寒热，热伤于表也；舌白不渴，湿伤于里也；皆在气分，而又吐血，是表里气血俱病，岂非暑瘵重证乎？此证纯清则碍虚，纯补则碍邪，故以清络饮清血络中之热，加杏仁利气，气为血帅故也；薏仁、滑石利在里之湿，冀邪退气宁，而血可止也。

小儿暑温，身热，卒热痉厥，名曰暑痫，清营汤主之，亦可少与紫雪丹。

大人暑痫，亦同上法。热初入营，肝风内动，手足瘛疭，可于清营汤中加钩藤、丹皮、羚羊角。(《温病条辨·上焦篇》)

按： 暑痫亦名暑风，为暑温炽盛，内引肝风。此症大人小儿均可见之，而"小儿之阴，更虚于大人"(吴氏语)，暑热内窜，极易陷入厥阴，故尤为多见。经曰："阳气者，精则养神，柔则养筋。"暑热犯肝，阳和之气变为刚强之质。筋脉失濡而成痉厥之疾。清营汤"清营之热而保津液，使液充阳和"，加用钩藤、牡丹皮、羚羊角，加强了凉肝息风的力量，急以饮服，内风自息。紫雪丹息风止痉之功胜于至宝、安宫，以清营汤送服紫雪丹，其效更优。

阳明暑温，湿气已化，热结独存，口燥咽干，渴欲饮水，面目俱赤，舌燥黄，脉沉实者，小承气汤各等分下之。(《温病条辨·中焦篇》)

按： 张凤逵《伤暑全书》提出治暑大法为："一味清内，得寒凉而解，苦酸而收，不必用下。"后世演变其法，立"初用辛凉，继用甘寒，终用甘酸敛津，不必用下"之说，这是言治暑之常。暑病之变多端，阳明暑湿本为热重夹湿之证，如"湿气已化，热结独存"，已出现舌黄燥、脉沉实之阳明里实证，自当攻下逐邪。有是证即用是药，知常达变，方为医中高手。

暑温蔓延三焦，舌滑微黄，邪在气分者，三石汤主之；邪气久留，舌绛苔少，热搏血分者，加味清宫汤主之；神志不清，热闭内窍者，先与紫雪丹，再与清宫汤。

三石汤方

飞滑石三钱　生石膏五钱　寒水石三钱　杏仁三钱　竹茹（炒）二钱　银花三钱（花露更妙）　金汁一酒杯（冲）　白通草二钱

水五杯，煮成二杯，分二次温服。

加味清宫汤方

即于清宫汤内加知母三钱，银花二钱，竹沥五茶匙冲入。（《温病条辨·中焦篇》）

按：此论暑温蔓延上中下三焦，暑湿夹杂而以暑为主病证的论治。

暑温蔓延三焦，是指既有暑热在上焦肺、心包的证候，又有中焦脾胃证候，还有下焦肝、肾、膀胱的证候。三焦病证往往有所侧重，舌滑微黄，邪在气分可知，故以治上焦为要领，方用三石汤清热宣肺而利膀胱，俾源清流自洁。暑湿久留，舌绛苔少，乃邪搏血分之象，于清宫汤内加知母、银花、竹沥之辈以涤暑清络。热闭神昏者，清宫汤又当与紫雪等"三宝"配伍而用，以增强疗效。

暑邪深入少阴，消渴者，连梅汤主之；入厥阴麻痹者，连梅汤主之；心热烦躁，神迷甚者，先与紫雪丹，再与连梅汤。

连梅汤方（酸甘化阴酸苦泄热法）

云连二钱　乌梅（去核）三钱　麦冬（连心）三钱　生地三钱　阿胶二钱

水五杯，煮取二杯，分二次服，脉虚大而芤者，加人参。（《温病条辨·下焦篇》）

按：暑邪深入下焦，肝肾受劫，治当遵"苦酸而收"之旨。足少阴之脉循喉咙，夹舌本，肾水不足，津液不得上承，是为消渴。连梅汤酸甘化阴，酸苦泄热，热除阴生，则消渴自已。肝主筋，肝阴不足，筋络无所秉受，故麻痹，连梅汤消暑生津以柔肝养筋。若手少阴有邪，而兼心热烦躁，神志昏迷者，则又当先予紫雪丹开窍清心，开暑邪之出路，径投连梅汤，恐有敛邪之弊。

《内经》云：在天为热，在地为火，其性为暑。又云：岁火太过，炎暑流行。盖暑为日气，其字从日，曰炎暑，曰酷暑，皆指烈日之气而言也。夏至后有小暑、大暑，冬至后有小寒、大寒，是暑即热也，寒即冷也。暑为阳气，寒为阴气，乃天地间显然易知之事，并无深微难测之理，而从来歧说偏

多，岂不可笑。(《温热经纬·仲景外感热病篇》王士雄按)

……暑乃天之热气，流金铄石，纯阳无阴。或云阳邪为热，阴邪为暑者，甚属不经。热气大来，火之胜也，阳之动，始于温，盛于暑。盖在天为热，在地为火，其性为暑，是暑即热也，并非二气。(《温热经纬·叶香岩外感温热篇》王士雄按)

按：以上两节互相补充，论证了暑性纯阳，暑即热，并非二气的道理。

盖暑热之至，人体阴津为之煎迫，汗出气泄，草木万物为之燔焚，委顿枯槁。暑乃天之热气，纯阳无阴，显然可证。然有不明其理者，强将暑热分阴阳，谓"阳邪为热，阴邪为暑"，其说源于对仲景论暍的模糊认识。《内经》从发病的时间上来划分温与暑，谓"先夏至日者为病温，后夏至日者为病暑"。仲景则以夏月外感暑病名曰暍。《内经》之言暑与暍，与仲景之言暍，其意相同，后人不识其中旨趣，谓暍是阳邪，专指热言，暑为阴邪，指湿与热合，而有"阳邪为热，阴邪为暑"的说法。是说之立，虽谓意在承先圣之余绪，实则有悖仲景之心法。孟英此论从暑季的气候特点等方面，对暑邪的特性，作了浅显的阐述，澄清了一些模糊认识，这对指导暑证的辨治，是有积极意义的。

更有妄立阴暑阳暑之名者，亦属可笑，如果暑必兼湿，则不可冠以阳字，若知暑为热气，则不可冠以阴字，其实彼所谓阴者，即夏月之伤于寒湿者耳。设云暑有阴阳，则寒亦有阴阳矣。不知寒者水之气也，热者火之气也，水火定位。寒热有一定之阴阳，寒邪传变，虽能化热而感于人也，从无阳寒之说。人身虽有阴火，而六气中不闻有寒火之名。暑字从日，日为天上之火，寒字从仌，仌为地下之水，暑邪易入心经，寒邪先犯膀胱，霄壤不同，各从其类，故寒暑二气，不比风燥湿，有可阴可阳之不同也，况夏秋酷热始名为暑，冬春之热仅名为温。(《温热经纬·叶香岩外感温热篇》王士雄按)

更有调停其说者，强分动得静得为阴阳。夫动静惟人，岂能使天上之暑气，随人而判别乎？况《内经》有阴居避暑之文，武王有樾荫喝人之事，仲景以白虎汤为热病主方，同条共贯，理益彰彰。何后贤之不察，而好为聚讼以紊道，深文以晦道耶？(《温热经纬·仲景外感热病篇》王士雄按)

按：以上两节理义相贯，力排阴暑阳暑之说，阐明暑无阴阳可分。

阴暑阳暑说，见于《景岳全书》，云："阴暑者，因暑而受寒者也。""阳暑者，乃因暑而受热者也。"此说多为后人推崇。又张洁古以静而得之为中暑属阴证，动而得之为中热属阳证，中暑中热两分，阴证阳证两立。章虚谷更是确然而论，谓暑乃"火湿合气而成，故病有阴暑阳暑之异"。孟英对这些观点大表异议，据理力辩。

就暑气而言，孟英明确指出，假如暑必兼湿，则不可以阳名之，因湿为阴邪，乃人所共知之事；假如认为暑为热邪，那就不可以阴名之，因热为阳，是天经地义之理。正因为暑之一气，在时为夏，在天为热，在地为火，其性纯阳，与湿无涉，故为病也称阳邪，不可以阴暑名之。

就暑病言，执阴暑说者，多以阴暑概括那些暑季避暑贪凉，趋阴涧，卧湿地，恣生冷而成病者。其实，彼证之发，虽在盛夏，已与暑气无涉，孟英曾确切地指出，其证系"夏月之伤于寒湿者耳"，"夏月此等证候甚多，因畏热贪凉，而反生寒湿之病，乃夏月之伤寒也。虽在夏令，实非暑证，昔人以阴暑名之，谬矣。譬如避火而溺于水，拯者但可云出之于水，不可云出之于阴火也"。辛辣的比喻，入木三分，确能使人们在惊叹之余，领悟到暑热属性之所在。

正因为暑性纯阳，为病多热证阳证，治法要清泄暑热，仲景白虎汤颇为对证；暑热伤及气津的，白虎加人参汤可以取法；暑热内盛，津气大伤的，孟英自立一方，药用西洋参、石斛、麦门冬、黄连、竹叶、荷梗、知母、甘草、粳米、西瓜翠衣，名曰清暑益气汤，意在清热涤暑，益气养阴，功效甚著，为后人所乐用。

暑病施护，宜乎置病者于荫凉处，就凉避热，以利暑消体复。孟英所举武王荫暍人于樾下，理即在此。

或云暑为兼湿者，亦误也。暑与湿，原是二气，虽易兼感，实非暑中必定有湿也。譬如暑与风，亦多兼感，岂可谓暑中必有风耶！若谓热与湿合始名为暑，然则寒与风合，又将何称？（《温热经纬·叶香岩外感温热篇》王士雄按）。

若谓暑必兼湿，则亢旱之年，湿难必得，况兼湿者，何独暑哉！盖湿无定位，分旺四季，风湿寒湿，无不可兼，惟夏季之土为独盛，故热湿多于寒湿。然暑字从日，日为天气；湿字从土，土为地气，霄壤不同，虽可合而为病，究不可谓暑中原有湿也。（《温热经纬·仲景外感热病篇》王士雄按）

按：上两节斥暑必兼湿之非，进一步阐明暑性纯阳之理。

喻嘉言、章虚谷等医家，均执暑必夹湿之说。喻氏说："热蒸其湿是为暑。"章氏说："火湿合气名暑。"孟英不落窠臼，认为暑为天气，其性纯阳；湿为地气，其性属阴，本为二气，绝无必兼之理，故非"热与湿合"始成暑也。

但从临床实际来看，暑热易蒸动水湿，天暑下逼，地湿上蒸，最多氤氲相兼，人在气交之间，易感其气，而病暑湿，这也是事实。对此，孟英亦有确切地认识，谓"暑令湿盛，必多兼感，故曰夹，犹之寒邪夹食，湿证兼风，俱是二病相兼，非谓暑中必有湿也"。故在治疗时，他亦强调要注意暑邪之有无夹湿，尝云："治暑者，须知其夹湿为多。"这个观点，是符合客观实际的。

立夏以后，暑热盛行时，人有头疼恶心，身热恶寒，手足厥冷，肢节沉痛，不思饮食，或气高而喘，或气短而促，甚者用手扪之如火燎皮肤，或腹肠绞疼，或口鼻流血，病候与伤寒相似，不知者误认为伤寒，用风热发汗药，或加衣出汗，则元气益虚，终不知悟。盖此乃夏属阴虚，元气不足，湿热蒸人，暴伤元气。人初感之，即骨乏腿软，精神倦怠，昏睡懒语，其形如醉梦间，或无汗或微汗不断，或大汗不止，烦渴饮水，胸膈痞闷，小便黄而少，大便溏而频，或呕或泻或结，或霍乱不止。此等证与伤寒大异，按时而施治，据证而急疗，无不应手者。语曰勿伐天和，正因时之道也。亦有不头痛身痛恶寒者，治法皆同。治法轻者以五苓散，以利小便，导火下泻而暑自解，或香薷饮辛散以驱暑毒，木瓜制暑之要药也。或藿香正气散、十味香薷饮之类，重者人参败毒散、桂苓甘露饮、竹叶石膏汤、白虎汤之类，弱者用生脉散、清暑益气汤、补中益气汤等。若不分内外，不论轻重强弱，一概以和解，百发百中，随试随应，则无如六和汤最良矣。(《伤暑全书·暑证》)

按： 此节论述暑温的证治。暑温有严格的季节性，立夏以后，暑气盛行，人在气交之中，凡阳热偏盛之躯，暑热蒸人，戕伤元气，便发为暑温。

由于溽暑季节，不仅暑热旺盛，而且湿气弥漫，暑湿蒸腾，故伤暑每多夹湿，且夏令人多乘凉饮冷，是以暑病兼寒者，亦复不少。张氏有鉴于此，故针对不同的证情，提出相应的治疗方法。论中所列诸方，据我们经验，若湿盛者，可用五苓散淡渗利湿，引暑下达；暑湿偏于肌表者，以香薷饮、藿香正气散芳香宣透，清涤暑湿；偏热者，以白虎汤、桂苓甘露饮、竹叶石膏汤等辛寒涤暑，清热生津；暑伤元气者，生脉饮。

论中张氏特别强调六和汤的功效，这是有一定根据的，此方熔解表、化湿、清暑于一炉，是一张治疗夏令暑湿的名方，用之得当，确有良效。

忽然手足搐挛，厉声呻吟，角弓反张，如中恶状，为暑风。亦有先病热后甚，渐成风者，谵语、狂呼、浪走、气力百倍，此阳风也。治法以寒凉攻劫之，与阴风不同，皆宜解散化痰，不宜汗下，有日久而脾胃弱者宜温补。(《伤暑全书·暑风》)

按： 暑风发病有两种情况，一是起病急骤，突发抽搐，角弓反张等；二是先发热而后动风。究其病机，皆因暑热亢盛，厥阴肝木阴津受劫，风阳暴张所致。盖肝为刚脏，风火内寄，主筋而藏血，暑热亢盛，暴伤阴液，肝脏阳和之气弛张，"阳气者，精则养神，柔则养筋"，阳热内炽，柔和阳气变为刚强之火，筋膜失濡，内风是起。风火灼液成痰，窜犯胞络，是以神昏狂乱，所谓木热流脂是也。当是之时，风乘火热，火借风威，痰助其力，风痰火狼狈为患，其病至为危笃。张氏提出的寒凉攻劫，解散化痰，不失为治疗暑热动风的有效方法。"解散"，当作通窍宣闭理解。我们体会，用羚角钩藤汤加胆星、竹沥、天竺黄等清热息风涤痰，酌情选用"三宝"以开窍，可望转危为安。

考暑温之证，较阳暑略为轻可。吴淮阴曰：温者热之渐，热乃温之极也。其名暑温，比暑热为轻者，不待言矣。在医者务宜留心慎药，弗使温盛成热耳。夫暑温之初病也，右脉胜于左部，或洪或数，舌苔微白，或黄而润，身热有汗，或咳嗽。此邪在上焦气分，当用清凉涤暑法加杏仁、蒌壳治之。倘汗少而有微寒，或有头痛者，宜透肌肤之冒，于本法内去扁豆、瓜翠，加藿香、香薷治之。如口不渴者，乃兼湿也，加苡仁、半夏治之。如舌苔黄燥，渴欲喜饮，宜清胃家之热，用凉解里热法治之。如舌苔光绛，伤于阴也，宜用清热保津法加西洋参、北沙参、元参治之。总当细究其因，或夹冒，或夹湿，或胃热，或阴伤，按证而分治之，未有不向愈者。(《时病论·暑温》)

按：暑温是感受暑热之邪而引起的新感温病。其病邪传变，一般由表入里，由上及下，故初起出现身热有汗，咳嗽口渴，苔白或黄等肺卫之证，或卫气同病。清凉涤暑法加杏仁、蒌皮，有祛暑涤热，清宣肺卫的作用，故宜于暑邪伤于上焦气分之证。进而暑热侵入中焦气分，胃热炽盛，故用凉解里热法清泄阳明胃热。若邪入营分而见舌苔光绛，治当清营养阴，雷氏清热保津法加西洋参、北沙参、元参以清营泄热，滋养阴液。加西洋参、沙参、旨在益气生津，以暑热既善伤津，又易耗气故也。

值得指出，雷氏论暑有阴暑阳暑之说，谓"阴暑之为病，因于天气炎蒸，纳凉于深堂大厦，大扇风车得之者，是静而得之之阴证"；"阳暑之病，缘于行旅长途，务农田野，烈日下逼得之者，是动而得之之阳证"。其说颇多可议，但据临床病证区分施治的原则甚为可取。不过，本论中所说的"暑温之证，较阳暑略为轻可"，似对暑之划分概念不清，可商。

暑风之病，良由暑热极盛，金被火刑，木无所畏，则风从内而生，此与外感风邪之治法，相悬霄壤。若误汗之，变证百出矣。夫木既化乎风，而脾土未尝不受其所制者，是以卒然昏倒，四肢搐搦，内扰神舍，志识不清，脉多弦劲或洪大，或滑数，总当去时令之火，火去则金自清，而木自平；兼开郁闷之痰，痰开则神自安，而气自宁也。拟用清离定巽，佐以郁金、川贝治之。倘有角弓反张，牙关紧闭者，宜加犀角、羚羊；痰塞喉间有声者，宜加胆星、天竺。服药之后，依然昏愦者，宜加远志、菖蒲。然而证候至此，亦难治矣。（《时病论·暑风》）

按：暑为阳邪，最易化火伤阴，阴伤则木失涵养，肝风内动，而见抽搐，甚则角弓反张等症；火邪煎熬津液为痰，风痰相合，内窜心包，神明被扰，则见神志昏迷。是证也，因于热盛动风，痰热内闭，故图治之法，务在清热养阴以息内风，兼以豁痰而开神窍。雷氏清离定巽法，功在清热保津，凉肝息风，若兼痰闭心窍，则加郁金、川贝、胆星、竺黄等味。另外，昏迷痉厥若甚，安宫牛黄丸、至宝丹、紫雪丹之类，亦可随证选用，以增强疗效。

（1）暑温伤毛窍手太阴经者

症状：头胀面赤，微恶寒，后但热不寒，微汗，口燥不引饮，午后热甚，脘闷，舌苔白燥，脉濡数者。宜清暑饮加淡竹叶三十片，西瓜翠衣三钱。

（2）暑温伤上焦气分手少阳经者

症状：蒸蒸自汗，壮热心烦，渴饮，精神昏愦，喘咳胸闷，舌苔微黄而腻，脉洪大而数。宜新加人参白虎汤（西洋参钱半，生石膏五钱，知母三钱，甘草一钱，陈粳米三钱，辰砂五分拌滑石三钱，鲜竹茹三钱，麦冬三钱，西瓜翠衣三钱）。

（3）暑温伤上焦手少阳经，肺气不主宣降者

症状：身热口渴，汗出，咳嗽少痰，胸闷，两手脉濡数者。宜白虎汤加川贝、杜兜铃、苦杏仁各二钱，益元散三钱，西瓜翠衣三钱，枇杷叶五片，擦去毛。

（4）暑温伤上焦气分入手少阴经，烁肺灼伤阳络，血溢清道者

症状：骤然吐血衄血，头目昏眩，身热心烦，口渴，咳嗽气喘，舌红苔白黄，脉洪大而芤者。宜清络饮加山栀三钱，地骨皮三钱，鲜茅根十支，血见愁二钱。

（5）暑温伤上焦阳明，足少阳、厥阴，二火上乘者

症状：身热四五日，口大渴，胸闷欲绝，干呕不止，脉细数，舌光如镜，胃液受劫，胆火上冲。宜三汁饮（西瓜汁、鲜生地汁、甘蔗汁，以磨服广郁金、香附、木香、乌药等味之汁以服之）。此治营阴素亏之人，变通治法也。

（6）暑温伤中焦胃者

症状：目赤，身潮热，手足心汗，口燥咽干，渴喜凉饮，舌苔黄腻燥厚，脉洪实，大承气汤下之（生锦纹三钱，枳实二钱，甘草钱半）。如少腹硬痛，舌苔焦干黑者，去枳实，加鲜生地五钱，玄明粉钱半，则肠中宿垢尽下。

（7）暑温伤上焦手太阴经者

症状：面赤，身壮热，汗大出，口渴甚，舌白黄，右脉洪大而数，左脉反小于右，宜白虎汤主之。脉芤甚者，白虎加人参汤主之。

（8）暑温伤上焦手太阴、足太阳者

症状：发热身重而疼痛，小便已洒然毛耸，小有劳即热，口开前板齿燥。若发其汗则恶寒甚；加温针则发热甚；数下则淋甚。可与东垣清暑益气汤。

（9）暑温伤上焦手太阴经者

症状：如上条但汗不出者，宜吴氏新加香薷饮（香薷二钱，银花二钱，鲜扁豆花三钱，厚朴半钱，连翘三钱）。服香薷饮后得微汗，不可再服，重伤其表。因暑热伤气，最忌表虚，虽有余证，知在何经，依法治之。

（10）暑温伤上焦手太阴肺经者

症状：或已经发汗，或未发汗，或汗而不止，烦渴而喘，舌白黄，脉洪大而有力者，白虎汤主之；脉洪大而芤者，白虎加人参汤主之；身重者，湿也，白虎加苍术汤主之；汗多脉散大，喘渴欲脱者，生脉散主之。

（11）暑温伤上焦手太阴经者

症状：发汗后，暑证悉减，但头微胀，目不了了，余邪不解散，吴氏清络饮（鲜荷叶边三钱，金银花二钱，西瓜翠衣三钱，扁豆花钱半，丝瓜皮二钱，鲜竹叶二钱）主之。若邪不解而入中下焦者，以中下法治之。

（12）暑温伤上焦气分手太阴者

症状：但咳声高而无痰，口渴者，宜清络饮加甘草一钱，桔梗一钱，甜杏仁二钱，麦冬三钱，知母二钱。

（13）暑温伤上中焦两太阴经者

症状：但咳而且嗽，咳声重浊，痰多不甚渴，渴不多饮者，宜小半夏加茯苓汤（半夏三钱，茯苓六钱，生姜四钱）加厚朴钱半，杏仁三钱。

（14）暑温入上焦手厥阴经者

症状：舌赤心烦而渴，时有谵语，脉虚，夜寐不安，目常开不闭，或喜闭不开，宜吴氏清营汤（黑犀角钱半，磨汁，鲜生地五钱，玄参三钱，麦冬三钱，竹叶心二钱，丹皮二钱，黄连钱半，银花三钱，连翘三钱）主之。舌苔白滑、黄滑者，皆不可与也。

（15）暑温入上焦手厥阴者

症状：身热不恶寒，精神不了了，时时谵语者，宜安宫牛黄丸主之，紫雪丹亦主之。

以上上焦暑温，计一十五证。

（1）暑温伤中焦气分足阳明经者

症状：面赤，身热恶热，渴喜凉饮，饮不解渴，得水则呕，按之胸下痛，小便短，大便闭，此暑与水饮结于胸也，舌苔黄腻而滑，脉洪滑，宜小陷胸汤（全瓜蒌三钱，黄连二钱，竹沥半夏三钱）加枳实钱半主之。

（2）暑温伤中焦气分阳明胃者

症状：不食不饥不便，浊痰凝滞，心下痞满，舌白滑腻，脉滑数者，宜半夏泻心汤去人参、干姜、甘草、大枣，加枳实、杏仁主之。

（3）暑温伤中焦气分阳明经者

症状：湿气已化，热结犹存，口燥咽干，渴欲饮水，面目俱赤，舌燥黄腻，脉沉实者，宜小承气汤（大黄三钱，川朴二钱，枳实钱半）分下之。

（4）暑温漫延三焦，分别治之

症状：若舌微黄而滑，邪尚在气分者，宜三石汤主之（滑石三钱，生石膏五钱，寒水石三钱，苦杏仁三钱，竹茹二钱，银花三钱，通草一钱，金汁一两，冲）。邪热久留，舌绛苔少，热搏血分者，加味清宫汤主之（玄参三钱，莲子心三钱，竹叶心二钱，连翘心三钱，犀角尖二钱，连心麦冬三钱，加知母三钱，银花三钱，淡竹沥五茶匙，冲入）。神志不清，热闭内窍者，先与紫雪丹，再与清宫汤，此吴鞠通法也。

（5）暑温伤上、中焦手厥阴、足阳明营分者

症状：壮热口渴，舌焦红，苔黄燥，神昏谵语，或妄笑发痉，热灼心包，营血已干，脉弦数，宜犀羚镇痉汤（黑犀角钱半，磨汁，羚羊角钱半，鲜生地五钱，玄参三钱，金银花三钱，连翘三钱，玳瑁钱半，鲜石菖蒲一钱）。先用紫雪丹五分，灯心茶调下，后服药。

（6）暑温入上、中焦手厥阴、足阳明营分者

症状：如前证，开泄不效，发痉，神昏妄笑，脉洪数，舌干绛，蕴热结于胸膈，宜凉膈散（焦山栀三钱，连翘三钱，薄荷钱半，黄芩钱半，生甘草一钱，大黄钱半，玄明粉一钱，淡竹叶三十片）。若大便数日不通者，热邪闭结肠胃，可仿承气法微下之。

（7）暑温伤上、中、下三焦阳明营分者

症状：壮热烦渴，舌焦红或缩，斑疹胸痞，自利，神昏，痉厥，暑毒充斥表里三焦，宜镇痉解毒汤（犀角二钱，羚羊角二钱，鲜生地五钱，玄参四钱，银花三钱，老紫草钱半，鲜石菖蒲钱半，金汁水二两）。先调服紫雪丹，后服

此药。

（8）暑温伤中焦气分足厥阴，风火上升转痉者

症状：发热数日后，汗出热不除，或为痉，忽头痛不止者，营阴大亏，厥阴风火上升，宜龙齿清络饮（鲜大青四钱，青龙齿四钱，鲜生地三钱，羚羊角一钱，玄参三钱，钩藤三钱，女贞子三钱，桑叶二钱），以滋液息风为治。

以上是中、下焦暑温，计八证。（《暑病证治要略·下编》）

按：本论出自近代医家曹炳章。曹氏《暑病证治要略》一书，较全面地总结了前人治疗暑热病的宝贵经验，结合个人临证体会，对暑温的病因、病机、诊断与治疗，多有阐发。

其论述的上焦暑温证治，共计15证，虽谓上焦暑温，但内容涉及肝、胆、脾、胃、膀胱等，较为广泛。综观其论治，暑温初犯，或以清暑饮清暑涤热，或以香薷饮清暑祛湿；暑热盛的，白虎汤清泄暑热；气阴伤损的，人参白虎汤、清暑益气汤；胃液受劫的，三汁饮；胃腑成实的，承气汤；肺络伤的，清络饮；热入心营的清营汤；昏谵甚者，安宫牛黄丸，紫雪丹。并注意暑与湿、痰、积的兼夹，权衡化裁，颇有法度。

其论述中下焦暑温的证治，共计8证。小陷胸汤功在祛痰热，暑温兼痰蕴肺者宜之；半夏泻心汤功在和胃降逆，开结除痞，本证因暑温伤犯阳明胃，兼痰夹饮者，故以之去人参、干姜、大枣、甘草之补壅，加枳实、杏仁以开达；小承气功在泄热通下，与暑温热结阳明胃腑者最宜；三石汤清热利湿，通利三焦，暑温漫延三焦者宜之。此外，清宫汤清心热，养阴液；凉膈散泻火通便；犀羚镇痉汤、镇痉解毒汤清热解毒，息风镇痉；龙齿清络饮清营养液，泄热止痉，各有所宜，对症施治，能奏良功。

第四节　湿温

湿温是由湿热病邪所引起的，临床以身热不扬、身重体倦、胸脘痞闷、苔腻脉缓等为常见证候，以发病较缓、病势缠绵、病程较长为主要特点，多发于夏秋季节的外感热病。

一、源流探讨

湿温作为病名提出，始见于《难经》。《难经·五十八难》说："伤寒有五，有中风，有伤寒，有湿温，有热病，有温病。"显然已将湿温列入广义伤寒的范畴，为外感热病之一种，为后世深入研究湿温病开了先河。宋代庞安时《伤寒总病论·伤寒感异气成温病坏候并疟证》对本病的病因病机、临床表现和治法等有较详细的论述，他说："病人尝伤于湿，因而中喝，湿热

相搏，则发湿温，病苦两胫逆冷，腹满叉胸，头目痛，苦妄言，治在少阴，不可发汗，汗出则不能言，耳聋，不知痛所在，身青而色变，名曰重暍，如此者医杀之耳。"又云："治湿温如前证者，白虎汤主之。"朱肱《类证活人书》则以白虎加苍术汤治之，较之用白虎汤，更为对证。

金元时期，名医辈出，对本病虽有进一步阐发，但治疗方法仍局限在伤寒的范畴。明代吴又可著《温疫论》，他所论述的温疫，从其主要症状"初起先憎寒而后发热，日后但热而无憎寒也。初得之二三日，其脉不浮不沉而数，昼夜发热，日晡益甚，头疼身痛"来看，酷似湿温初起阶段的临床表现。吴氏还指出："疫之传有九……有但表而不里者，有但里而不表者，有表而再表者，有里而再里者，有表里分传者，有表里分传而再分传者，有表胜于里者，有里胜于表者，有先表而后里者，有先里而后表者。"其传变之多端，病情之淹缠，与湿温病颇相符合。特别是吴氏创制的达原饮一类方剂，用于湿温邪踞膜原之证，亦甚恰合。

清代温热大家叶天士对湿温病阐发尤多，如说："有酒客里湿素盛，外邪入里，里湿为合。在阳旺之躯，胃湿恒多；在阴盛之体，脾湿亦不少，然其化热则一。"对湿温病的成因和转化，作了深刻的阐述。特别在治法上，提出"渗湿于热下，不与热相搏"，以及"救阴不在血，而在津与汗；通阳不在温，而在利小便"等分消湿热、保津护阴和化气利湿等方法，对湿温病的治疗，很有指导意义。与叶氏同时代的温热学家薛生白，他对湿温病更有研究，所撰《湿热条辨》，详尽地论述了湿热病的因、证、脉、治。其成就最为突出的是：明确提出了湿热病的发病机理是"邪由上受，直趋中道，故病多归膜原"。病变部位"属阳明太阴经者居多，中气实则病在阳明，中气虚则病在太阴"。其证"不独与伤寒（编者注：指狭义伤寒）不同，且与温病（编者注：指伏气温病）大异"。并以"始恶寒，后但热不寒，汗出，胸痞，舌白，口渴不引饮"作为湿热病的辨证提纲，尤切实用。在论治上，根据病位之深浅，湿与热之孰轻孰重，以及邪正之消长等情况，制订了芳香宣透、清开肺气、辛开苦泄、苦温燥湿、清热利湿、清营凉血、生津养液、补益气阴等治法，用药颇中肯綮。继薛氏之后，吴鞠通《温病条辨》对湿温病分三焦论治，详载上、中、下三焦各个阶段的主要临床表现及其治法，创制了三仁汤、黄芩滑石汤、薏苡竹叶散等不少名方，为后世广为采用，疗效卓著。至此，湿温病的辨证和治疗已蔚成大观，后世始有绳墨可循。

1. 推病因，内外相引，标本同病

一般认为，湿温病的病因是既受湿，又感暑，或湿邪久郁而化热所致。吴鞠通说："湿温者，长夏初秋，湿中生热，即暑病之偏于湿者也。"是知暑与湿合，即为湿热。盖夏秋季节，气候溽暑，天之热气下迫，地之湿气上

腾，湿热交蒸，人在气交之中，怯者着而为病。特别是东南沿海一带，地处卑湿，气候温热，湿温为患更多。叶天士说："吾吴湿邪害人最广。"若从所处的地理环境和气候条件的角度来讲，是颇有道理的。薛生白对本病的发病因素，阐述尤为精辟，不但注意外邪的侵袭，更强调机体的内在因素，指出："太阴内伤，湿饮停聚，客邪再至，内外相引，故病湿热。"又说："或先因于湿，再因饥劳而病者，亦属内伤夹湿，标本同病。"这种"内外相引""标本同病"的观点，深刻地阐明了湿温病的发病是内外联合作用的结果，而内因则往往起主导作用。

在讨论本病的病因时，还应明确湿热合邪有其特异性。薛生白说："热为天之气，湿为地之气，热得湿而愈炽，湿得热而愈横。湿热两分，其病轻而缓；湿热两合，其病重而速。"王孟英也说："热得湿则郁遏而不宣，故愈炽；湿得热则蒸腾而上熏，故愈横。两邪相合，为病最多。"说明湿热合邪，在病情上较之单纯湿邪或热邪为患更为复杂、严重。证诸临床，湿温病往往病势缠绵，痼结难解，非若湿邪燥之能化，热邪清之能解，前人尝以"如油入面，难分难解"来形容其病情之复杂和顽固性。明确湿热合邪的上述特性，对湿温病的辨证和治疗至为重要，有关这方面的问题，将在下面论治中予以讨论。

2. 究病机，重在脾胃，变化多端

对本病的发病机理，应明确以下两个问题：

其一是病变重心。湿温病的病变重心究在何处？薛生白于此阐发极为精辟，他说："湿热证属阳明太阴经者居多，中气实则病在阳明，中气虚则病在太阴。"指出了脾胃为湿温病变之中心，也是本病的重要病理特点。其所以多属阳明太阴者，章虚谷释之曰："胃为戊土属阳，脾为己土属阴，湿土之气，同类相召，故湿热之邪，始虽外受终归脾胃也。"我们认为，这与脾胃的生理功能有着密切的关系。盖脾胃同居中焦，职司运化，脾喜燥恶湿，胃喜润恶燥，两者互为表里，对湿、热之邪各有其亲和性，当湿热侵入人体后，其病邪转化又常取决于病人的体质，特别是脾胃功能状态。叶天士指出："在阳旺之躯，胃湿恒多，在阴盛之体，脾湿亦不少。"临床确实如此，凡素体中阳偏旺者，湿邪易于化燥而为热重于湿，病偏于胃；素禀中阳不足者，则邪从湿化而为湿重于热，病多在脾。以脾胃为中心的湿热病理论，对于指导湿温病的辨证和治疗很有价值。

其二是感染途径和传变情况。薛生白认为本病的感染途径不同于一般外感热病，尤与伤寒大异，指出：风寒必自表入，而湿热之邪从表伤者，十之一二，由口鼻入者，十之八九。又谓："邪由上受，直趋中道，故病多归膜原。"并进一步解释说："膜原者，外通肌肉，内近胃腑，即三焦之门户，实

一身之半表半里也。"这与吴又可所说的疫邪伤人途径基本是一致的。正因为膜原介于肌表脏腑之间，所以凡内伏之湿热，可经膜原以达于肌表；外来之湿热，也可由膜原直入胃腑，或侵犯其他脏器。对其传变叶天士从卫气营血立论，初起邪在外表，卫阳被遏，多见卫分证；进而病邪由卫及气，脾胃因之受困，中焦升降失调，若湿重者，则邪滞太阴，病机以脾运失职为主，热重者，则邪结阳明，多见胃腑实热之证。气分阶段，由于湿遏热伏，蕴蒸难解，故持续时间较长，所谓"其邪始终在气分流连者"，即指此类证情而言。气分之邪不解，则湿热化燥伤阴，邪入营分，内陷厥阴，出现耗血动血、心神被扰、肝风内动等证。薛生白从表里经络三焦立论，认为：初起邪伤肌表，卫阳被遏，或邪客经络，络脉不舒，多为湿热表证，但亦可出现邪阻膜原，三焦枢机不利的半表半里证。病邪留滞三焦，在上焦则肺气不开，心神被扰；在中焦则脾胃失运，气机郁滞；在下焦则膀胱气化不利，或肠失泌别清浊之职。湿热化燥，燔灼血分，内陷厥阴，则见营血之证。本病后期，由于正气虚衰，可出现阴虚阳亢证，或见脾肾阳虚之证；更有余邪未净，气阴未复，而见脏腑不和的种种征象。吴鞠通以三焦辨证方法阐述湿温病的病机和传变：上焦证以肺卫、经络受伤和包络蒙蔽的病理变化为主；中焦证多系脾胃受困，升降失司；下焦证主要表现为膀胱、小肠、或肝肾功能失常。总之，本病病机复杂，传变多端，临床当根据病情分析病理机转，掌握病变的发展趋向，更应知常达变，未可以温病传变的一般规律而印定眼目也。

二、辨证中的几个要点

湿温病的辨证，应掌握以下几个要点：

1. 明确提纲要领

本病虽病情复杂，变化多端，但有其特有的症状可资识别。薛生白通过细致观察，总结出几个主要症状，作为本病辨证的依据。"湿热证，始恶寒，后但热不寒，汗出，胸痞，舌白，口渴不引饮。"薛氏自称"此条乃湿热证之提纲也"。所谓"提纲"，是指这些症状最能反映湿热病的特点，最有代表性，医者明乎此，便能在错综复杂的病情变化中，抓住疾病的关键，确立诊断。湿热病何以会出现上述症状，而这些症状又为何作为辨证的提纲？薛氏对此作了详尽解释。他对上条自注说："始恶寒者，阳为湿遏而恶寒，终非若寒伤于表之恶寒，后但热不寒，则郁而成热，反恶热矣。热盛阳明则汗出，湿蔽清阳则胸痞，湿邪内盛则舌白，湿热交蒸则舌黄，热则液不升而口渴，湿则饮内留而不引饮。"要皆湿热阻遏，脾胃失调之变。证诸临床，湿温病确以上述几个症状为主要表现，薛氏将其作为辨证提纲，洵有至理。

江西中医药大学万友生教授认为本病的辨证，重点应掌握以下几个基本特征：①发热来势甚渐，逐日加重，缠绵不易退清，一日之间，午后较甚，日晡最高。②汗出不透，且多不能下达。③嗜睡，神志不甚清明。④口腻，胃呆，胸闷，呕恶，腹部膨胀，大便溏而不爽，口渴不欲饮或不多饮，或喜热饮，必至湿已化尽才喜冷饮。⑤舌苔初起多白，继而由白转黄，由黄转黑；脉象多濡。〔万友生.湿温病的辨证与治疗 [J].中医杂志，1955（6）：14-18.〕其识证简而明，深得要领，颇有实用价值。

2. 湿热轻重须分清

本病的辨证，其主要的关键在于辨清湿与热之孰轻孰重。当邪入气分阶段，由于病人体质有偏阴偏阳之异，脾胃功能有偏虚偏实之别，病邪因而随之转化，出现湿偏重、热偏重或湿热并重的不同证型。严鸿志《感证辑要·湿热证治论》指出："湿多者，湿重于热也，其病多发于太阴肺脾，其舌苔必白腻，或白滑而厚，或白苔带灰兼黏腻浮滑，或白带黑点而黏腻，或兼黑纹而黏腻，甚或舌苔满布，厚如积粉，板贴不松。脉息模糊不清，或沉细似伏，断绝不匀，神多沉困似睡，证必凛凛恶寒，甚而只冷，头目胀痛，昏重如裹如蒙，身痛不能屈伸，身重不能转侧，肢节肌肉疼而且烦，腿足痛而且酸，胸膈痞满，渴不引饮，或竟不渴，午后寒热，状若阴虚，小便短涩黄热，大便溏而不爽，甚或水泻……热多者，热重于湿也，其病多发于阳明胃肠，热结在里，由中蒸上，此时气分邪热郁遏灼津，尚未郁结血分，其舌苔必黄腻，舌之边尖红紫欠津，或底白罩黄混浊不清，或纯黄少白，或黄色燥刺，或苔白底绛，或黄中带黑，浮滑黏腻，或白苔渐黄而灰黑。伏邪重者苔亦厚且满，板贴不松，脉象数滞不调，证必神烦口渴，渴不引饮，甚或耳聋干呕，面色红黄黑混，口气秽浊，余则前论诸证或现或不现，但必胸腹热满，按之灼手，甚或按之作痛。"对湿偏重，热偏重两种类型的病位病机、主要证候阐发无遗，尤其对舌苔的描述更加具体，诚为辨证之着眼点，足资参考。

3. 病位浅深应审察

与其他外感热病一样，湿热伤人，病邪的传变一般由浅入深，由上及下，各阶段可出现不同的证候。要而言之，初期邪在卫分或上焦，病位较浅，见证以发热微恶风寒，午后热甚，身重体痛，头胀胸闷，舌白不渴，脉濡缓为主；亦有初起邪入心包，出现神昏肢厥，即叶天士所谓"逆传心包"，吴鞠通将其归入上焦证。卫分之邪不解，则传入中焦气分，初入往往卫分证尚未悉除，而见卫气同病的证候。气分证的病位主要在脾胃，此阶段一般持续时间较长，若湿偏重者，病变多在于脾而见发热、脘闷腹胀、纳差、便溏、舌苔白腻或微黄，脉濡缓等湿浊困阻，脾失健运之证；热偏重者，病变多在于胃而见发热较甚，烦躁口渴欲饮，便秘尿黄，舌苔黄腻少津，脉濡数或滑数等阳明热盛或胃腑结实之证。病邪进一步深入，则侵犯下焦营血，出现壮热口干，神昏谵语，发斑疹，心烦不寐，甚或便血衄血，抽搐痉厥等心营受扰、肝风内动、耗血动血的危重证候。上述卫、气、营、血，或上焦、中焦、下焦，反映病变过程中病位之浅深，病情之轻重，临床务必辨识清楚。

4. 邪正盛衰宜权衡

《素问·通评虚实论》云："邪气盛则实，精气夺则虚。"在湿温病过程中，由于正邪双方的激烈斗争，至后期阶段，随着正气的不断耗损，往往出现虚证或虚中夹实之证。所谓"虚"，根据临床所见，主要表现为津液不足，特别当湿热化燥，邪入营血，或深入下焦阶段，津液耗伤的矛盾更为突出，至恢复阶段，则多见余邪逗留，津液未复的证候。又因本病的病因是既受湿又感暑，暑邪易伤元气，所以在病变过程中，常可出现发热、短气乏力、口渴多汗，唇齿干燥的气阴两亏之证，这些都是虚证中较常见的。此外，更应注意虚证中的变局，因为湿为阴邪，湿重热轻者，可出现脾胃阳虚证，即叶天士所谓"湿胜则阳微"是也。值得重视的是，当邪入血分，迫血下行而致便血过多时，不仅伤阴，更有甚者，可导致阳虚气脱出现面色苍白、汗出肢冷、舌淡无华、脉象微细等危重症状，此等变证，临床尤宜细察。在虚实辨证上，其中审察脉之有神无神，舌之色泽荣枯和苔之厚薄润燥，以及白痦、斑疹之色泽和形态等，尤有诊断价值。

5. 疑似病证当鉴别

要与疑似病证相鉴别，首先必须掌握本病的诊断要点：一是抓本病的基本证候，亦即上面所说的提纲证，这是诊断本病的关键所在；二是本病的季节性强，多发于夏秋暑湿旺盛季节，也是诊断上的主要依据之一；三是本病传变较慢，病情缠绵难愈（俗称"秋呆子"，即是此意），尤其气分阶段持续时间较长，也有助于诊断。再者某些典型的症状，如特殊的热型（先是身热不扬，后则热渐增高，朝轻暮重，稽留不退），病程中易见白痦、斑疹，以及严重病例的便血，并由此产生的亡阴亡阳恶候等，均有重要的诊断价值。至于鉴别诊断，主要应与以下两种病证辨别清楚，疟疾：疟疾亦多发于夏秋季节，有些症状与湿温病相似，但疟疾发热有定时，每天发一次，或间日一次，在发热中伴有胸闷烦躁，口渴引饮，或有呕吐，全身不舒，汗出热退，诸症亦随之缓解，脉多弦数；肺痨：湿温病午后热甚，状若阴虚，易与肺痨阴虚午后潮热混淆，但肺痨一般有咳嗽、痰血等病史，可以作为鉴别的依据。

三、论治上的几个关键问题

本病的治疗，总的原则是根据病邪之微甚、病位之浅深、正气之盛衰，以及湿与热之孰轻孰重等情况，随证立法，依法疏方。一般来说，邪在上焦（卫分），宜轻宣透达，多用芳香宣化之剂，如藿香正气散、三仁汤之类，药取藿香、香薷、苍术皮、薄荷、牛蒡子等味，夹风头痛者，加羌活；若湿热酿痰蒙蔽心包，则用菖蒲郁金汤送服至宝丹。邪在中焦（气分），当分湿与热之轻重而治，湿重者，宜苦温燥湿为主，清热为辅，方用藿朴夏苓汤、不换金正气散之类，药如半夏、苍术、草果、厚朴、蔻仁、大腹皮等；热重者，应以苦寒清热为主，化湿佐之，方用王氏连朴饮、黄芩滑石汤之类，药如黄芩、黄连、山栀、滑石、竹叶等；湿热并重者，清热化湿兼用，方用甘露消毒丹，或苍术白虎汤，一清阳明之热，一燥太阴之湿。若湿热化燥，热盛阳明气分，则用白虎汤清凉泄热；若燥热内结，腑气不通，当通腑泻实，宜凉膈散、承气诸方酌情用之。湿热化燥伤阴，病入下焦（营血分）者，当分下列情况而治：病初入营，宜清营汤清营泄热，透热转气；邪陷心包，则用清宫汤合牛黄丸、紫雪丹、至宝丹之类清心开窍为急务；邪入血分，迫血妄行，而见耗血动血，亟须凉血解毒，方用犀角地黄汤、化斑汤之类；若便血过多而出现气随血脱之证，宜急用独参汤益气固脱；若热盛动风，可用羚羊钩藤汤；久病下焦肝肾之阴亏损，则用咸寒之属以滋填下焦真阴，方如加减复脉汤，大、小定风珠之类。病至恢复期，可根据症情，投以益气养阴、健脾醒胃之品，尤当重视余邪之清理，慎防死灰复燃，以致复发。以上是治法之大要。下面着重讨论治疗上几个带有关键性的问题：

1. 宣畅肺气，气化湿化

肺的生理功能是主气，性喜宣降，能通调水道，下输膀胱，为水之上源。潴留在体内的水湿，有赖肺气的宣发和肃降，使之下输膀胱而排出体外。湿邪伤人，初起肺卫受伤，肺气因而郁闷，失其宣降之职，致湿邪留滞为患，故治疗湿病（湿温病自不例外），宣畅肺气十分重要。试观吴鞠通的三仁汤，全方以轻清开泄为主，尤以杏仁为君药，旨在开肺气以化湿邪。吴氏自释曰："惟三仁汤轻开上焦肺气，盖肺主一身之气，气化则湿亦化也。"

2. 健运脾胃，调其升降

湿温病的病变重心在于脾胃，其病理机制已如前述。因此，调整脾胃功能，在治疗上显得特别重要。盖湿为重浊之邪，最易阻碍脾运，升降为之逆乱，气机为之窒塞。因此，调整脾胃功能，要在助其运化、调其升降上下功夫。诚如吴鞠通所说："中焦病重，故以升降中焦为要。"考治疗湿温的常用方剂，诸如三仁汤、藿朴夏苓汤、藿香正气散、甘露消毒丹、王氏连朴饮等，方中多取苍术、厚朴、陈皮、半夏、茯苓、蔻仁、藿香、米仁等运脾化湿，芳香醒胃，以利升降之药，足见其重视调理脾胃之一斑。

3. 两分湿热，其病易解

湿热合并，热寓湿中，湿处热外，徒清其热，外湿不化，徒祛其湿，里热愈炽，故清热化湿，两者兼顾，为湿温病治疗的基本法则。叶天士提出："渗湿于热下，不与热相搏，势必孤矣。"这种促使湿热分离，孤立邪势的治疗方法，可谓深得湿温病论治之精髓，确能缩短病期，提高疗效。至于具体用药，又当根据湿与热之孰轻孰重，或以清热为主（如王氏连朴饮之类），或以化湿为要（如藿朴夏苓汤之类），贵在临床变通耳。

4. 着力气分，截断病势

如上所述，本病以湿热留恋气分时间较长，证候变化亦较复杂。吴鞠通着重指出："湿温较诸温，病势虽缓而实重，上焦最少，病势不甚显张，中焦病最多。"正因为中焦气分的病变最多，所以"当于中焦求之"，即重点应抓住气分阶段的治疗。潘澄濂研究员在实践中也体会到："湿温证的治疗，使其能在气分阶段得以扭转或截断很重要。若待其发展为营血证，则病情就较严重。从较多病例观察，确有这样情况，所以说处理好气分证是关键所在。"（《潘澄濂医论集》）我们体会，湿温病的治疗之所以要把好气分这一关，不仅在于病邪往往留恋气分时间较长，更重要的，从温病传变角度来看，气分阶段是正邪相争的关键时刻和病势发展的转折时期。一般地说，病邪初入气分，化燥伤阴之现象尚未突出，此时正气尚盛，如能积极进行合理的治疗，往往能扭转病情，使病变向好的方向转化；反之，如气分证得不到及时控制，病邪就会深入营分，乃至血分，使病变逆转。由此可见，把好气分关，对于提高疗效，有着重要的意义。

5. 通利小便，治湿之要

前贤有云：治湿不利小便，非其治也。这是指通利小便以导邪外出是治湿之大要。湿温的病邪既是湿与热合，故此法尤不可忽。叶天士所谓"渗湿于热下"，实则寓利小便以祛除湿邪之意，特别是他提出的"通阳不在温，而在利小便"，深刻地阐明了通利小便在治疗湿温病上的特殊价值。盖湿热伤人，因湿为阴邪，往往出现湿遏热伏、阳气郁闭不通的病理现象，昧者不究病机，若用温药宣通阳气，势必助长邪热，其病益甚。惟用化气利湿之法，使小便通利，如是则湿去而阳气自然宣通。诚如陈光淞所说："盖此语（指叶氏言）专属湿温，热处湿中，湿蕴热外，湿热交混遂成蒙蔽，斯时不开，则热无由达，开之以温，则又助其热。然通阳之药，不远于温，今温药既不可用，故曰通阳最难。惟有用河间分消宣化之法，通利小便，使三焦弥漫之湿，得达膀胱以去，而阴霾湿浊之气既消，则热邪自透，阳气得通矣。"

其所用药物，宜乎甘淡渗利，如芦根、滑石、通草、米仁、茯苓等，利湿而不伤阴，又无助热化燥之弊。当然，通利小便之法不可滥用于本病的各个阶段，特别是当湿热已化燥伤阴，病入营血，而应慎用或忌用。

6. 明悉三禁，执而不泥

吴鞠通《温病条辨》对湿温病的治疗有"三禁"之说，谓"汗之则神昏耳聋，甚则目瞑不欲言，下之则洞泄，润之则病深不解"。湿温何以有此三禁？吴氏自注云："湿为阴邪……其性氤氲黏腻，非若寒邪之一汗而解，温热之一凉即退，故难速已。世医不知其为湿温，见其头痛恶寒身重疼痛也，以为伤寒而汗之，汗伤心阳，湿随辛温发表之药蒸腾上逆，内蒙心窍则神昏，上蒙清窍则耳聋目瞑不言。见其中满不饥，以为停滞而大下之，误下伤阴，而重抑脾阳之升，脾气转陷，湿邪乘势内渍，故洞泄。见其午后身热，以为阴虚而用柔药润之，湿为胶滞阴邪，再加柔润阴药，二阴相合，同气相求，遂有痼结而不可解之势。"吴氏针对湿温病的病邪特性、病理变化和证候特点，提出诊治上的注意点，以防误治而造成的不良后果，对临床确有一定的指导意义。但临床上绝不能把它看作一成不变的定律，而是要根据证情知常达变，灵活地加以掌握运用，下面略做分析：

（1）关于禁汗问题　湿温初起，可见头痛、恶寒、身重疼痛等证，这是湿伤肌表，卫阳被遏所致，颇似太阳病的表实证，亦有类温热病的卫分证。但湿为阴邪，其性黏腻，非若寒邪之用辛温一汗即解，温邪之用辛凉一表即退，所以麻桂、银翘之类俱非所宜，特别是辛温峻汗之剂，不仅不能达到祛除湿邪的目的，反而会助长热邪，使湿热蒸腾于上，清窍被蒙，而出现神昏、耳聋、目瞑等变证。然湿热既在肌表，舍解表之法，邪将何出？是以汗法又未可摒弃也。叶天士有"在卫汗之可也"之明训，薛生白治"湿在表分"，用藿香、香薷、羌活、苍术皮、薄荷、牛蒡子等味；治"腠理暑邪内闭"，用六一散、薄荷，泡汤调下以取汗解，均不失发汗透邪之意，他还明确指出："湿病发汗，昔贤有禁。此不微汗之，病必不除。盖既有不可汗之大戒，复有得汗始解之治法，临证者当知所变通矣。"盖"微汗"二字，大有深意，提示湿温汗法，当取微汗为宜。由此可知，湿温初起，邪在肌表，汗法在所必需，只不过是禁用辛温大发其汗。至于具体用药，当结合湿热合邪的特性，宜于轻清透达、芳香宣化之品，如藿香、佩兰、薄荷、牛蒡子、芦根、苍术皮、大豆卷、豆豉、竹叶等是。要之，当汗不汗，坐失良机，汗之不当，变证丛生，这是我们对湿温病应用汗法的认识。

（2）关于禁下问题　湿温病总以脾胃为病变中心，由于湿热氤氲脾胃，中焦气机不畅，升降失调，常可出现脘痞腹胀等类似胃腑积滞之证，此时若认为胃实而投苦寒攻下，势必导致中阳受损，脾气下陷，遂使洞泄不止，若误施于脾湿偏重者，其后果尤为严重，此吴氏之所以有禁下之设。但湿热化燥，胃腑结实，或湿热夹滞，交阻胃肠，又当及时攻下，不可姑息容奸。叶天士说："再论三焦不得从外解，必致成里结。里结于何？在阳明胃与肠也。亦须用下法，不可以气血之分，就不可下也。"薛生白对湿热化燥，邪结胃腑，亦用承气汤急下存阴。《吴鞠通医案》卷一湿温篇中，载王某一案，相继用小承气、调胃承气、增液承气攻下。可见湿温并不一概禁用下法，要在用之合宜。王孟英说："湿未化燥，腑实未结者，不可下耳，下之则利不止，如已燥结，亟宜下夺，否则垢浊熏蒸，神明蔽塞，腐肠烁液，莫可挽回。"于湿温下法之应用，可谓深得奥旨矣。

（3）关于禁润问题　本病邪在卫气，常可出现午后热象较显、口渴等症，状若阴虚。盖湿为阴邪，自旺于阴分，故见午后热甚；湿热内蕴，气机郁滞，不能敷布津液于上，故见口渴。若误认午后热甚为阴虚阳亢，口渴为津液耗伤，而投柔润阴药，与湿邪（属阴）同气相求；两阴相合，势必造成病邪痼结难解的局面。所以吴氏告诫后人，滋阴法在某种情况下，亦是湿温之一禁，这是言其常。至于变，当湿热化燥，邪入营血，出现耗血动血，阴津劫伤的情况下，滋阴法又当必用。如《薛生白湿热病篇》指出："湿热证，上下失血或汗血，毒邪深入营分，走窜欲泄，宜大剂犀角、生地、赤芍、丹皮、连翘、紫草、茜草根、银花等味。"雷少逸《时病论》卷六载："如或失治，变为神昏谵语，或笑或痉，是为邪逼心包，营分被扰，宜用祛热宣窍法加羚羊、钩藤、玄参、生地治之。"由是观之，湿温禁润，并非戒律，关键是既要正视湿邪阴腻的特性，不可妄投柔润以助阴邪，又要注意湿热化燥伤阴的变局，果断地应用滋阴养液以挽回生机。

综观上述，湿温三禁是吴氏经验之总结，有一定的实践意义，学者必须明悉。但在实际运用时，又当灵活对待，不可视为戒律，总以临床表现为依据，当禁则禁，该用即用，切勿囿于"三禁"之说而贻误病机，此又不可不知也。

四、病案举隅

例1：张妪，体壮有湿，近长夏阴雨潮湿，着于经络，身痛，自利，发热。仲景云：湿家大忌发散，汗之则变痉厥。脉来小弱而缓，湿邪凝遏阳气，病名湿温。湿中热气，横冲心包络，以致神昏，四肢不暖，亦手厥阴见症，非与伤寒同法也。

犀角　连翘心　元参　石菖蒲　金银花　野赤豆皮

煎送至宝丹。（《临证指南医案·湿》）

按：此案为湿热内陷心包，邪犯厥阴之重症，叶氏以清心开窍为治，用药颇为贴切。吴鞠通《温病条辨·上焦篇》四十四条"湿温邪入心包，神昏肢逆，清宫汤去莲心、麦冬，加银花、赤小豆皮，煎送至宝丹或紫雪丹亦可"，即本于此。

例2：裘左，湿温八天，壮热有汗不解，口干欲饮，烦躁不寐，热盛之时，谵语妄言，胸痞泛恶，不能纳谷，小溲浑赤，舌苔黄多白少，脉象弦滑而数。阳明之温甚炽，太阴之湿不化，蕴蒸气分，漫布三焦，有"温化热，湿化燥"之势，证非轻浅，故拟苍术白虎汤加减，以观动静。

生石膏三钱　肥知母一钱五分　枳实一钱　通草八分　制苍术八分　茯苓皮三钱　炒竹茹一钱五分　飞滑石三钱　仙半夏五钱　活芦根一尺　荷梗一尺

二诊：今诊脉洪数较缓，壮热亦大减，稍能安寐，口干欲饮，胸闷泛恶，不能纳谷，舌苔腻黄渐化，伏温渐解而蕴湿犹留中焦也。既见效机，毋庸更张，参入芳香淡渗之品，使湿热有出路也。

熟石膏三钱　仙半夏钱半　枳实炭一钱　泽泻一钱　制苍术八分　赤茯苓三钱　炒竹茹一钱五分　荷梗一尺

三诊：热退数日，复转寒热似疟之象，胸闷不思纳谷，且有泛恶，小溲短赤，苔黄口苦，脉象左弦数，右濡滑。此伏匿之邪移于少阳，蕴湿留恋中焦，胃失降和。今宜和解枢机，芳香淡渗，使伏匿之邪，从枢机而解，湿温从小便而出也。

软柴胡八分　仙半夏二钱　酒黄芩一钱　赤苓三钱　枳实一钱　炒竹茹一钱五分　通草八分　鲜藿、佩叶各一钱五分　泽泻一钱五分　荷梗一尺（《丁甘仁医案》）

按：湿温之证有湿重于热，热重于湿之别。本例为热邪偏重，口干欲饮，烦躁，小溲浑赤，是辨证的着眼点，故用苍术白虎汤清热而兼祛湿。叶天士对湿热流连气分有"望其战汗之门户，转疟之机括"的论述，是案三诊时见寒热似疟等症，邪有从少阳外出之机，故以小柴胡汤合温胆汤和解少阳，使气分之邪从枢机而解。

例3：赵右。初诊：身热三旬，汗出不清，胸脘痞闷，咳嗽痰黏，腹胀便闭，脉濡滑而数，苔淡黄而腻。湿热绵缠气分。治宜宣透，冀其痞出为顺。

清水豆卷三钱　鲜佩兰一钱五分　广藿香一钱五分　光杏仁三钱　蔻末四分拌滑石三钱（包）　淡竹叶三钱　炒大力子一钱五分　活水芦根一尺（去节）

二诊：热汗未减，白痞已露，咳嗽胸闷略轻，腹胀便闭尿黄。湿热之邪既有外透之势。仍宜击鼓再进。

原方加净蝉衣一钱。

三诊：胸颈白痦显露，色白痦光莹如晶，胸脘痞闷续减，咳嗽痰白尚黏，大便溏薄如酱、腹部咕咕鸣响，苔黄且厚，脉尚濡数。湿邪虽已外透，腑热郁滞未清。再与清透兼泄郁热。

冬桑叶三钱　淡竹叶二钱　连翘三钱　瓜蒌皮三钱　苦杏仁三钱　浙贝母三钱　清水豆卷二钱　干芦根四钱　陆氏润字丸三钱（包煎）

四诊：两进辛芳宣透，晶痦随汗迭发，前方兼参通腑清泄郁热，上下之邪先后分消，身热逐退，胸腹得舒，咳嗽已爽，便溏转实，再清肺胃，以涤余焰。

清水豆卷三钱　藿香一钱五分　杏仁泥二钱　浙贝母一钱五分　茯苓四钱　淡竹叶二钱　广郁金一钱五分（生打）　炒谷芽三钱　蔻末四分拌滑石三钱（包）枇杷叶三钱

五诊：热退身凉，神清气爽，胃纳已苏，糜食静养。

六君子汤加减（《医林荟萃》）

按：湿热留恋气分，最易酿成白痦，而白痦之出现，常标志邪气有外达之机。裘吉生氏谓："痦是气分湿邪之出路。白痦欲发之前，辄见胸闷烦懊之象，痦透之后，胸闷可解。"本案初诊时发痦之兆已露，故治用轻清宣透，因势利导，乃得痦现症减。三诊时湿邪虽有外透之机，而见腹胀肠鸣，便溏如酱，苔黄而厚，断为腑热郁滞未清，加用陆氏润字丸以通腑泄热，寓上下分消之意。药后诸恙悉瘥，继用清宣芳化之品以清余邪，病遂告愈。善后用六君加减，以复脾运，亦甚妥帖。

例4：周妻。初诊：湿热之为病也，其传化本无一定，轻则为疟，重则为疹，治之之法，不外乎汗下清三者而已。初起身热不扬，继则哕恶，频吐黄水，胸脘灼热，汗不解而便不行，兼有头眩，口干唇燥，杳不思纳，脉象弦滑，右手带数，苔糙腻，上罩黄色。拙见湿遏热伏，阳明之气，失于宣降，遂致三焦困顿，里邪不能外达，为疟为疹，势犹未定。目前治法，汗下清三法参酌而用之，分达其蕴结之邪，以觇传化。

豆豉　山栀　左金丸　薄荷　连翘　炒枳实　块滑石　瓜蒌皮　竹茹生大黄　玄明粉　鲜石斛

二诊：昔人云，温邪为病，须究表里三焦。又云，阳明之邪，当假大肠为去路。前宗此意立方，进宣表通里之剂以分达三焦之邪，服后身热递和，汗颇畅而便下亦通，脘闷呕恶，渐次舒适，原属表解里和，三焦通利之象，不可谓松候也。惟口仍作干，谷纳未旺，耳中时有鸣响，脉来濡滑带数，舌苔薄黄，边尖色红。此乃湿邪之热虽得从表里而分达，所余无几，然肺胃之津液已受其劫损，致虚阳易浮，化风上扰。目前治法，当清理余剩之湿热，以化其邪，参入养阴生津之品，以顾其正，能得津复热退，庶几渐入康庄。

沙参　鲜石斛　肥知母　山栀　广郁金　天花粉　京玄参　泽泻　生石决　钩藤　碧玉散　香谷芽（《近代名医学术经验选编·陈良夫专辑》）

按：本案初诊时症见身热不扬，口干唇燥，胸脘灼热，无汗便秘，乃湿热蕴结，三焦为之壅塞，故仿凉膈散清上泄下，宣表通里，药后壅者通，结者开，气机宣达，故能汗出便通，湿热得从三焦而分达。复诊针对余邪未净，津伤未复而投滋养肺胃，清理余邪之剂，为标本兼顾之法。总观前后二诊，辨证洞中肯綮，用药丝丝入扣，宜乎取效也。

例5：壬戌四月二十二日：王，三十三岁。证似温热，但心下两胁俱胀，舌白，渴不多饮，呕恶嗳气，则非温热而从湿温例矣。用生姜泻心汤之苦辛通降法。

茯苓块六钱　生姜一两　古勇连三钱　生苡仁五钱　半夏八钱　炒黄芩三钱　生香附五钱　干姜五钱　头煎水八杯，煮三茶杯，分三次服，约二时一杯。二煎用三杯水，煮一茶杯，明早服。

二十三日：心下阴霾已退，湿已转阳，应清气分之湿热。

煅石膏五钱　连翘五钱　广郁金三钱　滑石五钱　银花五钱　藿香梗三钱　杏仁泥三钱　芦根五寸　黄芩炭三钱　古勇连二钱　水八碗，煮成三碗，分三次服。渣再煮一碗服。

二十四日：斑疹已现，气血两燔，用玉女煎合犀角地黄汤法。

生石膏一两五钱　细生地六钱　犀角三钱　连翘一两　苦桔梗四钱　牛蒡子六钱　知母四钱　银花一两　炒黄芩四钱　元参八钱　人中黄一钱　薄荷三钱　水八大碗，煮成四碗，早中晚夜分四次服。

二十五日：面赤，舌黄大渴，脉沉肢厥，十日不大便，转矢气，谵语，下症也。议小承气汤。

生大黄八钱　小枳实五钱　厚朴四钱　水八碗，煮成三碗，先服一碗，约三时得大便，止后服；不便再服第二碗。

又，大便后，宜护津液，议增液法。

麦冬（不去心）一两　细生地一两　连翘三钱　元参四钱　炒甘草二钱　金银花三钱　煮三碗，分三次服，能寐不必服。

二十六日：陷下之余邪不清，仍思凉饮，舌微黄，以调胃承气汤小和之。

生大黄二钱　元明粉八分　生甘草一钱　头煎一杯，二煎一杯，分两次服。

二十七日：昨日虽大便而不爽，脉犹沉而有力，身热不退而微厥，渴甚面赤，犹宜微和之，但恐犯数下之戒，议增液承气合玉女煎法。

生石膏八钱　知母四钱　黄芩三钱　生大黄三钱（另煎。分三份，每次冲一份）煮成三杯，分三次服。若大便稀而不红黑，后服止大黄。

二十八：大便虽不甚爽，今日脉浮，不可下，渴思凉饮，气分热也；口中味甘，脾热甚也。议用气血两燔例之玉女煎，加苦药以清脾瘅。

生石膏三两　元参六钱　知母六钱　细生地一两　麦冬（不去心）一两　古勇连三钱　黄芩三钱　煮四碗，分四次服。得凉汗，止后服，不渴亦止服。

二十九日：大用辛凉微甘合苦寒，斑疹续出若许，身热退其大半。不得再用辛凉重剂，议甘寒合化阴气加辛凉，以消斑疹。

连翘三钱　细生地五钱　犀角三钱　银花三钱　天花粉三钱　黄芩三钱　麦冬五钱　古勇连二钱　薄荷一钱　元参四钱　煮三碗，分三次服，渣再煮一碗服。

五月初一日：大热虽减，余焰尚存，口甘弄舌，面光赤色未除，犹宜甘寒苦寒合法。

连翘三钱　细生地六钱　元参三钱　银花三钱　炒黄芩三钱　丹皮四钱　麦冬一两　古勇连一钱　水八碗，煮三碗，分兰次服。

初二日：即于前方加暹罗犀角二钱，知母一钱五分，煮法服法如前。

初三日：邪少虚多，宜用复脉去大枣、桂枝，以其人本系酒客，再去甘草之重甘，加二甲、丹皮、黄芩。

麦冬一两　大生地五钱　阿胶三钱　丹皮五钱　炒白芍六钱　炒黄芩三钱　生鳖甲四钱　牡蛎五钱　麻仁三钱　头煎三碗，二煎一碗，日三夜一，分四次服。此甘润化液，复微苦化阴，又苦甘咸寒法。

初四日：尚有余邪未尽，以甘苦合化入阴搜邪法。

元参二两　细生地六钱　知母二钱　麦冬（不去心）八钱　生鳖甲八钱　粉丹皮五钱　黄芩二钱　连翘三钱　青蒿一钱　银花三钱　头煎三碗，二煎一碗，分四次服。

初九日：邪少虚多，仍用复脉法。

大生地六钱　元参四钱　生白芍六钱　生阿胶四钱　麦冬八钱　生鳖甲六钱　火麻仁四钱　丹皮四钱　炙甘草三钱　头煎三茶杯，二煎一茶杯，分四次服。（《吴鞠通医案》）

按： 本例先后凡十四诊，根据病邪所在部位、邪正消长情况，分别施以清热化湿、清营凉血、通腑泄热、养阴生津等剂，随证立法，依法处方。此案值得注意的是，当热结胃腑时，果断地采用承气泻下；而当热灼津伤，邪入营血时，又积极投以清营凉血、生津养液之剂。于此不难看出，吴氏所说的湿温禁下、禁润，有特定的含义，亦即有一定的针对性，并非在湿温病程中一概禁用，要在辨证确切，用之得当。前贤云"有是证即用是药"，此之谓也。

附：历代医家名论选按

伤寒有五：有中风，有伤寒，有湿温，有热病，有温病，其所苦各不同。(《难经·五十八难》)

按：湿温之病名始见于此，并将其列入广义伤寒的范畴，为外感热病之一种，开后世深入研究湿温病之先河。

病人尝伤于湿，因而中暍，湿热相搏，则发湿温。病苦两胫逆冷，腹满叉胸，头目痛，苦妄言，治在少阴，不可发汗，汗出则不能言，耳聋，不知痛所在，身青而色变，名曰重暍，如此者，医杀之耳。(《伤寒总病论·伤寒感异气成温病坏候并疟证》)

按：本论对湿温的病因病机，临床表现和治法等作了简要的记述，对后世有较大影响。如清代吴鞠通《温病条辨》提出湿温治疗"三忌"之说，其中忌发汗即是受此启发。

治湿之法，不利小便，非其治也。(《素问病机气宜保命集·病机论》)

按：湿为有形之邪，小便是湿邪的主要去路，故治湿之法，当以利小便为上。湿温乃湿与热相合为患，自然不能舍此治法。对此，清代医家叶天士更有重大发挥。他提出的"通阳不在温，而在利小便"，深刻地阐明了通利小便在治疗湿温病上的特殊作用。盖湿热伤人因湿为阴邪，往往出现湿遏热伏，阳气郁闭不宣的病理现象，昧者不究病机，误用温药宣通阳气，势必助长邪热，其病益甚。惟用化气利湿之法，使小便通利，如是则湿去阳气自然宣通。至于利小便的具体方法，不单纯局限于渗利之药，更着重于疏瀹气机，宣展肺气。当代名医赵绍琴教授说："肺为水之上源，且主一身之气。肺气开，则水道宣畅，湿从小便而去。肺气宣发，湿浊可散，即所谓气化则湿化，气行则湿亦行也。"

或渗湿于热下，不与热相抟，势必孤矣。(《温热经纬·叶香岩外感温热篇》)

按：湿温乃湿与热胶结为患，湿为有形之邪，热以湿为依附，更难廓清，其势愈炽。故治疗湿温要着力于使湿热两邪分离。叶氏所谓"渗湿于热下"，即是通过利小便的方法，使湿邪有所去路，如是则热邪孤立，病易解也。对此薛生白亦有深刻的论述，他说："热为天之气，湿为地之气，热得湿而愈炽，湿得热而愈横。湿热两分，其病轻而缓；湿热两合，其病重而速。"

湿热病属阳明太阴者居多，中气实则病在阳明，中气虚则病在太阴。（《温热经纬·薛生白湿热病篇》）

按： 本论指出了脾胃为湿温病变之中心。其所以多属阳明太阴者，章虚谷释之曰："胃为戊土属阳，脾为己土属阴，湿土之气，同类相合，故湿热之邪，始虽外受，终归脾胃。"盖脾胃同居中焦，职司运化，脾喜燥恶湿，胃喜润恶燥，两者互为表里，对湿、热之邪各有其亲和性，当湿热侵入人体后，其病邪转化又常取决于病人的体质，特别是脾胃功能状态。凡素体中阳偏旺者，湿邪易于化燥而为热重于湿，病偏于胃；素禀中阳不足者，则邪从湿化而为湿重于热，病多在脾。以脾胃为中心的湿热病理论，对于指导湿温病的辨证和治疗很有价值。

湿热证，始恶寒，后但热不寒，汗出胸痞，舌白，口渴不引饮。（《温热经纬·薛生白湿热病篇》）

按： 本条提纲挈领地指出湿热病初起的典型证候，也是本病辨证的要点。薛氏强调指出："此条乃湿热证之提纲也。"所谓提纲，是指这些症状最能反映湿热病的病理特点，最有代表性。医者明乎此，便能在错综复杂的病情变化中，抓住疾病的关键，以利于确立诊断。

湿热证，恶寒无汗，身重头痛，湿在表分，宜藿香、香薷、羌活、苍术皮、薄荷、牛蒡子等味。头不痛者去羌活。（《温热经纬·薛生白湿热病篇》）

按： 本条为湿伤肌表的证治。《内经》曰："其在皮者，汗而发之。"故用藿香、香薷、苍术皮芳香辛散之品，以透表化湿，复入羌活、薄荷、牛蒡子以祛风胜湿。此类药物，偏于辛温，善走肺经而达于肌表，故湿伤肌表，卫阳郁闭者宜之；若湿热在表，或湿已化热之证，则不可轻率用之。所以对条文之首"湿热证"三字，应活看，不能死于句下。

湿热证，恶寒发热，身重关节疼痛，湿在肌肉，不为汗解，宜滑石、大豆黄卷、茯苓皮、苍术皮、藿香叶、鲜荷叶、白通草、桔梗等味。不恶寒者，去苍术皮。（《温热经纬·薛生白湿热病篇》）

按： 湿邪伤表，有寒湿与湿热之分。本条与上条比较，恶寒身重同，而发热、汗出、关节疼痛不同。究其病因病机，亦同中有异：同者，均为湿伤肌表；异者，上条为湿未化热，卫阳郁闭，此条为湿中蕴热，侵淫关节。正因为湿中蕴热，蒸腾于表，故发热汗出；又因湿性黏腻，所以虽汗出而邪热不解；湿邪侵淫关节，故关节疼痛。在治法上，与上条亦同中有异：因湿邪在表，故亦取藿香之芳香宣化以祛表湿；但湿已化热，则不宜香薷、羌活之辛温解表，而取滑石、茯苓皮、通草等淡渗之品以利湿泄热。更入豆卷、桔梗、苍术皮轻清宣透，善走肌表，助藿香以除表湿。

湿热证，发痉，神昏笑妄，脉洪数有力，开泄不效者，湿热蕴结胸膈，宜仿凉膈散；若大便数日不通者，热邪闭结肠胃，宜仿承气微下之例。（《温热经纬·薛生白湿热病篇》）

按： 本条为湿热化燥而成阳明腑实的证治。发痉，神昏笑妄，多见于邪入心营，神明被扰，肝风内动之证，但气分热盛，特别是阳明腑实，邪热波及厥阴，亦可见之。本证脉洪数有力，大便秘结，且开泄不效，显系实热蕴结气分，而非邪陷心包之证。文中虽未言及舌苔，然以证推之，必黄燥或焦燥起刺，与邪入心营之舌绛无苔或少苔自有不同。由于气分实热，证有轻重，故凉膈、承气正为阳明腑实而设，旨在釜底抽薪，通腑泄热。诚如薛氏自注云："阳明之邪，仍假阳明为出路也。"

值得指出，湿热证用下法，昔贤有禁，如吴鞠通告诫说"下之则洞泄不止"。我们认为，湿热壅滞脾胃，中焦气机不畅，升降失调，常可出现脘痞腹胀等类似腑实之证，此时若误投苦寒攻下，势必导致中阳受损，脾气下陷，遂令洞泄不止，故吴氏所以有禁下之设。但湿热化燥，胃腑结实，或湿热夹滞，胶结胃肠，又当及时攻下，不可姑息。观此条，足证"湿热禁下"之说，不可拘泥。

湿热证，壮热口渴，自汗身重，胸痞，脉洪大而长者，此太阴之湿与阳明之热相合，宜白虎加苍术汤。（《温热经纬·薛生白湿热病篇》）

按： 此条为热重湿轻证型的治法。方用白虎汤清阳明炽盛之邪热，加苍术以燥太阴之脾湿。本方药简力专，对证施之，常能取得满意的疗效。

湿热证，寒热如疟，湿热阻遏膜原，宜柴胡、厚朴、槟榔、草果、藿香、苍术、半夏、干菖蒲、六一散等味。（《温热经纬·薛生白湿热病篇》）

按： 本条为湿热阻遏膜原的证治。薛氏云："膜原者，外通肌肉，内近胃腑，即三焦之门户，实一身之半表半里也。邪由上受，直趋中道，故病多归膜原。"正因为膜原为半表半里之地，湿热阻遏于此，则枢机不利，营卫气争，故见寒热如疟，其舌苔必浊腻，脉多弦缓或濡缓，且兼胸闷、腹胀、呕恶等脾胃湿滞之征象。盖此证与伤寒少阳证相仿，但此为热邪夹湿阻遏膜原而病涉中焦，彼则无形邪热客于少阳而病在胆经，故一以小柴胡汤和解少阳，清泄胆经为治；一以开达膜原，宣化湿浊为法。条文中所列药物，柴胡专入半表半里之地，以疏透邪热；厚朴、半夏、槟榔、草果、苍术苦辛开泄，宣达膜原湿浊；石菖蒲、藿香芳香化浊；六一散清利湿热。

湿热证，初起发热，汗出胸痞，口渴舌白，湿伏中焦，宜藿梗、蔻仁、杏仁、枳壳、桔梗、郁金、苍术、厚朴、草果、半夏、干菖蒲、佩兰叶、六一散等味。(《温热经纬·薛生白湿热病篇》)

按：本条为湿热伏于中焦，湿重于热的证治。湿热证的辨治，不仅要细辨病位，更应分清湿与热之孰轻孰重。舌白，当指舌苔白腻而不黄，是脾胃湿滞，湿重热轻之明征。治法应以苦辛燥湿为主，不可早用寒凉清热而阻遏湿邪透达，病反难解。故薛氏取藿香、佩兰、蔻仁、石菖蒲、郁金芳香化浊；苍术、厚朴、草果、半夏苦温燥湿；复加六一散以清利湿热。用杏仁、枳壳、桔梗者，取其宣肺而利气，盖气化则湿亦化也。

湿热证，数日后，自利、溺赤、口渴，湿流下焦，宜滑石、猪苓、茯苓、泽泻、萆薢、通草等味。(《温热经纬·薛生白湿热病篇》)

按：本条为湿热流注下焦的证治。湿热流注下焦，大肠传导因而失常，小肠不能分清别浊，则大便溏泄而小便赤溺，《内经》所谓"湿胜则濡泻"是也。前贤有云："治湿不利小便，非其治也。"故药用滑石、猪苓、茯苓、泽泻、萆薢、通草等甘淡渗利之品，使湿邪从小便而出，湿去则热无所附，其病易解。

湿热证，舌根白、舌尖红，湿渐化热，余湿犹滞，宜辛泄佐清热，如蔻仁、半夏、干菖蒲、大豆黄卷、连翘、绿豆衣、六一散等味。(《温热经纬·薛生白湿热病篇》)

按：本条为湿渐化热而成湿热并重的证治。如前所述，湿热证的辨治，重点当分清湿与热之孰轻孰重。舌根白，是湿邪内阻之象；舌尖红，为湿已化热之候，此条以验舌作为辨证的主要依据。当然临床还须四诊合参，全面分析。薛氏自注说："此湿热参半之证。"既属湿热并重，临床当兼有胸闷脘痞、腹胀便溏、口苦而黏、小便黄赤等症。故治法以化湿清热并施，药用蔻仁、半夏、石菖蒲、豆卷等苦辛开泄，合清轻宣透以化湿浊，复加连翘、绿豆衣清湿中蕴热，更入六一散清利湿热。

湿热证，四五日，口大渴，胸闷欲绝，干呕不止，脉细数，舌光如镜，胃液受劫，胆火上冲，宜西瓜汁、金汁、鲜生地汁、甘蔗汁，磨服郁金、木香、香附、乌药等味。（《温热经纬·薛生白湿热病篇》）

按：本条为胃液受劫，肝胆气逆证治。湿热证，四五日，湿已化热，热灼津伤，胃液大耗，故口大渴，舌光如镜，脉细数，加之肝胆之气乘胃液之虚而上逆，胃失和降，故胸闷欲绝，干呕不止。药用诸汁甘寒清热，滋养胃阴，复加郁金、木香、香附、乌药疏泄肝胆以降逆气。以汁磨药，不用煎者，取其气全耳。综观上述用药，寓辛香理气于甘寒滋润之中，有阴阳相济、刚柔相须之妙。吴锡璜谓其"养阴而不滞邪，调气又不枯阴"，王孟英认为"凡治阴虚气滞者，可以仿此用药"。特别是以汁磨药的独特投药方法，很值得效法。

湿热证，呕恶不止，昼夜不差欲死者，肺胃不和，胃热移肺，肺不受邪也。宜用川连三四分，苏叶二三分，两味煎汤，呷下即止。（《温热经纬·薛生白湿热病篇》）

按：本条为湿热中阻，胃气上逆而致肺胃不和的证治。胃气以下行为顺，叶天士所谓"胃宜降则和"。今湿热阻滞于胃，使胃气失通降之职，势必上逆犯肺，肺不受邪，还归于胃，而致呕恶不止，昼夜不差欲死。看似病情危重，实则邪轻病浅，故仅用黄连、紫苏叶两味，药少量轻，取"轻可去实"之意，颇具巧思。

湿热证，数日后，汗出热不除，或痉，忽头痛不止者，营液大亏，厥阴风火上升，宜羚羊角、蔓荆子、钩藤、玄参、生地、女贞子等味。（《温热经纬·薛生白湿热病篇》）

按：本条为热灼阴伤，肝风扇动的证治。湿热化燥，热盛于里，蒸腾于表，故汗出而热不除。汗出既多，热又不退，是以营阴大伤。阴亏则水不涵木，肝阳化风而肆虐。风阳走窜经络则发痉，上扰颠顶则头痛。药用羚羊角、蔓荆、钩藤凉肝息风以治其标；玄参、生地黄、女贞滋水涵木以固其本。王孟英认为"蔓荆不若以菊花、桑叶易之"。汪曰桢主张"枸杞子亦可用"。两说甚是。

湿热证，七八日，口不渴，声不出，与饮食亦不却，默默不语，神志昏迷，进辛香凉泄，芳香逐秽俱不效。此邪入厥阴，主客浑受，宜仿吴又可三甲散，醉地鳖虫、醋炒鳖甲、土炒穿山甲、生僵蚕、柴胡、桃仁泥等味。（《温热经纬·薛生白湿热病篇》）

按：本证之神志异常，非热陷心包，或秽浊蒙蔽心窍所致，故用辛香凉泄（如牛黄丸、至宝丹、紫雪丹之类）、芳香逐秽（如苏合香丸之类）俱不获效。因其邪陷经络，气钝血滞，灵机不运而致神志呆滞，故治仿吴氏三甲散，取虫类搜剔之药，合柴胡、桃仁以行血通络，入阴透邪。邪陷得泄，则神机运而神志自可复常。

湿热证，湿热伤气，四肢困倦，精神减少，身热气高，心烦溺黄，口渴自汗，脉虚者，用东垣清暑益气汤主治。（《温热经纬·薛生白湿热病篇》）

按：本证四肢困倦，精神减少，自汗，呼吸短促，脉虚，是脾肺之气虚弱的表现；口渴，乃津液不足之象；身热、心烦、溺黄，则为暑湿之邪留滞气分所致。总之，此属气津两伤，余邪未净，邪少虚多之候。东垣清暑益气汤有清暑益气，保肺生津，健脾燥湿的功效，但因其药味庞杂，于本证不甚贴切。王孟英谓其"有清暑之名而无清暑之实"，并采用西洋参、石斛、麦冬、黄连、竹叶、荷杆、知母、甘草、粳米、西瓜翠衣等以清暑热而益元气，较东垣之方，更切实用，临床屡有效验。

湿热证，数日后，脘中微闷，知饥不食，湿邪蒙绕三焦，宜藿香叶、薄荷叶、鲜荷叶、枇杷叶、佩兰叶、芦尖、冬瓜仁等味。（《温热经纬·薛生白湿热病篇》）

按：本条为湿热未清，余邪困胃的证治。湿热证数日后，大势已平，唯余邪尚未廓清，蒙绕三焦，逗留胃分，以致胃气受困，气机不舒而见脘中微闷，知饥不食，此类患者，舌苔必薄腻，或身有微热，薛氏以五叶轻清芳化；芦根用尖，取其轻扬宣畅之意，故有清理余邪，疏瀹气机，醒胃悦脾之效。用于湿热证之恢复期，余邪未尽者，甚为合拍。

湿热证，十余日，大势已退，惟口渴，汗出，骨节痛，余邪留滞经络，宜元米汤泡于术，隔一宿，去术煎饮。（《温热经纬·薛生白湿热病篇》）

按：本条为病后湿邪留滞经络，阴液已伤的证治。湿热证，大势已退，说明病情已趋恢复阶段，但余湿留滞经络，营卫不和，以致骨节疼痛，汗出。病中津液已伤，是以口渴。此时，养阴则助湿，治湿则劫阴，故用元米汤泡于术，祛邪扶正，相互兼顾，有祛湿而不伤阴，养阴而不助湿之妙。更耐人寻味的是，投剂仿仲景麻沸汤之法（如泻心汤用麻沸汤泡渍），取气而不取味，亦寓轻可去实之意。

湿热证，曾开泄下夺，恶候皆平，独神思不清，倦语不思食，溺数，唇齿干，胃气不输，肺气不布，元神大亏，宜人参、麦冬、石斛、木瓜、生甘草、生谷芽、鲜莲子等味。(《温热经纬·薛生白湿热病篇》)

按：湿热证，在其邪实之时，曾用开泄下夺等法，邪气已经顿挫，险恶的证候已平，但由于原来邪盛症重，正气难免受伤，所以至恢复期呈现邪退正衰之象。神思不清，当指精神萎靡而不爽慧，并非神志昏愦，加之倦语，为元气虚惫之候；不思食，系胃气未醒，运化不健所致；溺数，乃气虚不能摄津使然；唇齿干燥，是津液不足之象。纵观本证，为病后气津两亏，脾运未健。故以人参、麦冬、石斛益气生津，木瓜与甘草相配，取酸甘化阴之意；更入生谷芽、鲜莲子健脾醒胃，以助运化。

湿温者，长夏初秋，湿中生热，即暑病之偏于湿者也。(《温病条辨·上焦篇》)

按：本条指出湿温的发病和流行季节，以及与暑病的关系，对临床的诊断有一定指导意义。

湿温较诸温，病势虽缓而实重，上焦最少，病势不甚显张，中焦病最多。(《温病条辨·上焦篇》)

按：湿热合邪，如油入面，胶结难分，非若寒邪汗之即解，热邪清之即却，故湿温病往往病情缠绵；又因其病变重心在脾胃，故临床以中焦证最为突出。这些都是本病的特点，明乎此，则有助于诊断。

头痛恶寒，身重疼痛，舌白不渴，脉弦细而濡，面色淡黄，胸闷不饥，午后身热，状若阴虚，病难速已，名曰湿温，汗之则神昏耳聋，甚则目瞑不欲言，下之则洞泄，润之则病深不解，长夏深秋冬日同法，三仁汤主之。

三仁汤方

杏仁五钱　飞滑石六钱　白通草二钱　白蔻仁二钱　竹叶二钱　厚朴二钱　生薏仁六钱　半夏五钱

甘澜水八碗，煮取三碗，每服一碗，日三服。(《温病条辨·上焦篇》)

按：本条为论述湿温初起及治疗禁忌。"头痛恶寒，身重疼痛，舌白不渴"，见症颇类太阳伤寒。然又有"脉弦细而濡，面色淡黄，胸闷不饥，午后身热"之象，则与伤寒迥异。综观脉证，当属湿热为患。若误诊为太阳伤寒，以麻、桂之剂辛温发汗，则可导致"神昏耳聋，甚则目瞑不欲言"。此为湿邪随辛温发汗之药蒸腾上逆，蒙蔽清窍之故；若以"胸闷不饥"为腑实之证，而错用攻下之剂，则损伤脾胃阳气，使脾气下陷，而致"洞泄"；若以"午后身热"为阴虚而用滋润之药，则使湿邪滞着不化，致"病深不解"。

此乃湿温病初起治疗之三大禁忌，即一忌妄汗；二忌妄下；三忌用滋润。当然，这也不是绝对的。湿温初起邪在卫气时，辛温发汗虽然不宜，芳透之法却不可少；湿温倘发展成阳明里实时，通下亦当可用；而湿热之邪化燥伤阴，滋润仍属必需。其关键还在于辨证，"有是证即用是药"，此之谓也。

三仁汤中杏仁入上焦，宣肺气，通调水道为君药；蔻仁辛温芳香，能醒胃燥湿；生苡仁甘淡微寒，健脾利湿清热。三仁配伍，宣通上中下三焦弥漫之湿。半夏、厚朴辛开苦降，开郁燥湿行气；滑石、通草、竹叶淡渗利湿清热；竹叶又能轻清宣透，达热出表。诸药相合，具轻开上焦，畅达中焦，渗利下焦之作用，而收宣化湿热之效。

湿温邪入心包，神昏肢逆，清宫汤去莲心、麦冬，加银花、赤小豆皮，煎送至宝丹，或紫雪丹亦可。

清宫汤去莲心麦冬加银花赤小豆皮方

犀角一钱　连翘心三钱　元参心二钱　竹叶心二钱　银花二钱　赤小豆皮三钱（《温病条辨·上焦篇》）

按： 湿温邪在卫表，多见身痛身热之候，若辨证不明，误认伤寒而汗之，可出现上述变证。方用清宫汤加减以清心包热邪，并用至宝丹或紫雪丹清心开窍。

秽湿着里，舌黄脘闷，气机不宣，久则酿热，三加减正气散主之。

三加减正气散方（苦辛寒法）

藿香（连梗叶）三钱　茯苓皮三钱　厚朴二钱　广皮一钱五分　杏仁三钱　滑石五钱

水五杯，煮二杯，再服。（《温病条辨·中焦篇》）

按： 湿浊阻滞，气机不宣，阳气郁遏，久则热由内生，酿成中焦湿重于热之证。本证临床表现多有身热不扬，脘痞腹胀，恶心欲吐，口不渴或渴不欲饮，或渴喜热饮，大便溏泄，小便混浊，苔黄腻脉濡缓等见症。故在一加减正气散方中加藿香叶以轻宣达表，透热外出，加滑石以清利湿热，加杏仁以开肺气通调水道，使湿热有下达之机。《温病条辨》中共有五个加减正气散方，其中一加减正气散用于湿邪夹食滞郁阻中焦，脾胃升降失司等证；二加减正气散用于湿邪郁阻表里之候。另四加减正气散、五加减正气散方属治疗寒湿之剂，学者可互参选用。

脉缓身痛，舌淡黄而滑，渴不多饮，或竟不渴，汗出热解，继而复热，内不能运水谷之湿，外复感时令之湿，发表攻里，两不可施，误认伤寒，必转坏证，徒清热则湿不退，徒祛湿则热愈炽，黄芩滑石汤主之。

黄芩滑石汤方（苦辛寒法）

黄芩三钱　滑石三钱　茯苓皮三钱　大腹皮二钱　白蔻仁一钱　通草一钱
猪苓三钱

水六杯，煮取二杯，渣再煮一杯，分温三服。（《温病条辨·中焦篇》）

按： 本证的病因病机是内外皆被湿阻，气机不畅，阳气郁闭，蕴而生热，所谓热在湿中，湿居热外，湿热裹结，难分难解。其治疗"发表攻里，两不可施"，"徒清热则湿不退，徒祛湿则热愈炽"，故用黄芩滑石汤清热化湿并施。方中黄芩清热燥湿；滑石清热利湿；茯苓皮、通草、猪苓淡渗利湿；大腹皮燥湿行气，使气行湿易祛；蔻仁辛香，醒脾胃，开湿郁，诸药合用，"共成宣气利小便之功，气化则湿化，小便利则火腑通而热自清矣"。

湿郁经脉，身热身痛，汗多自利，胸腹白疹，内外合邪，纯辛走表，纯苦清热，皆在所忌。辛凉淡法，薏苡竹叶散主之。

薏苡竹叶散方（辛凉淡法，亦轻以去实法）

薏苡五钱　竹叶三钱　飞滑石五钱　白蔻仁一钱五分　连翘三钱　茯苓块五钱
白通草一钱五分

共为细末，每服五钱，日三服。（《温病条辨·中焦篇》）

按： 此为湿热郁于气分而发白㾦的证治。薏苡竹叶散是治疗本证的有效方剂。方中薏苡、茯苓、滑石、通草四味相配，有清利湿热之功，薏苡、茯苓又有健脾之效。蔻仁芳香辛温，燥湿醒胃，宣通气机。竹叶、连翘轻清走表，宣透湿热，使湿热外达。诸药合用，宣透与清利并施，分消湿热，表里同治，因势利导。正如吴鞠通所说："此湿停热郁之证，故主以辛凉解肌表之热，辛淡渗在里之湿，俾表邪从气化而散，里邪从小便而驱，双解表里之妙法也。"

湿温久羁，三焦弥漫，神昏窍阻，少腹硬满，大便不下，宣清导浊汤主之。

宣清导浊汤（苦辛淡法）

猪苓五钱　茯苓五钱　寒水石六钱　晚蚕沙四钱　皂荚子（去皮）三钱

水五杯，煮成两杯，分二次服，以大便通快为度。（《温病条辨·下焦篇》）

按： 本证关键在于"少腹硬满，大便不下"，乃是湿热阻滞下焦大肠，并弥漫于中、上焦之候。湿热阻滞大肠，气机闭塞，腑气不通，导致少腹胀满而硬，大便不通。但本证乃湿重于热，大便并不燥结，因此少腹虽硬满，但按之不痛，亦不见日晡潮热，口渴饮冷，舌苔焦燥，脉沉实等症，与温热病肠燥便秘者不同。"神昏"为湿热上蒸，清窍蒙蔽使然，多见时昏时醒，神志呆钝，与热陷心包之神昏谵语或昏睡不语者有异。宣清导浊汤中，晚蚕沙辛甘温，入大肠经，化湿浊而宣清气；皂荚子辛温，性走窜，能燥湿开郁，宣畅气机，通利机窍；茯苓、猪苓淡渗利湿，可使湿浊从小便而出；寒水石清下焦之热。诸药合用，有宣清导浊，行滞通腑，分利湿热之功。

湿温之病，议论纷纷，后学几无成法可遵。有言温病复感乎湿，名曰湿温。据此而论，是病乃在乎春。有言素伤于湿，因而中暑，暑湿相搏，名曰湿温。据此而论，是病又在乎夏。有言长夏初秋，湿中生热，即暑病之偏于湿者名曰湿温。据此而论，是病又在乎夏末秋初。细揆三论，论湿温在夏末秋初者，与《内经》秋伤于湿之训，颇不龃龉，又与四时之气大暑至白露，湿土主气，亦属符节，当宗夏末秋初为界限也。所有前言温病复感于湿，盖温病在春，当云温病夹湿；言素伤于湿，因而中暑，暑病在夏，当云中暑夹湿；皆不可以湿温名之。考其致病之因，良由湿邪踞于气分，酝酿成温，尚未化热，不比寒湿之病，辛散可瘳，湿热之病，清利乃解耳。是病之脉，脉无定体，或洪或缓，或伏或细，故难以一定之脉，印定眼目也。其证始恶寒，后但热不寒，汗出胸痞，舌苔白，或黄，口渴不引饮，宜用清宣温化法去连翘，加厚朴、豆卷治之。倘头痛无汗，恶寒身重，有邪在表，宜用宣疏表湿法加葛、羌、神曲治之。倘口渴自利，是湿流下焦，宜本法内去半夏，加生米仁，泽泻治之。倘有胫冷腹满，是湿邪抑遏阳气，宜用宣阳透伏法去草果、蜀漆，加陈皮、腹皮治之。如果寒热似疟，舌苔白滑，是为邪遏膜原，宜用宣透膜原法治之。如或失治，变为神昏谵语，或笑或痉，是为邪逼心包，营分被扰，宜用祛热宣窍法，加羚羊、钩藤、元参、生地治之。如撮空理线，苔黄起刺，或转黑色，大便不通，此湿热化燥，闭结胃腑，宜用润下救津法，以生军易熟军，更加枳壳，庶几攻下有力耳。倘苔不起刺，不焦黄，此法不可乱投。湿温之病，变证最多，殊难罄述，宜临证时活法可也。（《时病论·湿温》）

按：本论对湿温的成因，各阶段的临床证候及其治法，作了较全面而浅显的阐述，很有参考价值。雷氏最后强调"湿温之病，变证最多"，确是阅历有得之见。唯《时病论》将湿温与湿热截然分为两种病证，似欠合理，读者参阅《温热经纬·薛生白湿热病篇》，自可得出中肯结论。

湿多者，湿重于热也，其病多发于太阴肺脾，其舌苔必白腻，或白滑而厚，或白苔带灰兼黏腻浮滑，或白带黑点而黏腻，或兼黑纹而黏腻，甚或舌苔满布，厚如积粉，板贴不松，脉息模糊不清，或沉细似伏，断绝不匀，神多沉困似睡，症必凛凛恶寒，甚而足冷，头目胀痛，昏重如裹如蒙，身痛不能屈伸，身重不能转侧，肢节肌肉疼而且烦，腿足痛而且酸，胸膈痞满，渴不引饮，或竟不渴，午后寒热，状若阴虚，小便短涩黄热，大便溏而不爽，甚或水泻……热多者，热重于湿也，其病多发于阳明胃肠，热结在里，由中蒸上，此时气分邪热郁遏灼津，尚未郁结血分，其舌苔必黄腻，舌之边尖红紫欠津，或底白罩黄混浊不清，或纯黄少白，或黄色燥刺，或苔白底绛，或黄中带黑，浮滑黏腻，或白苔渐黄而灰黑。伏邪重者，苔亦厚且满，板贴不松，脉象数滞不调，症必神烦口渴，渴不引饮，甚或耳聋干呕，面色红黄黑混，口气秽浊，余则前论诸症或现或不现，但必胸腹热满，按之灼手，甚或按之作痛。(《感证辑要·湿热证治论》)

按： 本论对湿温病湿偏重、热偏重两种类型的病因病机，主要证候阐发无遗，尤其对舌苔的描述更加具体，诚为辨证之着眼点，足资参考。

湿温之为病，有湿遏热伏者，有湿重热轻者，有湿轻热重者，有湿热并重者，有湿热俱轻者，且有夹痰、夹水、夹食、夹气、夹瘀者。临证之时，首要辨明湿与温之孰轻重，有无兼夹，然后对证发药，随机策应，庶可用药当而确收成效焉。(《全国名医验案类编》)

按： 此为何廉臣对周小农"湿温夹痰"一案所加的按语。湿温病的辨证，分清湿与热之孰轻孰重，对于立法遣药至关重要。同时还须审其有无兼夹他邪，然后对证投剂，方能取效。何氏此论，颇具卓识，对临床很有指导意义。

第五节　伏暑

一、源流概论

伏暑是指夏月感受暑邪，伏于体内，至秋后为时令之邪诱发的一种急性热病。明代王肯堂《证治准绳·杂病·伤暑》称"暑气久而不解，遂成伏暑"。清代医家对本病有比较明确的认识。《临证指南·暑门医案》提出："此非伤寒暴感，皆夏秋间暑湿热气内郁，新凉引动内伏之邪。"《温病条辨·上焦篇》明言："长夏受暑，过夏而发者，名曰伏暑，霜未降而发者少轻，霜既降而发者则重，冬日发者尤重。"由此可见，伏暑是伏气温病，其所伏者为暑湿之邪，与寒邪内伏发为春温截然两症，不可混淆。各家条陈心得，穷原竟委，所称"晚发""秋发""冬月伏暑"或"伏暑伤寒"，无非依发病时间有秋、冬之异，邪伏有深、浅之别，而冠以种种不同名称而已。

二、病机分析

本病病因是感受暑湿之邪，先伏于里，病机是逾时为外邪引发。但邪伏何处？为何有"轻、重、尤重"之分？如何辨识？前人各有种种见解和论述：

俞根初、柳宝诒认为"邪伏募原"；吴鞠通虽也以为"内舍于骨髓，外舍于分肉之间"，与邪伏膜原说同，但又将伏暑分述于三焦各篇；周扬俊《温热暑疫全书·伏暑篇》称"栖伏三焦肠胃之间"；刘吉人《伏邪新书》则分列暑邪伏于手足六经诸证条。总之，邪伏何处，众说不一。陆子贤《六因条辨·伏暑辨论》按《内经》"夏伤于暑，秋为痎疟"之意，认为"人于盛暑之际，汗泄气疏，百节弛张，设或有隙，邪乘虚入"，点出了体质因虚受暑，因虚留邪的发病机理，既支持伏邪论，又联系人的体质因虚而受邪，与吴鞠通"气虚不能传送暑邪外出"的说法是一致的。吴氏对发病的轻、重、尤重，是依发病时间的迟早来分析推断的，这固有一定见地，但单凭发病时间迟早来权衡轻重程度，仅是一个方面，若能从邪势轻重、邪伏深浅以及邪之传变等多方面具体综合分析，则更觉全面。邵仙根在评《伤寒指掌》"伏暑内发"条时指出：其发愈迟，则邪伏愈深而病愈重。把发病时间迟早与邪伏部位深浅、病势轻重作了联系，值得参考。

总之，关于邪伏何处，发于何经，要以临床症状为依据，方能作出正确的诊断。我们认为，本病的病因病机是夏令盛暑之际，汗泄而气虚，或摄生不慎，暑湿之邪袭伏于里，迨秋后为新邪所诱发。伏于募原而在气分者轻，邪舍于营分或漫延于血分则重；从发病时间看，秋凉触动即发者轻，冬令始发者重；伏邪为湿热蕴伏于三焦肠胃，淹缠于卫气之分为浅，病势较缓，若为暑燥热毒舍于营分漫延血分则为重险急骤。其发病轻重又随表里之邪势不同的转归、传变而定。

三、辨证知要

伏暑的辨证，应掌握以下两个要点：

1. 邪伏部位须分清

本病为伏气温病由里达表，因邪伏的部位有浅深，故有不同的证型，据临床观察，主要有邪发膜原和邪舍于营两大类型。

邪发膜原者，病位较浅，病情较轻，每由新感而诱发，故初起可有短暂的头痛身热、恶寒无汗等卫分证候，继则出现寒热如疟，胸脘痞闷，大便溏滞，小溲黄赤，舌苔黄白而腻，或白如积粉等半表半里证候。邵新甫指出：暑湿之伤，骤者在当时为患，缓者于秋后为伏气之疾。其候也，脉色必滞，口舌必腻，或有微寒，或单发热。热时脘痞气窒，渴闷烦冤，每至午后则甚，入暮更剧，热至天明，得汗则诸恙少缓。邵氏所述，为伏暑发于膜原者。膜原之邪不从外解，势必内溃阳明，出现气分证候，甚则内传营血，而见营分或血分证。所以邪从外解为顺，内溃入里为逆。

邪舍于营者，病位较深，病情亦重。若因新感诱发者，初起亦有短暂的表证，旋即出现烦躁不宁，神昏谵语，舌绛肢厥等营分证候。若营分伏邪不转出气分，极易内溃入血，而见下血、衄血或发斑，甚至厥脱等险恶证候。

虽然本病有邪发膜原和邪舍营分两大证型的区别，但病变是在不断发展和转化的，当膜原之邪内溃入营，其临床表现与邪舍营分就大致相同了。同样当营分伏邪外达气分；亦可出现类似邪在膜原的证候。要之，我们既要明确本病的特殊临床表现和证候类型以利于诊断，又要以卫、气、营、血的辨证纲领指导辨证的全过程。

2. 疑似病证当鉴别

本病初起由新感诱发者，可出现恶寒无汗、头痛体疼等表证，须与普通感冒相鉴别。辨识要点在于：感冒属表邪外束，汗之可解，伏暑为里邪伏匿，表之不解；伏暑纵有表证，但兼见口渴心烦、便溏溲赤等里热症状，且舌苔多腻，甚或白如积粉，不若感冒多为薄苔。伏暑发于膜原者，可见寒热类疟的症状，应与疟疾鉴别，其不同点是伏暑午后寒热较重，入暮尤剧，天明得汗，诸恙少缓，但胸腹灼热不除；疟疾发作有时，得汗病势如拂。伏暑邪在气分，可出现但热不寒等症，又与暑温类似，但伏暑热甚于夜分，大便多溏滞，色如红酱，或见痦疹，而暑温则常伴喘渴、少气等暑热伤气的症状，且伏暑病情往往在气分淹缠难解，暑温则热变最速，极易传变，以此为辨。

由于伏暑见证复杂多样，在前人著述中论证种种，如《六因条辨》中对伏暑一症，条辨二十八条，其中有恶寒发热的表证，又有呕恶泄泻的里证；有咳逆、胸胁刺痛，称痰滞肺络；有喘不得卧、痰嘶胸板，称暑滞肺络；有寒热似疟症，或但热无寒之瘅疟，或但寒无热之牝疟；又有便下或赤或白，腹痛后重有似痢疾者。可见症状繁杂，难以尽述。要点在于辨识邪性和机体虚实，正如何廉臣所说"要诀在先辨湿燥，次明虚实"。

四、治法述略

"先辨湿燥，次明虚实"，是伏暑辨证要领，又是确定相应治疗法则的依据。病在膜原气分者，多为湿热秽浊之邪郁勃，俞根初称之为"伏暑之实证"。其治之之法，宜宣透清解，佐以通降，以免由气入营而增剧。在这一类型中，每见寒热模糊，类似疟疾，或热势淹缠，似同湿温。必须区别热重和湿重，或透热或渗湿分消其邪势，实为首要。内舍营分之证，除由气入营者法取透营转气外，若为暑燥，或燥热之邪陷入者，每易伤津耗液，故俞根初称之为"伏暑之虚证"，治宜透达郁热，兼顾其津液。犯及心包者佐以开窍，扇动肝风者，佐以息风。在这一类型中，每发骤见心烦、神昏、谵语、抽搐等营血急重证候，因此透泄邪热或清其热毒时尤应顾其津液，不可偏执于邪热而不考虑伤正的重要方面。诚然，从邪伏部位来分，本病有邪发膜原和邪舍于营两大证型，但从其传变角度来看，仍可按卫、气、营、血的传变规律进行辨治。

1. 卫分证

本病初起，常因新感引发，而出现卫分证候，但此时必兼有暑湿内蕴之征，与单纯表证不同，故治当辛散宣透，兼化暑湿，方用黄连香薷饮。若表热较重，可用银翘散辛凉透表，酌加杏仁、通草、米仁、滑石之类清利暑湿。表邪外束者，须解表为先，唯表邪得解，内伏之暑湿方能透达。

2. 气分证

邪发膜原者，症见寒热如疟，胸脘痞闷，呕恶苔腻。治当清泄少阳，宣透膜原，宜用蒿芩清胆汤；若舌苔白如积粉，乃暑湿夹秽浊郁滞膜原，可用达原饮开泄之。膜原之邪溃入阳明气分，当辨明热与湿之孰重孰轻，热重者以苍术白虎汤治之，湿重者以藿香正气散加减。暑湿夹滞，阻于胃肠，症见大便溏滞如酱，状似痢疾，当用枳实导滞丸疏导之。若阳明腑实已成，而见腹满便秘、潮热谵语、苔黄燥、脉沉实者，则宜苦寒下夺，方用大承气、小承气或调胃承气汤，阴液已伤者，可合养阴润燥之品，如增液承气汤之类。若阳明腑实，兼夹小肠热结，小便短赤而痛，宜导赤承气汤，两清大、小肠之邪热。

3. 营分证

伏暑邪舍于营，或由气入营，均可出现神昏谵妄、心烦不寐、身热夜甚或斑疹隐隐、舌绛等营分证候，治当清营泄热，尤须注意透热转气，因本病为暑湿之邪内伏，纵然邪已入营，每多兼夹湿浊，故不宜专事凉营，当用清营汤加石菖蒲、郁金、佩兰、芦根、益元散之属；神昏谵妄者，可配合安宫牛黄丸、紫雪丹、至宝丹之类以清心开窍；手足抽动者，宜加入凉肝息风之品，如羚羊角、钩藤、石决明、玳瑁等，或用羚羊钩藤汤、雷氏清离定巽法之类。

4. 血分证

营分与血分毗邻，营热不解，势必入血，出现耗血动血的证候，法当凉血解毒，以犀角地黄汤主方。发斑者，可用化斑汤加牡丹皮、赤芍、生地黄、紫草、大青叶。神志昏迷者，仍可配牛黄丸、紫雪丹、至宝丹之类。动风瘛厥者，当辨明实风、虚风，实风多系热盛生风，当于清热凉血之中，加入羚羊角、钩藤等凉肝息风之品；虚风多属下焦肝肾阴亏，水不涵木，宜二甲复脉汤、三甲复脉汤，大、小定风珠之类。虚实之辨，详参本书治法部分的"息风法"。

伏暑大多病情缠绵，正气日耗，至后期或恢复期，常表现为气阴两虚，尤以胃津肾液损耗为突出。所以重视善后之治，对于疾病之康复，防止复发，有重要的作用。一般说来，胃津未复者，宜甘凉濡润以养胃阴，如沙参麦门冬汤、益胃汤之类。若余热未净者，竹叶石膏汤，最为合拍，或用清络饮加鲜石斛、天花粉、麦冬清理余邪，兼养胃阴；肾液耗损者，当以咸寒养阴为主，方用加减复脉汤之类。此外，病至后期，往往呈现阴虚邪恋，热伏阴分的病理征象，而且暮夜低热、手足心热甚于手足背、舌红少津、脉虚细带数等症，可用青蒿鳖甲汤养阴清热。

五、病案举隅

例1：张，病几一月，犹然耳聋，神志不慧，咳甚痰黏，呼吸喉间有音。此非伤寒暴感，皆夏秋间暑湿热气内郁，新凉引动内伏之邪，当以轻剂清解三焦。奈何医者不晓伏气为病，但以发散消食，寒凉清火为事，致胃汁消亡，真阴尽烁，舌边赤，齿板燥裂血，邪留营中。有内闭瘛疭厥逆之变。况右脉小数，左脉涩弱，热因在里，当此阴伤日久，下之再犯亡阴之戒。从来头面都是清窍，既为邪蒙，精华气血不肯流行，诸窍失司聪明矣。此轻清清解，断断然也。议清上焦气血之壅为先，不投重剂苦寒，正仿古人肥人之病，虑虚其阳耳。

连翘心　玄参　犀角　郁金　橘红蜜水炒　黑栀皮　川贝　鲜菖蒲根
加竹沥（《临证指南医案》）

按：温病宜顾阴，新感如此，伏气更应如此。本案前医徒以发散消食，寒凉清火，败伤胃气，竭其阴液，故有瘛疭厥逆之变。阴液既伤，气血失却流行，清窍蒙蔽。故拟法轻清解毒，清心凉营，"议清上焦气血之壅为先"，继之必宜滋阴补液，救伤耗之阴，方是全功。

例2：武林陈某，素信于丰，一日忽作寒热，来邀诊治，因被雨阻未往。伊有同事知医，遂用辛散风寒之药，得大汗而热退尽。讵知次日午刻，热势仍燃，汗多口渴，痰喘诸恙又萌，脉象举取滑而有力，沉取数甚，舌苔黄黑无津。丰曰："此伏暑病也，理当先用微辛以透其表，荆、防、羌、芷过于辛温，宜乎劫津夺液矣。今之见症，伏邪已化为火，金脏被其所刑，当用清凉涤暑法去扁豆、通草加细地、洋参。"服二剂，舌苔转润，渴饮亦减，惟午后尚有微烧，故照旧方，更佐蝉衣、荷叶，又服二剂，热从汗解。但痰喘依然，夜卧不能安枕，服用二陈加苏、葶、旋、杏，服之又中病机，后议补养常方，稠载归里矣。（《时病论·临证治案》）

按：辛散风寒，宜于风寒外感者，非伏暑之所宜。伏暑见寒热，其治只宜微辛以透其表。既已误治，火症已现，邪热壅肺，故拟剂清凉涤暑，兼养阴津，方药对的，症得大减。其后之治，先加蝉衣、荷叶透热外泄，后改用化痰肃肺，终以补养收功。用药井然有序，可谓谨守病机，丝丝入扣。

例3：罗某，男，62岁，干部，1960年9月1日初诊。本体中虚脾弱，长夏宿营于海滨，至秋后白露前数日，稍感精神不佳，体重减轻，脉搏稍快，微有低热，服用抗菌素数日，高热转增达40℃以上，随出现呕吐，胸腹胀满，大便溏泻，每日六七次，手足凉，额腹热，微汗出，小便频数，便时茎痛，四肢关节酸痛。脉两寸微浮数，右关沉数，左关弦数，两尺沉濡，舌质红，苔白腻。结合病因脉证，中医辨证为伏暑夹湿，热郁三焦。治以清暑利湿，苦辛淡透法。处方：

藿香6克　杏仁4.5克　香薷3克　连皮茯苓9克　黄芩4.5克　滑石9克　薏苡仁15克　防己4.5克　猪苓4.5克　竹叶4.5克　通草4.5克　荷叶6克　服二剂。

复诊：热减吐止，解小便时茎痛消失，关节酸痛减轻，大便每日减至四五次。身倦乏力，食纳尚差，脉寸沉细，关沉滑，尺沉迟，病势虽减，但湿热未尽，胃气未复，宜和胃气并清湿热。处方：

山茵陈6克　藿香梗6克　新会皮4.5克　连皮茯苓9克　川厚朴3克　豆卷9克　白蔻仁2.5克　滑石块9克　扁豆皮9克　猪苓4.5克　薏苡仁12克　炒稻芽6克　通草3克　荷叶9克　服二剂。

再诊：热再退，周身漐漐汗出，小便正常，大便一日二次，食纳仍差，食后腹微胀，昨日一度出冷汗，六脉沉细微数，舌转正红苔退。湿热已尽，胃气尚差，宜益胃养阴为治。处方：

玉竹6克　沙参6克　茯神9克　石斛12克　桑寄生9克　炒稻芽6克　新会皮6克　莲子肉12克　扁豆皮9克　荷叶9克　连服三剂，诸症悉平，饮食、二便俱正常，停药以饮食调养月余而康复。（《蒲辅周医案》）

按：本例为伏暑夹湿，热郁三焦，先以清暑利湿，继则和胃利湿，再以和胃养阴，先后各有次第，因而收效比较满意。

例4：寨背廖卓新之子，年约18岁，于1949年7月患病，午后发热薄暮热炽，天明得汗方解，口渴心烦，不食脘痞，舌苔白腻，面脚浮黄，脉象濡软，此伏暑病之湿偏于热者。前医曾用风寒解表剂及治阴暑之香薷饮未效。余疗用三仁汤，服后反觉恶寒不渴，寒已继热如故，嫌其凉泄，思伏暑邪发募原，此以湿浊为重，乃改仿达原饮意，用苍术、草果、槟榔、厚朴、陈皮、半夏、茯苓、滑石、苡仁、白蔻等，一剂而寒热却，再剂而浮肿消，后用异功散加黄芪、桂枝、白芍、姜、枣等调理脾胃而愈。〔廖家兴.伏暑的辨证施治（附病例分析）[J].江西医药，1963（10）：28-29.〕

按： 本症寒热如疟，脘痞，舌腻，面脚浮肿，解表清暑未效，当属暑邪发于募原而以湿浊为重。故改投辛香温化之药，始得清疏膜原暑秽之浊邪，取得良好疗效。

例5： 水东叶有荃，年31岁，于1951年8月患病，初起恶寒发热，后乃但热不寒，每日上午热起，午后热升，黎明热退而无汗，胸闷痞塞，食入欲呕，小溲短赤，大解秘结，舌苔黄厚，脉象滑数。诊为伏暑偏热。乃用大黄、黄芩、黄连、枳实、厚朴、银花、花粉、滑石、芦根、陈皮、豆蔻等辛开苦泄之品，每日一剂。连进四剂，便通汗出，热退身凉。惟头昏剧痛，耳鸣口苦，此系暑伏厥阴，木火升逆。改用黄芩、白芍、龙胆、石决、杭菊、天麻、青蒿、鳖甲、麦冬、石斛等之清震平肝，连进三剂，至第七诊，舌苔化净，食欲增进，溲便如常。惟头昏耳鸣，疲软无力，邪去正虚，再以麦冬、石斛、白芍、菊花、潞党、枸杞、阿胶、熟地、女贞、黑豆等清补滋养善其后。〔廖家兴.伏暑的辨证施治（附病例分析）[J].江西医药，1963（10）：28-29.〕

按： 寒热似疟兼见胸痞、便秘、溲赤、舌苔厚、脉象滑数等，当为伏邪蕴结于三焦肠胃，热重于湿之证。故用辛开苦泄，得便通汗出而热退。其后复见头痛耳鸣口苦，改用清息肝火之品，使厥阴之余邪得以平息，继用扶正滋液善其后，运用之妙，存乎心也。

例6： 李某，男，四十二岁。病因：夏间感受暑邪，潜伏阴分，至秋复感新邪而发。证候：发热自汗，入暮更甚，神志不清，耳聋妄语，舌绛无苔，唇干，齿燥，痰滞，口臭，大便不通，小便短赤。左脉细数，右部虚大。雷少逸云："伏天所受之暑，邪盛则患于当时，邪微则发于秋后。"此症热邪久伏血分，阴津难以上承，水亏土燥，火炽烁金，症颇危重。当以甘寒滋润，泻火补水，清肺育阴为主。拟清宫汤合生脉散加蒌贝。处方用元参、生地黄、瓜蒌各12克，麦冬、丹参各9克，犀角（磨汁冲）、竹叶、参须、川贝各6克，川连4.5克，五味子3克，清水六杯煎取三杯，分作二次温服。

二诊：神志稍清，痰滞、口臭减退，但觉身热、心烦、二便不利，应先以通便为急，改用增液汤加芦荟。处方用元参24克，麦冬15克，生地黄18克，芦荟6克。

三诊：前方连进二剂，便下黑矢，身热减半，舌苔转润，惟傍晚又觉身热心烦不寐，脉象虚数。症似温病后期虚热之象。因以复脉汤去麻仁，加西洋参。处方用炙甘草、生地黄各12克，东阿胶、西洋参各9克，杭白芍6克，水二杯，煎取一杯，药渣再煎，服如前法。参、胶另炖，分头煎、二煎冲服。

四诊：服前药后，精神好转，身热已退，惟夜寐欠安，时觉头晕、龈浮、耳鸣、心悸。便以六味地黄汤加蔓荆子、龟板，取其平制亢阳，益阴泻热。处方用：山萸肉、白茯苓、蔓荆子各9克，鸡骨滩、黑元参各12克，熟地黄15克，丹皮6克，建泽泻4.5克，龟板18克，水煎服。服药后，诸症均愈。〔林永泰.伏暑晚发 [J].福建中医药，1961（3）：45.〕

按：本证病起即现发热神昏，耳聋，舌绛无苔，唇干齿燥，便秘溲赤，显系伏暑邪舍于营，犯及心包之重笃证候，一派邪火燔灼，阴液戕伤之象，用清宫、生脉，泻火补水之法，颇中病机。故药后神志稍清而得转机，但口臭便秘，显然胃腑积滞，因津液受劫而不得传送，增其液而导其滞，便通而身热顿减，继用复脉护其阴液，六味壮水以制亢阳，而获全功。

附：历代医家名论选按

长夏受暑，过夏而发者，名曰伏暑。霜未降而发者少轻，霜既降而发者则重，冬日发者尤重，子、午、丑、未之年为多也。（《温病条辨·上焦篇》）

按：伏暑是伏气温病中的一种，是长夏受暑，过夏而发于秋冬。其病候特点，发病初期颇与感冒相似，继而形如疟疾，但寒热多不规则；以后但热不寒入夜尤甚，天明得汗稍减，而胸腹灼热不除，大便多溏而不爽。暑热之邪伏于体内的时间越长，其发病则越重，故霜未降而发者较轻，霜降以后的较重。

伏暑何以在"子、午、丑、未之年为多"？吴氏解释说："子午君火司天，暑本于火也；丑未湿土司天，暑得湿则留也。"这里包含温病的流行性问题，值得注意。

太阴伏暑，舌白口渴，无汗者，银翘散去牛蒡、元参，加杏仁、滑石主之。

太阴伏暑，舌赤口渴，无汗者，银翘散加生地、丹皮、赤芍、麦冬主之。

银翘散去牛蒡子元参加杏仁滑石方

即于银翘散内去牛蒡子、元参，加杏仁六钱，飞滑石一两。

银翘散加生地丹皮赤芍麦冬方

即于银翘散内加生地六钱，丹皮四钱，赤芍四钱，麦冬六钱。（《温病条辨·上焦篇》）

按： 伏暑发病，多因外感引动内邪，初病多表里证互见。卫气同病者，舌苔多白，舌质不赤。因外有表邪，故多见头痛，全身酸痛，恶寒发热，无汗等；气分有暑湿，可见心烦口渴、小便短赤、脘痞、苔腻、脉濡数等。治当两擤表里，银翘散辛凉疏卫兼解表，加杏仁、滑石宣肺利湿，俾暑湿随肺气而下达，且银翘散中银翘、竹叶、芦根等皆能清气分暑湿，用之甚妙。

卫营同病者，舌多红赤，口渴而无汗，脉浮细数，治在解表凉营，故以银翘散解表清暑，加丹皮、生地黄、赤芍、麦冬，以清营分之伏暑。

太阴伏暑，舌白口渴，有汗或大汗不止者，银翘散去牛蒡子、元参、芥穗、加杏仁、石膏、黄芩主之；脉洪大，渴甚汗多者，仍用白虎法；脉虚大而芤者，仍用人参白虎法。

银翘散去牛蒡子元参芥穗加杏仁石膏黄芩方

即于银翘散内去牛蒡子、元参、芥穗，加杏仁六钱，生石膏一两，黄芩五钱。（《温病条辨·上焦篇》）

按：《伤寒论》以有汗无汗辨太阳病之表虚表实，吴氏师其意而扩其用，以有汗无汗分伏暑之表虚表实。暑炽气分，迫液外泄，故以银翘散去辛散之品而加清热之药；脉洪大，渴甚汗多，乃暑热燔灼气分，与气分暑温无异，故"仍用白虎法"；脉虚大而芤者，过汗气津耗伤，仍用人参白虎汤清热益气生津。

太阴伏暑，舌赤口渴汗多，加减生脉散主之。

加减生脉散方

沙参三钱　麦冬二钱　五味子一钱　丹皮二钱　细生地三钱

水五杯，煮二杯，分温再服。（《温病条辨·上焦篇》）

按： 吴氏自注云："此邪在血分而表虚之证也。"暑伏血分，故舌赤；邪热迫津外泄而阴液受伤，故口渴汗多。其时阴虚正损，邪正相争之势不及上条邪在气分激烈，故热势不甚，治法以生脉散益气生津，而方中人参改用沙参，乃取润肺养阴之用，加生地黄、牡丹皮功能凉血滋阴。

暑温伏暑，三焦均受，舌灰白，胸痞闷，潮热呕恶，烦渴自利，汗出溺短者，杏仁滑石汤主之。

杏仁滑石汤方（苦辛寒法）

杏仁三钱　滑石三钱　黄芩二钱　橘红一钱五分　黄连一钱　郁金二钱　通草一钱　厚朴二钱　半夏二钱

水八杯，煮取三杯，分三次服。（《温病条辨·中焦篇》）

按：此论暑温伏暑蔓延三焦，暑湿夹杂而以湿为主者。杏仁滑石汤苦以燥湿，寒以清热，以开肺气而清肃上源为治。石芾南《医原》谓"启上闸，开支流，导湿下行以为出路"，是之谓也。

伏天所受之暑者，其邪盛，患于当时；其邪微，发于秋后。时贤谓秋时晚发，即伏暑之病也。是时凉风飒飒，侵袭肌肤，新邪欲入，伏气欲出，以致寒热如疟，或微寒，或微热，不能如疟分清。其脉必滞，其舌必腻。脘痞气塞，渴闷烦冤，每至午后则甚，入暮更剧，热至天明得汗则诸恙稍缓。日日如是，必要二三候外，方得全解。倘调理非法，不治者甚多，不比风寒之邪，一汗而解，温热之气，投凉则安。拟用清宣温化法，使其气分开，则新邪先解，而伏气亦随解也。然是证变易为多，其初起如疟，先服清宣温化法，倘畏寒已解，独发热淹绵，可加芦、竹、连翘，本法内之半夏、陈皮，乃可删去，恐其温燥之品，伤津液也。其舌苔本腻，倘渐黄渐燥渐黑渐焦，是伏暑之热，已伤其阴，于本法内可加洋参、麦冬、元参、细地治之。倘神志昏蒙者，是邪逼近心包，益元散、紫雪丹，量其证之轻重而用。倘壮热舌焦，神昏谵语，脉实不虚，是邪热归并阳明，宜用润下救津法治之。如年壮体强，以生军易熟军，更为有力。种种变证，务在临证之时，细审病之新久，体之虚实，按法用之，庶无差忒耳。（《时病论·卷五》）

按：对于伏暑的成因，历代医家多有阐述。如吴鞠通说："长夏受暑，过夏而发者，名曰伏暑。"吴坤安说："晚发者，夏受暑湿之邪，留伏于里，至新秋引动而发也。"雷氏的见解与之相同。

因其邪伏部位不同，病情有轻重之异。若邪伏膜原者，其症寒热如疟，脘痞气塞，脉滞苔腻等，雷氏所述的证候即属于此种类型。但也有邪舍于营，一发即见神昏谵语，舌蹇肢厥，斑疹，舌绛，脉细数等症。诚如俞根初所说："邪伏膜原，而在气分者，病轻而浅；邪舍于营，而在血分者，病深而重。"必须指出，本病由于暑湿胶结，久伏体内，故邪之发也，犹如抽蕉剥茧，层出不穷，致病情缠绵难已，雷氏所谓"必要二三候外，方得全解"，"是证变易为多"，对此已有充分认识。

至于治法，雷氏根据有否兼夹表邪和邪之传变情况，随证立法，处方用药颇中肯綮，值得效法。当然，本病变化多端，治当随机应变，即如雷氏所说："务在临证之时，细审病之新久，体之虚实，按法用之。"

晚发者，夏受暑湿之邪，留伏于里，至秋新邪引动而发也。其症与疟疾相似，但寒热模糊，脉象沉滞，舌苔黏腻，脘痞烦闷，午后更热，天明汗解，或无汗，清晨稍解。此暑湿之邪留着于里，最难骤愈，治法不外三焦主治。在上焦则舌苔白腻，头胀身痛，肢疼胸闷，咽干溺涩等症，当泄气分之热，宜连翘、杏仁、滑石、薄荷、橘红、通草、半夏、桔梗，热邪重加黄芩、芦根；湿邪重加白蔻、厚朴。在中焦则舌苔微黄黏腻，痞闷胸满；或目黄舌白，口渴溺赤，宜湿热兼治，用泻心法，半夏、陈皮、赤苓、枳实、川连、通草之类；若湿邪重，则脾阳受伤，目黄腹胀，小溲不利或大便不实，又宜温中去湿，如茅术、厚朴、二苓、泽泻、木香、木瓜之类，湿甚加干姜。湿热结于下焦气分，必兼小腹胀满，小便不利，宜茯苓、猪苓、滑石、寒水石、晚蚕沙、茵陈、泽泻之类，桂苓甘露饮亦可。若暑湿之邪入于营分，则口渴，心烦，舌赤，宜清营分之邪，犀角、鲜地、菖蒲、元参、连翘、银花之类。若舌苔中黄边绛，齿燥唇焦、脉左数右大，此暑邪内燔，气血两伤也，玉女煎。（《伤寒指掌·卷四》）

按：本论揭示了伏暑的主要临床证候，对其上、中、下三焦证治作了扼要的阐述，特别是用药丝丝入扣，足资临床借鉴。

邪伏膜原，外寒搏束而发者，初起头痛身热，恶寒无汗，体痛肢懈，脘闷恶心，口或渴或不渴，午后较重，胃不欲食，大便或秘或溏，色如红酱，溺黄浊而热。继则状如疟疾，但寒热模糊，不甚分明，或皮肤隐隐见疹，或红或白，甚或但热不寒，热甚于夜，夜多谵语，辗转反侧，烦躁无奈，渴喜冷饮，或呕或呃，天明得汗，身热虽退，而胸腹之热不除，日日如是，速则三四候即解，缓则五七候始除，舌苔初则白腻而厚或满布如积粉。继则由白转黄，甚则转灰转黑，或糙或干，或焦而起刺，或燥而开裂，此为伏暑之实证，多吉少凶。若邪舍于营，外寒激动而发者，一起即寒少热多，日轻夜重，头痛而晕，目赤唇红，面垢齿燥，心烦恶热，躁扰不宁，口干不喜饮，饮即干呕，咽燥如故，肢虽厥冷而胸腹灼热如焚，脐间动气跃跃，按之震手，另则腰痛如折，先有梦遗，或临病泄精。女则少腹酸痛，带下如注，或经水不应期而骤至。大便多秘，或解而不多，或溏而不爽，肛门如灼，溲短赤涩，剧则手足瘛疭，昏厥不语，或烦则狂言乱语，静则郑声独语，舌色鲜红起刺，别无苔垢，甚则深红而干光，必俟其血分转出气分，苔始渐布薄黄及上罩薄苔黏腻，或红中起白点，或红中夹黑苔，或红中夹黄黑起刺，此为伏暑之虚证，多凶少吉。（《通俗伤寒论》）

按：本论将伏暑分为虚实两端，并详述其证候，对临床辨证颇有指导意义。但本病常虚实兼夹，症情错综复杂，宜细加审察。

伏暑秋发，头痛无汗，恶寒发热，身痛，胸腹满闷，或吐或泻，此新感外邪，引动伏暑。宜用香薷饮合正气散，表里两和也。（《六因条辨·伏暑辨论》）

按：伏暑兼有外寒者治当如此，若热盛阴伤，纯用辛温之品大忌。

伏暑微恶寒发热，呕恶泄泻，脘闷舌白，此伏邪内动。宜用藿香正气散，疏滞利湿也。（《六因条辨·伏暑辨论》）

按：藿香正气散功在疏利，一旦滞行湿利，即当据证而用清泄。

伏暑热不解，咳逆欲呕，烦闷泄泻，此伏邪弥漫三焦。宜用苏子降气汤合六一散，加通草、赤苓等味，通泄三焦也。（《六因条辨·伏暑辨论》）

按：虽云伏暑热不解，但治疗用药仍偏疏利，意在湿去则热易清也。

伏暑热渐甚，咳逆不眠，胸胁刺痛，痰多舌白，此痰滞肺络，肺气失降。宜用旋复花、新绛、枳壳、桔梗、桑皮、薏仁、苏子、降香、枇杷叶、芦根、滑石等味，降气通络也。（《六因条辨·伏暑辨论》）

按：咳逆不眠，胸胁刺痛，痰多舌白，病在肺络，因于痰滞，故以化痰通络为治，有轻可去实之妙。

伏暑发热，喘不得卧，痰嘶胸板，此暑滞肺络。宜用葶苈大枣汤合六一散、枇杷叶等味，彻清肺饮也。（《六因条辨·伏暑辨论》）

按：葶苈为泻肺重药。因其已喘不得卧，痰嘶胸板，较前症情已明显加重，故不用旋覆，选用葶苈，以泻肺祛实。

伏暑恶寒发热，乍有乍无，或轻或重，如疟非疟，舌白脉大，此暑必夹湿，熏蒸黏腻之邪，伏于肺胃。宜用温胆汤加杏仁、通草、青蒿、黄芩等味，通胃泄邪也。（《六因条辨·伏暑辨论》）

按：暑温内伏肺胃，必宜清化，必宜疏理，温胆合杏仁、通草、青蒿、黄芩之用，颇为的当。

伏暑热甚，烦躁昏谵，至夜更甚，舌燥脉数，此邪传入里。宜用沙参、甜杏仁、花粉、川贝、桑叶、细生地、鲜菖蒲、连翘、益元散等味，两清营

卫也。(《六因条辨·伏暑辨论》)

按：邪欲传营，"犹可透热转气"，法宜清营泄卫，故用药如是。

伏暑烦热，舌赤神昏谵妄，此邪已入营，宜用玉女煎加羚角、玄参、鲜石斛、鲜菖蒲、牛黄丸等味，清营透邪也。(《六因条辨·伏暑辨论》)

按：邪已入营，较之上条将欲传营病势尤重，故径以清心凉营为治，慎防邪入血分。

伏暑舌焦尖绛，昏谵妄笑，脉促，斑紫，肢体震颤，此邪已入血，热动风生。宜用犀角地黄汤加玄参心、连翘心、鲜石斛、鲜菖蒲、紫草、竹叶、至宝丹等味，凉血化邪也。(《六因条辨·伏暑辨论》)

按：症见斑紫，舌焦尖绛，脉促，血分之证已甚，而昏谵妄笑，乃心营热炽，以清热地黄汤、至宝丹合方加味，有营血并清之妙，可望"不致痉厥"，挽狂澜于既倒。

凡夏伏暑湿之邪，邪气久伏，则从火化，故病发心中躁热烦渴。至霜降前后，有头痛发热，不恶寒，身体痛，小便短者，正新邪引动伏邪之病。伏邪自内发出，故不恶寒，暑热内郁，故小便短。法当外透下泄，分解治之。

凡伏邪发热，非一汗可解，初起新凉外束，外解已而热不罢，即伏邪发见也。因所感之新邪，随大汗而解，而所伏之暑邪，即随大汗而发，须审其脏腑表里阴阳，或和解，或缓缓达散。若阴阳两伤，虚邪因而内结者，又当和其阴阳，庶虚邪亦从外达。总之，伏邪溃散，自内达表而解。若伏于阴分者，最难得汗，须扶正托邪，方汗出至足而愈。(《暑病证治要略·伏暑》)

按：曹炳章氏论伏暑，探证因，明诊断，述疗法，析治例，内容极为全面。上文所述乃伏暑之总论，于伏暑之证、伏暑之治，述其纲要，颇得要领。

伏暑之病，夹湿者多。如感而即发者，则为暑温、暑湿；伏至秋分霜降前后发者为伏暑，立冬后发者为伏暑晚发，发时愈迟，邪伏愈深。夫伏暑之病，其候也，脉必濡滞，面赤。湿重者，面微黄无神，口舌必腻，舌质淡红，苔白腻，或微黄而腻，或有微寒，或但发热，热时脘痞气窒，渴闷烦冤，每至午后则甚，入暮更剧，热至天明得汗，则诸羔稍缓，日日如是，必要二三候外，日减一日，方得全解。倘如元气不支，或调理非法，不治者甚多。然是病比之伤寒，其势觉缓；比之疟疾，寒热又不分明。其变幻与伤寒无异，其愈期反觉缠绵。若表之汗不易彻，攻之便易溏泻，过温则肢冷呕恶，过燥则唇齿裂血。每遇秋深，最多是症，究之古训，不载者多。独《己任篇》名之曰秋时晚发，感证似疟。故也俗有伏暑类疟之名，总当以感症之法治之。要知伏气为病，虽四时皆有，但不比风寒之邪，一汗而解，温热之气，投凉即安。

夫暑与湿，为熏蒸黏腻之邪，最难骤愈。若治不中窍，暑热从阳上熏而伤阴化燥，湿邪从阴下沉而伤阳变浊，以是神昏耳聋，舌干龈血，脘痞呕恶，洞泻肢冷，棘手之候丛生，竟致溃败莫救矣。遵叶天士用意，宗河间三焦立法，认明暑湿之气，何者为重，再究其病所，在卫、气、营、血何分，如下列治例，分别治之。(《暑病证治要略·伏暑·证因》)

按：本节对伏暑因、证、脉、治进行简要的论述，指出其与伤寒、疟疾的鉴别要点，不少论点，发前人所未发，颇切实用。

脉。凡伏邪病，脉多郁伏不起，或三部，或六部脉俱伏，四肢逆冷，此系热深厥深，大忌误认为阴证也。但照经闭，用辛凉透解，邪达而脉起矣。初起身微热或壮热，口或渴，或不渴，恶心胸闷，睡梦不宁，烦躁无奈何，或吐或泻，小便闭赤，但脉不浮，身热无汗，即热亦不寒，以此辨其真热新感耳。惟察其舌红胸闷，恶心气闷者，邪伏气分。在气者，散以辛苦温，佐以微凉。热郁甚而耗津者，纯以辛凉解散，开郁除热，使脉伏者，渐渐转浮大，微热者，渐至畅解而无热矣。若无汗者，渐至屡汗，便赤者，渐至清利，如是则邪化矣。若舌绛干光，闷瞀厥逆，日轻夜重，烦躁不宁者，必邪伏血分。在血分者，须审热甚，则宜清凉甘寒。伤津液者，则宜滋液复津；昏闭宜芳香开闭，以清膻中包络之热；心烦躁渴者，宜轻清上焦心肺之热，正虚伏邪陷入者，宜扶正以托邪，使提出阳分，俾从外解为要。

舌。暑为火邪，心为火脏，故暑邪多伏于膻中、营分、血分、近包络之处。若伤暑不即发病，内伏于营分血分，舌色必绛，外受新凉感邪，上有浮滑白苔。如暑少湿多，伏于膜原气分，则舌淡红上浮白腻，或白黄之苔。故凡伏暑而湿微暑重者，舌质必绛，虽上有浮垢之燥苔，必上浮无根，急须清透营分以达气分，如鲜生地拌捣淡豆豉为最妙。热甚，加鲜大青、白薇、丹皮、山栀、薄荷、荆芥之类，透营热达气分，出卫分由肤表汗解。

凡伏气温暑，初起时往往舌质红润而无苔垢。诊其脉软，或弱或数，口未渴，心烦恶热，急宜投以清解营阴之品，追邪自气分出而化苔，然后再清其气分热可也。若伏邪重者，初起即舌绛咽干，甚则有肢冷脉伏之假象，亟宜大清营分伏热，如鲜生地拌捣豆豉、鲜大青、丹、栀之类，而反现厚腻黄浊之苔，脉亦渐起，此即内伏之热外达也。既达于气分，则从气分治之，更有邪伏深沉，不能一齐化达者，如前化出之苔已退尽，而舌质亦淡红，惟口苦或甜腻，其内伏未尽之邪仍留也。逾一二日，舌转干绛，苔复黄燥，再当清之化之，正如抽蕉剥茧，层出不穷。秋日伏暑深沉者，屡多此类之症，必以其舌为标准，不可误作寒证，而用芳香温燥则死矣。

又有湿遏热伏之证，亦同前状，初起脉沉濡而数，舌绛而边绛略淡，中根灰白，或黄厚腻，日晡热甚，便不畅，溲短涩，此为热伏于内，湿遏于外。凡伏暑、秋瘟、秋燥，均多此症，治法以蚕沙、滑石、菱皮、郁金，化滞宣气开郁，鲜生地捣豆豉、青蒿、白薇、焦栀，以清透营热从外达，湿化热透，大便自下，小溲亦长。若误用羌、防、枳、朴，则化燥，反加胸闷干呕。若用硝、黄妄下，则下利稀水，口舌化燥，胸闷干呕，热亦增剧，脾胃浊垢，因化燥而不下，此余屡验之矣。(《暑病证治要略·伏暑·诊断》)

按： 伏暑之诊治，曹炳章氏十分重视舌与脉，故特予标出，颇为醒目。当然，虽言舌、脉，而其他有关证候已穿插叙述，并据其舌、脉诸症之不同表现，昭示了治法大要。

夏秋暑邪内伏，深入重围，根深蒂固，所感既深，决非一二升汗可治，故疟在阴分，须彻起阳分者，即《格致论》中云：传出至腑，乱而失期也。又当因其汗之多寡，而为补养升发之术。

凡治伏邪，须优游渐渍，屡汗而解。以邪郁脏腑经络，日久蒙蔽，邪未化而迟迟，理固然也，须款款以待势，庶无正气与邪俱耗之虞。

若伏暑蕴热内闭于肺，其气先通于心肺、膻中，火燔烦热，当上下分消，宜凉膈散。大便利者，去硝黄加竹叶。热从包络而发，心烦躁渴，昏瞀痉厥，宜宣通膻中热气，兼驱伏暑，牛黄清心丸、辰砂益元散调入竹叶、连翘、犀角、鲜生地等汤剂中。(《暑病证治要略·伏暑·疗法》)

按： 伏暑之治，"优游渐渍，屡汗而解"，可谓精要之语。盖伏暑乃暑湿郁伏于内，外透殊非易事，其病证犹如王孟英所描述的"正如抽蕉剥茧，层出不穷"，故治疗难收速效，须循序渐进，因势利导，切忌操持过急。

伏暑者，暑久伏病也。盖人受暑邪，当时即发，谓之暑病，不即发而郁遏于三焦肠胃之间，自秋至冬随感而发，或霍乱吐泻，或泄痢腹痛，或疟发寒热，皆能致之。当随症施之，宜消暑丸、香薷饮、胃苓散、平胃散等。(《治温阐要·伏暑》)

按： 此论伏暑之发病，谓暑邪郁遏于三焦肠胃间，秋冬随感而发，或霍乱吐泻，或泄痢腹痛，或疟发寒热，皆能致之，确有见地。临床所见，霍乱吐泻，泄痢腹痛，寒热疟发，虽发在秋冬，多见暑热内盛之象，从清泄着手，常能奏功。唯用药上，宜乎针对里热盛的病理特点，加重清泄里热之药，消暑九、香薷饮、胃苓散、平胃散只可随证择用，但不可偏执。

第六节　秋燥

秋燥是感受燥热病邪而引起的秋季温病，以身热咽干、鼻燥、咳嗽少痰、皮肤干燥等为临床特征。

对秋燥病性的认识，前人看法不尽一致。喻嘉言认为燥金虽秋令属阴，然异于寒湿同于火热；沈目南则认为秋燥属寒凉，燥病属凉，谓之次寒，病与感寒同类；吴鞠通认为秋燥有凉温之分，以桑杏汤、杏苏散分治温燥、凉燥。我们认为，凉燥实质上为秋季感寒，应属伤寒范畴，吴鞠通自谓杏苏散减小青龙一等，凉燥与伤寒同类已在不言之中。因此，本文讨论的主要是秋燥温病。

一、源流探析

关于"燥"的论述，在《内经》中已有所涉及，如《素问·至真要大论》说："燥者濡之。""燥化于天，热反胜之，治以辛寒，佐以苦甘。"刘完素在《素问玄机原病式》中指出"诸涩枯涸，干劲皴揭，皆属于燥"，补《内经》燥病病机之不足。刘氏还将燥与秋联系起来，谓："如偏身中外涩，皆属燥金之化，故秋脉涩滞。""燥金主于紧敛，所以秋脉紧细而微。"对秋燥之病已有初步认识。

清代喻嘉言《医门法律》专列"秋燥论"，反复论辨，阐明秋燥脉因证治大旨，开秋燥法门，厥功甚伟。《医门法律·秋燥论》有鉴于"《内经》病机一十九条，独遗燥气"，提出"秋伤于燥"的论点，完善了四时六气的病因观。并结合"十月之温，不从凉转，正从燥生"的气候特点，得出秋燥属于温热之邪的结论。喻氏还认识到，肺为燥病之始，谓"燥气先伤上焦华盖"。从这一论点出发，他断然认为："病机之诸气膹郁，皆属于肺；诸痿喘呕，皆属于上。二条明指燥病言矣。"同时，还指出《素问·生气通天论》所谓"秋伤于湿，上逆而咳，发为痿厥"是误燥为湿。燥金虽为秋令所主，但它异于寒湿，而同于火热，火热甚则风炽，热耗液，风胜湿，故出现津液干涸之燥象，阐明了秋燥的特点就是"燥"。据此，又详述了外燥与内燥、筋燥与脏燥之不同症状，提出燥病的病理变化，有表里气血之分。喻氏在"秋燥论"中，还总结了前人一些治燥（内燥）的方药，认为东垣治燥诸方，是以养荣血、补肝肾为主，丹溪亦无一方一论及于肺燥，而缪仲淳治燥，未有发明，可治内燥，却不可制外燥。为此，喻昌特立燥病一门，畅发秋燥之治。他根据"火就燥"的原理，指出燥药皆能助火，因此燥药不能治燥，自制清燥救肺汤，治肺燥而咳喘、膹郁，顾护肺胃之阴气而润其燥，用于秋燥之证甚效。

至吴鞠通，秋燥的理论更趋完善，他在《温病条辨》中，较为详尽地论述了秋燥的病因病机和辨证施治，特别是创立了三焦辨证体系，对秋燥一病更为适合。至此，秋燥作为一个独立的病，已被临床广泛接受。

二、病因述略

本病的成因，乃新感秋令之燥邪。如俞根初认为："秋深初凉，西风肃杀，感之者多病风燥，此属燥凉，较严冬风寒为轻；若久晴无雨，秋阳以曝，感之者多病温燥，此属燥热，较暮春风温为重。"俞氏虽将本病分为凉燥和温燥两种，但究其病邪特性，"燥"则为一。陆子贤在论述本病的发展原因时说："都因秋令太温，雨泽愆期，风阳化燥，鼓荡寰宇，以致消烁之势，乘虚袭肺。"又说："盖犯是症者，必由禀赋阴亏，亢阳偏盛，或形瘦身长，或色苍少泽，禀乎木火之质者，比比皆然。"叶天士也强调体质因素在发病上的重要性，指出本病"证似春月风温……但春月为病，犹是冬令固密之余；秋令感伤，恰值夏月发泄之后，其体质之虚实不同"。说明炎夏发泄太过，汗出伤津，表气已虚，迨至秋令燥气盛行，燥邪乘虚而入，故发为秋燥。

总观上述，中医学从"天人相应"的整体观念出发，对于本病的发病原因，既参天时，又察体质，从内、外因两个方面进行分析和认识，并强调内因在发病学上的主导地位，这无疑是十分正确的。

三、辨证关键

本病的辨证，我们认为应明确和掌握以下几个要点：

1. 知燥邪特性，诊断易于明确

《素问·阴阳应象大论》说："燥胜则干。"王冰注释说："燥胜则津液竭涸，故皮肤干燥。"刘完素补充《内经》病机十九条说："诸病枯涸，干劲皴揭，皆属于燥。"由此可见，燥邪致病的特征是"干"，即表现为口干鼻燥、咽喉干燥、干咳，以及皮肤皲裂、燥涩，舌苔少津等"津气干燥"的征象，这些都是秋燥病程中的常见症状。临床掌握燥邪为病的上述特征，有助于本病的诊断，也有助于与其他温病作出鉴别。

值得指出，燥邪虽属温热之性，但较之风温、暑热诸邪，在"热"的程度上略轻一等，故其伤阴情况不若其他温热之邪为速为甚，此则燥伤津气，彼则煎熬津液。反映在病情上，燥邪为病，一般热势不高，传变不多，症情较轻，预后亦多良好，这是有别于其他温病的地方。

2. 明病变重心，辨证自得要领

本病的病变重心在于肺。因为秋日燥气主令，肺合于秋，同气相求，故感则肺病为多。所谓"燥气先伤上焦华盖"，"燥自上伤"，均说明燥邪最易犯肺。又肺主气而司治节，肺气不燥，诸气禀清肃之令，敷布水津，以达于周身。燥热伤肺，气为邪阻，不能布津外通皮毛，上濡清窍，下润胃肠，甚或金不生水，心肝脾诸脏的阴液为之干枯，此脏腑之燥，起于肺也。故喻嘉言论秋燥，其病机着重于肺，以肺为病变之中心，这正是他创制治燥名方清燥救肺汤的道理所在。证诸临床，秋燥的病理变化，确以"肺燥"为其主要特征，往往贯串病变的全过程，诸如鼻燥咽干、干咳声嘶、皮肤燥涩等，为最常见的证候，且初、中、末三期，均可见之。明乎此，则对本病的辨证，自可得其要领矣。

3. 察邪之浅深，证候应当分类

与其他温病一样，在本病的演变过程中，由于邪正双方的力量不断发生变化，正衰则邪进，正胜则邪退，因而形成病邪由表入里或由里出表的传变。临证务必审察邪之所在部位，辨清卫、气、营、血，或上焦、中焦、下焦等不同的证候类型，以便随证施治。一般说来，初起邪在肺卫，症见发热，微恶风寒，头痛，少汗，咳嗽，少痰，或痰出不爽，咽干鼻燥，声音嘶哑，舌红苔白少津，右脉数大等，或燥邪侵犯清窍，表现为耳鸣目赤，龈肿咽痛等症；继则邪传气分，燥伤肺胃，症见身热汗多，干咳气喘，心烦口渴，舌红，苔黄燥等，或见干咳胸满，腹胀便秘等肺燥肠闭证候，甚或出现便秘，腹胀，神昏谵语，苔黑干燥的腑实津伤之证；进而邪入营血，出现咳嗽痰中带血，胸胁刺痛，口燥咽干，暮夜热甚，剧则痉厥，舌质干绛，脉细数等；也可出现身热口渴、烦躁不安，甚或吐血、衄血、苔黄、舌绛等气血两燔之证，临床须根据上述的不同表现，以判断邪之浅深，确立证候类型，以利对证投剂，提高疗效。

四、治法撮要

1. 金针度人，治有准则

《素问·至真要大论》说"燥者濡之"，指出治燥当用滋润大法。这不仅适合内伤燥证，也宜于外感燥证。故后人治疗秋燥的方剂，如喻氏清燥救肺汤、吴氏桑杏汤等，均遵循此法而立。当然，秋燥应用滋润之法，还须权衡邪之在表在里，在上在下，选择针对性的方药，故方书又有"上燥治气，中燥增液，下燥治血"的明训，较之《内经》"燥者濡之"更为具体，亦属治燥的指南。所谓"上燥治气"，主要是指治肺气。盖肺气为燥邪所阻，清肃失司，治节无权，故宜宣利肺气，取辛凉甘润法，既散肺卫之邪，又润肺金之燥。且润燥之品，宜于薄味清润，以防恋邪，桑杏汤为其代表方剂。所谓"中燥增液"，是指燥伤胃津，当用甘凉濡润，以滋润胃肠，沙参麦冬汤、五汁饮等为其常用方剂。所谓"下燥治血"，是指燥伤肝肾精血，宜滋填下焦真阴以润其燥，代表方剂如加减复脉汤之类。总之，"上燥治气，中燥增液，下燥治血"，概括了本病初、中、末三期的治疗法则，很有指导意义。

2. 区别症情，按类分治

如前所述，由于燥邪侵犯部位有浅深之殊，在病变过程中，可出现不同的证候类型，故当分型论治，始能切中肯綮。如初起邪在肺卫，宜辛凉透邪，润肺保津，轻则桑菊饮，重则桑杏汤；燥干清窍者，翘荷汤最为合适，方以薄荷辛凉清头目，连翘、栀皮、绿豆衣清泄燥火，甘草、桔梗清利咽喉，为轻清宣透上焦燥热的良方。邪传气分，若燥热尚盛而肺胃阴伤者，宜竹叶石膏汤加芦根、银花、连翘之类以辛凉泄热，清润肺胃，或用清燥救肺汤养胃阴、润肺燥，兼解燥热之邪。《温病条辨·上焦篇》载："诸气膹郁，诸痿喘呕之因于燥者，喻氏清燥救肺汤主之。"可见本方对燥热伤肺，耗灼胃津，而见干咳喘逆，胸胁刺痛，口干咽燥，舌红少苔者，用之甚为合拍。若肠燥便闭，宜五仁橘皮汤润肠通便；偏实者，可用调胃承气汤加鲜首乌、鲜生地、鲜石斛，或增液承气汤以滋阴攻下；若燥伤中焦气津，邪少虚多，宜沙参麦冬汤、益胃汤等甘凉濡润之剂。邪入营血，常以热伤肺络而咳血为多见，治当清润肺金，凉血宁络为主。可选用《通俗伤寒论》阿胶黄芩汤，方以甜杏、梨皮、甘蔗润肺生津，黄芩清泄肺热，阿胶养血止血，芍药、甘草酸甘化阴以润燥，车前草导热下行。雷少逸治肺络被燥火所劫，症见咳嗽胸疼，痰中带血，用金水相生法去东参、五味，加西洋参、旱莲草亦颇合辙，可以效法。笔者遇此等证用清燥救肺汤加白茅根、旱莲草、玄参之属，亦多取效。气血两燔之证，宜玉女煎去熟地、牛膝，加生地、玄参，以奏清气凉营，养阴润燥之效。至于本病后期，燥热灼伤下焦真阴，而见虚风内动者，治当育阴息风，三甲复脉汤或大、小定风珠可随证择用。

3. 处方用药，当知忌宜

燥为温邪，大法宜凉宜润，宜步步顾护津液，这是治疗温病的共性。但"燥"与其他温热之邪在性质上毕竟有所不同，故在用药上亦有差异，临证当知忌宜。前贤有云："始用辛凉，继用甘凉，与温热相似。但温热至中焦，间有当用苦寒者；燥证则唯喜柔润，最忌苦燥，断无用之之理矣。"又云："治火可用苦寒，治燥必用甘寒；火郁可以发，燥胜必用润；火可以直折，燥必用濡养。"吴鞠通亦告诫说："至于苦寒降火正治之药，尤在所忌。盖肺金自至于燥，所存阴气不过一线耳。倘更以苦寒下其气，伤其胃，其人尚有生理乎？"至理名言，自当切记。总之，治燥不同于治火，大凡苦寒泻火之剂，易致化燥，在所禁忌，或用之宜慎。更重要的，临证须紧紧抓住"润"字，以此贯串治程的始终。明乎此，则治燥之法，思过半矣。

五、病案举隅

例1：某，脉右数大，议清气分中燥热。桑叶、杏仁、大沙参、象贝母、香豉、黑栀皮。(《临证指南医案·燥》)

按：脉右数大，为肺受燥热可知，病在肺卫，以桑叶疏邪，杏仁宣肺，山栀、豆豉清透肺热，沙参、象贝润肺止咳，六味相合，共奏辛凉甘润之功。

例2：卞，夏热秋燥致伤，都因阴分不足。冬桑叶、玉竹、生甘草、白沙参、生扁豆、地骨皮、麦冬、花粉。(《临证指南医案·燥》)

按：燥热伤及肺胃津液，以中燥为要，治当清润肺胃。此方用玉竹、沙参、麦冬、花粉，皆是润肺养胃之品，地骨皮治阴伤燥热，扁豆、甘草有培土生金之效。

例3：刘瑞奇，余丱角交也。经营异地，奔走长途有年，某年秋末患足疾。初起咳嗽，筋痛步履艰难，两腿尤痛，并无红肿。或治以燥湿利水，益剧。更医疑为气血虚损，与以归脾、养心，初获微效，继进无益，渐至腰屈不伸，夜多梦寐，深虑身废。次年春尽，买舟归里，邀余视之。面色憔悴，形容枯槁，毛发脱落，大肉尽消。余细询病源，复验其两腿，膝筋浮于外，抽束一团，骇叹之余，沉思再四。念此症发自秋末，彼时肃杀气深，水亏之体，必夹时序之燥气而肺先受病，故初起见咳嗽，若是时以喻嘉言清燥救肺汤投之，岂不金彻水清耶！无如误投燥湿利水之药，焚肺劫阴，加以芪、术叠进，壅塞机关，虽曰补气生血，而实助火耗津，所以身中百骸之筋，无阴养荣，遂至抽束结聚。计惟清火为先，而清其火又虑其虚，则补阴清肺尤为紧要，水果充足，火自平矣。且此症余心所恃者，尤在胃旺，便得生气，甘药亦可多投。疏方每日三剂，服至二十剂，筋舒痛除。三十剂，腰伸阔步。五十剂，肌肤充盛，面容泽润矣。

附方：葳蕤、首乌、当归、狗脊、薏苡仁、石斛、麦冬、丹皮、黑芝麻、黑阿胶。(《谢映庐医案·燥气焚金》)

按：此为秋燥误治案。《张氏医通》说："燥证多有反似痿弱之证者，热伤阴血也。"深秋感受燥邪，误投燥湿利水之剂，先以劫伤肺阴，复加补气生血之温热药，助火耗津，使筋脉失养而成痿痹之疾，故仍以养血润燥为治。此即喻嘉言所谓"凡秋月燥病，误以为湿治者，操刃之事也，从前未明，咎犹可逭，今明知故犯，伤人必多，孽镜当前，悔之无及"。

例4：黟人叶殿和，庚寅秋患感，旬日后，汗出昏瞀，医皆束手。乃甥余薇恒挽孟英勘之，曰："此真阴素亏，过服升散，与仲圣少阴误发汗同例，下竭则上厥，岂能引亡阳为比，而以附、桂速其毙耶？"以元参、地黄、知母、甘草、白芍、黄连、茯苓、小麦、龟板、鳖甲、牡蛎、驴皮胶为大剂投之，得愈。(《回春录·卷一》)

按：患者真阴素亏，又感秋燥之气，法当滋液润燥为治，而误用辛温发散之剂，更耗阴津，致使虚阳上浮。王孟英以养阴潜阳为主，方用三甲复脉汤加减，甘寒、苦寒、咸寒合用，养阴、清热、潜阳三法并施，方为中的。相反如误用桂、附等辛温燥热之品，立毙可待矣。

例5：云岫钱某之妹，素来清瘦，营血本亏，大解每每维艰，津液亦亏固已。迩来畏寒作咳，胸次不舒，脉象左部小涩而右部弦劲，此属阳明本燥，加感燥之胜气，肺经受病，气机不宣，则大便益不通耳。遂用苏梗、杏仁、陈皮、桔梗、蒌皮、薤白、淡豉、葱叶治之。服二剂，畏寒已屏，咳逆亦疏，惟大解五日未行。思丹溪治肠痹之证，每每开提肺气，使上焦舒畅，则下窍自通泰矣。今照旧章加之兜铃、紫菀、柏子、麻仁，除去苏、陈、葱、豉。令服四煎，得燥屎数枚，肛门痛裂，又加麦冬、归、地、生黑芝麻，服下始获痊愈。(《时病论·秋燥》)

按：治燥之法，当别表里。在表则见头痛恶寒作咳，治宜宣散肺气；在里则见大便秘结，治宜滋润肠胃。如表里兼见，血亏液燥加感燥气，法当表里兼顾，宣肺润肠，临证活法也。

例6：向有跗肿，或大小足指痛不能行，每发必纠缠累月。近因心境动扰，先觉脚痛，继以齿痛，延及左半头额颧颊，甚至身热左耳流脓，迄今两旬。耳脓及额俱痛，而彻夜不能成寐，烦躁益增，咽腭干燥，耳鸣口干，咯有凝血，食少便难，脉两关见弦。素体操劳忧郁，由来久矣。心脾营虚是其质，近来复感风燥之火，上烁肺金，金不制木，肝阳化风化火，上扰清空，肺胃津液皆为消烁。是以现症种种，虚实混淆，宜先用甘凉濡润，以存津液，以化虚燥。

鲜生地　知母　胡麻仁　夏枯草　茅根　驴皮胶　麦冬　杭黄菊　西洋参　桑叶　石决明　枣仁　川芎　川贝母 (《清代名医医案精华·张千里医案·燥症》)

按：心脾营虚之体，复感燥邪，以致肺胃津液消烁，肝阳化风冲逆。方用甘凉濡润，以存津液，以化虚燥，乃治燥之法门。

例7：体禀阴虚，水不涵木，肝胆气火偏旺，木火凌金，肺失清肃。时在燥金司气，加以秋燥，风邪乘虚袭入，风燥相搏，金受火刑，咳嗽见红，咯痰色青，胸胁引痛，乍寒乍热，内热为甚。今但燥咳，烘热汗溢，明是阴虚阳浮之征。脉濡小数，右寸关独大于诸部，舌质光红，中后微有黄苔。以脉参证，恐其阳络血溢，现近霜降节候，慎防加剧。谨拟喻氏清燥救肺出入为法，冀其退机，附方请政。

西洋参　杷叶　炙甘草　冰糖水炒石膏　玫瑰花　连心麦冬　真川贝　陈阿胶　鸭血炒丝瓜络　北杏仁　火麻仁　东白芍　经霜桑叶（《清代名医医案精华·凌晓五医案·燥症》）

按：素体阴虚，复感燥邪，犯肺伤津，阴液更耗，致使虚阳上浮，燥邪有化热内传之征，木火刑金，故急宜润肺清热养阴并举。亦即吴鞠通所谓："诸气膹郁，诸痿喘呕之因于燥者，喻氏清燥救肺汤主之。"方中易人参为西洋参，增强其养阴作用。

例8：病者：王敬贤，年三十五岁，业商，住南街柴场弄。

病名：温燥伤肺

原因：秋深久晴无雨，天气温燥，遂感其气而发病。

证候：初起头痛身热，干咳无痰，即咯痰多稀而黏，气逆而喘，咽喉干痛，鼻干唇燥，胸满胁痛，心烦口渴。

诊断：脉右浮数左弦涩，舌苔白薄而干，边尖俱红，此《内经》所谓"燥化于天，热反胜之"是也。

疗法：遵经旨以辛凉为君，佐以苦甘。清燥救肺汤加减。

处方：冬桑叶三钱　生石膏四钱（冰糖水炒）　原麦冬钱半　瓜蒌仁四钱（杵）　光杏仁二钱　南沙参钱半　生甘草七分　制月石二分　柿霜钱半（分冲）

先用鲜枇杷叶一两（去毛筋）、雅梨皮一两，二味煎汤代水。

次诊：连进辛凉甘润，肃清上焦。上焦虽清解，然犹口渴神烦，气逆欲呕，脉右浮大搏数者，此燥热由肺而顺传胃经也。治用竹叶石膏汤加减，甘寒清镇以肃降之。

次方：生石膏六钱（杵）　毛西参钱半　生甘草六分　甘蔗浆两瓢（冲）　竹沥夏钱半　原麦冬钱半　鲜竹叶三十片　雅梨汁两瓢（冲）

先用野菰根二两，鲜茅根二两（去皮），鲜刮竹茹三钱，煎汤代水。

三诊：烦渴已除，气平呕止，惟大便燥结，腹满似胀，小便短涩，脉右浮沉滞。此由气为燥郁，不能布津下输，故二便不调而秘涩。张石顽所谓

"燥于下必乘大肠"也。治以增液润肠，五汁饮加减。

三方：鲜生地汁_{两大瓢} 雅梨汁_{两大瓢} 鲜莱菔汁_{两大瓢} 广郁金三支（磨汁，约二小匙） 用净白蜜_{一两}，同四汁重汤炖温，以便通下为度。

四诊：一剂而频转矢气，二剂而畅解燥矢，先如羊粪，继则夹有稠痰，气平咳止，胃纳渐增，脉转柔软，舌转淡红微干，用清燥养营汤，调理以善其后。

四方：白归身_{一钱} 生白芍_{三钱} 肥知母_{三钱} 蔗浆_{两瓢（冲）} 细生地_{三钱} 生甘草_{五分} 天花粉_{二钱} 蜜枣_{两枚（劈）}

效果：连投四剂，胃渐纳谷，神气复元而愈。(《全国名医验案类编·何拯华医案》)

按：此案初感温燥，其病在上，方取清燥救肺汤，紧扣病机，用药亦丝丝入扣。药后上燥得解，中焦之液未复，竹叶石膏汤、五汁饮、清燥养营汤，所以增液而润其燥也。前后四诊，大法不离"燥者润之"经旨，故获效较捷。

例9：上燥治气、辛凉润肺。

李某，男。

初诊：素有肺病，近感秋燥，太阴肺经受邪，少阴心经蕴热，致寒热无度，口渴引饮，咳呛不已，胃呆纳少，间时头痛，气机欠和，升多降少。脉细而数，舌色干绛。宜从太阴、少阴二经论治。

处方：南沙参12克，炙前胡6克，薄橘红4.5克，苏子霜9克，瓜蒌9克，冬桑叶4.5克，白杏仁9克，象贝母9克，炒麦冬9克，干荷叶9克，水煎服。

复诊：脉数已减，渐觉弦缓；舌色干绛稍润。肺经清肃将降，寒热虽不甚作，纳谷甚呆，咳呛有痰，头痛半蠲，燥热尚有逗留。再与理肺，佐以宣化。

处方：旋覆花（包）4.5克，苏子霜9克，白杏仁9克，陈皮6克，瓜蒌9克，炙前胡6克，白扁豆12克，象贝母9克，焦谷芽15克，冬桑叶4.5克，干荷叶9克，水煎服。

三诊：知饥能餐，胃气渐舒，痰出亦松。惟咳呛未已，舌色绛糙，脉尚弦。宜防太阴肺经余邪复燃灼液，仍拟前方加减。

处方：白杏仁9克，苏子霜9克，青蛤散（包）12克，北沙参9克，紫菀肉9克，炙前胡6克，青防风6克，象贝母9克，化橘红9克，瓜蒌皮9克，荷叶络9克，水煎服。

四诊：叠进宣肺润燥，因燥热相逼，气失宣降，咳呛频仍。而今胃气虽得渐和，痰略见少，奈脉形犹未平，舌绛较淡，太阴肺络余邪未尽，仍以肺、胃二经治之。

处方：叭杏仁9克，广橘络6克，炙白前4.5克，玉苏子9克，紫菀肉9克，知母6克，贝母6克，瓜蒌9克，炒谷芽9克，炒米仁12克，枇杷叶（去毛、炙）2片，大地栗3枚，水煎服。（《临床心得选集·刘镜湖医案》）

按： 本证系燥热犯肺，肺津受伤，清肃之令失职所致，治仿桑杏汤意，旨在辛凉甘润，滋肺展气，以复肺金清肃之职，甚合"上燥治肺"之旨。

例10：中燥增液，甘寒养胃。

前进清金养胃，和肝保肺，自春而夏，颇见奇功，胃口且起。入秋以来，燥气用事，更受时邪，致发红痧。讵自此而后，潮热日来，胃口日减，气急转甚，是因长夏发泄之余，肺气既伤，而又加之以燥。燥则伤肺而肝愈横，以向不胜而乘我之素胜，是为逆矣。逆则肺愈伤，而气愈忿，音愈低而汗愈多。而汗为心液，液耗则阴伤，阴愈伤而火愈炽。下午即热，舌白似糜，实为可征。脉小弦而数，左腿酸痛，液耗气伤，一堆燥火用事，霜降大节在迩，出入攸关，深以不效为虑耳：霍石斛　北沙参　肥玉竹　嫩白薇　苋麦冬　川贝母　竹二青　叭哒杏　嫩钩钩　桑叶（《清代名医医案精华·巢崇山医案》）

按： 温燥伤中，胃阴受病，叶氏谓"阳明燥土，得阴自安"，创甘寒养胃法，大有功于中燥之治。此案遵叶氏成法，中燥增液，甘寒滋润胃土，俾胃阴得复，津液润泽，灌溉四旁，燥病自能愈痊。

例11：下燥治血，咸寒滋肾。

何拯华治赵君，年三十四岁，素禀阴亏，夏月炎蒸，液为暗耗，里气已燥，适逢秋燥司令，以燥感燥，下侵于腹，初则燥泻，继变燥痢。下痢赤白，昼夜二十余次，肠中切痛，痛而后行，里急后重，艰涩不通，行后稍止，气机终觉不利，身体熯燥，口涩咽干，脉右沉弦细涩，左浮涩沉数，舌干红，苔薄白少津，此石芾南所谓肺燥直逼大肠，而成肠澼，燥郁气机，则肠垢下而色白，燥伤血络，则血渗大肠而色红也，遵下燥治血法，方用：细生地六钱，生白芍一两，陈阿胶二钱（烊冲），瓜蒌仁五钱（炒香），白桔梗钱半，生甘草一钱，鸡子黄两枚（煎汤代水）。次诊下痢次数渐减，惟少腹切痛，心烦口燥，夜甚不寐，脉同前，舌稍润，防有糟粕结为燥粪，用加味雪羹煎滋阴润燥，兼清余积。阿胶三钱，生白芍一两，生草一钱，净楂肉二钱，荠菜干五钱，先用淡海蛇四两，大地栗四枚，煎汤代水。药后下燥粪六七枚，下痢十减

六七，肠中切痛亦减，后以甘咸微寒之品调养旬余而瘥。(《重印全国名医验案类编·燥淫病案》)

按：秋燥吐痢，入于下焦。石芾南谓：习俗遇有肠澼，不辨燥温，辄用败毒散升阳，芍药汤通里……若是燥邪，治以辛燥苦燥必致伤及血液，剥尽肠膏而毙。此案本"下燥治血"之旨，一以滋燥养营为主，深得秋燥论治心法。

附：历代医家名论选按

燥胜则干。(《素问·阴阳应象大论》)

按：此为燥邪致病的病理特点。秋燥是秋季感受燥热病邪而引起的温病，主要表现为身热咽干、鼻燥、咳嗽少痰、皮肤干燥等症状。

燥淫于内，治以苦温，佐以甘辛，以苦下之。

燥淫所胜，平以苦湿，佐以酸辛，以苦下之。(《素问·至真要大论》)

按：此两条可相互参看，系根据燥邪的特性和致病特点，并运用五行生克等理论，结合药物的性味，提出了治燥的具体用药法则。

燥者润之。

燥者濡之。(《素问·至真要大论》)

按：燥胜则津枯液涸，故以濡润为法，此为治疗燥病之基本原则，不仅适合内伤燥证，也宜于外感燥证。后人治疗秋燥的方剂，如喻氏清燥救肺汤、吴氏桑杏汤等，均遵循此法而立。

诸涩枯涸，干劲皴揭，皆属于燥。(《素问玄机原病式·燥类》)

按：《素问·至真要大论》中病机十九条，并未论及燥气为病。刘完素根据临床实际，发古从新，大胆立论，阐述了燥气为病的病候特点，确立了燥气作为致病因素和病机类型的存在，对后世医家辨治秋燥很有启发，如喻嘉言的"秋燥论"即渊源于此。

燥证之辨，亦有表里。经曰：清气大来，燥之胜也，风木受邪，肝病生焉。此中风之属也。盖燥胜则阴虚，阴虚则血少，所以或为牵引，或为拘急，或为皮腠风消，或为脏腑干结，此燥从阳化，营气不足而伤乎内者也。治当以养营补阴为主。若秋令太过，金气胜而风从之，则肺先受病，此伤风之属也。盖风寒外束，气应皮毛，故或为身热无汗，或为咳嗽喘满，或鼻塞声哑，或咽喉干燥，此燥以阴生，卫气受邪而伤乎表者也。治当以轻扬温散

之剂，暖肺去寒为主。（《景岳全书·传忠录》）

按：素体阴虚血少，燥从内生，治当养营补阴。但秋天为燥金司令，外感风寒则必夹燥气，其表证虽与外感风寒证相同，然则伴有咽喉干燥等症，治疗时除用辛温发散外，须酌加辛润之品。

燥之与湿，有霄壤之殊。燥者，天之气也；湿者，地之气也。水流湿，火就燥，各从其类，此胜彼负，两不相谋。春月地气动而湿胜，斯草木畅茂；秋月天气肃而燥胜，斯草木黄落。故春分以后之湿、秋分以后之燥，各司其政。今指秋月之燥为湿，是必指夏月之热为寒然后可，奈何《内经》病机一十九条，独遗燥气。他凡秋伤于燥，皆谓秋伤于湿。历代诸贤，随之作解，弗察其讹，昌特正之。大意谓春伤于风，夏伤于暑，长夏伤于湿，秋伤于燥，冬伤于寒，觉六气配四时之旨，与五运不相背戾，而千古之大疑，始一决也。（《医门法律·伤燥门·秋燥论》）

按：由于《内经》有"秋伤于湿"之言，故许多医家拘泥经旨，不加深究。虽刘完素阐述燥邪之特性于前，但未能引起医家足够重视。至喻氏提出"秋伤于燥"之论，局面始为大变。喻氏不但完善了四时六气的病因观，还根据"火就燥"的格物致知推论，强调燥邪属于温热的性质，从而为后世大开秋燥法门，厥功甚伟。

自制清燥救肺汤　治诸气膹郁，诸痿喘呕。

桑叶（经霜者得金气而柔润不凋，取之为君，去枝梗净叶）三钱　石膏（煅，禀清肃之气，极清肺热）二钱五分　甘草（和胃生金）一钱　人参（生胃之津，养肺之气）七分　胡麻仁（炒，研）一钱　真阿胶八分　麦门冬（去心）一钱二分　杏仁（泡去皮尖，炒黄）七分　枇杷叶一片（刷去毛，蜜涂炙黄）

水一碗，煎六分，频频二三次滚热服。痰多加贝母、瓜蒌；血枯加生地黄；热甚加犀角、羚羊角，或加牛黄。

昌按：诸气膹郁之属于肺者，属于肺之燥也。而古今治气郁之方，用辛香行气，绝无一方治肺之燥者。诸痿喘呕之属于上者，亦属于肺之燥也，而古今治法，以痿呕属阳明，以喘属肺，是则呕与痿属之中下，而唯喘属之上矣。所以千百方中，亦无一方及于肺之燥也。即喘之属于肺者，非表即下，非行气即泻气，间有一二用润剂者，又不得其旨矣。总之，《内经》六气，脱误"秋伤于燥"一气，指长夏之湿，为秋之燥，后人不敢更端其说，置此一气于不理，即或明知理燥而用药夹杂，如弋获飞虫，茫无定法示人也。今拟此方，命名清燥救肺汤，大约以胃气为主，胃土为肺金之母也。其天门冬虽能保肺，然味苦而气滞，恐反伤胃阻痰，故不用也。其知母能滋肾水，清肺金，亦以苦而不用。至如苦寒降火，正治之药，尤在所忌。盖肺金自至于燥，所存阴气不过一线耳。倘更以苦寒下其气，伤其胃，其人倘有生理乎？诚仿此增损，以救肺燥变生诸证，如沃焦救焚，不厌其频，庶克有济耳。（《医门法律·伤燥门·秋燥论》）

按：喻氏认识到肺为燥病之始，将燥与肺紧紧联系起来。在治疗上，总结了前人治燥的经验，自创清燥救肺汤，治肺燥而咳喘，顾护肺胃之阴而润燥，其效甚卓。方中以石膏、麦冬甘寒清肺燥，润肺胃；桑叶、杏仁、炙杷叶宣肺化痰止咳；阿胶、麻仁养阴润燥；参、草益肺胃之气。诸药合用，甘寒养胃以滋肺金，清热除烦以保肺阴，组方严密，立意新颖，深为柯韵伯服膺，谓其"用药当，含意深，无余蕴"。成为治疗秋燥的代表方，至今沿用不衰。

燥有内外诸证，不能尽述。其在皮肤，则毛焦皴揭；在大肠，则脾约便难；在肺经，则干咳痰结；在肺脏，则悲愁欲哭。证虽各异，而脉之微细涩小则一，间有虚大数疾浮芤等状，以意察之，重按无有不涩、不细、不微者，则知诸燥之证，皆肺金之一气，亦不出肺金之一脉也。（《张氏医通·诸伤门·火》）

按：燥证病变重点在于肺，因为秋日燥气主令，肺合于秋，同气相求，故感则肺病为多。但亦须辨别内燥、外燥，确立病变部位，投药始可有的放矢。

燥为肺金之化，秋令也。所以致燥有二：一因于寒，秋风清肃，夏令之湿至是而干，所谓风胜湿也；一因于热，夏时热盛，有湿以润之，至秋则湿退而热犹未除故燥，所谓燥万物者，莫熯乎火也。（《医碥·伤燥》）

按：秋燥有凉燥、温燥之分，这与秋季气候偏热、偏凉有关。俞根初在《通俗伤寒论》中说："秋深初凉，西风肃杀，感之者多病风燥，此属燥凉，较严冬风寒为轻；若久晴无雨，秋阳似曝，感之者多病温燥，此属燥热，较暮春风温为重。"

燥为干涩不通之疾，内伤、外感宜分。外感者，由于天时风热过胜，或因深秋偏亢之邪，始必伤人上焦气分，其法以辛凉甘润肺胃为先，喻氏清燥救肺汤及先生用玉竹、门冬、桑叶、薄荷、梨皮、甘草之类是也……要知是症，大忌者苦涩，最喜者甘柔。若气分失治，则延及于血；下病失治，则槁及乎上。喘咳、痿厥、三消、噎膈之萌，总由此致。大凡津液竭而为患者，必佐辛通之气味；精血竭而为患者，必借血肉之滋填。在表佐风药而成功，在腑以缓通为要务。古之滋燥养营汤、润肠丸、五仁汤、琼玉膏、一气丹、牛羊乳汁等法，各有崇司也。（《临证指南医案·燥》邵新甫按）

按： 此言足以补叶天士治秋燥用药之未备。论中所述秋燥证治法宜忌及选方用药，颇有指导意义。

上燥救津，中燥增液，下燥滋血，久必增精。（《重订通俗伤寒论·伤寒兼证·秋燥伤寒》）

按： 叶天士曾有"上燥治气，下燥治血"之说，俞氏进一步概括了秋燥的初中末三期的治疗大法。燥邪上受，病多在肺，燥热化火，肺受热灼，津液耗损，故宜清肺润燥救津；燥邪传中，灼伤胃阴，故宜养阴生津；燥病日久，伤及下焦肝肾之阴，精血损耗，以致水亏火旺，呈现上盛下虚之象，甚则水不涵木，肝风内动，故宜填补真阴以奉精血，当重用血肉有情之品。

秋感燥气，右脉数大，伤手太阴气分者，桑杏汤主之。

桑杏汤方（辛凉法）

桑叶一钱　杏仁一钱五分　沙参二钱　象贝一钱　香豉一钱　栀皮一钱　梨皮一钱

水二杯，煮取一杯，顿服之，重者再作服（轻药不得重用，重用必过病所。再一次煮成三杯，其二三次之气味必变，药之气味俱轻故也）。（《温病条辨·上焦篇》）

按： 秋天感受燥热之邪，由于燥邪犯肺，津液受伤，故除右脉数大外，当有头痛发热、咳嗽少痰、咽干鼻燥、口渴、舌质偏红、苔白少津等症。其病初起多在肺卫，因伤及手太阴肺气，故用桑杏汤辛凉清润、轻透肺卫。方中桑叶、杏仁、香豉宣肺透邪，贝母化痰，栀皮清热，沙参、梨皮生津，使邪去而津液得复。本证为温燥袭于肺卫，有明显燥热征象，临床上应注意与风温初起症状的鉴别。本汤是治疗秋燥初起，病在肺卫的代表方，但辛透力较弱，如表证较著可加牛蒡子之类。

燥气化火、清窍不利者，翘荷汤主之。

翘荷汤（辛凉法）

薄荷一钱五分　连翘一钱五分　生甘草一钱　黑栀皮一钱五分　桔梗二钱　绿豆皮二钱

水二杯，煮取一杯，顿服之。日服二剂，甚者日三。

加减法：耳鸣者加羚羊角、苦丁茶，目赤者加鲜菊叶、苦丁茶、夏枯草，咽痛者加牛蒡子、黄芩。（《温病条辨·上焦篇》）

按：燥热之气化火，上扰清窍，常见两耳鸣响，两目发赤，牙龈肿胀，咽中疼痛等症。此时单用养阴生津，徒劳无益，可用翘荷汤清上焦气分之燥热。方中薄荷凉散，专清头目；连翘、栀皮、绿豆皮清除燥火；桔梗、甘草清利咽喉。

燥伤肺胃阴分，或热或咳者，沙参麦冬汤主之。

沙参麦冬汤（甘寒法）

沙参三钱　玉竹二钱　生甘草一钱　冬桑叶一钱五分　麦冬三钱　生扁豆一钱五分　花粉一钱五分

水五杯，煮取二杯，日再服。久热久咳者，加地骨皮三钱。（《温病条辨·中焦篇》）

按：秋燥伤及肺胃之阴，比桑杏汤证病深一层。由于燥热伤津，当有咽干口燥、干咳少痰、舌光少苔等症，可用沙参麦冬汤甘寒救津。方中沙参、麦冬、花粉、玉竹清养肺胃，润燥止咳；扁豆、甘草和中益胃；桑叶清泄邪热。此外，本方还可用于秋燥病后期阶段，外邪已解而阴液未复者。

燥伤胃阴，五汁饮主之，玉竹麦门冬汤亦主之。

玉竹麦门冬汤（甘寒法）

玉竹三钱　麦冬三钱　沙参二钱　生甘草一钱

水五杯，煮取二杯，分二次服。土虚者加生扁豆，气虚者加人参。（《温病条辨·中焦篇》）

按：阳明为燥土，喜润恶燥，燥邪渐入阳明，灼伤胃阴，则见口舌干燥而渴，舌红少苔，脉数细等症。治疗重在滋养胃阴，五汁饮、玉竹麦门冬汤均可选用。若津伤较重，可将两方合用，其效更捷。

燥久伤及肝肾之阴，上盛下虚，昼凉夜热，或干咳，或不咳，甚则痉厥者，三甲复脉汤主之，定风珠亦主之，专翁大生膏亦主之。

专翁大生膏（酸甘咸法）

人参二斤（无力者以制洋参代之）　茯苓二斤　龟板（另熬胶）一斤　乌骨鸡一对　鳖甲一斤（另熬胶）　牡蛎一斤　鲍鱼二斤　海参二斤　白芍二斤　五味子半斤　麦冬二斤（不去心）　羊腰子八对　猪脊髓一斤　鸡子黄二十圆　阿胶二斤　莲子二斤　芡实三斤　熟地黄三斤　沙苑蒺藜一斤　白蜜一斤　枸杞子（炒黑）一斤

上药分四铜锅（忌铁器，搅用铜勺），以有情归有情者二，无情归无情者二，文火细炼三昼夜，去渣，再熬六昼夜，陆续合为一锅，煎炼成膏，末下三胶，合蜜和匀，以方中有粉无汁之茯苓、白芍、莲子、芡实为细末，合

膏为丸。每服二钱，渐加至三钱，日三服，约一日一两，期年为度。(《温病条辨·下焦篇》)

按: 肝肾同源，肾水枯竭则肝木失养。肾主水液而恶燥，故外感燥气伤及肾阴，水不涵木，而见上盛下虚之证。治疗应以滋养津液为主。三甲复脉汤、定风珠滋阴润燥、息风潜阳，以治其急；专翁大生膏多用血肉有情之品，大补肝肾之阴，熬膏为丸而以缓治，膏中选用腥臭脂膏之类，即吴鞠通自谓"咸寒腥臭皆达下焦"之意，因燥气伤及下焦故也。

燥证路径无多，故方法甚简。始用辛凉，继用甘凉，与温热相似。但温热传至中焦，间有当用寒苦者；燥证则惟喜柔润，最忌苦燥，断无用之之理矣。(《温病条辨·中焦篇》汪瑟庵按)

按: 燥为温邪，大法宜凉宜润，步步顾护津液，这是治疗温病的关键。但燥与其他温热之邪在性质上毕竟有所不同，故用药上亦有差异，不宜苦寒泻火之剂；以免化燥伤津，自当切记。

以燥气论，燥邪初起，在未化热时，宜用辛润开达气机，如杏仁、牛蒡子、桔梗之属。兼寒加以温润，加豆豉、前胡、姜、葱之类；邪机闭遏，加以通润，如白芥子、细辛之类；咳嗽不止，胸前懑闷，加苏子、紫菀、百部之类，辛中带润，自不伤津。而且辛润又能行水，燥夹湿者宜之；辛润又能开闭，内外闭遏者宜之。其里气不和者，佐以瓜蒌皮、鲜薤白之类，辛滑流利气机。气机一通，大便自解，浊邪解而清邪失所依附，亦必化汗而解。其化热者，于辛润剂中，酌加清润轻虚之品二三味，如梨皮、蔗皮、梨汁、蔗汁、荸荠、芦根、石膏、知母、川贝母、南沙参、桑叶、菊花、银花、花粉之类，以泄其热，热泄则清肃令行，气机流利，亦必化汗而解。其阴虚者，于辛润剂中，酌加生地、元参、沙参、麻仁、黑芝麻、蜂蜜之类，养阴润肠，但不宜多用，恐腻着邪气。其夹湿者，于辛润剂中，酌加蔻仁、通草、茯苓、半夏之类，辛淡渗湿，亦不宜多用，恐燥伤津液。其夹湿而化热者，于辛润剂中，酌加滑石、淡竹叶之清渗，连翘、山栀之微苦微燥，重者酌加姜汁炒木通、炒芩、连之类，苦降辛通，开化湿热。其邪已传里，依附胃肠渣滓者，则攻下一法，又未可缓施，但下宜适中，不可太过。观仲景用大承气汤，一剂分为三服，视其进退用之，以药力不及犹可再服，药力太过不可挽回，其用心之细，有如此者。且上焦邪气开通，天气下降，地气自随之以运行，又何必峻下为能乎？此治外燥之大法也。(《医原·燥气论》)

按: 温燥初起邪在肺卫，治宜辛凉甘润；凉燥初起，治宜辛温甘润。但无论温燥、凉燥，一旦传里化热，其证治完全相同。若燥热入肺伤阴者，治宜清肺泄热，润燥养阴；如肺燥肠闭而致便秘者，治宜肃肺化痰、润肠通便；如燥热化火而致阳明腑实者，治宜滋阴攻下。但治疗秋燥始终应以滋润为法，切忌温燥伤津，苦寒伤阴。此节论治外燥，可谓大法已备，用药亦多熨帖，可临证选用。

凡治初患之燥气，当宗属凉拟法。夫秋燥之气，始客于表，头微痛，畏寒咳嗽，无汗鼻塞，舌苔白薄者，宜用苦温平燥法治之。若热渴有汗，咽喉作痛，是燥之凉气已化为火，宜本法内除去苏、荆、桂、芍，加元参、麦冬、牛蒡、象贝治之。如咳逆胸疼，痰中兼血，是肺络被燥火所劫，宜用金水相生法，去东参、五味，加西洋参、旱莲草治之。如诸证一无，惟腹作胀，大便不行，此燥结盘踞于里，宜用松柏通幽法治之。（《时病论·秋燥》）

按：雷氏论燥，主张燥邪属凉，初起虽采用苦温平燥法，与吴鞠通杏苏散立意相同，然方中桂枝辛热等味，究难恰合病情，不可浪用。至于燥热损伤肺络而出现咳嗽胸痛，痰中带血，所用金水相生法加减，虽有养阴润燥、清金保肺之作用，不若喻氏清燥救肺汤更为贴切。再则雷氏对热渴有汗、咽喉作痛，责之于"燥之凉气，已化为火"，亦嫌片面。证之临床，凉燥化热而见上述诸症者有之，然感受温燥而致者更为多见。

六气之中，惟燥气难明。今人治燥，动手非沙参、玉竹，即生地、二冬，不知燥有胜气复气，在表在里之分。如杏苏散是治燥之胜气，清燥救肺汤是治燥之复气……一偏滋补清凉，非法也。（《时病论·秋燥》）

按：喻嘉言《医门法律》谓："凡治燥病，不深达治燥之旨，但用润剂润燥，虽不重伤，亦误时日，只名粗工。"燥有凉燥、温燥之分，用药不同。如浪用滋补清凉之剂，势必贻误病情，不可不慎。

秋燥初起，头胀无汗，洒洒恶寒，翕翕发热，鼻鸣干燥，舌白少津，此燥热伤气，邪尚在表。宜用蒌皮、沙参、甜杏、桔梗、桑叶、连翘、郁金、薄荷、鲜荷叶、枇杷叶、西瓜翠衣等味，辛凉透解也。（《六因条辨·秋燥辨治》）

按：燥热初起，先伤肺金，切不可辛温升阳而助其燥气，又不可过于寒凉而遏其肺气。故宜蒌皮、沙参、甜杏、连翘、桔梗清润肺金，合郁金、薄荷、荷叶、枇杷叶疏达腠理，俾肺得清肃而燥热自去。

秋燥汗出，不恶寒，而但发热，咳痰不爽，鼻衄口干，舌白转黄，此邪热伤肺。宜用沙参、花粉、地骨皮、知母、甜杏、玉竹、元参、甘草、连

翘、枇杷叶、西瓜翠衣等味，清肺泄热也。(《六因条辨·秋燥辨治》)

按：汗出不恶寒，而但发热，邪已化热传肺，必用清肺解热之品。又因其燥热为患，故合用滋润之属。

秋燥热不解，舌赤黄燥，呛咳胸痛，朝凉暮热，此肺热传营。宜用沙参、麦冬、鲜石斛、鲜生地、桑叶、甜杏、川贝、花粉、连翘等味，清营却热也。(《六因条辨·秋燥辨治》)

按：气分之热不解，邪渐入营，故见呛咳胸痛，朝凉暮热，故宜两清气营为治。

秋燥烦热口渴，舌赤无苔，夜则热甚，咳唾痰血，此热伤肺络。宜用喻氏清燥汤，育阴清热也。(《六因条辨·秋燥辨治》)

按：燥热伤及血络，故痰中带血，以喻氏清燥救肺汤中之沙参、麦冬、甜杏、杷叶、桑叶、石膏清气分，兼生地、阿胶滋阴凉血，是为对症之治。临证还可佐入鲜芦根、白茅根、藕节之类，以宁络止血。

秋燥经旬不解，舌绛焦黑，神昏谵妄，斑疹累累，此热入血分。宜用犀角地黄汤加鲜石斛、元参心、连翘心、鲜菖蒲、青竹叶，牛黄丸等味，清络宣窍也。(《六因条辨·秋燥辨治》)

按：营热不解，必入血分，故用水牛角、生地、丹皮、赤芍、元参、竹叶、连翘凉血清热之品，又兼石菖蒲、牛黄丸芳香宣窍逐秽。

秋燥舌黑，昏谵妄笑，斑色紫黑，便闭腹胀，频转矢气，此热结在腑。宜用生首乌、鲜生地、鲜石斛、大黄、元明粉、甘草等味，逐邪养正也。(《六因条辨·秋燥辨治》)

按：燥热瘀结在腑，消烁津液，故除神昏谵妄外，尚有便闭腹胀、舌黑等症。此非清凉可解，宜以首乌、生地、石斛滋养阴液，更以调胃承气汤通腑泄热，既不伤正，又能逐邪，庶为两全。

凡治燥病，先辨凉温。王孟英曰：以五气而论，则燥气为凉邪，阴凝则燥，乃其本气；但秋承夏后，火之余炎未息，若火既就之，阴竭则燥，是其标气。治分温润、凉润二法。费晋卿曰：燥者干也，对湿言之也。立秋以后，湿气去而燥气来，初秋尚热，则燥而热；深秋既凉，则燥而凉。以燥为全体，而以热与凉为之用，兼此二义，方见燥字圆活。法当清润、温润，次辨虚实。叶天士先生曰：秋燥一证，颇似春月风温。温自上受，燥自上伤，均是肺先受病。但春月为病，犹是冬令固密之余；秋令感伤，恰值夏月发泄之后，其体质之虚实不同。初起治肺为急，当以辛凉甘润之方，气燥自平而愈。若果有暴凉外束，只宜葱豉汤加杏仁、苏梗、前胡、桔梗之属，延绵日久，病必入血分，须审体质证候。总之上燥治气，下燥治血，慎勿用苦燥劫烁胃汁也。又次辨燥湿。石芾南曰：病有燥湿，药有润燥。病有风燥、凉燥、暑燥、燥火、燥郁夹湿之分，药有辛润、温润、清润、咸润、润燥兼施之别。（《重订通俗伤寒论·伤寒兼证·秋燥伤寒》何廉臣按）

按： 此为秋燥证治大纲，即先辨秋燥的性质属温属凉，次辨病变虚实，再辨秋燥兼症，最后确立治法用药，次序井然，是秋燥辨证施治的具体运用步骤，堪为完备，切合于临床实际。

第七节　冬温

冬温是冬月感受非时之暖而即发的温病，初起以发热、口渴、溲黄、脉数等热象为主要临床特征，属新感温病的范畴。

一、源流概述

晋代王叔和提出了冬温的病名，《伤寒例》说："冬有非节之暖者，名为冬温。"隋代备载百病之源的《诸病源候论·温病诸候》谓："其冬复有非节之暖，名为冬温，毒与伤寒大异也。"指出了本病系邪毒（非时不正之气）所致，与伤寒有别。王焘《外台秘要》引小品方，用葛根橘皮汤等疗冬温，对后世不无启发。但总的来看，宋元以前对本病的论述比较简略。迨至李东垣、喻嘉言，始有较详细阐发。特别是到了清代，诸家见仁见智，多有发挥，如温热大师叶天士论治冬温，见识超群，尝云：冬令应寒，气候反温，应藏反泄，即能致病，名曰冬温。温为欲热之渐，非寒证得汗可解。若涉表邪一二，里证必兼七八。治法以里证为主，稍兼清散；设用辛温，祸不旋踵矣。其对病因和治疗大法的阐述，后人多奉为圭臬。他如雷少逸、陆子贤诸家，对本病的证治，亦有精辟的论述，尤以陆子贤为最。《六因条辨》载述"冬温条辨"凡十条，详列初起温邪在表、汗出渐传气分，汗后邪传于肺，以及邪传阳明气分、邪在肺胃、邪热传营、邪入血分、阴伤风动、邪盛正虚和热结在腑诸证治，并分述辛凉汗解、清气透邪、清肺化邪、清胃透邪、消气透斑、清营转气、凉血透邪、养阴却热、甘温和胃、微下存阴等治法，条分缕析，证因脉治俱备，足资后世师法。

二、病因探析

对于冬温的发病原因，论之者不乏其人，现择要介绍如下：

陆子贤说："冬令温燠，阳失潜藏，甚至冷霜不见，桃李舒葩，而乾坤之气，遂有辟而无阖矣。人身一小天地，天地既有辟而无阖，则人身之气化亦有泄而无藏矣。是故冬应寒而反温者，既为恒燠之咎征，人或正气有亏，则邪尤易感。"

周扬俊说："冬时有非节之暖，未至而至，即为不正之气，独冬不藏精之人，肾气外泄，腠理不固，温气袭人，感之为病。"

吴坤安说："烦劳多欲之人，阴精久耗，适遇冬月非时之暖，感而即病者，冬温也。"

从上述诸家观点，不难看出冬温的发病原因不外乎外因和内因两个方面，外因为非时之暖，内因为正气之虚。而正气虚弱在发病过程中则起着主导作用。

冬温的外因，虽属温热之邪，但也有感受非时之暖后复感风寒者。俞根初论述冬温病因时说："冬初晴暖，气候温燥，故俗称十月为小阳春，吸受其气，首先犯肺，复感冷风而发者。"雷少逸也说："冬温恶寒，偶亦有之，良由先感温气，即被严寒所侵，寒在外而温在里。"这种先感温而后伤寒的"寒包火"的病理现象，在本病的发病上也起着重要的作用，导致了病情的复杂性，所谓"冬温兼寒"，即指此而言。

三、诊断概论

冬温的诊断，根据其发病季节，以及初起发热、口渴、溲黄、脉数等临床特征，一般不难作出诊断。但由于冬令有伤寒，又有伏暑晚发等其他外感热病，因此须注意鉴别。

1. 冬温与伤寒

两者同发生在冬季，与气候变化有关。但一感于冬寒，一感于冬温，寒温悬绝。从发病学和病因学方面，说明了两者之不同。陆子贤从临床表现上分辨其异，指出冬温初起，头痛无汗，恶寒发热，原与伤寒无异，但口渴鼻干，脉数气燥，则与伤寒有异。雷少逸又从治法角度，阐明了两者之殊，他说："冬温虽发于冬时，然用药之法，与伤寒迥别。盖温则气泄，寒则气敛，二气本属相反，误用辛温，变证迭出矣。"本病之宜用辛凉，已在不言之中。陆九芝《世补斋医书》说得更为全面："非节之暖，必夹燥火，为冬时不正之气过甚，则成毒矣。伤寒者，伤于冬之正气，正气非毒，以其杀厉故成毒，然与冬温之毒大异。冬温宜辛凉，伤寒宜辛温，治不同也。"从病因、治法两个方面分析冬温与伤寒之不同点，持之成理。

2. 冬温与伏暑

两者都由于温热阳邪致病，伏暑间有发在冬季者，易与冬温混淆。但是病机、病势，大相径庭。

伏暑系夏月感受暑邪，未能卒发，潜伏体内，延至秋冬，为寒邪搏激而成，如吴鞠通所说："其有气虚甚者，虽金风亦不能击之使出，必待深秋大凉，初冬微寒，相逼而出。"较之冬温之伤于冬时非时之暖，症属新感，自有所异。其病初起，多系外寒与内热并见，陆子贤说："凡夏间伏暑，因遇秋令凄怆之寒，袭于腠理，致内邪亦为引动。故无汗头痛身疼，发热恶寒，系新感之见证，病尚在表；胸腹满闷，吐泻交作，系伏暑之发动，病涉在里。"一般说来，冬温初起里热见证不甚，伤阴不重；伏暑初起往往即有明显里热伤阴之证。结合初起诸病证，不难作出鉴别。

总之，冬温与伤寒、伏暑（指发在冬令者），除发病季节有其相同之处外，临床表现是迥然不同的。对于疾病的鉴别诊断，当然以其临床症状，特别是基本特征为主要依据。南京中医药大学温病教研组于此辨析颇为精当，很值得参考，兹录其鉴别表如下：

表1 冬温、伤寒、伏暑初起症状鉴别表

初起症状	冬温	伤寒	伏暑
热型	发热重恶寒轻	发热轻恶寒重	发热重，恶寒之轻重，则视新感之微甚而定
舌质	边尖红赤	正常	赤或红绛
舌苔	薄白	薄白	厚腻或无苔
口渴	有	无	渴甚
咽红	有	无	有
脉象	浮数	浮紧	弦数或沉数而躁
小便	初起灼热，追入气分后始见微黄	不热不黄	短赤甚或如油
头痛	轻	重	如裂
特征	鼻塞，流涕，咳嗽，胸闷	恶寒甚，头身痛，项强	胸腹之热如焚，目赤心烦渴饮
发病季节	冬季	冬季	多发于秋季，冬季较少

（《温病学教学参考资料》）

还需指出的是，有的医家认为本病与风温是同一病证，如陈平伯说：风温为病，春月与冬季居多。王孟英亦说：冬月天暖，所感亦是风温。陈、王两氏将发在春、冬两季的新感温病，一以风温而赅之。但吴鞠通则认为："风温者，初春阳气始升，厥阴行令，风夹温也……冬温者，冬应寒而反温，阳不潜藏，民病温也。"雷少逸也说："风温之病，发于当春厥阴风木行令之时，少阴君火初交之际。陈平伯谓春月冬季居多，春月风邪用事，冬初气暖多风，风温之病，多见于此。其实大为不然。不知冬月有热渴咳嗽等证，便是冬温，岂可以风温名之！"由是观之，冬温与风温究属一病，还是两种不同性质病证，诸家看法不一。我们认为，两者虽均因感受风热病邪所引起，但冬温是由冬应寒而反温的非时之气所感，风温是春季感受温邪，严格说来，是有区别的。

再从两者病理特征来分析，冬温因发于冬令，其时正值天寒，纵感温邪而病，因寒温相制，故一般病势不烈，症多不险。而风温则不然，病在春时，恰逢厥阴司令，温气大行，故恶变迅速，病情多重，尤其在邪热方张之际，每易出现风火内旋或少阳热毒上炎等变局。

据此，将两证区分开来，更利于正确地认识病变，准确地立法施治，提高疗效。但是，正由于前人往往两者通论，故在风温诸篇中，多蕴冬温奥义，应注意发掘、整理。

四、辨治大要

冬温的证候类型，有本证，有变证，又有兼证，临床须区别以治，兹述其大要如下：

1. 知其常而治有准绳

所谓"常"，即是本病的一般病变规律，亦即"本证"的证治。

本病初起，邪客肺卫，可见发热无汗，微恶风寒，口渴鼻干，咳嗽气逆，脉浮数，苔薄白而干等卫分证候。遵叶氏"在卫汗之可也"的治疗法则，宜用辛凉解表，药用薄荷、蝉衣、前胡、淡豆豉、瓜蒌壳、牛蒡子、花粉、连翘、象贝之属，或用银翘散加桑叶、菱皮、杏仁、枇杷叶等味，轻清宣透，开泄肺气。陆子贤说："冬温邪伏于内，理宜清泄，非用薄荷、荆芥、桑叶、淡豉、葛根苦辛泄表，连翘、菱皮、杏仁、枇杷叶辛凉清内，则不能表里两清，必致传变无穷矣。"要在着力于祛邪，阻止内传。

邪不表解，将传气分者，可见汗出热不解，咳呛胁痛，脉滑数，舌赤苔黄燥，宜以桑叶、沙参、杏仁、象贝、连翘、菱皮、桔梗轻苦微辛，清泄气热。邪入气分，又有肺胃轻重之异：偏重于肺的，发热，烦闷，口渴，咳嗽，胁痛，宜沙参、杏仁、花粉、连翘、桑皮、黑栀、郁金、枇杷叶等味清肺泄热；偏重于胃的，烦热不解，口渴，舌红苔黄，脉洪或数，用白虎加杏仁、沙参、桑叶、连翘直清阳明为主。气分燥热不解，必致里结，可成阳明腑实证，宜调胃承气加鲜生地、生首乌、鲜石斛增液通腑，微下存阴。

气分邪热内传，进而可见烦躁口渴，舌绛，神昏谵语，斑疹隐隐，乃营热露现，治宜清营汤加鲜石斛、鲜菖蒲、生石膏、郁金等，并用牛黄丸芳香宣窍，务使邪热从营转气，由气达表。

凡见四肢厥逆，舌深绛或紫晦，神志昏迷，斑紫或黑，为热邪深入血分。"邪已入血，非凉血清热，则万无生理。"（陆子贤语）宜用犀角地黄汤加鲜石斛、元参、连翘心、人中黄、玄参、大青叶、紫草等味凉血解毒。若见自汗恶热，烦躁口渴，脉数，舌绛苔黄，斑疹隐隐，乃是气血两燔，宜玉女煎去牛膝、熟地黄，加生地黄、玄参，辛凉甘寒并用，取辛凉清气，甘寒凉血，冀以两顾。

本病后期，邪热损耗下焦真阴，可出现手足蠕动、震颤等虚风内动之症，当用三甲复脉汤，或大、小定风珠滋水涵木，育阴潜阳，以息内风。

以上是本病的一般传变（即病变由卫而气而营而血的表里顺传）和证治规律。至于邪热由卫分而逆传心包，其治与风温逆传心包证基本相同。

2. 达其变而活法在人

冬温除上述本证外，常可出现兼证和变证，此时不能以一般的辨治方法印定眼目，当随机应变，治法在人。

先谈兼证的辨治。俞根初说："必先辨其为冬温兼寒、冬温伏暑，以清界限，此为临病求原之必要。"可见本病的兼证，有兼寒和兼伏暑之分。冬温兼寒，即前面所说的先感非时之暖，复受风寒的"寒包火"证。其临床表现是初起恶寒较重，与冬温本证初起发热重、恶寒轻显然有别。罗谦甫、张石顽等主张用阳旦汤或阴旦汤治之，但究因内热较盛，姜、桂辛温，诚难妄用。雷少逸提出"宜用辛温解表法先去寒邪"，药用防风、桔梗、杏仁、陈皮、豆豉之属，疏散风寒，俾表寒得解，里热方可透达；"继用凉解里热法而清温气"，药用芦根、豆卷、花粉、石膏、甘草之类，甘凉与清透并用，卫气两清，于热邪壅盛表里者，颇为合辙。俞根初有超人之见，主用葱豉桔梗汤，以葱白、豆豉辛温疏散以解表寒，复以薄荷、连翘、竹叶等辛凉宣透以泄邪热，辛温与辛凉合参，既散寒，又清热，且无温以助热，凉以遏寒之弊，甚合"寒包火"之病机。我们认为，本病兼寒，应当认清其病证的特殊性，既要注意温热内壅的特点，又不能忽视邪热被寒所遏，切勿顾此失彼，徒清抑或徒温散。至于具体方药，轻则葱豉桔梗汤，重则麻杏石甘汤，随宜用之。

再者冬温兼伏暑，系体内本有伏邪，因新感而触发。深冬之时，恰遇新感非时之暖，激动在里之伏温外达，两阳相煎，内外皆热，故病势较之单纯冬温和伏暑既重且烈。俞根初这样描述其证：一起即头痛壮热，咳嗽烦渴，或无汗恶风，或自汗恶热，始虽咽痛，继即下利，甚则目赤唇红，咳血便脓，肢厥胸闷，神昏谵语，或不语如尸厥，手足瘛疭，状若惊痫，胸腹灼热，大便燥结，溲短赤涩……舌多鲜红、深红，甚则紫红干红，起刺开裂，或夹黑点或夹灰黑。开始虽有温邪外袭之证，旋即内热炽盛，病情凶险。对此证的治疗，何廉臣提出："惟凉血清火，宣气透邪为扼要，而宣气尤为首务，未有气不宣而血热能清，伏火能解者。"所说的宣气，"惟借辛凉芳透，轻清灵通之品"，使表邪得解，里热始能透达。我们经验，宜用生地、豆豉、薄荷之类，或用加减葳蕤汤滋阴宣透，表里两顾。俟表解后，方可专治伏温（治法详伏暑）。

至于变证，是指不同于一般的发病和传变规律。究其原因，主要是与胃之阴阳偏虚有密切的关系。对其证治，陆子贤阐发说："冬温初起，舌遍干，神便昏，烦热脉数，或吐或泄，此邪盛正虚，宜用《金匮》麦门冬汤加桑叶、地骨皮、鲜石斛、鲜菖蒲、鲜稻根等味，甘凉养胃。倘吐泻伤阳，无热，神迷多寐，脉软不食，宜用人参温胆汤，甘温和胃也。"初起即见舌干、神昏，显系胃阴虚甚，正不敌邪之象，故病情突变，险象环生，非甘凉养胃以扶正祛邪，不足以拯危救急；而吐泻后伤及胃阳，无热，神迷多寐，又为阳证转阴，乃热病之变局，是以证变药亦变，故用人参温胆汤益气温胃，安内以攘外。当然，引起冬温变证的原因不止于胃阴胃阳之虚，它如心阴虚、肝肾阴虚或肾阳素弱等，皆可致之。治法当因证因人而异。

五、病案举隅

例1：郑墨林室，素有便红，怀妊七月，正肺气养胎时而患冬温，咳嗽，咽痛如刺，下血如崩，脉较平时反觉小弱而数。此热伤手太阴血分也。与黄连阿胶汤二剂，血止后，去黄连加葳蕤、桔梗、人中黄，四剂而安。（张石顽医案）

按：便红宿恙，阴血素虚可知，加之怀身七月，血聚养胎，阴血更形不足。体虚再罹冬温，邪热上灼肺金，下动血室，以致咳嗽咽痛，下血如崩，症势凶险，堕胎堪虑。张氏把握病机关键，于固养阴精上着力，方用黄连阿胶汤，滋不足之阴血，制亢炎之阳火，使病情转危为安；转方去黄连，加玉竹、桔梗等味，乃取加减葳蕤汤意，滋阴以透邪。人中黄功善清热解毒，亦甚相宜。

例2：汤，高年冬温犯肺，医用伤寒发表，致燥渴热烦。又进柴葛解肌，呛咳痰多，竟夜无寐。夫伤寒传足经，温邪直犯手经，原不同治。况温邪忌汗，表散即是劫津。诊脉虚数，目赤舌绛，温已化热，再令液涸，必延昏痉。宜甘润生津，苦辛降气。麦冬、杏仁、瓜蒌、山栀、知母、贝母、桑皮、橘红。二服热减嗽定，因小溲赤涩，去桑皮，加沙参、赤苓、木通、百合煎汤，再经调理而康。（《类证治裁·温症论治》）

按：冬温理应辛凉宣透为主，前医不察，误用辛温表散，致使阴津被耗，邪热更炽，病已深入矣。林佩琴氏以甘润生津、苦辛降气为法，方药对症，故能收痊愈之效。

例 3：杨某，患冬温未愈……查其所服之方，非辛温散邪，即苦寒降火，皆未得法。其脉细小滑数，咳嗽痰红，发热颧赤，此温热伤阴之证也。当用甘凉养阴，辛凉透热，虚象已著，急急提防，若再蔓延，必不可挽。即用清金宁络法去枇杷叶、麦冬，细生地改为大生地，再加丹皮、地骨、川贝、蝉衣治之。服至五帖，热退红止矣。丰返，复过其处，见病者面有喜色，谓先生真神医也。病势减半，惟剩咳嗽数声，日晡颧赤而已，诊之脉亦稍和，此欲愈之象也。姑照原方去旱莲、蝉衣，加龟板、鳖甲，令其多服，可以免虚。（《时病论》）

按：冬温乃感受冬令非时之暖，理当辛凉宣透为法。前医误用辛温表散，苦寒降火，致温邪不去，阴津被灼。观其发热颧红，咳嗽痰血，脉细小滑数，乃阴虚邪恋，欲成损证。雷氏以清金宁络为法，药用玉竹、沙参、元参、生地、旱莲、桑叶、丹皮、地骨、川贝、蝉衣等味，甘凉以养阴，辛凉以透热，保肺清金，宁络止血，遂得热退红止，病获转机；续方去旱莲、蝉衣，加龟甲、鳖甲，并嘱多服，意在滋填阴精，壮水制火，以杜损怯之根。

例 4：人身之气，冬令伏藏，易于化火，当时晴亢过久，人病咳喘，俗谓客寒包火是也。身热，舌白，胁痛，咳痰胶厚，烦闷，汗出不解，先宜开泄。麻黄六分，杏仁三钱，生甘草五分，生石膏三钱（研细），生桑皮二钱，苦桔梗一钱，川贝母一钱半，枇杷叶二钱（炒）。二剂喘热已减，去麻、甘、膏，加蒌皮二钱，泡淡黄芩五分，马兜铃一钱而愈。（《朱心农先生医案》）

按：何廉臣治冬温兼寒的"客寒包火证"，法宗《伤寒论》，而用麻杏石甘汤等方。观朱氏此案，效如桴鼓，足证何氏之法，诚可信也。

例 5：冬温燥邪，自肺胃扰动肝阳痰饮，加以食滞壅遏，府气升降不和，始起寒热如潮，头胀眩晕，骨络烦疼，口干呕恶，继则身热无休，咳唾浊痰，神疲嗜卧，气逆脘闷，时有谵语。良有痰热自肺胃垫于心主宫城，心经受其客热，清明之气，为邪浊所蒙也。按脉弦滑数兼见，左小弦数，舌苔黄糙，上腭滞腻浊痰，非白屑也。现届冬至大节，平素操劳，心营自虚。以脉参症，如能痰气顺利，邪热减退，即是转机，否则慎防喘脱之虞。姑拟清心涤痰，平肝降气一则，附方请政。

西洋参　炒牛蒡　竹沥　菖蒲汁　羚角片　川郁金　炒白蒺藜　连翘　旋覆花　牛黄清心丸　杏仁　川贝　丹皮　青黛　石决明　霍斛　丝通草（《清代名医医案精华·凌晓五医案》）

按： 素体阴亏，又感冬温燥邪，阴津更耗，扰动风阳，又兼夹痰饮、食积，故身热、咳痰、胸闷、眩晕、谵语数症并见，治疗较为棘手。药用西洋参、霍斛滋阴养液以治其本；以竹沥、郁金、旋覆花、杏仁、川贝降气化痰；以牛蒡子、连翘、青黛清热透邪；以白蒺藜、羚羊角、石决明平肝阳；以石菖蒲、牛黄清心丸开心窍。面面俱到，标本同源，诚为万全之计。

例6： 冬温郁蒸表里，有汗不多，大便旁流，呃忒口渴，当脘胀满，邪势方张，津液渐为劫烁，舌苔质红，色灰薄如烟煤。脉两手滑大，左右寸重按模糊，温邪愈趋愈深，犯胞络已有神昏，动肝风又将痉厥。高年正虚邪炽，势防外脱内闭。拟清营泄邪，以图弋获。

西洋参　冬桑叶　全瓜蒌　光杏仁　黑山栀　羚羊尖　鲜石斛　淡竹叶　炒枳实　朱茯苓　干荷叶　鲜生地　活水芦根（《清代名医医案精华·陈莲舫医案》）

按： 冬温邪热内传，灼伤阴津，正虚邪盛，又有动风之征，故以清宫泄热，务使邪从营转气，由气达表。

例7： 顾右，冬温九日，发热懊烦无汗，胸膺发出赤斑，不克透露，神志迷糊，指节引动，邪郁不达，夹湿蒸腾，神机为之弥漫，脉形细数，苔白心黄质腻，有内窜昏痉之虞，勉拟泄化邪湿，芳香宣窍，即请商裁。

豆豉三钱　光杏仁三钱　半夏（竹沥拌）一钱五分　炒枳壳一钱　赤茯苓三钱　生薏仁三钱　白桔梗一钱　鲜石菖四分　牛黄清心丸一丸，开水化服（《张聿青医案·卷一》）

按： 是案乃邪热为痰湿所遏，热既不能透达于表，势必内迫营血，故症见发热无汗，斑疹隐约，神志迷糊，指节引动。此时，泄化痰湿是为当务之急，俾痰开湿化，内遏之邪热方能透达，庶无入营动血之症矣。

例8： 荣孟坚内戚之妻，癸丑十一月杪寒热，咳嗽气逆，口渴。某君泥其脉细舌白，以为伤寒，与麻、桂之剂，驯至气逆痰多，渴饮愈盛，遂至城延诊。脉确细濡，苔白而干，然索痰罐一视，则干厚韧白，倒之不出。是冬温为温开所助，肺热愈炽，其痰愈多。然痰热互蒸，恐其昏糊。因用豆豉、山栀、冬瓜子、杏仁、宋半夏、瓜蒌、枳实、竹茹、兜铃、象贝母、芦根、枇杷叶，另郁金、月石、川贝母研末，竹沥调服。寒热渐轻，咳痰渐润，不数剂，气平热退。(《周小农医案·温》)

按： 冬温肺热，初起虽类似伤寒，但总以辛凉轻泄为法，如拘泥于苔白脉细之征，而予温散，则热炽痰多，势必致神昏谵语，变本加厉矣。

附：历代医家名论选按

冬有非节之暖者，名为冬温。(《伤寒例》)

按： 冬温是冬月感受非时之暖而即发的温病，初起以发热、口渴、溲黄、脉数等热象为主要临床特征，属新感温病的范畴。王叔和首次提出了冬温的病名，并认为冬温是由于感受非时之气而引起，对后世影响较大。

其冬复有非节之暖，名为冬温，毒与伤寒大异也。(《诸病源候论·温病诸候》)

按： 冬温与伤寒虽同发生在冬季，但一感于冬寒，一感于冬温，其发病因素迥然不同。后世医家在巢氏的基础上，从临床、治法等方面进一步阐发了两者的区别。

冬温之证，表寒内热，香苏散加清药主之。(《医学心悟·伤寒类伤寒辨》)

按： 此系冬温兼寒之证，即俗称"寒包火"，其病机当为先感温而后伤寒，邪热被外寒束于内，故治法当辛温与辛凉合参，散寒清热，方为两全。

冬温谵语神昏，皆误表之故。邪在心包，宜急急速开膻中，不然则内闭外脱矣。(《吴鞠通医案·冬温》)

按： 冬温误用辛温之剂，两阳相搏，热邪鸱张，逆传心包，当急以牛黄丸等芳香宣窍。

烦劳多欲之人，阴精久耗，适遇冬月非时之暖，感而即病者，冬温也。(《伤寒指掌·伤寒类证》)

按： "邪之所凑，其气必虚。" 本论从体质方面论述了冬温的内因为正气之虚，机体不能适应外界环境的变化，故易感受非时之暖而为病。

冬令本寒而反温，则阳气不藏，使人腠理疏纵，易传为病，有汗不恶风，乍发热，乍不发热，咳则引胸隐痛，有一候即解者，有二三候方解者，治法同时疫。(《医门补要·冬温辨》)

按： 本论阐述冬温的治愈期，一般为 5 天（即一候）至 15 天，颇切临床实际。

冬温初起，头痛恶风寒，身热自汗，与伤寒证太阳中风无异，此处最易相混。但伤寒中风脉浮缓，中寒脉浮紧，此则不缓不紧而动数，且有口渴及午后热甚等证，与伤寒判然不同。(《温病指南·伤寒温病辨》)

按： 冬温初起虽与伤寒太阳病证相似，但其病因不同，故脉症当有所差异。本论指出其与伤寒鉴别之着眼点，对临床颇有指导意义。

冬温者……其症发热咳嗽，咽干痰结，阳脉浮滑，阴脉濡弱，与风温相似，而时令不同耳……初起，宜葱豉汤加枇杷叶、杏仁、花粉、象贝、甘、桔、葳蕤等清化之品，最为当也。若误认伤寒而与辛温表药……变成咽痛发斑，唾利脓血等症，当用犀角地黄汤加香豉、人中黄等救之。若先受冬温，加以严寒外束，寒热互包于肺俞，不得发泄，外虽恶寒而发热颀胀，胸满呕逆，与春温相似，宜葳蕤汤加减，分寒热轻重治之。若身热喘嗽，面目浮肿，喉中介介如梗状，宜仲景麻杏石甘汤一方，散表寒兼清里热，俾蕴蓄之邪渐运出于皮毛，常自汗出津津而解矣。(《治温阐要·冬温》)

按： 叶天士谓："温为欲热之渐，非寒证得汗可解。若涉表邪一二，里证必兼七八。治法以里证为主，稍兼清散。设用辛温，祸不旋踵矣。"如初起表证重者以辛凉解表，邪入里化热，则以凉血解毒。若先受温邪，复被寒邪所束，又当以温散与泄热并举，根据寒热轻重而确定主次，加减治之。

冬温虽发于冬时，然用药之法与伤寒迥别。盖温则气泄，寒则气敛，二气本属相反，误用辛温，变证迭出矣。其证头痛有汗，咳嗽口渴，不恶寒而恶热，或面浮，或咽痛，或胸疼，阳脉浮滑有力者，乃温邪窜入肺经也，宜用辛凉解表法加连翘、象贝治之。口渴甚者，温邪入胃腑也，再加芦根、花粉治之。如或下利，阴脉不浮而滑，温邪已陷于里也，宜以清凉透邪法加葛根、黄芩治之。倘热势转剧，神气昏愦，谵语错乱，舌苔转黑者，不易治也，勉以祛热宣窍法治之，紫雪丹亦可用之。种种变证，不能尽述，须仿诸温门中之法可也。(《时病论·冬温》)

按： 冬温的传变与其他新感温病相同，亦有卫气营血及逆传等。本论指出其不同阶段、不同证情的治法，充实了叶天士《温症论治》的内容。

冬温初起，头痛无汗，恶寒发热，口渴鼻干，脉数，此温邪在表。宜用薄荷、大力、荆芥、连翘、桑叶、淡豉、蒌皮、杏仁、葛根、枇杷叶等味，辛凉汗解也。(《六因条辨·冬温条辨》)

按：伤寒初起，邪在肺卫，当以辛温解表，而冬温为热邪所感，除无汗头痛、恶寒发热外，必有口渴鼻干、脉数之象，故宜清泄。

冬温汗出，头虽不痛，热仍未解，而咳嗽口渴舌燥，此邪不汗解，渐传气分。宜用桑叶、沙参、甜杏、象贝、连翘、桔梗、蒌皮、甘草、大力、枇杷叶等味，清气透邪也。(《六因条辨·冬温条辨》)

按：冬温汗出，表邪虽散，但症见发热未除，更添咳嗽口渴舌燥，津液已伤，邪渐入气分，故仍以轻苦微辛之品清气透热，使邪从表解。

冬温汗后，不恶寒反恶热，烦闷口渴，舌赤苔黄，呛咳胁痛，此邪传在肺。宜用沙参、甜杏、花粉、连翘、桑皮、黑栀、郁金、枇杷叶等味，清肺化邪也。(《六因条辨·冬温条辨》)

按：表邪虽解，但里热渐盛，故症见不恶寒反恶热，烦闷口渴，舌赤苔黄。呛咳胁痛，说明邪犹在肺，故用清凉之品以清肺气。

冬温烦热不解，口渴，舌黄尖赤，脉洪或数，此邪传阳明气分。宜用白虎汤加杏仁、沙参、桑叶、连翘等味，清胃透邪也。(《六因条辨·冬温条辨》)

按：肺邪不解，必传入阳明气分，故见口渴、脉洪数，舌黄尖赤，法当清胃，白虎汤是为正治，妙在加桑叶、连翘辛凉宣透之品，使气分之邪，仍从表而解。

冬温烦热神昏，舌赤苔黄，口渴咳嗽，斑疹脉数，此邪在肺胃。宜用沙参、连翘、元参、石膏、甜杏、川贝、桑叶、大力、人中黄、牛黄丸等味，清气透斑也。(《六因条辨·冬温条辨》)

按：邪热渐传营分，故见烦热神昏、斑疹等。斑为阳明热毒，疹为太阴风热。今斑疹俱见，是为邪在肺胃之明征，故宜清气透斑，再兼牛黄丸芳香宣窍。

冬温热甚，烦躁口渴，舌绛苔黄，神昏谵语，斑疹隐约，此邪热传营。宜用羚羊角、连翘、元参、沙参、鲜生地、鲜石斛、鲜菖蒲、广郁金、石膏、牛黄丸、青竹叶等味，清营转气也。(《六因条辨·冬温条辨》)

按：邪热传营，若再不解，势必延入血分。叶天士谓："入营犹可透热转气。"故以羚、翘、玄、沙、地、斛、菖等两清气营，使其从营转气，由气达表而解。

冬温烦热，舌绛，神昏谵妄，斑紫或黑，脉数或促，此邪入血分。宜用犀角地黄汤加鲜石斛、玄参心、连翘心、人中黄、广郁金、鲜菖蒲、至宝丹、青竹叶等味，凉血透邪也。（《六因条辨·冬温条辨》）

按：邪已入血，非凉血清热则万无生理，故以凉血透邪为法，若再不解，则邪无泄越，势必危矣。

第八节　温毒

温毒之名，早见于晋代王叔和之《伤寒例》，他认为感寒内伏，过时外发，更遇温热，变为温毒。可见当时仅认为"温毒"是温热之邪极重的一种疾病。后世将热毒主要表现为局部红肿疼痛的温病称为温毒。如吴鞠通《温病条辨·上焦篇》说："温毒，咽喉肿痛，耳前耳后肿，颊肿，面正赤，或喉不痛，但外肿，甚则耳聋。""温毒者，诸温夹毒，秽浊太甚也。"谢利恒《中国医学大辞典》指出："此证因冬时温暖，热毒内伏，至春气候骤热，伏毒与时热并发所致。多见烦闷呕逆，面赤身热，狂乱燥渴，咽喉肿烂，发斑神昏等证，最为危险，宜大解热毒为主。"全国高等医药院校试用教材《温病学》设"温毒"一节，认为温毒所致的并非单纯的一个病，而是包括了具有相同特征的几种疾病，如大头瘟、烂喉痧、缠喉风、痄腮等，现代医学的颜面丹毒、猩红热、白喉、流行性腮腺炎等均属温毒范畴。

温毒之因已明，则解毒之法当施。前人于此殊多经验。热毒在卫，俞根初以栀皮、豆豉、牛蒡子清宣解毒；杨栗山遵喻嘉言"上焦如雾，升而逐之，兼以解毒"之旨，以蝉衣、僵蚕升发解毒；吴鞠通以银花、连翘、板蓝根、元参轻透解毒，雷少逸则以黄连、绿豆清解暑毒。毒在气分，《备急千金要方》有石膏大青汤，解肺胃之毒，三黄石膏汤清三焦表里热毒；《外台秘要》以黄连解毒汤"直解热毒"；吴又可专用大黄苦寒攻下解毒，俞根初犀连承气汤，杨栗山升降散皆师其法。毒在营血，吴鞠通以清营汤、清宫汤、安宫牛黄丸、神犀丹、至宝丹凉血解毒以开窍；《重订广温热论》治以清火解毒汤。气营两燔者，余师愚创清瘟败毒饮，其效更神。若秽浊蒙窍者，以玉枢丹辟浊解毒。总之，温毒为患，当着眼于"解毒"二字。邵步青谓"治温毒以逐解为功，不可以清热为能"（《温毒病论》），诚得之矣。

现将属温毒为患的大头瘟、烂喉痧和痄腮的辨证论治阐析如下，冀能有助于对温毒的进一步理解。

大头瘟

一、概要

大头瘟是以头面红肿为主证的温毒温病，多发于冬春。俞根初《通俗伤寒论》说："凡温将发，更惑时毒，乃天行之疠气，感其气而发者，故名大头天行，病又系风毒，故名大头风。状如伤寒，故名大头伤寒，病多互相传染，长幼相似，故通称大头瘟。多发于春冬两季，间有暑风夹湿热气蒸，亦多发此病。"

本病起病急，传染性强，头面红肿，症状发生异常迅速，犹如风行之势。始起憎寒发热，头面红肿，多伴咽喉肿痛；继则恶寒渐罢而热势益增，口渴引饮，烦躁不安，面颊焮肿，咽喉肿痛加剧，舌红赤，苔黄燥，脉数实，表现为气分病变。虽一般很少内陷营血，但如见高热烦躁，神昏蒙眬，恶心呕吐等，则是温毒内攻之象，务须注意。

二、证治

外感温热毒邪是本病的致病主因。春气温暖或冬寒反温，温毒之邪易于播散，病机变化以毒犯气分，肺胃热炽为主。头为诸阳之会，温毒最易上窜，两阳相灼，热势弛张，故头面咽喉红肿热痛，甚则糜烂溃破为其特征。邪毒充斥肺胃，气分受病，则见高热、口渴、烦躁等症。当是之时，泻火解毒，刻不容缓。吴鞠通《温病条辨·上焦篇》指出："温毒咽痛喉肿，耳前耳后肿，颊肿，面正赤，或喉不痛但外肿，甚则耳聋，俗名大头瘟、虾蟆瘟，普济消毒饮去柴胡、升麻主之。初起一二日再去芩、连，三四日加之佳。""温毒神昏谵语者，先以安宫牛黄丸、紫雪丹，继以清营汤。"论述精切，足以参考。普济消毒饮以薄荷、牛蒡子、僵蚕、柴胡辛凉宣透，达毒外出；芩连苦寒，直折气分炽热；升麻、连翘、板蓝根、马勃、玄参、甘草、桔梗，解毒消肿，诸药合用，共奏疏透清解，内外分消之功。大便实者，加锦纹辈通腑泻毒，其效更佳。此病之治，内治固然重要，外治亦不可废。吴鞠通以三黄二香散研细末，茶汁调服，亦可师法。

本病须与痄腮相鉴别：本病以头面红肿为主，痄腮则表现为一侧或两侧腮肿，一般不红。《疡科心得集》指出痄腮是："一时风温偶袭，少阳脉络失和，生于耳下，或发于左，或发于右，或左右齐发，初起形如鸡卵，色如濡肿，口干舌腻，此证永不成脓，过一时自能消退。"于此可知与大头瘟之别。

三、病案举隅

例1：泰和二年四月，民多疫病，初觉憎寒，壮热体重，次传头面肿盛，目不能开，上喘，咽喉不利，症凶极。舌干口燥。俗云大头伤寒，诸药难治，莫能愈，渐至笃。东垣曰：身半以上，天之气也。邪热客于心肺之间，上攻头面而为肿耳。乃以芩、连各半两酒炒，人参、陈皮、甘草、元参各二钱，连翘、板蓝根败毒行瘀、马勃、鼠黏子各一钱，白僵蚕炒、升麻各七分，柴胡五分，桔梗三分，配方之妙，非后贤所自拟议。为细末，半用汤调，时时服之，心肺为近，小制则服。半用蜜丸噙化，服法妙。服尽良愈，活者甚众，时人皆曰天方，谓天仙所制也。或加防风、川芎、薄荷、归身，细切五钱，水煎，时时稍热服之。如大便燥结，加酒蒸大黄一二钱以利之；肿势甚者，砭针刺。(《名医类案》)

按：本案既是瘟病流行史料，又是治疫验案验方。时人称"天方"，即是普济消毒饮子。是方出《东垣试效方》，专治大头瘟，古今应用甚广，疗效显著。查考古籍，援引本方者众多，如《济阳纲目》《证治准绳》《万病回春》《保命歌括》等皆载之。《医方考》对本方的方义，说得甚为清晰："芩、连苦寒，用之以泻心肺之火；而连翘、玄参、板蓝根、鼠黏子、马勃、僵蚕，皆清喉利隔之物也；缓以甘草之国老，载以桔梗之舟楫，则诸药浮而不沉；升麻升气于右，柴胡升气于左，清阳升于高巅，则浊邪不得复居其位。经曰邪之所凑，其气必虚。故用人参以补虚。而陈皮者，所以利其壅滞之气也。"

值得提出的是，吴鞠通《温病条辨》对本方进行化裁，制普济消毒饮去升麻柴胡黄芩黄连方，主治"温毒咽痛喉肿，耳前耳后肿，颊肿，面正赤，或喉不痛，但外肿，甚则耳聋，俗名大头瘟、虾蟆瘟者"，可备一格。

例2：罗谦甫治中书右丞姚公茂，六旬有七，宿有时毒，至元戊辰春，因酒再发。头面耳肿而疼，耳前后肿尤甚，胸中烦闷，咽嗌不利，身半以下皆寒，足胫尤甚，热壅于上。由是以床相接作炕，身半以上卧于床，身半以下卧于炕，饮食减少，精神困倦而体痛，命罗治之。诊得脉浮数，按之弦细，上热下寒明矣。若以虚治则误。《内经》云：热胜则肿。又曰：春气者病在头。《难经》云：畜则肿热，砭射之也。盖取其易散故也。急则治标。遂于肿上约五十余刺，其血紫黑如露珠之状，顷时肿痛消散。治上热。又于气海中大艾炷灸百壮。灸法佳。乃助下焦阳虚，退其阴寒；次于三里二穴，各灸三七壮，治足胻冷，亦引导热气下行故也。治下寒。遂处一方，名曰既济解毒汤，以热者寒之。然病有高下，治有远近，无越其制度。以黄芩、黄连苦寒，酒制炒，亦为引用，以泻其上热以为君；桔梗、甘草辛甘温，上升，佐诸苦药，以治其热；柴胡、升麻苦平，味之薄者，阴中之阳，散发上热，以为臣；连翘苦辛平，以散结消肿；当归辛温，和血止痛；酒煨大黄苦寒，引苦性上行至巅，驱热而下，以为使。投剂之后，肿消痛碱，大便利。再服减大黄，慎言语，节饮食，不旬日良愈。(《名医类案·大头天行》)

按：本例为大头瘟，治以针药并施，病灶处针刺出血，乃放邪出路之妙法。内服药以普济消毒饮化裁，亦甚熨帖，尤其加大黄一药，导热毒下泄，使邪有去路，故获效更捷。

例3：橘泉翁治一人病头面项喉俱肿大，恶寒，医疑有异疮。翁曰：非也，此所谓时毒似伤寒者。丹溪曰：五日不治，杀人。急和败毒散加连翘、牛蒡子、大黄下之，三日愈。(《名医类案·大头天行》)

按：本例之治，重在解毒祛邪，方用大黄一药，意在导热毒以下夺，给邪以出路，邪去毒解，则肿消痛除，其病自愈。

例4：江篁南治给事中游让溪，嘉靖壬子正月，忽感大头风症，始自颈肿，时师以为外感，而误表之，继以为内伤，而误补之。面发赤，三阳俱肿，头顶如裂，身多汗，寐则谵语，绵延三日，喘咳势急。其亲汪子际，以竹茹橘皮汤，继以川芎茶调散合白虎汤，去人参，服一剂而减。次日用前方，去寒峻药，至晚渐定，耳轮发水泡数个，余肿渐消，独耳后及左颊久不散。又次日，以当归六黄汤为主，加散毒之药，延及二旬，顶巅有块，如鸡子大，突起未平，及面颊余肿未消，时时头疼，大便稀溏。时二月中旬，江至，诊得左脉浮小而驶，右浮大近快，有勃勃之势。江按脉症，当从火治，以生黄芪八分，白术、薏苡各一钱半，茯苓、片芩各八分，生甘草三分，煎加童便服。次日，脉稍平，然两颊尚赤，早间或觉头痛，盖余火未全杀也。黄芪加作一钱二分，薏苡加作二钱，项块渐消，以后加生芪二钱，更饮绿豆汤、童溲，五剂而愈。(《名医类案·大头天行》)

按：大头瘟误治后毒势更张，症情增剧，迭进祛风清热解毒之剂，邪势稍杀，症有改善，但余毒缠绵，症未全消。江氏接治，标本兼顾，药以生黄芪、茯苓、薏苡仁等益气托毒，复加童溲、绿豆清热解毒，竟获痊愈。

例5：金溪令藏太夫人，劳倦后多食鱼虾，偶发寒热，三日不退，第四日左耳前后及颊车皆红肿，第五日右边赤肿，第六日肿及满头，红大如斗，眼合无缝，昏愦谵语，粒米不进者八日，六部脉洪长而数，此大头疫也，乃阳明少阳二经壅热所致。高年不敢用硝黄，惟宜轻清解散之剂，使因微汗而解。以贯众、石膏各六钱，柴胡、葛根各三钱，赤芍、天花粉各二钱，甘草一钱，黑豆四十九粒，日进二帖，脉始减半，第九日方进粥饮，前药除石膏，又四帖而安。(《续名医类案·疫》)

按： 此乃大头瘟之重证。李东垣治本病曾创制普济消毒饮，疗效卓著，后世广为应用。本例所用方药别具一格，可资借鉴，尤其方中贯众一药，现代研究证实有抗病毒作用，用于本病，十分熨帖。

例6： 张孝廉，患疫，头大如斗，不见项，唇垂及乳，色如猪肝，昏愦不知人事，见者骇而走。孙诊其脉，皆浮弦而数。初以柴胡一两，黄芩、元参各三钱，薄荷、连翘、葛根各二钱，甘草一钱，服三剂，寒热退，弦脉减，但洪大，知其传于阳明也。改以贯众一两，葛根、花粉各三钱，甘草一钱，黑豆四十九粒，三剂而愈。(《宋元明清名医类案·孙东宿医案》)

按： 此大头瘟之证也。李东垣治此有普济消毒饮之制，临床历验不爽。反观本例之治法，首诊方以小柴胡汤合连翘、元参之属，复诊更突出清热解毒，治法虽不能说不对，但用药尚欠贴切，不若以普济消毒饮投之，似更的对。

例7： 朱左，头面肿大如斗，寒热口干，咽痛，腑结，大头瘟之重症也。头为诸阳之首，惟风可到，风为天之阳气，首犯上焦，肺胃之火，乘势升腾，三阳俱病，拟普济消毒饮加减。

荆芥穗一钱半　青防风一钱　软柴胡八分　酒炒黄芩一钱半　酒炒川连八分　苦桔梗一钱　连翘壳三钱　炒牛蒡二钱　轻马勃八分　生甘草八分　炙僵蚕三钱　酒制川军三钱　板蓝根三钱

二诊：肿势较昨大松，寒热咽痛亦减，既见效机，未便更张。

荆芥穗钱半　青防风一钱　薄荷叶八分　炒牛蒡二钱　酒炒黄芩一钱　酒炒川连八分　生甘草六分　苦桔梗一钱　轻马勃八分　大贝母三钱　炙僵蚕三钱　连翘壳三钱　板蓝根三钱

三诊：肿消热退，咽痛未愈，外感之风邪已解，炎炎之肝火未靖也，再与清解。

冬桑叶三钱　生甘草六分　金银花三钱　甘菊花二钱　苦桔梗一钱　连翘壳三钱　粉丹皮钱半　轻马勃八分　黛蛤散五钱(包)　鲜竹叶三十张(《丁甘仁医案》)

按： 头为诸阳之会，风热夹毒袭于颜面，发为大头瘟。前贤有云："鸟巢高巅，射而取之。"病位在上，非苦寒直趋肠胃所能治，故方中荆、防、柴、桔辈，既载药上行，又上宣风热，有一箭双雕之妙。而肠腑秘实，又非徒事清解所能及，故加川军以通导。上宣下泄，而解毒贯之，治法本乎东垣，用药又多发挥，宜乎取效。

例8： 同治七年三月，余年二十三岁，友人沈云章，嘱余至渠乡定期设诊，余从其请。甫至之日，即有开茶肆之龚某谓余曰：西村有沈妪，年六十八，面生一疔，外科某先生连诊两次，第一日开三刀，第二日开四十刀，昨已辞谢不治，今且待毙，此间诸人，意欲恳先生一尽义务，可邀俯允否？余曰：可。旋一人曰：今日先生初期，未曾开诊，恐去而沈妪已死，奈何？曰：无妨。昔余先曾祖在田公初至刘河，即愈一已死之奴，设今遽去，或未死也。遂与众俱往，至则亲朋数十人，悉为之料理后事。察其病，则头大如斗，又敷末药，几乎五官不辨。诊其脉，浮而细数。扪其肤，燥而灼热。问诸旁人，则云七日不食，身热无汗，昏不知人。又问前医云何？曰：据称疔疮走黄，昨进犀角地黄汤一剂，费钱一千七百文，服之而无效，症既不治，故为之预备后事也。余曰：盍再费数十文药资，为之一治何如？众曰：苟能挽救，虽千钱亦不惜，况数十文乎？余遂投以普济消毒饮，去升麻、柴胡、连翘、甘草，加荆芥、防风、蝉蜕等味。告以服后身得汗，而面起泡者，便有转机，并嘱洗去敷药。翌晨果有人来驰报云：汗出泡起，症势已松，先生真神手也，请往复诊。于是改小其制，嘱连服两剂，并在面上刺泡去水，而以染坊之靛青水敷之。又三日，霍然愈矣。（《医案摘奇》）

按： 大头瘟误作疔疮施治，致病势益剧，几濒于死。幸傅松元（注：《医案摘奇》作者）认病的当，用普济消毒饮加减以治，使危证得以转机。外敷药靛青，功善清热解毒，善治时行热毒。内外兼治，药专效宏，遂霍然而愈。

例9： 孙女，头面肿大如斗，肿热作痛，此大头天行也。大小便俱闭，宜急下泄热存津。

鲜生地　小生地　元参各八钱　生大黄　玄明粉各三钱　川朴　炒枳壳各二钱　板蓝根五钱（《范文甫专辑》）

按： 感受时邪之毒，蕴结于上，故头面焮肿。阳明腑实，热灼真阴，故大小便俱闭。治当重用增液承气汤通腑泄热，滋养阴津。方中所用板蓝根，《本草便读》谓："清热解毒，辟疫杀虫。"《大明本草》说它治"天行热毒"。板蓝根是治大头瘟毒之要品，至今在临床上仍被用于防治大头瘟，具有较好的疗效。

附：历代医家名论选按

夫大头病者，是阳明邪热太甚，资实少阳相火而为之也。多在少阳，或在阳明，或传太阳，视其肿势在何部位，随经取之。（《素问病机气宜保命集·大头论》）

按： 大头瘟系感受温毒后以头面肿胀为主要特点，并能引起相互传染的疾患，虽然早在隋代《诸病源候论》中就有类似症状的记载，如丹毒病诸候、肿病诸候等，但至金代刘河间始有特征性的描述，并称之为"大头病"。后世医家在此基础上，又据其传染性强的特点，定名为"大头瘟"。

凡温将发，更感时毒，乃天行之疠气，感其气而发者，故名大头天行，病又系风毒，故名大头风。状如伤寒，故名大头伤寒。病多互相传染，长幼相似，故通称大头瘟。多发于春冬两季，间有暑风夹湿热气蒸，亦多发此病。（《通俗伤寒论》）

按： 本论指出外感风热时毒是大头瘟的致病主因，在春季温风过暖及冬季应寒反温的气候条下，易形成风热时毒，如人体正气不足，易感邪发病。

温毒咽痛喉肿，耳前耳后肿，颊肿，面正赤，或喉不痛，但外肿，甚则耳聋，俗名大头温、虾蟆温者，普济消毒饮去柴胡、升麻主之，初起一二日，再去芩、连，三四日加之佳。

普济消毒饮去升麻柴胡黄芩黄连方

连翘一两　薄荷三钱　马勃四钱　牛蒡子六钱　芥穗三钱　僵蚕五钱　元参一两　银花一两　板蓝根五钱　苦梗一两　甘草五钱

上共为粗末，每服六钱，重者八钱。鲜苇根汤煎，去渣服，约二时一服，重者一时许一服。（《温病条辨》）

按： 温毒之名，始见于晋代王叔和《伤寒例》中，他认为感寒内伏，过时外发，更遇温热，变为温毒。可见当时仅认为"温毒"是温热之邪极重的一种疾病。本论则将局部红肿疼痛的温病称为温毒，如大头瘟、烂喉痧等，颇切临床实际。普济消毒饮是治疗大头瘟的经世名方，以其功能疏表透邪、清热解毒消肿，临床应用时可根据具体症情做适当加减。如初起病邪偏着卫表，表证较突出，而黄芩、黄连性凉遏邪，故不用为宜，并酌加荆芥之辛散，以增强透表疏邪的力量。如表邪已解，里热已盛，则须芩、连苦寒直折，故加之效佳。至于吴鞠通所谓该方去升麻、柴胡，则不必执泥，因升、柴与大剂清解药配伍，既能宣透，又能解毒，且能使诸药上达头目，故一般不必去，但用量宜轻。

大头者，一曰时毒，一曰疫毒。盖天行疫毒之气，人感之而为大头伤风也。若先发于鼻额红肿，以至面目盛肿不开，并额上面部嫩赤而肿者，此属阳明也。或壮热气喘，口干舌燥，或咽喉肿痛不利，脉来数大者，普济消毒饮主之。内热甚者，通圣消毒饮。若发于耳之上下前后，并头角红肿者，此属少阳也，或肌热日晡潮热，往来寒热，口苦咽干，目疼胁满，宜小柴胡加天花粉、羌活、荆芥、连翘、芩、连主之。若发于项上，并脑后项下，及目后赤肿者，此属太阳也，宜荆防败毒散主之。若三阳俱受邪并于头面耳目鼻者，以普济消毒饮，外用清凉救苦散敷之。大抵治法不宜太峻，峻攻则邪气不伏，而反攻内，必伤人也。且头面空虚之分，既着空处，则无所不至也，治法当先缓后急，则邪伏也。先缓者，宜退热消毒，虚人兼扶元气。胃气弱食少者，兼助胃气。候其大便热结，以大黄下之，拔其毒根，此先缓之法也。盖此毒先肿鼻，次肿于耳，从耳至头，上络后脑，结块则止，不散必成脓也。（《伤寒全生集·大头伤风》）

按：本论根据大头瘟的症状，分三阳论治，并指出"治法不宜太峻，峻攻则邪气不伏，而反攻内，必伤人也"。对临床辨证和治疗很有指导意义。论中所列方剂如普济消毒饮、小柴胡汤、荆防败毒散以及外治方清凉救苦散等，确是治疗本病的良方，尤其提倡内治与外治结合，对提高临床疗效，很有裨益。

头面肿，俗名鸬鹚瘟、蛤蟆瘟。

车前草水煎服极效，大便秘者，加蜂蜜一匙。

多是少阳、阳明二经之火上壅，热极而生风也。故肿每在两颊车及耳前后。当用清降二法，防风通圣散加减治之。感之轻者，只清之亦自消散，不必加硝黄，恐药过于病也。予尝治多加痰药于清散之中，取效甚速。今列于下：

白僵蚕　天花粉　酒芩　酒连　大力子　甘草　北柴胡各一钱　贝母元参　桔梗　枳壳各八分　连翘　石膏各三分　升麻一钱　葱白三根　生姜三片淡竹叶二片

食后缓缓服之。大便秘结，加酒煨大黄一钱。

若被重剂泻下太过，损伤中气，脾弱泄泻，面与项肿不退，此所谓上热未除，中寒复生者也。以小柴胡汤加白术、山药、升麻、白芷，一补一消，庶几保全。

大头病与此亦相须而治。

丹溪曰：大头天行病，乃湿热在高巅之上。用羌活、酒芩、酒煨大黄，随病加减，不可用降药。

东垣有法有方，谓阳明邪热太甚，资实少阳相火而为之，视其肿热在何部，随经治之当缓，勿令重剂过其病所。阳明之邪，首大肿；少阳之邪，出于耳前后。先以酒炒黄芩、黄连、炙甘草煎，频频少与呷之。食后再煎大黄、大力子，临时加芒硝等分，亦时时呷之。俟邪气少杀，只服前药。未已，再如前次第服之。取大便，邪气已即止。阳明渴加石膏；少阳渴加瓜蒌根。阳明行经，升麻、芍药、葛根、甘草；太阳行经，羌活、荆芥、防风。并与上药相合服之。

或云头痛酒芩，口渴干葛，身疼羌活、桂枝、防风、芍药。（《赤水玄珠·瘟疫门》）

按：大头瘟乃感受疫疠邪毒而致，其病位在少阳、阳明两经，东垣创制普济消毒饮子以治，疗效卓著，为后世所推崇。本论在东垣方的基础上，加以祛痰之药，谓"取效甚速"，值得临床应用。余引丹溪、东垣之论和方药加减，亦颇有参考价值。

大头瘟者，以天行邪毒客于三阳之经，所以憎寒发热，头目颈项或咽喉俱肿，甚至腮面红赤，肩背斑肿，状如虾蟆，故又名为虾蟆瘟。大都此证多属风热，然亦有表里虚实之辨，又外科有时毒证，亦即此也，方治具见本门，当参阅用之。

大头虾蟆瘟治法：凡病在头目，内火未盛者，先当解散，宜正柴胡饮，或败毒散。若时毒咽喉肿痛，内火不甚而便利调和者，葛根牛蒡汤。时毒表里俱热，头目俱肿，宜清宜散者，柴葛煎。若毒在阳明，表里俱热，多头痛鼻干，宜散者，柴葛解肌汤。若时毒三阳热极，狂躁，咽喉肿痛，宜清兼散者，栀子仁汤。若时毒遍行，邪热上浮，头面俱肿，咽喉不利者，普济消毒饮。若时毒风热上聚头面，宜升散者，犀角升麻汤。若时气盛行，宜清火解毒者，羌活升麻汤。若时毒血热烦躁兼赤斑者，犀角散、人参白虎汤。若时毒内外俱实，当双解者，防风通圣散。若时毒焮肿作痛，脉实便秘，宜下者，五利大黄汤，或漏芦升麻汤，或连翘消毒散。若时毒虽盛而外实内虚，脉弱神困，凡诸虚证有据者，必当救里，内托宜参芪托里散，或托里消毒散；其有阳虚假热而兼呕恶泄泻者，如六味回阳饮之类，皆所必用，不可疑也。若头项肿甚，疼痛难忍者，宜用清凉救苦散敷之，或取侧柏叶自然汁调蚯蚓泥敷之。

徐东皋曰：大头虾蟆之候，因风热湿邪在于高巅之上，宜先用败毒散加羌活、黄芩、酒浸大黄，随病加减，不可峻用降药，虽有硝黄之剂，亦必细细呷之。盖凡治大头瘟者，不宜速攻，若攻之太峻，则邪气之在上者，自如而无过之，中气反受其害而伤人也。且头乃空虚之地，既着空虚，则无所不至，所以治法，当先缓而后急，则邪伏也。缓治以清热消毒，虚者兼益元气。胃虚食少者，兼助胃气；内实热盛大便秘结者，以酒浸大黄下之，乃宣热而泄其毒也。此为先缓后急之法。若先从鼻肿，次肿于目，又次肿于耳，渐至头，上络脑后，结块则止，不散必出脓而后愈。又曰：大头瘟，太阳病发于头上，并脑后，下项及目，后赤肿者是也。治宜荆防败毒散，羌活、藁本行经。阳明病发于鼻颏，并目不能开，及面部者是也。或内热气喘，口干舌燥，咽喉肿痛不利，脉数大者，普济消毒饮；若内实而热者，防风通圣散间服之。少阳病发于耳之上下前后，并头角红肿者是也。若发热，或日晡潮热，或寒热往来，口苦咽干目痛，胸胁满闷者，小柴胡加消毒之药。（《景岳全书·大头瘟证治》）

按：本论对大头瘟的辨证和治疗，堪称周匝。尤其是引录徐东皋对本病分三阳经辨治，更有启迪。可见本病未可以普济消毒饮一方统而治之也。

烂喉痧

一、源流述略

烂喉痧是以咽喉肿痛糜烂、肌肤痧为特征的温毒，类似于现代医学的猩红热。因其传染性较强，故又称"疫喉痧"。

在清代以前的文献中，虽无烂喉痧、疫痧等病名的记载，但类似于本病症状的记述，已有所见。如汉代张仲景《金匮要略·百合狐惑阴阳毒》说："阳毒之为病，面赤斑斑如锦纹，咽喉痛，唾脓血。"晋代葛洪《肘后备急方·治伤寒时气温病方》指出："初得伤寒（广义）便身重腰背痛……面赤斑斑如锦纹，喉咽痛，或下痢，或狂言欲走，此名中阳毒。"隋代巢元方《诸病源候论》更认为斑疹多发于全身，指出：阳毒为病，身体发斑如锦纹，斑毒之病，状如蚊蚤所咬，赤斑起，周布遍身。

清代本病曾有流行，叶天士在喉痧医案里曾这样记载："雍正癸丑年间以来，有烂喉痧一症，发于冬春之际，不分老幼，遍相传染。""发则壮热烦渴，密肌红，宛如锦纹，咽疼痛肿烂，一团火热内炽。医家见其火热甚也，投以犀、羚、芩、连、栀、膏之类，辄至隐伏昏闭，或烂喉废食，延误不治，或便泻内陷，转倏凶危，医者束手，病家委之于命，孰知病之时，频进解肌散表，温毒外达，多有生者。""喉痛、丹疹、舌如朱、神躁暮昏，上受秽邪，逆走膻中，当清血络，以除闭结。"首次以"烂喉痧"定名，并认识到"喉痛、丹疹、舌朱"的特征。

此后，陈继宣《疫痧草·辨论疫毒感染》更指出其发病情况："疫痧之毒有感发，有传染。天有郁蒸之气，霾雾之施，其人正气适亏，口鼻吸受其毒而发者为感发；家有疫痧人，吸受病人毒气而发者为传染。"并记载本病"舌赤多刺"。高锦庭《疡科心得集》则较细致地描述本病的病程：其起始也，脉紧弦数，恶寒头胀，肤红肌热，咽喉肿腐，斑疹隐隐；三四日热盛痧透，有便秘者，有便泄者；五六日热甚，神志时迷，咽喉腐烂，鼻塞不通，时流清涕；七日后热退遍体焦紫，痧斑如麸壳，脱皮而愈。此外，唐学清《烂喉丹痧论》、祖鸿范《烂喉丹痧治宜论》、曹心怡《喉痧正的》、顾正峰《喉痧阐解》、金葆三《烂喉丹痧辑要》、夏春农《疫喉痧浅论》、余伯陶《疫喉条辨》等，皆专题发挥，各陈心得，为烂喉痧提供了宝贵的理论知识和实践经验。

二、证治研讨

现代医家对猩红热临床表现的描述十分详细，认为本病以发热、咽痛、头痛、呕吐为主要的早期症状。热度一般在 39℃ 左右，脉速常超过体温增高的比例，小儿尤甚。咽喉初感干燥，继而肿痛，吞咽时痛剧，可有灰白色或黄白点状渗出物，易于抹去，软腭黏膜充血，轻度肿胀，病初起时可见小米粒状红疹或出血点，一般先于皮疹。病初起时，舌被白苔，舌质红赤起刺，突出于白苔之外，以舌尖及舌前部边缘处为著，称"草莓舌"。

肌肤丹痧是烂喉痧的最典型症状之一，绝大多数在第一二病日出现，偶有晚至第五病日出现者，丹痧从耳后，颈底及上胸部开始，数小时内延及胸、背、上肢，24 小时左右到达下肢。典型的痧为在全身皮肤充血发红的基础上散布着帽针头大小、密集而均匀的点状充血性红疹，以手压之全部消退，去压后红色小点即出现，随之融合成一片红色。痧多表现为斑疹，但也可见到隆起突出的"鸡皮样疹"，偶有带小脓头的"粟粒疹"，严重者可见出血性皮疹。皮肤有瘙痒感。在皮肤皱褶处如腋窝、肘窝、腹股沟等处，痧密集，并常伴有皮下出血形成紫红色线条，称为"线状疹"。痧分布一般以颈部躯干、皮肤皱褶处及两大腿内侧为显著，四肢远端稀少。面部充血潮红，有时可有少量点状疹，口鼻周围相形之下，显得苍白，即所谓"口周苍白圈"。痧疹出现后 48 小时内达到高峰，然后依出痧先后顺序消退，2～4 日后可完全消失。重者可持续 5～7 日或更久，轻者数小时即消退。

丹痧消退一周左右开始脱皮，脱皮部位的先后顺序与出疹的先后顺序一致。脱皮的程度也与皮疹的轻重成正比。轻者为糠屑样，重者为片状且可历 3～5 周，头发也可暂时脱落。

中医学认为，本病乃感受温毒所致，咽喉为肺胃之门户，毒邪从口鼻而入，顺门户而下，客于肺，聚于胃，燔灼气分，燎原之火，势不可遏。火毒冲逆，轻则咽喉肿痛难忍，重则糜烂渗血，是以"烂喉"；肺主皮毛，胃主肌肉，热毒外窜，肌肤脉络热炽，迫血妄行，故遍体皆布皮疹，密似繁星，状如锦纹，是称"丹痧"。可见，烂喉痧的病位主要在于肺、胃、咽喉，病机是毒燔气血，病变特点是"烂喉""丹痧"，明此，则诊断并不甚难。

本病须与白喉相鉴别，何廉臣氏于此分析尽详：喉痧初起，即憎寒壮热，或乍寒壮热；白喉初起，即浑身发热，或身反不热。喉痧初起，即痧点隐约，甚或密布，肌红且多，发于邪盛火旺之时，其色鲜红而紫艳；白喉初起并不发痧点，即或见痧点，亦多发于邪退毒轻之际，其色淡红而枯燥。喉痧初起，喉红肿黏涎，继则色现深紫，或紫黑黄腐灰白不等；白喉初起，喉微痛，或不痛，有随发而白随现者，有至二三日而白始见者，有白腐假膜成片者，有白点白条白块不等者，甚至有满喉皆白者。喉痧初起，皆毒盛火亢，初陷则耳前后肿，颊车不开，再陷则神昏谵语，痉厥立至，鼻扇音哑，肺阴告竭而毙；白喉初起，即毒烁阴虚，初溃则白块自落，鼻孔流血，再溃则两目直视，肢厥神倦，黏汗自出，肺气上脱而毙。并指出其相同点是：同为喉烂，同为疫毒，同为传染，同为毒盛血热，同为气液两伤，阴津枯涸。何氏的经验，值得参考。章次公则抓住要领说"白喉、喉痧之大别，吾以为当于丹痧之有无分之。咽喉肿痛，无论焮红淡红，白膜白腐，苟不见丹痧，虽微似寒热，即当以白喉论"，可谓一语中的。我们认为，喉痧之舌红赤生刺（草莓舌），是重要特征之一，白喉则无之。再者，从咽喉部的征象来看，白喉白膜附着不易剥脱，剥之则出血；喉痧白膜易剥脱，剥之则不出血，此两者亦是鉴别的要点，不可忽视。

本病治疗以清泄邪毒为基本原则，具体方法可视病程的阶段、病位的深浅、病情的轻重而有所不同。《丁甘仁医案·喉痧证治概要》主张"先用汗法，次用清法，或用下法，须分初、中、末三层"，"当表则表，当清则清之，或用釜底抽薪法亦急下存阴之意。谚云救病如救火，走马看咽喉，用药贵乎迅速，万不可误失时机"。兹遵其旨，分初、中、末三期辨治。

（1）初期在肺卫，透表解毒

烂喉痧之初期，毒邪袭于手太阴肺卫，咽喉气道艰于通利，肌肤卫外开阖失司，正气应激外御，相互搏击，表现为恶寒发热，头痛身楚，口微渴，咽喉红肿疼痛或有点状糜烂，肌肤痧隐约可见，舌红苔薄白欠润，脉浮数。此时，肺卫失常，咽喉受病，治当清热解毒与辛凉透表紧密配合，俾清热而不留邪，透表又不伤津。叶天士氏告诫我们，此时应投以犀、羚、芩、连、栀、膏之类，辄至隐伏昏闭，或烂喉废食，延误不治。金保三《烂喉痧辑要·序》指出："烂喉痧，至危之症也。寒暖非时，郁成疠毒，一乡传染相同，即是天行之瘟疫也，与寻常咽喉、通行痧疹，俱迥然不同……若乘势表散，邪从畅汗者得生，否则无有不殒命者。""总以畅汗为第一义也。"陈耕道亦认为："邪在表者，疏而达之……火不内炽，其痧稀热轻，其神清，而咽喉不烂，先透后清，是常理也。"（《疫痧草·疫痧汤药草》）这都强调了烂喉痧初期当以透表为先务。代表方剂首推《疫喉浅论》的清咽汤，方中荆、防、萍、薄辛散透表，解在卫之邪，前、杏、枳、桔宣开肺气，以助达邪，牛蒡子、僵蚕、橄榄、生草清热解毒利咽。合之共奏透表解毒之效。此期除内治外，当须结合外治，一般以玉钥匙取适量吹喉，功能清热利咽，消肿定痛。

（2）中期在气营，清解凉营

烂喉痧到了中期，病情发展到最高峰，此时不但病位由浅入深，而且热毒渐盛，病机以热毒两燔气营为中心，呈现出壮热烦躁，口渴引饮，咽喉红肿腐烂，肌肤痧密布，赤紫成片，舌绛而干遍起芒刺，状如杨梅，脉数。治法当以清解凉营为急务，大忌表散。余师愚对此深有体会，尝谓："胃为十二经之海，上下十二经都朝宗于胃，胃能敷布于十二经，荣养百骸，毫发之间，靡所不贯。毒既入胃，势必亦敷布于十二经，戕害百骸，使不有以杀其炎炎之势，则百骸受其煎熬，不危何待？疫既曰毒，其为火也明矣……火之为病，其害甚大，土遇之而赤，金遇之而熔，木遇之而燃，水不胜火则涸，故《易》曰燥万物者莫熯乎火。古人所谓元气之贼也。以是知火者疹之根，疹者火之苗也。"（《疫疹一得·疫疹案》）故极力主张大清胃热兼凉其血，以清瘟败毒饮加紫草、红花、桃仁、归尾，务使松活色淡，方可挽回，稍存疑虑，即不能救。我们认为烂喉痧邪在气营，非余氏清瘟败毒饮不足以挡其势，此方融白虎、黄连解毒、犀角地黄于一炉，大清气营之热，大解温疫之毒，用之及时，每能挽狂澜于既倒。

（3）后期多阴损，生津复液

烂喉痧恢复期，邪毒虽减而余热未净，壮热已退而津液未复，故既见午后潮热、口干、手足心热、脉细带数、舌干红赤等阴虚内热证，又有咽喉轻度糜烂等余毒未净的症状。病机侧重于阴津亏损。因阴液未复则余热不易退清，故治疗当以扶正补阴为主，方用《疫喉浅论》的清咽养营汤，以西洋参、麦冬、生地黄养阴增液，配合天冬、玄参、白芍、甘草等酸甘化阴之品，则滋液生津之力更强，知母、花粉能清泄余热，茯神可养心宁神。

三、病案举隅

例1：烂喉痧证，来势甚暴，甫周一日，丹疹密隐，咽喉已腐，壮热无汗，大便泄泻，烦躁渴饮，脘腹按之痛。邪不外达，炽盛于里，燎原之势，不可向迩，恐其遽尔因陷，昏喘生变。现在方法，辛凉透散，通同一律，无所短长，鄙见莫若且用凉膈散，上者上达，表者表达，里者下达，庶几热从外出而痧透，火从下泄而躁安。按《内经》病机，暴注下迫，皆属于热。仲景方论急下之法，正以存阴。幸勿拘泥患泄泻，而遂谓不可再下也。虽然，智愚千虑，各有得失，尚祈高正是荷。

凉膈散　加牛蒡子　桔梗　枳实

再诊：投凉膈散烦躁略安，脘痛已止，胸膈之燔，稍衰其势，而咽喉红肿，干咳呛逆，上炎之火，未息其威，况丹痧一片，点粒模糊，证交三日，正属邪张之际，尚在险途，未归坦境，拟方再望转机为妙。

犀角　连翘　元参　川贝　桔梗　鲜石斛　牛蒡子　鲜薄荷根　芦根

痧回热减，温邪初退之余，咽喉反腐，虚火又从而附之。良由久患喉痹，阴虚火亢，热淫摇动，亢焰复张，用方最宜加谨，过清恐伤脾胃，早兹恐恋余邪。姑拟甘凉法平调肺胃，冀得上焦清肃。

鲜石斛　大贝　元参　生草　丹皮　沙参　羚羊角　扁豆　稽豆衣　雪梨（《宋元明清名医类案·王旭高医案》）

按：温邪疫毒充斥表里，燎原莫制，首方以凉膈散清上涤下，邪毒顿挫，病热衰减，末方以甘凉清养肺胃津液为主，深得叶天士用药之奥旨。

例2：段春木之室烂喉，内外科治之束手。姚雪蕉孝廉荐孟英视之。骨瘦如柴，肌热如烙，韧痰阻于咽喉，不能咯吐，须以纸帛搅而曳之。患处红肿白腐，龈色皆糜，米饮不沾，汛事非期而至。按其脉，左细数，右弦滑。曰：此阴亏之体，伏火之病，失于清降，扰及于营，先以犀角地黄汤清营分，而调妄行之血，续与白虎汤加西洋参等，肃气道而泻燎原之火；外用锡类散，扫痰腐而消恶毒。继投甘润药，蠲余热而充津液。日以向安，月余而起。（《回春录·疫喉痧》）

按：本案除感染时行庚气而患烂喉之外，从脉细数而弦滑，得知体本阴亏。毒火内炽，深入血分，逼血妄行，故月汛非期而至。阳明胃热亦盛，故肌热如烙。火毒上壅，肺失清肃，故齿龈糜烂，喉肿痰韧，阻碍呼吸吞咽之机，病势极为危笃。先投凉营解毒，续予清气养阴祛痰，辨证明晰，故能迅速挽回危局。锡类散为喉科要药，迄今临床仍广为采用。

例3：烂喉丹痧，身热脘闷，痰随气升，咽喉肿痛糜腐，肌腠已现风疹，未得宣达。适值经转之时，热入血室，热盛神蒙，咳渴引饮。脉弦滑数，右寸关浮洪。姑拟辛凉透解，以犀角地黄汤为法，冀其转机，否恐痰升内闭之忧。附方请专家酌政。

元参　连翘　犀角盘　怀牛膝　象贝　射干　炒牛蒡　鲜生地　赤芍珠黄散　山豆根　川郁金　丹皮　炒天蚕　碧玉散　鲜竹沥　鲜细叶　石菖

蒲连根捣汁冲　活水芦根（《清代名医医案精华·凌晓五医案》）

　　按：本案系烂喉痧中重笃之证，为热毒燔炽气营，扰动心神，外窜血络，再夹痰上逆，故治以清气凉营、解毒救阴，兼以祛痰，方能挽回。

　　例4：金某，痧点较昨稍透，兼有起浆白疹，咽赤作痛，偏左起腐，肺胃蕴热，未能宣泄，病起三朝，势在正甚。

　　连翘壳　马勃　荆芥　薄荷叶　桔梗　射干　牛蒡子　蝉衣　广郁金　灯心

　　二诊：痧点虽布，面心足胫尚未透发，烦热胸闷咽痛，舌苔黄糙少津。肺胃之邪，不克宣泄，夹滞不化，恐化火内窜。

　　净蝉衣　牛蒡子　连翘壳　麻黄　苦桔梗　苏薄荷叶　广郁金　炒枳壳　煨石膏　茅根肉

　　三诊：咽痛稍轻，肌肤丹赤，投辛温、寒，宣泄肺胃，热势大减，苔黄大化，而舌边红刺，邪欲化火，再以清泄。

　　连翘壳　广郁金　滑石块　炒枳壳　煨石膏　黑山栀　淡豆豉　杏仁　牛蒡子　竹叶心

　　四诊：肌肤丹赤，而痧点未经畅透，肺胃蕴热不能宣泄，邪势化火，劫烁阴津，舌绛干毛。恐邪热内传而神昏发痉。

　　犀角尖三分，磨　丹皮二钱　鸡苏散四钱　玄参三钱　杏仁三钱　荆芥一钱　牛蒡三钱　鲜生地五钱　连翘三钱　广郁金一钱半　茅根肉八钱　竹叶三十片　灯心三尺

　　五诊：丹痧渐化，而火风未能尽泄，咽痛甚重，大便不行，舌绛无津，拟急下存阴法。

　　犀角尖三分，磨　丹皮二钱　玄参肉二钱　防风一钱　元明粉一钱半　生广军三钱　鲜生地五钱　大贝母二钱　荆芥一钱　黑山栀三钱　生甘草五分　桔梗一钱

　　六诊：大便畅行，咽痛大减，然仍热盛于里，舌红尖刺无津，痧化太早，邪势化火，劫烁阴津，未为稳当。

　　玄参肉　细生地　连翘壳　桔梗　银花　郁金　天门冬　山栀　生甘草　竹叶　鲜芦根

　　七诊：咽痛渐定，热势大减，舌绛刺亦退，然舌心尚觉干毛，还是阴津未复也。

　　细生地四钱　连翘三钱　银花一钱五分　鲜石斛五钱　天花粉二钱　大玄参三钱　生甘草五分　天门冬三钱　绿豆衣三钱　山栀三钱　芦根一两五钱　竹叶三十片

八诊：脉静身凉，履夷出险，幸甚。拟清养肺胃，以彻余炎。

大天冬　大玄参　连翘　白银花　茯苓　绿豆衣　川贝母　竹叶心　鲜芦根（《张聿青医案》）

按：初起尚属肺胃蕴热，故先治以宣泄为主。继则邪势化火，根据病情发展规律，分别投于清气泄热、凉营清热、急下存阴等法。终因邪热渐减，而阴津未复，故以清养肺胃善后。可见其用药随证变化而丝丝入扣。

例5：钱左，年八岁。患疫喉痧，喉痛红肿有腐，凛寒壮热，面赤肤红如锦纹，胸头手肢稍见点粒，杂有白色细点，烦闷大渴，时有谵语，便闭溺赤，头面有汗，阳明热甚，气血两燔。脉来洪数，右部尤甚，舌鲜绛，苔黏浊，体温一百零四度半（华氏），来势速而且险，此疫疠传染极重之喉痧也。幼稚质弱，抵抗力薄，防津涸陷闭骤变。宜大剂清解，生津败毒：生石膏二两（研细），鲜石斛一两（先煎），牡丹皮三钱，甘中黄八分，净连翘五钱，鲜生地一两，羚羊片钱半（先煎），赤芍二钱，板蓝根四钱，金银花五钱，粉葛根一钱，润元参四钱，蝉衣一钱，茅根四两（去心衣，煎汤代水）。另用茅根、芦根煎汤代茶。

以后，凡六诊，均以清解生津败毒为主，得热退痧回，诸恙渐见和平，善后用洋参、石斛、元参、竹叶、生蔗皮等乃获全愈。（《重印全国名医验案类编·时疫喉痧病案》）

按：本例邪毒已入气营，为气营两燔之证，故开始六诊均以清热解毒，两清气营为法，方宗余氏清瘟败毒饮化裁，药重力宏，故获卓效。热病恒多伤阴，善后以清养气阴为治，与病情、病机，亦甚恰合。

例6：周童，年十四岁。今春天时不正，喉痧盛行，传染而患已八天。痧虽布而未透足，热势不退，喉关肿腐，颈项左右肿硬疼痛，欲成痧毒，大便泄泻。脉滑数，舌苔黄。脉症合参，断为疫喉痧，乃风毒欲达而不能遂达，已有内陷之象也。

先进葛根芩连汤加味，服一剂后热减泻止。继投败毒汤去牛蒡加元参，并外敷药，痧毒即消，咽喉肿痛亦去，数日而安。（《重印全国名医验案类编·时疫喉痧病案》）

按：烂喉痧发表，丁甘仁用之最多，而何廉臣则体认最深。尝谓："疫喉痧一症，不外乎风寒温热瘟疠而已。其症初起，凛凛恶寒，身热不甚，并有壮热而仍兼憎寒者，斯时虽咽痛烦渴，先须解毒透痧为宜，即或宜兼清散，总以散字为重，所谓火郁则发之也。俾汗畅则邪达，邪达则痧透，痧透则烂喉自止。"要言不烦，可为烂喉痧发汗法之真诠。

例7：牛筱川夫人，患喉痧症，服药不效。痧出鲜红，咽喉右边破烂，色红而兼有白腐，并不大肿，颧红唇红，身热作恶，汤水不能下咽。脉数，舌前半红赤无苔，此阴液素亏，感受温热为病。先宜养阴清热解毒：细生地三钱，原麦冬三钱，金银花三钱，紫花地丁三钱，川贝母三钱，白知母二钱，生甘草五分，青连翘三钱，西藏橄榄三枚，作煎剂。外吹锡类散。药后夜间能安睡两小时，热减恶定，能进茶汤，仍用原方。三诊诸恙无大进退。惟舌光红无津，片刻不饮茶，则燥硬不柔，身微热，不能寐，津液大亏，虚火亦炽。非大剂养液安神之法，断难有济，乃以大剂增液汤为主：干地黄八钱，原麦冬四钱，元参六钱，朱拌茯神四钱，百合三钱，鲜石斛三钱，炒枣仁四钱，甘草五分，莲子心四分。四诊诸恙悉减，喉烂亦退，惟精神疲弱，夜间不能多寐，仍以原方减轻其剂，并加茅根、沙参、地骨皮等药。药后烂喉全平，身热亦退，痧亦脱皮。（《重印全国名医验案类编·时疫喉痧病案》）

按： 患者平素阴亏，复感温毒而病喉痧，致病程中伤阴的矛盾十分突出，故立法处方始终以救阴为主，乃得津回热退，臻于康复。

附：历代医家名论选按

雍正癸丑年间以来，有烂喉痧一症，发于冬春之际，不分老幼，遍相传染，发则壮热烦渴，丹密肌红，宛如锦纹，咽疼痛肿烂，一团火热内炽。医家见其热火甚也，投以犀、羚、芩、连、栀、膏之类，辄至隐伏昏闭，或烂喉废食，延误不治，或便泻内陷，转候凶危，医者束手，病家委之于命。孰知初起之时，频进解肌散表，温毒外达，多有生者。《内经》所谓"微者逆之，甚者从之"。火热之甚，寒凉强遏，多致不救，良可概也。（《烂喉痧辑要·叶天士先生医案》）

按： 古代无"烂喉痧"病名，但有类似症状的记载。如汉代张仲景《金匮要略》中的"阳毒之为病，面赤斑斑如锦纹，咽喉痛"，颇为类似。晋代葛洪《肘后备急方》、隋代《诸病源候论》等都有叙述类似症状，并将其归属于"时气"范围，说明已认识到发病的季节性和传染性的特点。至清代才以"烂喉痧"定名，并出现了许多专著，如《疫痧草》《疫喉浅论》《烂喉痧论》《喉痧阐解》《喉痧正的》等，对于揭示本病的发生、发展以及辨证论治均作出了贡献，并积累了丰富的学术理论和宝贵经验。

疫毒痧感天地之恶气，郁胃烁肺，闭塞咽喉，饮食难进，已具欲溃之机。一用刀针，火邪即于刀疤肆横，肿者愈肿，烂者愈烂，其势莫能遏。故必以麻黄解肌，大黄逐毒，石膏清火。俾火散毒消，肿痛自退。慎勿妄用刀

针，致令如水益深，如火益势。(《痧疹一得·卷上》)

按：烂喉痧与喉痈治疗有区别，虽皆有咽喉肿痛之症，但病因不同，治法各异。喉痈以刀针消肿排脓，烂喉痧则须清热解毒，不可妄用刀针。

其证半由于元虚，不正时邪易于感染。重者用紫背浮萍、生石膏等透毒解热，轻者只宜用大力子、桑叶、杏仁、连翘、荆芥、花粉、玄参轻清之品，清邪化热，不得早用生地、麦冬以腻之，亦不可用芩、连苦寒之品以遏之。(《治温阐要·烂喉痧》)

按：体质素弱，抗病力不足，故易感受温热时毒而致烂喉痧。本病初起宜轻清宣透为治，以利温毒外泄。不可早用生地、麦冬养阴，以滋腻难以透邪，亦不可因其热甚而用芩、连清热，以遏邪毒外透。

烂喉痧，至危之症也。寒暖非时，染成疠毒，一乡传染相同，即是天行之瘟疫也，与寻常咽喉、通行痧疹，俱迥然不同……良由冬不藏阳，无冰少雪，温邪为寒所束，若乘势表散，邪从畅汗者得生，否则无有不殒命者……总之畅汗为第一义也。(《烂喉痧辑要》)

按：烂喉痧之初期，毒邪袭于手太阴肺卫，咽喉气道艰于通利，肌肤卫外开阖失司，正气应激外御，相互搏击，表现为恶寒发热，头痛身痛，口微渴，咽喉红肿疼痛或有点状糜烂，肌肤丹痧隐约可见，舌红苔薄白欠润，脉浮数。此时，邪在肺卫，咽喉受病，治当透表为主，使肺卫之邪从汗出而解，以杜内传生变。"总之畅汗为第一义也"，值得细细体会。

有烂喉痧一症，发于冬春之际，不分老幼，遍相传染，发则壮热烦渴，丹密肌红，宛如锦纹，咽喉肿痛，腐痛一团，火热内炽。(《秘传烂喉痧治法经验》)

按：本论指出了烂喉痧的病变特征。咽喉为肺胃之门户，毒邪从口鼻而入，顺门户而下，客于肺，聚于胃，燔灼气分，燎原之火，势不可遏。火毒冲逆，轻则咽喉肿痛难忍，重则糜烂渗血；肺主皮毛，胃主肌肉，热毒外窜，肌肤脉络热炽，迫血妄行，故遍体皆布皮疹，密似繁星，状如锦纹。

辨论疫痧名义

痧，方书名麻疹，浙人呼为瘄子，其病轻，自古无专书也。至石顽《医通》始有麻疹一种，其书曰：麻疹者，手足太阴阳明蕴热所致，迩来麻疹变幻百出，其危有甚于痘者，书中诸论极详。至烂喉之说，疫毒之名，未之加也。而近年发痧，大半烂喉，且复重险，何也？感疫毒也。感疫轻则喉烂轻而痧亦轻，感疫重则喉烂重而痧亦重，重者最易传染，往往一家，连毙数口，可谓险而又险也。

辨论疫痧治法

烂喉疫痧，以喉为主，喉烂浅者疫邪轻，喉烂深者疫邪重。疫邪轻者易治，重者难痊。医者当视其喉，喉烂宜浅不宜深也。观其神，神气宜清不宜昏也。按其脉，脉宜浮数有神不宜沉细无力也。察其痧，痧宜颗粒分明而缓达透表，不宜赤如红纸而急现隐约也。合而论之，以定吉凶。

辨论疫邪所干脏腑

烂喉疫痧，疫毒自口鼻吸入，干于肺胃，盛者直陷心包。口鼻之气通于天，天有郁蒸之气，霾雾之施，人自口鼻吸入，着于肺胃，肺主咽喉，故疫痧多见烂喉也。至于神昏，其疫毒已陷心包，如暑气之归心矣。

辨论疫毒感染

疫痧之毒，有感发，有传染，天有郁蒸之气，霾雾之施，其人正气适亏，口鼻吸受其毒而发者为感发；家有疫痧，人吸受病人之毒而发者为传染，所自虽殊，其毒则一也。

辨论疫痧正阴不足

发痧有正虚，有阴虚，正阴虚而疫毒盛，诚为危疾也。正虚疫盛者，灼热，无汗，喉烂，神昏，痧隐成片，而脉细如丝，软如绵，正气欲脱，疫邪直干脏腑矣。阴虚疫盛者，无汗，灼热，神昏，烂喉，痧隐成片，而舌绛且光，短且强，阴液燥涸，疫火灼伤脏腑矣。二者毙甚速，正虚之毙尤速也。正阴者，人之赖以为生也。正阴实而疫毒盛，毒火炎炎，迅如雷电，阴液为之涸，正气为之败，犹属不治，而况正阴素亏乎？而况正阴俱亏乎？

辨论疫气所结

疫，厉气也。厉气何自而结，结于天应寒而反大热，天应热而反大寒，或大寒之后继以大热，大热之后继以霾雾，大热之后继以大寒，大寒之后继以淫雨，或河水泛而气秽，或疾风触而气毒，或天久阴而郁热，或天盛暑而湿蒸，此疫气之所由结也。然此特于有象求之，天之布疫也。象无可拟，或布一方，或布一家，有感有不感者，数也。

辨论避疫气

疫之来也，无从而避也。避疫之说，不过尽人事以听天尔。凡入疫家视病，宜饱不宜饥，宜暂不宜久，宜日午不宜早晚，宜远坐不宜近对，即诊脉看喉，亦不宜与病者正对，宜存气少言，夜勿宿于病者之家，鼻中可塞辟疫之品。以上之法，皆有象之避也。至于无形之感触，数也，无从而避之也。一日群医在疫家诊病，一医年最老，主人问曰：疫之传染于人，人所知也。而医者日至疫家，必有避忌之法，或曰：视疫病也，宜饱不宜饥。或曰：诊疫脉也，坐宜偏不宜对。或曰：医至疫家不一，然所至之家，俱暂而不久，一诊之后，议论定方，未必即在疫病之房。其感气浅，所以传染少也。老者默然，主人叩之，曰：诸公之说俱是，然余之言，异乎诸子之说。疫邪，厉气也。厉气不胜正气，医者至疫家，诊脉定方，殚精竭虑，必求危病得安而后快，是正气也。在我有正气，在外之厉气，何自而干之乎？余闻其言，心甚敬服，而笔之于书。

辨论疫邪所由来

疫痧之发，昔日少而近日多，昔日轻而近日重，重者死，而死者多，不可不考其所由来也。其所由有四：疫毒厉干脏腑，气禀薄易吸受，种痘甚行，胎毒未清，起居不调，疫毒易干。疫气今昔之所同有也，然往昔疫邪，未闻发痧，往昔发痧，未闻烂喉。疫痧者，疫毒直干肺脏而喉烂，气秽盛者直陷心包而神昏不救，瞬息之间，命遂夭殂，毒气传染，枉死甚众，疫疠之重，良可哀也。然人之气禀厚，正气旺，精神强固，气血充和，呼吸之间，疫毒无自而干，即或气禀薄，正气弱，而能寡嗜欲，节饮食，调寒暖，以慎起居，使脏气和谐，精神清畅，疫毒虽厉，究亦邪不胜正，否则疫毒之干，诚易易也。痘是借温热之邪，以发先天之毒，邪盛毒重，十毙五六，时痘缠绵，盈村累巷，而种痘之法，俟其温热不蕴积之时，发其先天一二分之毒，种之得法，十不失一，简便灵妙，无逾于此。种痘之法，是假人巧，以息危疾，而疫痧之行，又因人巧，而致危症。自出之痘，胎毒轻则痘轻，胎毒重则痘重，先天之毒，必尽达乃已。而种痘者，胎毒虽重，不过发其一二，其余胎毒，仍蕴而未发也。毒未发而疫毒干之，则二毒混淆，若火燎原，津液为之涸，脏腑为之腐，得其疾者，危殆不救，疫痧之行，非因人巧而致危症乎？然因疫痧而诋种痘，则又非也。胎毒虽盛，气禀虽薄，疫疠虽重，而能寡嗜欲，节饮食，调寒暖，消疫痧之患于无形者，亦未尝无之，所谓人定可以胜天也。即或寡嗜欲，节饮食，调寒暖，而终不免为疫痧传染者，天也，人不得而知之矣。

辨论发痧有疫无疫

疫痧烂喉，原是温热之证，其证无疫者轻，有疫者险。无疫者，病虽重而死者少。究其由，无疫而发痧，无疫而烂喉，则温热之邪仅在经络，疏而达之，故易松解。若触毒而发痧喉，一时俱见，则温热之毒，深藏脏腑，故病重。病重者，重用疏达，而痧反隐，神反昏，喉烂反盛者，往往有之，何也？温热之邪，自肌表感冒，温热之毒，自口鼻吸入。肌表感冒者，邪在经络，疏以达之，得汗即松；口鼻吸入者，毒在脏腑，疏以达之，所以反险也。

辨论疫邪所干脏腑不同伤寒

伤寒传遍六经，而疫痧之邪，不传遍于六经也。其感冒疫邪在肺胃，甚者直陷心包，如呕恶、呃逆、舌绛、口渴、牙关拘急等象，是邪据阳明，而阳明病象见也。如鼻扇、鼻煤、喉烂、气秽、失音、衄衊等象，是邪犯太阴，而太阴之病象见也。如神烦、神昏、鼾睡、谵语等象，是邪干心包，而心包之病象见也。肺胃在身半之上，主乎口鼻，疫邪自口鼻而入，故其邪多据于肺胃；而心包与肺胃相近，宜乎陷心包之径捷也。其余他脏，或火盛而波及，未必疫邪据此矣。

辨论疫邪迅速一感即发

疫之为病，一感即发，未发之前，安然无恙也。既发之后，迅若雷电也。医者全在视其感疫之轻重，观其正阴之虚实。正阴虚而感疫重，一发即多犯象；感疫轻而正阴实，其发自有顺机。其犯象也，其顺机也，亦必身热痧见，而后定之。不能因弟发痧，而决兄不发也；亦不能因兄发痧，而决弟之必发也。亦有兄发痧，而预使弟服药，盍因弟发痧，而使兄他居之为妙乎？他居之而亦发痧者，数也，人不得而知之矣。若论如伤寒之有伏邪而后发，何以病疫之家，兄发而弟亦发，此发而彼亦发，天然之巧，伏邪人聚于一家乎？若论感疫，久之而后发，何以朝见兄病夕即弟病，更有亲来视病而即染病乎？总之医者，在乎视其感疫之轻重，观其正阴之虚实，而定其病势之顺险，其险其顺，能于一发之时，决而无误，斯为老眼。

辨论治疫痧法不同治伤寒

疫痧之火，迅如雷电，身热一发，便见烂喉，神呆，痧隐肌赤，不分颗粒，其毒火炎炎，灼伤脏腑，在片刻间尔，安能如伤寒之传变六经，绵延日久哉？其治法，必如伤寒之疏达既透，而后清之化之，则恐十死八九矣。治疫痧者，在疫火未肆之前，而先化其火，则其火渐化，其病渐松。在疫火既肆之后，而后化其火，吾恐化之无益矣。汗虽无，身灼热，痧虽隐，无颗粒，脉虽郁，喉已腐，舌虽垢，神已烦，疏不兼清每多凶，达而兼化每多吉，必如伤寒证之疏达既透，而后清之化之，岂非十死八九哉？故以治疫痧之法，治伤寒不可，以治伤寒之法，治疫痧亦不可。然善治疫痧者，必善治伤寒；善治伤寒者，必善治疫痧；善治疫痧伤寒者，亦必善治杂症。神而明之，存乎其人也。善治疫痧伤寒杂证者，推其理而齐家治国，何莫非扩而充之之道哉？范子曰：不为良相，即为良医。此之谓也。

辨论疫痧愈后宜谨慎调摄

痧后调摄，最宜谨慎，调摄不善，岂特痧后虚痨，种种恶证，随其所犯而乘之。曾见食坚硬而腹胀死，食生冷而水肿死，如此之类，不可胜记。疫痧之证，毒火内炽，津液为之涸，脏腑为之伤，其后病愈未久，或火虽退而正气甚虚，或正既虚而余火未净，偶有所犯，则邪火复炽，正如摧粪墙，折朽木，往往有直干脏腑而立毙者。夫疫痧恶证，其愈甚难，痧后不慎，其毙甚易，思既愈而复毙之可畏，自必谨慎调摄已。

辨论时痧见象治法

时痧，次于疫痧也。身乍热而痧细隐约，无汗脉郁，喉烂神烦者，疫痧也；身发热而咳嗽神清，有汗喉不腐，数日后痧点乃见，三三五五，零星散布，又数日，咳盛脉大，或兼便溏，痧形转大转多，大块云密，肌肤赤燉，此为大块时痧，次于细小疫痧也。夫大块痧，未必必无疫，必不死也。细小痧，未必必有疫，必死也。痧虽细小而热不盛，神不昏，脉有胃气，喉不腐烂，无疫毒之伏，非必死之症。痧虽大块，而热不止，神不清，津液干涸，正气败坏，即无疫毒之伏，亦为必死之症。然大块之痧，无疫者多，死者少；细小之痧，有疫者多，死者众。细小之痧，热不盛，喉不腐者，俗名为风痧，非疫痧也，不以此例。大块之痧，亦如疫痧之易于传人，而死者少，余故以时痧目之。疫痧治法已悉此，特以时痧之见象治法言。时痧者，风温时邪在经络，无疫毒干脏之患，身热而有汗，咳嗽而神安，其发也迟，始则三五散布，继则赤燉云密，自发至退，常十余日，兼有便溏，火下泄也，喉不腐烂，缘无疫也。痧足而便溏止，身热退，胃气开，病将愈矣。其治法也，身热咳嗽，痧点未达者，疏解兼以开肺，继则痧点渐透达而未足，或兼泄泻，仍用疏解，不必止泄，痧足而泄自止也。痧虽未足，目赤、神烦、舌绛、脉数，散药加犀，达而兼清。痧透已足，赤燉云密，脉象数大，舌绛神烦，清火养液，在所必需。痧足渐回，热退胃开，而咳嗽未止，轻清理肺，其病自愈。痧发早回，而燥热不退，神机呆倦，腹痛胸满，鼻搧气促，液涸舌干，正虚脉乱，此等恶象，犯之多危，勿谓大块时痧，非为必死之症也。（《疫痧草·辨论章》）

按：《疫痧草》是论述烂喉疫痧（相当于现代医学的猩红热）的专著。是书"辨论章"对本病的病因、病机、感染途径、病变部位、主要症状、诊断（含鉴别诊断）和辨证、预后判断、治疗和预防方法、病后调理和将息等，均做了精要和原则性的阐述，是全书的纲要。成书于二百多年前的《疫痧草》，对急性传染病猩红热，能有如此深刻的认识，的确难能可贵，这也从一个侧面说明中医学在急性传染病的防治上有着丰富的实践经验，很值得发掘、继承和发扬。

邪在表者，疏而达之。发痧无疫，火不内炽，其痧稀，其热轻，其神清，而咽喉不烂，先透后清，是常理也。（《疫痧草·疫痧汤药章》）

按：烂喉痧初期当以透表为先务，代表方剂首推《疫喉浅论》的清咽汤，方中荆芥、防风、浮萍、薄荷辛散透表，解在卫之邪，前胡、杏仁、枳实、桔梗宣开肺气，以助达邪，牛蒡子、僵蚕、橄榄、生甘草清热解毒利咽。合之共奏透表解毒之效。

先用汗法，次用清法，或用下法，须分初、中、末三层。

当表则表，当清则清之，或用釜底抽薪法，亦急下存阴之意。谚云：救病如救火，走马看咽喉。用药贵乎迅速，万不可误失时机。(《丁甘仁医案·喉痧证治概要》)

按： 烂喉痧的治疗是以清泄邪毒为基本原则，具体方法可视病程的阶段、病位的深浅、病情的轻重而有所不同，一般分为初、中、末三期辨治。如初期邪在肺卫，治宜透表散邪；中期邪在气营，宜清气凉营；末期多阴损，宜生津复液。而解毒之法，一以贯之。

疫喉痧一症，不外乎风寒温热瘟疠之气而已。其症初起，凛凛恶寒，身热不甚，并有壮热而仍兼憎寒者，斯时虽咽痛烦渴，先须解毒透痧为宜，即或宜兼清散，总以散字为重，所谓火郁则发之也。俾汗畅则邪达，邪达则痧透，痧透则烂喉自止。(《重印全国名医验案类编·时症喉痧病案》何廉臣按)

按： 本论强调了烂喉痧初起时解表透邪的重要性，与《烂喉痧辑要》所说"总之畅汗为第一义也"相同，可谓得其真诠。

疫喉痧治法全重乎清也，而始终法程不离乎清透、清化、清凉攻下，清热育阴之旨也。(《疫喉浅论·疫喉痧论治》)

按： 本论基本概括了烂喉痧全过程的主要治则。如病初邪在于表，病情尚轻，治宜辛凉宣泄，以透邪外出；若病邪传里，热极化火，治以清火解毒，或苦寒攻下；入营血者，侧重于清营凉血；病至后期而营阴受伤者，治宜清营养阴为主。因本病的病因是温毒之邪，故清热解毒是治疗大法，并贯穿病程的始终。本论所谓"全重乎清也"，殆即此意。

痄腮

一、辨证论治述要

中医学所称的"痄腮"，从其临床症状来看，酷似现代医学的流行性腮腺炎。西医学认为，流行性腮腺炎是由腮腺炎病毒所引起的急性传染病，一年四季均可发生，但以冬春两季为主要发病季节。年龄在 4～12 岁的儿童最为多见。本病以发热、腮腺肿痛为主要特征，常可并发脑炎，男性儿童还可并发睾丸炎。今人常将痄腮与大头瘟混为一谈，这点在"大头瘟"一节已做了鉴别。在中医学文献中，有关痄腮的理、法、方、药记述较为丰富，实用价值颇高。其认为本病是由于感受温毒之邪，从口鼻而入，壅阻于少阳经脉，郁而不散，结于腮部，而使腮腺肿大、疼痛。临床大多分为温毒在表与热毒蕴结两种类型进行辨证施治，效果显著。

考古代文献，对本病证、因、脉、治颇多论述，就治疗而言，归纳各家经验，不外乎疏表、清热、解毒、散结四大方面，其中普济消毒饮子系李东垣所创制，最负盛名，历代相传，应用颇多，可谓治疗本病的经世名方；《万病回春》所载的牛蒡芩连汤、内府仙方升降散等亦是治疗本病的常用方剂，现代多有报道。需要指出的是，《济阳纲目》《疡医大全》均提到本病"肿甚宜砭刺出血"，说明针刺方法在本病治疗上也有重要作用，不可忽视。此外，《疡医大全》还提出本病治法"均宜疏寒散热，不得骤用寒凉冰伏"，强调了祛除外邪特别是放邪出路的重要性，这对临床滥用寒凉药物是一个告诫，应引以为鉴。最后还须指出的是，古人治疗本病也十分重视外治法，如《温病条辨》治温毒外肿的水仙膏，即是其例。现代师古法而又有发挥，创制了不少内外兼治的方法，使临床疗效得到了进一步提高。

本病根据临床表现，一般可分为以下两种类型：

1. 温毒袭表型

症见发热轻，一侧或两侧耳下腮部肿大，压之疼痛有弹性感，咀嚼不便，或伴头痛、咽痛、纳少，舌尖红，苔薄白，脉浮数。治宜疏风清热，散结消肿。方用银翘散加减。常用药物银花、连翘、夏枯草、蒲公英、板蓝根、牛蒡子、荆芥、薄荷、桔梗、蝉蜕之类。

2. 热毒蕴结型

症见高热不退，头痛，烦躁，口渴引饮，腮部漫肿，疼痛坚硬拒按，张口咀嚼困难，食欲不振，尿少黄赤，舌红苔黄，脉滑数。治宜清热解毒，散结消肿，方用普济消毒饮加减。常用药物连翘、板蓝根、蒲公英、黄芩、升麻、柴胡、牛蒡子、玄参、薄荷、马勃、桔梗、夏枯草、紫花地丁、黄连、生石膏之类。

二、特色优势钩玄

中医药治疗流行性腮腺炎的优势主要表现为以下几个方面：其一是防治方法众多，诸如药物内治或外治、针灸以及现代开发研制的电针、皮肤针、耳穴压丸和穴位激光照射等，比西医对本病的治疗方法丰富灵活得多，且疗效显著。其二是中医的防治方法简便廉验，特别是一些单方草药，药味十分简单，取材方便，很适合广大农村和偏僻山区推广，也易于进入社区应用。简易的针刺、耳穴放血等法，更是省药省钱，深受患者及其家属的欢迎。如有资料介绍，对于小儿流行性腮腺炎，只要扎合谷一个穴位就能预防，效果很好。更值得一提的是，有人在本病流行地区，对未病的易感人群采用耳针，也取得了明显的预防效果。因此中医的预防方法，也需要重视。其三是中医防治方法，一般来说，无明显毒副作用，使用比较安全。此外，我们曾对所搜集到的 200 余首方剂用药品种进行统计，内服药物使用频率最高的有板蓝根、连翘、黄芩、银花、柴胡、甘草、僵蚕和牛蒡子等；外用药物使用频率最高的有大黄、青黛、冰片、黄柏等，值得临床重视和深入研究。又《吴鞠通医案》曾记述用代赈普济散治大头瘟的验案，其组方为桔梗、牛蒡子、黄芩、人中黄、荆芥、银花、蝉蜕、马勃、板蓝根、薄荷、元参、大青叶、生大黄、连翘、僵蚕、射干。我们认为本方配伍合理，其解毒作用较普济消毒饮、银翘散更强，而且方中如板蓝根、大青叶等药物，现代药理研究证实有较好的抗病毒作用，因此本方似更适合于本病的治疗，极具开发价值。

三、病案举隅

例 1：吴开之二月间，患头痛身热，服药已逾旬日矣。忽耳后红肿作痛，大发寒热，始一医以为毒，用天花粉、连翘辈解毒之药，数剂不减。易一医，以为痰核，用南星、半夏辈，亦数剂而反剧，胸胁满痛，饮食不进，气喘而粗，夜卧不安。予诊其脉，两寸关弦数，两尺和，此本伤寒少阳之邪不解，所以发颐。耳之前后上下，乃少阳所绕之部分，寸关弦数，亦少阳不和之脉，前药因不对病，所以反增别症。仍宜用加减小柴胡汤和之，因用软柴胡七钱、干葛、黄芩各三钱，生甘草、桔梗、苏子、白芥子各一钱，姜枣煎服。二剂而喘定，卧安，四剂而肿痛、满闷俱失矣。(《陆氏三世医验》)

按：耳后红肿作痛，大发寒热，与疮疡、痰核有类似之处，无怪前医一作疮毒，一作痰核而治，以致病情加剧。此等病证，临床必须细加鉴别。陆氏脉症合参，认为"耳之前后上下，乃少阴所绕之部分，寸关弦数，亦少阳不和之脉"，遂诊断为"伤寒少阳之邪不解，所以发颐"。乃宗仲景法，用加减小柴胡汤而获捷效。这里值得一提的是，古往今来，治发颐多用东垣普济消毒饮子，而本例陆氏则取法于《伤寒论》，体现了中医"同病异治"的奥妙。

例 2：程兄，腮颊红肿，呕恶恶寒，发热不食，下午烦躁，口苦不寐，此俗名鸬鹚瘟是也。乃少阳阳明二经之症，法当清解，以柴胡、贯众各一钱，干姜、竹茹、半夏曲各一钱，黄连、枳壳各七分，甘草四分，一帖而减，二帖而安。(《续名医类案》)

按：方中贯众一药，用得甚妙。现代药理试验表明其有抗病毒作用，临床多用于流行性感冒、流行性乙型脑炎、流行性腮腺炎等病毒性疾病的防治。

例3：陈瑞之七月间患时疫，初发独热无寒，或连热二三日，或暂可一日半日，热时烦渴无汗，热止则汗出如漉。自言房劳后乘凉所致，服过十味香薷、九味羌活、柴胡枳桔等十余剂，烦渴壮热愈甚。张诊之，六脉皆洪盛搏指，舌苔焦枯，唇口剥裂，大便五六日不通。虽云病起于阴，实则热邪亢极，胃腑剥腐之象。急与凉膈加黄连、石膏、人中黄，得下三次，热势顿减。明晚，复发热烦渴，与白虎加人中黄、黄连，热渴俱止。两日后，左颊发颐，一晬时即平，而气急神昏。此元气下陷之故，仍与白虎加人参、犀角、连翘。颐复晬发，与犀角、连翘、升、柴、甘、桔、牛蒡、马勃。二服，右颐又发一毒，高肿赤亮，疡医调治四十日而安。同时患此者颇多，良由时师不明此为湿土之邪，初起失于攻下，概用发散和解，引邪泛滥而发颐毒。多有肿发绵延，以及膺胁肘臂，如流注溃腐者，纵用攻下解毒，皆不可救，不可以发颐为小症而忽之。（《续名医类案》）

按：症见烦渴壮热，脉洪苔焦，唇裂便秘，阳明经腑俱热，故清气通腑并投而热势得挫。无奈继则左颊发颐，伴气急神昏，转方以清热解毒之普济消毒饮加减，不失为对证之法。唯患者已见神昏，从西医学观点来看，当提防腮腺炎伴发脑炎。据此病机，治法可配合醒脑开窍，似更合适。

例4：曾治胡元善，患疒腮肿痛。余以防风、荆芥穗、羌活、连翘、牛蒡子、甘草水煎服。外用赤小豆末，酒醋凋敷而安。此证防毒气入喉，即难治矣，慎之。又有一法，用石灰、不拘多少，炒七次，润地摊七次，酒醋调敷肿处立效。（《齐氏医案》）

按：本案所载内服方为荆防败毒散加减，意在祛风解毒；外用系单方，简、便、廉、验，可供临床参考。

例5：徐考功兄，湖广人，年逾三十，耳面焮肿，寒热拘急，脉浮洪。此时毒证也。齐氏云：时毒者，感四时不正之气所致也。其后发于面、鼻、耳、项、咽喉，赤肿，或结核，令人憎寒壮热，头疼，肢体痛。昧者以为伤寒，五七日间乃能杀人，十日外不治。延余诊。其脉若浮数，邪气在表，当发之；沉实者，邪气在里，当下之。今其脉浮洪，此邪在表也，以荆防败毒散加牛蒡子、玄参，治之渐愈，更以升麻、葛根、连翘、桔梗、川芎、金银花、牛蒡子而平复。又云：宜于鼻内嗅通气散，取十余嚏作效。用嚏药不嚏

者，不可治。如嚏有脓血，治之必愈。如左右看病之人，每日用嚏药嚏之，必不传染。（《外科心法》）

按："时毒"者，指感受时邪疫毒而引起项腮颌颐肿痛的病证，《时病论》称其为"时毒发颐"。本例症见耳面焮肿，系感受时邪疫毒无疑。因脉浮洪，有憎寒壮热，头疼体痛等证候，邪在卫表可证。故治用荆防败毒散疏表解毒而病渐愈。

例6：王氏二十三岁，甲子五月十一日。温毒颊肿，脉伏而象模糊，此谓阳证阴脉耳。面目前后俱肿，其人本有瘰疬，头痛身痛，谵语肢厥，势甚凶危，议普济消毒饮法。

连翘一两二钱　牛蒡子八钱　银花两半　荆芥穗四钱　桔梗八钱　薄荷三钱　人中黄四钱　马勃五钱　元参八钱　板蓝根三钱

共为粗末，分十二包，一时许服一包，芦根汤煎服，肿处敷水仙膏，用水仙花根去芦，捣烂敷之，中留一小口，干则随换，出毒后，敷三黄二香散。

三黄二香散

黄连一两　黄柏一两　生大黄一两　乳香五钱　没药五钱

上为极细末，初用细茶汁调敷，干则易之，继用香油调敷。

十二日，脉促，即于前方内加：

生石膏三两　知母八钱

十三日，即于前方内加：

犀角八钱　黄连三钱　黄芩六钱

十四日，于前方内加：

大黄五钱

十五日，于前方内去大黄，再加：

生石膏一两

十六日，于前方内加：

金汁半茶杯　分次冲入药内服。

十八日，脉出，身壮热，邪机向外也。然其势必凶，当静以镇之，勿事慌张，稍有谵语，即服：

牛黄清心丸一二丸。其汤药仍用前方。

二十日，肿消热退，脉亦静，用复脉汤七帖，全愈。（《吴鞠通医案》）

按：本例系"发颐"重证，类似于现代所说的流行性腮腺炎并发脑膜脑炎。因温毒内陷，阳郁不伸，脉道不利，故见脉伏（阳证阴脉）、肢厥、谵语，乃邪入心包，神明被扰之象。凭症参脉，诚属"势甚凶危"之证。拟方银翘散、普济消毒饮合化，意在辛凉轻解，清热解毒。妙在肿处敷水仙膏、三黄二香散，使药力直达病所，如此内外兼治，效果益佳。嗣后加用清热解毒之品，并以牛黄清心丸清心开窍，遂获肿消热退脉静之良效。

附：历代医家名论选按

时毒痄腮。治风寒郁热，耳边腮颐结肿，恶寒发热，燉赤口干，每年仲春小阳时令，必多此症。有只肿一边者，有先肿一边，一二日又肿一边，亦有两边齐肿者，名曰时毒。更有两颊硬肿颔下肿者，名曰蛤蟆毒。均宜疏寒散热，不得骤用寒凉冰伏。

葛根　荆芥　防风　桔梗　甘草　白芷　赤芍　连翘　泽泻

白水煎。二三剂后加贝母、牛蒡子、玄参、银花、夏枯草、丹皮、山栀、柴胡，按症加减，七日自消。(《痒医大全》)

按：本论指出了痄腮的发病和流行季节，颇切实际。文中提及的本病临床症状，亦颇有参考价值。更值得关注的是，所说"宜疏寒散热，不得骤用寒凉冰伏"，强调了祛除外邪特别是给邪以出路的重要性，这对临床滥用寒凉药物是一个告诫，应引以为鉴。

一时风温偶袭，少阳脉络失和，生于耳下，或发于左，或发于右，或左右齐发，初起形如鸡卵，色白濡肿，口干舌腻，此证永不成脓，过一时自能消退。(《痒科心得集》)

按：本论对痄腮的病因、病机、病位、症状和预后转归，做了提纲挈领的概述，可谓执简驭繁，要言不烦，对临床颇有指导作用，自当切记。

痄腮之症，亦名肿腮。初起恶寒发热，脉沉数，耳前后肿痛，隐隐有红色，肿痛将退，睾丸忽胀，亦有误用发散药，体虚者，不任大表，邪因内陷，传入厥阴脉络，睾丸肿痛，而耳后全消者，盖耳后乃少阳胆经部位，肝胆相为表里，少阳感受风热，邪移于肝经也，若作疝症治之益误矣。此症惟汪蕴谷文绮《会心录》详言之，并立方云：肿腮体实者，甘桔汤加牛蒡，丹皮、当归之属，一二剂可消；体虚者，甘桔汤加何首乌、玉竹、丹皮、当归之属，二三剂亦愈。如遗毒为害，必须救阴以回津液，补元以生真气，俾邪热之毒从肿处尽发，方用救阴保元汤：黑豆三钱，熟地二钱，麦冬钱半，丹皮、山药、南沙参、炙黄芪各一钱，炙甘草八分，水煎服。(《冷庐医话》)

按：本论可贵之处是，提及痄腮"邪因内陷，传入厥阴脉络，睾丸肿痛"，这与现代医学认为流行性腮腺炎可并发睾丸炎何其相似乃尔，值得称道。至于所论治疗方药，可供临证借鉴。

下篇 常用方剂选介

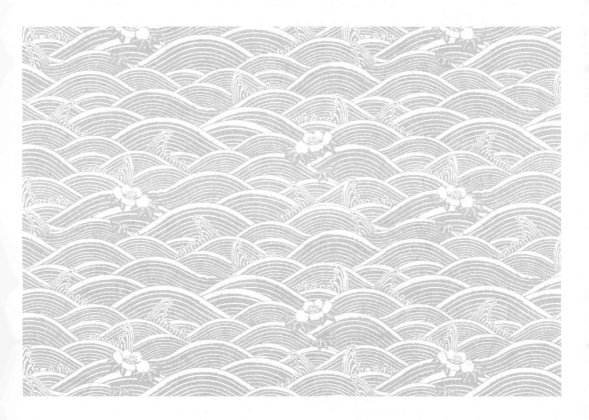

第七章　解表剂

第一节　银翘散

【文献出处】

《温病条辨》。

【原文摘录】

太阴风温、温热、瘟疫、冬温，初起……但热不恶寒而渴者，辛凉平剂银翘散主之。

辛凉平剂银翘散方

连翘一两　银花一两　苦桔梗六钱　薄荷六钱　竹叶四钱　生甘草五钱　芥穗四钱　淡豆豉五钱　牛蒡子六钱

上杵为散，每服六钱，鲜苇根汤煎，香气大出，即取服，勿过煮。肺药取轻清，过煮则味厚而入中焦矣。病重者，约二时一服，日三服，夜一服；轻者三时一服，日二服，夜一服；病不解者，作再服。盖肺位最高，药过重则过病所，少用又有病重药轻之患，故从普济消毒饮时时轻扬法。今人亦间有用辛凉法者，多不见效，盖病大药轻之故，一不见效，随改弦易辙，转去转远，即不更张，缓缓延至数日后，必成中下焦证矣。胸膈闷者，加藿香三钱，郁金三钱，护膻中；渴甚者，加花粉；项肿咽痛者，加马勃、元参；衄者，去芥穗、豆豉，加白茅根三钱、侧柏炭三钱、栀子炭三钱；咳者，加杏仁利肺气；二三日病犹在肺，热渐入里，加细生地、麦冬保津液，再不解，或小便短者，加知母、黄芩、栀子之苦寒，与麦、地之甘寒，合化阴气，而治热淫所胜。

【临床应用】

银翘散是辛凉解表的代表方剂之一，广泛适用于温病瘟疫邪在肺卫而见发热无汗，或有汗不畅，微恶风寒，口渴，鼻塞流涕，头痛，咽喉赤痛，浑身酸疼，舌苔薄白或薄黄，边尖质红，脉象浮数等症。对其方义，吴鞠通自注曰："本方谨遵《内经》风淫于内，治以辛凉，佐以苦甘，热淫于内，治以咸寒，佐以甘苦之训。"（王安道《溯洄集》亦有温暑当用辛凉不当用辛温之论，谓仲景之书，为即病之伤寒而设，并未尝为不即病之温暑而设。张凤逵集治暑方，亦有暑病首用辛凉，继用甘寒，再用酸泄酸敛，不必用下之论。皆先得我心者。）又宗喻嘉言芳香逐秽之说，用东垣清心凉膈散，辛凉苦甘。病初起，且去入里之黄芩，勿犯中焦；加银花辛凉，芥穗芳香，散热解毒；牛蒡子辛平润肺，解热散结，除风利咽，皆手太阴药也。合而论之，经谓'冬不藏精，春必温病'，又谓'藏于精者，春不病温'，又谓'病温虚甚死'，可见病温者，精气先虚。此方之妙，预护其虚，纯然清肃上焦，不犯中下，无开门揖盗之弊，有轻以去实之能，用之得法，自然奏效，此叶氏立法，所以迥出诸家也。"

1.流行性感冒 刘氏报道用银翘散治疗流行性感冒45例，用药后绝大部分病人均在2天内退热，随之症状改善而归痊愈。其中35例在服药后1天退热，11例在2天内退热，仅3例在3天退热。〔刘明达.银翘散治疗流行性感冒45例疗效观察 [J].中级医刊，1959（3）：48.〕

2.水痘 梁氏等用银翘散加减治疗水痘42例，处方：金银花10克，连翘7克，荆芥穗5克，淡竹叶5克，薄荷（后下）5克，板蓝根10克，蝉蜕3克，薏苡仁10克，车前子（布包）5克，生甘草3克。每日1剂，水煎分3～4次服，3天为1疗程。经治1个疗程痊愈27例，2个疗程痊愈13例，仅2例因合并皮肤感染改用其他疗法，治愈率为95.23％。〔梁吉春，梁晓秋.银翘散加减治疗水痘42例疗效观察 [J].北京中医药大学学报，1998（6）：65.〕

杨氏以本方加减治疗水痘120例，均愈。〔杨龙生.银翘散加减治疗水痘120例临床观察 [J].江西中医药，2004（6）：35.〕

3.流行性乙型脑炎 王氏用银翘散治疗流行性乙型脑炎初期，经治8例，均告痊愈。〔王继云，汤登镛.治疗流行性乙型脑炎八例 [J].福建中医药，1960（6）：11.〕

商氏等辨证治疗本病，初期邪在气分，治以辛凉解表，清气泄热，方用银翘散加减，经治60例，结果治愈56例，留有后遗症2例，死于呼吸衰竭2例。〔商让成，王宝民，张世伟.辨证治疗流行性乙型脑炎60例 [J].陕西中医，2002（9）：771-772.〕

4.麻疹 用银翘散加减治疗麻疹初期55例，平均退热时间为7.0±0.24天，而用一般药物治疗的101例为8.41±0.22天。说明银翘散不仅退热快，且能使透疹过程顺利，其他症状的缓解消失也较快。〔北京部队总医院.加减银翘散治疗麻诊初步疗效观察 [J].中医争鸣，1958（3）：9.〕

林氏等在发疹前期及出疹期用本方加减，恢复期用沙参麦冬汤加减，治疗成人麻疹18例，结果痊愈17例，好转1例。〔林兴栋，杨德福，于征淼，等.泄热透疹法治疗成人麻疹18例分析 [J].广州中医药大学学报，2002（3）：224-225.〕

5.钩端螺旋体病 柳氏报道用银翘散加减治疗钩端螺旋体病，中医辨证属风热者，经治31例，结果痊愈25例，有效2例，无效3例，死亡1例。

〔柳增荣，黄银富.钩端螺旋体病 31 例临床观察报告 [J].福建中医药，1964（2）：1-3.〕

6.传染性非典型肺炎（SARS） 李氏介绍，本病早期邪在卫分或卫气同病，以透邪为主，方用银翘散加减，效果满意。〔李影捷.中西医结合治疗传染性非典型肺炎 6 例总结 [J].湖南中医杂志，2003（5）：2-3，31.〕

7.流行性出血热 杜氏介绍以加味银翘散（银花 15 克，连翘 15 克，黄芩 15 克，板蓝根 20 克，豆豉 10 克，牛蒡子 10 克，荆芥 6 克，薄荷 6 克，桔梗 6 克，芦根 30 克，竹叶 10 克，生甘草 5 克）治疗本病 40 例，多尿加黄芪、桑螵蛸，呕咖啡样液体加仙鹤草，热退后去荆芥、豆豉、薄荷，腹胀甚加大腹皮、木香。水煎服，每日 1 剂，分早晚服，10 天为 1 疗程。结果全部治愈出院，退热平均天数为 3.42 天，住院平均天数为 15.17 天。〔杜德林.加味银翘散治疗流行性出血热 40 例 [J].上海中医药杂志，1996（9）：11.〕

【实验研究】

研究表明，本方有良好的抑菌和抗病毒作用。如卢氏等运用试管稀释法测定银翘散体外抗菌作用，结果证实本方对乙型溶血性链球菌、肺炎链球菌、金黄色葡萄球菌、绿脓假单胞菌、大肠埃希菌有较强的抑制作用。〔卢芳国，朱应武，田道法，等.12 个中药复方体外抗菌作用的研究 [J].湖南中医学院学报，2004（4）：9-11.〕

余氏等探讨加减银翘散的药理作用，结果表明本方具有抑菌、镇痛作用。〔余奇，林庆华，黄天文.银翘散加减方药理作用初探 [J].中医药研究，2002（3）：38-40.〕

杨氏等报道银翘散可改善流感病毒引起的小鼠肺炎症状、延长生命力，对甲型流感病毒感染小鼠有死亡保护作用，对病毒性感冒有较好的疗效。〔杨子峰，黄碧松，刘妮，等.银翘散抗甲 1 型流感病毒作用的实验研究 [J].中国热带医学，2005（7）：1423-1425.〕

唐氏等对本方的改进剂型"银翘滴鼻剂"的药理研究表明，其有良好的解毒、镇痛、消肿及抗病毒作用。〔唐湘娟，刘礼意，陈显雄，等.银翘滴鼻剂药理作用的研究 [J].湖南中医杂志，1999（2）：51-52.〕

肖氏对银翘散煎剂与颗粒剂药效学作用进行比较研究，结果表明本方不同剂型对小鼠耳郭肿胀、大鼠足趾肿胀均有抑制作用，对致热家兔有解热作用，对小鼠鸡红细胞免疫的血清溶血素形成有促进作用。〔肖锦仁，吴红娟，邱赛红，等.银翘散煎剂与颗粒剂药效学作用的比较研究 [J].中药材，2002（2）：114-117.〕

刘氏等比较银翘散颗粒剂、袋泡剂、汤剂和丸剂的药理作用，结果表明四者均能明显提高大鼠汗腺空泡发生率、抑制三联菌苗所致家兔发热，抑制右旋糖酐所致大鼠足肿胀，并减少醋酸所致小鼠扭体次数。〔刘广南，许家骝，张诚光.银翘散颗粒剂、袋泡剂、汤剂和丸剂药理作用比较研究[J].中药药理与临床，1999（6）：2-3.〕

潘氏等观察银翘散浓缩袋泡剂的抗炎、抗菌和抗病毒作用，结果显示其对流感、登革热、合疱和单疱等病毒有抑制作用，对金黄色葡萄球菌、乙型溶血性链球菌、甲型链球菌、肺炎球菌、卡他球菌、白喉杆菌等均有抑制作用。〔潘竞锵，刘惠纯，韩超，等.银翘散浓缩袋泡剂抗炎、解热、镇痛、抗菌和抗病毒作用[J].广东药学，2003（1）：43-47.〕

第二节　桑菊饮

【文献出处】

《温病条辨》。

【原文摘录】

太阴风温，但咳，身不甚热，微渴者，辛凉轻剂桑菊饮主之。

咳，热伤肺络也。身不甚热，病不重也。渴而微，热不甚也。恐病轻药重，故另立轻剂方。

辛凉轻剂桑菊饮方

杏仁二钱　连翘一钱五分　薄荷八分　桑叶二钱五分　菊花一钱　苦梗二钱　甘草八分　苇根二钱

水二杯，煮取一杯，日二服。二三日不解，气粗似喘，燥在气分者，加石膏、知母；舌绛暮热，甚燥，邪初入营，加元参二钱，犀角一钱；在血分者，去薄荷、苇根，加细生地、麦冬、玉竹、丹皮各二钱；肺热甚加黄芩；渴者加花粉。

【临床应用】

吴鞠通曰："此辛甘化风、辛凉微苦之方也。盖肺为清虚之脏，微苦则降，辛凉则平，立此方所以避辛温也。今世金用杏苏散通治四时咳嗽，不知杏苏散辛温，只宜风寒，不宜风温，且有不分表里之弊。此方独取桑叶、菊花者，桑得箕星之精，箕好风，风气通于肝，故桑叶善平肝风；春乃肝令而主风，木旺金衰之候，故抑其有余。桑叶芳香有细毛，横纹最多，故亦走肺络而宣肺气。菊花晚成，芳香味甘，能补金水二脏，故用之以补其不足。风温咳嗽，虽系小病，常见误用辛温重剂销铄肺液，致久嗽成劳者不一而足。圣人不忽于细，必谨于微，医者于此等处，尤当加意也。"

对其方义，《中医方剂临床手册》发挥说："由于本方的解表药用得较少，未用荆芥、豆豉，而仅用桑叶、薄荷，故只能疏散较轻的风热之邪，发汗透表作用较银翘散为差。在清热药中，也仅用连翘而未用双花，其清热作用也较弱。但在宣肺药中以桔梗、生甘草与杏仁相配伍，其宣肺作用就较银翘散为佳。因此，本方是辛凉解表轻剂，多用于外感风热初起，恶寒发热等表证较轻，而咳嗽、鼻塞等肺气不宣证候较明显的患者。"

由上可见，本方是属辛凉轻解之剂，宜用于风热侵犯肺卫，以咳嗽为主症者。

1.麻疹　刘氏治疗麻疹顺证疹前期，采用桑菊饮化裁（桑叶、菊花、杏仁各6克，银花9克，连翘、牛蒡子各8克，淡竹叶、荷叶各4.5克，蝉蜕3克），效果较好。〔张天富.刘炯夫老中医诊治麻疹经验简介[J].江西中医药，1982（2）：17-20.〕

2.流行性乙型脑炎　王氏用中医辨证治疗流行性乙型脑炎8例，初期选用桑菊饮加减（桑叶12克，菊花12克，竹叶9克，连翘9克，芦根9克，薄荷6克，杏仁6克，桔梗6克，蝉蜕6克），均告痊愈。〔王继云，汤登镛.治疗流行性乙型脑炎八例[J].福建中医药，1960（6）：11.〕

3.水痘　孙氏报道用桑菊饮加减治疗水痘，处方：桑叶10克，菊花6克，牛蒡子10克，杏仁6克，赤芍10克，板蓝根10克，银花10克，连翘10克，生薏苡仁10克，车前草10克，芦根3克。水煎服，每日1帖，3天为1疗程，同时外用水痘酊（金黄散30克，百部酒100毫升）。经治50例，1个疗程痊愈43例，好转6例，无效1例，痊愈率86%。〔孙红.桑菊饮治疗水痘的临床观察[J].淮海医药，1996（2）：18.〕

4.钩端螺旋体病　朱氏用桑菊饮加减治疗本病辨证暑湿型属卫分，症见畏寒发热，头痛头胀，周身酸痛，少汗或无汗，稍有咳嗽，舌苔薄白，脉浮微数者，疗效较好。〔朱菲菁.76例钩端螺旋体病疗效观察[J].上海中医药杂志，1988（3）：16-17.〕

【实验研究】

实验研究证实，桑菊饮水煎剂能抑制蛋清性大鼠足跖炎症，明显增加大鼠肾上腺中胆固醇含量，以及升高大鼠血浆中醛固酮和皮质醇的水平，能明显降低大鼠肾上腺中维生素C的含量。〔杨奎，曾南，沈映君，等.桑菊饮抗炎作用的研究[J].中药药理与临床，1994（3）：4-5.〕

第三节　葱豉桔梗汤

【文献出处】

《重订通俗伤寒论》。

【原文摘录】

葱豉桔梗汤　辛凉发汗法　俞氏经验方

鲜葱白三枚至五枚　苦桔梗一钱至钱半　焦山栀二钱至三钱　淡豆豉三钱至五钱　苏薄荷一钱至钱半　青连翘钱半至二钱　生甘草六分至八分　鲜淡竹叶三十片

秀按：《肘后》葱豉汤，本为发汗之通剂，配合刘河间桔梗汤，君以荷翘桔竹之辛凉，佐以栀草之苦甘，合成轻扬清散之良方。善治风温风热等初起证候，历验不爽。惟刘氏原方，尚有黄芩一味，而此不用者，畏其苦寒化燥，涸其汗源也。若风火证初起，亦可酌加。

俞氏加减法：如咽阻喉痛者，加紫金锭两粒、大青叶三钱；如胸痞，原方去甘草，加生枳壳二钱，白蔻末八分冲；如发疹，加蝉衣十二只，皂角刺五分，大力子三钱；如咳甚痰多，加苦杏仁三钱，广橘红钱半；如鼻衄，加生侧柏叶四钱，鲜茅根五十支(去衣)；如热盛化火，加条芩二钱，绿豆二两，煎药；如火旺就燥，加生石膏八钱，知母四钱。

【临床应用】

本方为俞根初运用成方，结合己见，灵活化裁所创。《肘后方》之葱豉汤，为发汗之通剂；刘河间之桔梗汤（薄荷、连翘、桔梗、竹叶、栀子、甘草、黄芩）则为辛凉解表之方，但方中黄芩一味，性味苦寒，易致化燥，于风热表证初起不甚适合，故俞氏将桔梗汤去黄芩，再合葱豉汤，名之葱豉桔梗汤。本方既可疏散发汗，又可辛凉清热，补原方之未备，为后世治疗风温初起的常用方。适用于风温、风热初起，头痛身热，微寒无汗，或有汗不多，咳嗽咽干，心烦口渴，舌尖红赤，苔薄黄，脉浮数。现临床多用于感冒、流行性感冒见上述症状者。值得注意的是，相较桑菊饮等方，葱豉桔梗汤证感邪较重，故微发其汗以解肌，清泄邪热以肃肺，若身热有汗，则不宜用葱白、豆豉通阳发汗。

现代有报道运用葱豉桔梗汤加减（葱白10克，淡豆豉10克，淡竹叶5克，桔梗5克，连翘5克，焦栀子3克，薄荷3克，甘草3克。咳嗽明显者，加百部10克；咳剧且日久者，加桑白皮5克；痰多者，加杏仁5克；少量痰但难咳患者，加玉竹3克，玄参5克；热甚加石膏5克，黄芩5克；欲惊者，加蝉蜕5克，僵蚕5克；脾虚者，加太子参5克，六神曲5克）治疗小儿上呼吸道感染风热证，症见发热恶寒、黄痰、咽喉红肿、咳嗽、鼻塞、流涕、头痛、舌红苔黄等。观察对象64例，随机分组，治疗组32例中，治愈26例，有效5例，总有效率96.9%；治疗组患儿症状（发热、咳嗽、流涕、咽痛）消失时间快于对照组，且不良反应（呕吐、腹泻、食欲减退、便秘）发生率3.1%，低于对照组的15.6%。可见葱豉桔梗汤治疗小儿上呼吸道感染的疗效明显。〔白朝辉，高国财.葱豉桔梗汤治疗小儿上呼吸

道感染的疗效及安全性 [J]. 淮海医药，2018（2）：227-228.〕

又舟山市妇幼保健院运用葱豉桔梗汤（葱白头连须 20 克，淡豆豉 12 克，连翘、淡竹叶、栀子各 9 克，桔梗、金银花、薄荷各 6 克，甘草 3 克。头胀痛较甚者加桑叶、菊花；里湿偏重者加苍术、白豆蔻、法半夏）结合西药治疗上呼吸道感染风热证，主要症状：咳嗽、恶风、咽燥、头胀痛、身热较重、汗泄不畅、痰黏或黄、舌苔薄黄、脉浮数。观察对象 150 例，随机分组，观察组 75 例中，治愈 22 例，显效 28 例，有效 21 例，总有效率观察组为 94.7%，高于对照组的 84.0%；且观察组发热、咳嗽、流涕、咳痰、咽痛等症状的缓解时间均短于对照组。说明葱豉桔梗汤结合西药治疗上呼吸道感染疗效佳、不良反应少。〔张苗.葱豉桔梗汤结合西药治疗上呼吸道感染疗效分析 [J].新中医，2016（2）：39-41.〕

第四节　九味羌活汤
（又名羌活冲和汤）

【文献出处】

《济阳纲目》。

【原文摘录】

治瘟疫初感一二日间，憎寒壮热，头疼身痛，口渴，服之取汗而愈，其效如神。

羌活　防风　苍术各一钱半　甘草　川芎　白芷　生地黄　黄芩各一钱
细辛五分

上加生姜三片、葱白三根，水煎，温服，食后。取微汗为度，如无汗，啜稀热粥助之。此药非独治三时暴寒，春可治温，夏可治热，秋可治湿，治杂病，亦有神效也。

【临床应用】

九味羌活汤原出《此事难知》，谓其"不独解利伤寒，治杂病有神"。因其有发汗祛湿，兼清里热的作用，后世医家多以此方治疗外感风寒湿邪，恶寒发热，肌表无汗，头痛项强，肢体酸楚疼痛，口苦而渴等症。其应用于治疗疫病，古代文献多有记载，如《保命歌括》尝云本方"治瘟疫初感一二日间，服之取汗，其效如神"。《医方考》亦载："触冒四时不正之气，而成时气病，憎寒壮热，头痛身痛，口渴，人人相似者，此方（即本方）主之。"我们认为，从本方的组成和作用来看，宜适合于温病疫病邪偏肌表，兼有内热之证。观金元以前的解表方剂，多用羌活、防风、独活、川芎、柴胡、白芷、细辛之类辛温疏解药物，若为温邪为患，则加用石膏、黄芩等品。但明清以降，随着温病学说的发展，对温邪外感，善用银花、连翘、桑叶、菊花、薄荷、竹叶之类辛凉解表之剂，这固然是学术进步的表现，但不能忽视羌、独、防、芷、细辛之类药物在治疗外感病（含瘟疫）中的独特疗效，特别是在发汗退热，缓解头痛全身酸痛等方面效果尤著，值得进一步开发研究。

现代应用本方治疗急性传染病，如流行性感冒：患者李某，男，35 岁。恶寒发热、头身痛 2 天（T38.4℃），时有微汗出，四肢酸重，清涕，喉痒，口苦，纳呆，小便微黄，舌苔白干，脉浮有力。治以九味羌活汤加减：羌活 5 克，防风 15 克，细辛 6 克，白芷 12 克，川芎 10 克，苍术 12 克，黄芩 12 克，荆芥 10 克，银花 15 克，连翘 15 克，牛蒡子 15 克，甘草 6 克。2 剂而愈。〔陈列 . 龚去非运用九味羌活汤经验浅述 [J]. 湖北中医杂志，1987（2）：10-11.〕

【实验研究】

现代药理研究表明，本方对实验大鼠耳肿胀及足趾肿胀等炎性水肿均有明显抑制作用，提示本方具有良好的抗炎作用。〔蒋孟良 . 九味羌活汤镇痛抗炎作用的研究 [J]. 中成药，1992（2）：25-26.〕

第五节　麻杏石甘汤

【文献出处】

《伤寒论》。

【原文摘录】

下后，不可更行桂枝汤，若汗出而喘，无大热者，可与麻黄杏子甘草石膏汤。

麻黄_{去节，四两}　杏仁_{去皮尖，五十个}　甘草_{炙，二两}　石膏_{碎，绵裹，半斤}

上四味，以水七升，煮麻黄，减二升，去上沫，内诸药，煮取二升，去滓，温服一升。

【临床应用】

尤在泾说："（麻杏石甘汤）以麻黄、杏仁之辛而入肺者，利肺气，散邪气。甘草之甘平，石膏之甘辛而寒者，益肺气，除热气。而桂枝不可更行矣。盖肺之邪，非麻黄、杏仁不能发，而寒郁之热，非石膏不能除，甘草不特救肺气之困，抑以缓石膏之悍也。"《伤寒论》（湖北中医药大学编）分析本方的方义曰："麻黄配石膏，清热透邪，宣肺定喘，并且石膏用量多于麻黄，监制麻黄辛温之性，使本方变成辛凉之剂。杏仁能宣降肺气而治喘咳，甘草调和诸药。"由是观之，本方药味虽简，但配伍严密，功能清热透邪，宣肺定喘，是治疗邪热壅肺而见发热喘咳的传世名方。

1. 流行性感冒　上海中医学院附属第五门诊部治疗本病379例，其中对发热恶寒，咳喘而渴者用本方主治，其他证型分别以不同中药方剂辨证论治，疗效满意。〔治疗流行性感冒379例总结报告[J].上海中医药杂志，1959（1）：21-23.〕

2. 猩红热（烂喉痧）　前年三月间，朱锡基家一女婢病发热，请诊治。予轻剂透发，次日热更甚，未见疹点。续与透发，三日病加剧，群指谓猩红热，当急送传染病医院受治。锡基之房东尤恐惧，怂恿最力。锡基不能次，请予毅然用方。予允之。细察病者痧已发而不畅，咽喉肿痛，有白腐意，喘声大作，呼吸困难不堪，咳痰不出，身热胸闷，目不能张视，烦躁不得眠，此实烂喉痧之危候。当与：净麻黄一钱半，生石膏五钱，光杏仁四钱，生草一钱，略加芦根、竹茹、蝉衣、蚤休等透发清热化痰之品。服后即得安睡，痧齐发而明，喉痛渐除。续与调理，三日痊愈。事后婢女叩谢曰：前我病剧之时，服药（指本方）之后，凉爽万分，不知如何快适云。〔曹颖甫.经方实验录[M].上海：上海科学技术出版社，1979：26-27.〕

3. 白喉　杨少仙用本方治疗本病，症见两侧扁桃体肿大，表面有伪膜，呼吸急促，鼻翼扇动，喉间痰鸣者，先以利喉散内服，继之麻杏石甘汤加味，并用银翘散等治疗，共治疗本病217例，治愈202例，总有效率为93%。〔杨少仙，吴熙伯.中医治疗白喉217例的经验介绍[J].中医杂志，1960（1）：3-5.〕

4. 百日咳　黄氏报道用本方加桔梗、百部、款冬、白前、瓜蒌、川贝、黄芩、栀子各1.5～3克，治愈百日咳2例。〔黄子琴.加味麻杏石甘汤治疗百日咳[J].福建中医药，1964（5）：42.〕

湖南益阳欧江岔公社卫生院以本方加百部、葶苈、大枣、甘草、饴糖制成糖浆，治疗百日咳228例，结果痊愈195例（85.5%），好转25例（10.97%），未愈8例（3.53%）。〔湖南益阳欧江岔公社卫生院科研组，湖南益阳县医药科学研究所.加味麻杏石甘汤糖浆治疗228例百日咳疗效报告[J].江西中医药，1960（10）：25.〕

5. 麻疹　周氏报道用本方治疗麻疹1例，患儿陈某某，男，4岁。发麻疹3天，因重感风邪，致麻疹不透，出现壮热烦渴，气急咳喘。诊见面青，鼻翼扇动，高热，体温39.4℃，四肢欠温。指纹青紫，舌红苔薄黄。证属麻毒内陷，肺热炽盛，气血闭阻。治宜清肺泄热，疏表透疹。方用麻杏石甘汤加味：麻黄、陈皮各2克，生石膏10克，杏仁、荆芥、葛根、连翘、淡竹叶、生山楂各4克，炙甘草5克，银花、象贝各6克，2剂，每日1剂，水煎分4次热服。二诊：药后患儿汗出，疹已透，咳喘已松，但烦躁口渴仍在。上方去荆芥、葛根，加鲜石斛5克，再进3剂，而热退疹回咳停，继以饮食调理而康复。〔周镛健.麻杏石甘汤临床活用体会[J].浙江中医杂志，2000（6）：261.〕

【实验研究】

现代药理研究表明，麻杏石甘汤有抗菌、抗病毒和增强机体免疫功能作用。本方可减少细菌菌体蛋白的合成，破坏细菌超微结构，抑制细菌病毒生长，其中对金黄色葡萄球菌、绿脓杆菌有明显的抗菌作用。〔马以泉，王仁忠，曹灵勇.麻杏石甘汤药理作用研究[J].中国药业，2005（4）：32-33.〕

麻杏石甘汤体外证明对鸡胚陕西61-1流感病毒有抑制作用，并能提高小鼠腹腔巨噬细胞的吞噬率，促进淋巴细胞转化。〔向希雄，吴贺算.麻杏石甘汤免疫药理实验研究[J].湖北中医杂志，1993（3）：48-49.〕

实验研究还表明，麻杏石甘汤对伤寒－副伤寒三联菌苗所致家兔体温升高有显著降低作用，对小鼠肺炎所致的肺指数升高无明显影响，但能明显地降低鼠肺炎病毒所致小鼠的死亡率，提示本方对小鼠肺炎病毒不是直接抑制作用，而通过其他途径而产生作用。〔王胜春，王汝娟，胡永武.麻杏石甘汤的清热解毒作用[J].中成药，1996（12）：32-33.〕

第六节　柴葛解肌汤

【文献出处】

《医学心悟》。

【原文摘录】

治春温、夏热之病，其证发热头痛，与正伤寒同，但不恶寒而口渴，与正伤寒异耳。本方主之。

柴胡—钱二分　葛根—钱五分　赤芍—钱　甘草五分　黄芩—钱五分　知母—钱
贝母—钱　生地二钱　丹皮—钱五分

水煎服。心烦加淡竹叶十片，谵语加石膏三钱。

【临床应用】

本方功能解肌清热，善治外感温邪或疫毒，症见发热头痛，不恶寒而口渴。临床实践证明，本方发汗退热作用较强，故对外感高热，邪在肌表，兼有内热者，用之每多奏效。

1.流行性感冒　杨氏报道以本方加味：柴胡10克，葛根30克，羌活10克，桔梗12克，生石膏30克（高热加大剂量），黄芩12克，白芍10克，白芷12克，连翘30克，防风10克，陈皮10克，甘草10克，生姜6克，大枣10克，治疗流行性感冒101例，并以利巴韦林等治疗105例进行对照，以服药后 24 小时、48 小时、72 小时内完全退热和临床症状改善者分别判断为显效、有效和无效。结果治疗组显效 88 例占 87%，有效 9 例占 9%，无效 4 例占 4%；对照组显效 18 例占 17%，有效 39 例占 37%，无效 48 例占 46%。经统计学检测，$P < 0.01$，有显著性差异。〔杨华. 柴葛解肌汤加味治疗流行性感冒 101 例 [J]. 中国中医急症，2000（3）：132.〕

刘氏介绍用柴葛解肌汤治疗流感高热 100 例，方用柴胡 15 克，葛根 20 克，甘草 6 克，黄芩 13 克，羌活 10 克，白芷 10 克，白芍 15 克，桔梗 10 克，生石膏 30 克。若体温超过 39.5℃，可加金银花 30 克，板蓝根 15 克；若身体痛重无汗者加细辛 3 克，荆芥 6 克，片姜黄 15 克；若咽痛加山豆根 10 克，连翘 10 克；若咳嗽者加桑皮 15 克，杏仁 13 克。每剂药水煎 2 次，每次服用 100 毫升左右，每 4 小时服 1 次，至体温恢复正常为止。以 48 小时内体温恢复正常者为治愈，72 小时内体温恢复正常为显效，96 小时内体温恢复正常者为有效。结果治愈 80 例，显效 12 例，有效 8 例。其中 60 例服药 24 小时体温恢复正常，总显效率 92%。〔刘宗廷，刘彩英. 柴葛解肌汤治疗流感高热 [J]. 中医药研究，2001（3）：33.〕

王氏介绍以本方化裁治疗流感高热 42 例，结果速效（24 小时内体温恢复正常，症状消失，不再发热）19 例，显效（24～48 小时内体温恢复正常，症状消失）11 例，有效（48～72 小时内体温基本正常，主要症状消失）8 例，总有效率 95.24%。〔王新述，崔继宝. 柴葛解肌汤化裁治疗流感高热 42 例 [J]. 光明中医，1997（5）：16–17.〕

2. 流行性腮腺炎 侯氏报道以柴葛解肌汤加减治疗小儿流行性腮腺炎 30 例，处方：柴胡 6 克，葛根 15 克，黄芩 6 克，白芍 6 克，桔梗 6 克，羌活 3 克，白芷 3 克，生石膏 15 克，板蓝根 15 克，天花粉 9 克，夏枯草 9 克，甘草 3 克，每天 1 剂，水煎服。头煎和复煎汁混合后，分多次服。结果显效 25 例，有效 3 例，无效 2 例，总有效率 93%。〔侯锋. 柴葛解肌汤治疗小儿流行性腮腺炎发热 30 例 [J]. 中药材，2001（9）：697.〕

3. 登革热 杨氏用中医药辨治登革热与登革出血热 102 例，其中证属卫气同病型，症见恶寒发热，头痛，肌骨关节痛，尿黄少，舌边红，苔微厚白或黄，脉浮数者，方用柴葛解肌汤合银翘散加减治疗（柴胡、黄芩、羌活、白芷、香薷、青蒿各 10 克，连翘、野菊花各 20 克，芦根、葛根各 30 克，生石膏 60 克），结果显效 39 例（38.2%），有效 57 例（55.9%），无效 6 例（5.9%），优于对照组（西药对症治疗）。〔杨华，黎文华. 中医药辨治登革热与登革出血热临床观察 [J]. 中国中医急症，1994（3）：110–111.〕

陈氏介绍运用中西医结合治疗登革热 37 例，对证属卫气同病者用柴葛解肌汤（银花 12 克，连翘 10 克，柴胡 10 克，竹叶 10 克，黄芩 10 克，青蒿 10 克，甘草 6 克，香薷 6 克，扁豆 10 克，葛根 10 克），每日 1 剂，共服 5～7 天，取得较好疗效。〔陈宣，张国铿，施锦丰．中西医结合治疗登革热 37 例 [J]．广东医学，1998（6）：471-472．〕

【实验研究】

现代实验研究表明，本方对乙型溶血性链球菌、肺炎链球菌、金黄色葡萄球菌、绿脓假单胞菌均有杀伤作用。〔卢芳国，朱应武，田道法，等．12个中药复方体外抗菌作用的研究 [J]．湖南中医学院学报，2004（4）：9-11．〕

又，本方有显著的解热效果，对于内毒素所致家兔发热，给药后 4 小时，对照组家兔仍处明显发热状态，体温无下降趋势，但给药组家兔体温下降 0.9℃。〔孟庆棣，许俊杰．古典清热方对体温影响的实验观察（摘要）[J]．中西医结合杂志，1985（6）：378．〕

第七节　加减葳蕤汤

【文献出处】

《重订通俗伤寒论》。

【原文摘录】

若冬温兼伏暑，病较秋燥伏暑，尤为晚发而深重。初起无汗恶风者，先与辛凉透邪。血虚者，七味葱白汤；阴虚者，加减葳蕤汤，使其阴气外溢。

加减葳蕤汤　滋阴发汗法　俞氏经验方

生葳蕤二钱至三钱　生葱白二枚至三枚　桔梗一钱至钱半　东白薇五分至一钱　淡豆豉三钱至四钱　苏薄荷一钱至钱半　炙草五分　红枣两枚

秀（何秀山）按：方以生玉竹滋阴润燥为君；臣以葱、豉、薄、桔，疏风散热；佐以白薇苦咸降泄；使以甘草、红枣，甘润增液，以助玉竹之滋阴润燥。为阴虚体感冒风温，及冬温咳嗽，咽干痰结之良剂。

【临床应用】

本方证是由素体阴虚，外感风热所致。外感风热，故见头痛身热，微恶风寒，无汗或汗出不畅，咳嗽，口渴等症；素体阴虚，感受外邪则更易化热，故见咽干、舌红、脉数等症。治疗以滋阴解表为主，生葳蕤（生玉竹）味甘性寒，入肺胃经，滋阴润燥且滋而不腻。葱白、淡豆豉、薄荷味辛疏散外邪，白薇清热而不伤阴，桔梗宣肺止咳以祛痰，大枣养血，甘草调和诸药。全方有辛凉解表、滋阴清热之功。

1. 阴虚感冒　谢氏选择临床诊断为阴虚感冒患者 62 例，予加减葳蕤汤加味（葳蕤 12 克，薄荷 4 克，淡豆豉 10 克，白薇 10 克，桔梗 10 克，炙甘草 6 克，葱白 10 克，大枣 3 枚等），1 剂 / 天，服用 7 天。结果有效 58 例，无效 4 例，有效率 93.54%，表明应用加减葳蕤汤辨证治疗阴虚型感冒有较好的临床疗效。〔谢正兰.加减葳蕤汤治疗阴虚型感冒 62 例 [J].吉林中医药，2012，32（8）：819.〕

付氏以 80 例阴虚感冒患者为研究对象，随机均分两组各 40 例，以常规治疗为对照，以加减葳蕤汤为主（葳蕤 10 克，大枣 5 颗，薄荷 5 克，葱白 8 克，豆豉 10 克，甘草 5 克，白薇 8 克，桔梗 8 克）治疗为观察组，结果显示观察组的有效率为 92.5%，对照组为 80%，观察组疗效较对照组高差异有统计学意义，加减葳蕤汤对阴虚型感冒可以增强疗效，值得推广应用。〔付开行.观察加减葳蕤汤对感冒（阴虚型）的治疗价值 [J].现代医学与健康研究电子杂志，2018，2（16）：152-153.〕

2. 小儿咳嗽 郑氏以加减葳蕤汤为主治疗小儿咳嗽 168 例，临床表现发热恶寒、头昏痛、身酸痛、鼻塞、流涕、咳嗽、口渴咽干、咳吐白色泡沫痰或黄稠痰、或咳痰不爽，咳嗽以早晚为甚。舌尖红、苔薄黄或黄或薄白，脉浮数、纹浮紫或浮红。治疗以葳蕤 12 克，白薇 12 克，淡豆豉 10 克，薄荷 10 克，桔梗 6 克，大枣 10 克，炙甘草 2 克，葱白 15 克加减，结果痊愈 88 例，好转 69 例，无效 11 例，总有效率 97%，提示小儿阴虚外感型咳嗽用加减葳蕤汤疗效较好。〔郑书全.加减葳蕤汤治疗小儿咳嗽 168 例 [J].四川中医，2008（6）：91.〕

3. 慢性扁桃体急性发作 潘氏以加减葳蕤汤治疗反复发作性乳蛾阴虚体质患儿 72 例，随机分为对照组和治疗组各 36 例，对照组给予五水头孢唑林钠抗感染及水溶性维生素支持治疗，体温超过 38.5℃，给予布洛芬混悬液口服；治疗组在对照组基础上给予加减葳蕤汤治疗。结果总有效率对照组 58.3%，治疗组 91.7%，治疗组病程、半年内复发次数、复发时发热和咽痛持续时间均优于对照组，提示加减葳蕤汤用于治疗阴虚体质反复发作性乳蛾具有良好的临床疗效，值得应用。〔潘丽丽，张茜，冯雷.加减葳蕤汤治疗阴虚体质反复发作性乳蛾疗效观察 [J].社区医学杂志，2012，10（17）：20-21.〕

郝氏等治疗陈某，女，24 岁，1997 年 8 月 18 日就诊。患者患慢性扁桃体炎 3 年多，常急性发作，多次使用抗生素类药物治疗。此次发作已 14 天，经静点青霉素发热已退，仍有咽痛，双侧扁桃体 Ⅱ 度肿大，患者决心手术。耳鼻喉科医师检查后认为病灶炎症尚未控制，不宜即刻手术，遂来内科就诊。验其舌脉，舌红少苔，脉滑寸浮而右脉细。予加减葳蕤汤去葱白，减豆豉用量，另加牛蒡子、金银花、天冬、天花粉、川贝母、瓜蒌以增效。服用 7 剂咽痛消失，咽腭弓充血不明显，右侧扁桃体缩小至 Ⅰ 度大，遂行扁桃体摘除术。有些慢性扁桃体炎患者经多次反复发作，已对多种抗生素耐药，故当急性发作之时抗生素治疗效果欠佳。笔者认为此类病人多属阴虚之体，虚火烁津生痰，风热外感，引动痰热上结于咽喉，发为乳蛾。治宜疏散风热，养阴润肺，化痰散结。〔郝艳新，王海彤．加减葳蕤汤临床应用举隅 [J]．北京中医药大学学报，2000，23（4）：74．〕

4. 产后高热 患者，女，23 岁，于 1995 年 4 月 4 日入产科。患者于一周前顺产后第 2 天开始发热，体温 38 ～ 39.4℃之间。在当地医院静滴青霉素等效不显。查体除双肺呼吸音稍粗外，未见其他阳性体征。外阴及阴道检查也未见异常，入院后先后疑为产褥感染、结核、结缔组织病、病毒性感冒。予头孢菌素 V、甲硝唑静滴，肌注利巴韦林，口服诺氟沙星，治疗 5 天体温仍 38 ～ 39.2℃之间，遂请中医科会诊。会诊时见患者但热不寒，无汗，口干喜饮，纳差，烦躁，乏力，小便黄，无恶露，舌红绛少苔，脉浮滑数。辨证为阴虚复感外邪，治拟滋阴清热，方拟加减葳蕤汤合竹叶石膏汤。处方：白薇 10 克，玉竹 12 克，花粉 15 克，桔梗 8 克，栀子 10 克，豆豉 10 克，生甘草 6 克，竹叶 12 克，生石膏 30 克，沙参 15 克，麦冬 10 克，3 剂，水煎服日 1 剂。第 1 剂药后即感口干减轻，纳增，服至第 3 天体温便降至 37.2℃，诸症减轻，脉和缓，前方出入继服 2 剂出院。患者产后高热不退，但产后无明显恶露，非产后热入血室。而所见高热烦渴喜饮，舌红绛少苔，脉浮滑数，均提示此证为外感不解，由表入里，里热炽盛，阴津损伤，加之患者产后阴血亏虚，故治从清热滋阴着手。加减葳蕤汤既能滋阴，又能清透血分伏邪，达邪外出；竹叶石膏汤既清里热，又能养阴生津；佐以栀子豉汤除烦，故 3 剂热退而收到良效。〔钟彬彬．产后高热治验 [J]．宁夏医学杂志，1995（6）：355．〕

【实验研究】

现代实验研究：康氏等研究发现不同剂量的加减葳蕤汤对菌群失调小鼠上呼吸道菌群有不同程度的调节作用。高剂量的加减葳蕤汤能显著升高甲型链球菌的构成比；中剂量的加减葳蕤汤能够显著增进菌群总密集度；低剂量的加减葳蕤汤对甲型链球菌的构成比及菌群总密集度都有一定的促进作用。因此加减葳蕤汤能够促进有益菌甲型链球菌生长、升高菌群总密集度，对青霉素致小鼠上呼吸道菌群失调具有调节作用，能促进菌群多样性，从而调节上呼吸道微生态平衡。〔康良，李仲锐，陈文慧，等．加减葳蕤汤对青霉素致小鼠上呼吸道菌群失调的调节作用 [J]．昆明医科大学学报，2009，30（5）：10-14．〕

第八节　升降散

【文献出处】

《伤寒温疫条辨》。

【原文摘录】

温病亦杂气中之一也。表里三焦大热，其证不可名状者，此方主之。

白僵蚕酒炒，二钱　全蝉蜕去土，一钱　广姜黄去皮，三钱　川大黄生，四钱

上为细末，合研匀，病轻者，分四次服，每服重一钱八分二厘五毫，用黄酒一盅，蜂蜜五钱，调匀冷服，中病即止；病重者，分三次服，每服重二钱四分三厘三毫，黄酒盅半，蜜七钱五分，调匀冷服；最重者，分二次服，每服重三钱六分五厘，黄酒二盅，蜜一两，调匀冷服。胎产亦不忌。炼蜜丸，名太极丸，服法同前，轻重分服，用蜜酒调匀送下。

【临床应用】

本方《济阳纲目》《万病回春》名内府仙方，主治肿项大头病、蛤蟆瘟病。杨栗山《伤寒温疫条辨》力荐本方治疗瘟疫，并以是方为基础，衍化出治瘟十五方。盖治瘟十五方，贯穿着宣、清、通三大治则，根据病邪之浅深，证情之轻重，选而用之。其中"轻则清之"者凡八方（神解散、清化汤、芳香饮、大清凉散、小清凉散、大复苏饮、小复苏饮、增损三黄石膏汤）；"重则泻之"者凡六方（增损大柴胡汤、增损双解散、加味凉膈散、加味六一顺气汤、增损普济消毒饮、解毒承气汤）。"轻则清之"之方，常用于治疗气分无形热炽，故佐以石膏、知母、银花、桔梗等清气泄热之品；"重则泻之"之剂，则多用于有形热结，故配以大黄、芒硝、枳实、厚朴攻里泄下解毒之属。诸方之主升降散，方中"以僵蚕为君，蝉蜕为臣，姜黄为佐，大黄为使，米酒为引，蜂蜜为导"。杨氏认为，"僵蚕味辛苦，气薄，喜燥恶湿，得天地清化之气，轻浮而升阳中之阳"，功能清热解郁，胜风除湿，化痰散结，解毒定惊，"辟一切怫郁之邪气"；蝉蜕"气寒无毒，味咸且甘，为清虚之品"，"能祛风而胜湿"，"涤热而解毒"，善解外感风热，有定惊镇痉，透托隐疹之功；"姜黄气味辛苦，大寒无毒"，"祛邪伐恶，行气散郁"，"建功辟疫"；"大黄味苦，大寒无毒，上下通行"，推陈致新，安和五脏，有荡涤肠胃，攻积导滞，泄热解毒之力；"米酒性大热，味辛苦而甘，上行头面，下达足膝，外周毛孔，内通脏腑经络，驱逐邪气，无处不到"，有和血养气，伐邪辟恶之效；"蜂蜜，甘平无毒，其性大凉"，"清热润燥而自散温毒"。诸药合用，辛味宣透疏散，寒凉清泄郁热，升降并施，共奏宣泄三焦邪热，行气解散，升清降浊之效，用治瘟疫郁热为主之证，"升清可以解表，降浊可

以清里，则阴阳和而内外彻矣"。杨氏在瘟疫流行之际，屡用此方，救人甚众。后世运用此方治疗温病瘟疫收效亦佳，至今仍具有较高的实用价值。

兹录杨氏治瘟十五方如下：

1. 升降散（见上）

2. 增损大柴胡汤　温病热郁腠理，以辛凉解散，不至还里而成可攻之证，此方主之，乃内外双解之剂也。

柴胡四钱　薄荷二钱　陈皮一钱　黄芩二钱　黄连一钱　黄柏一钱　栀子一钱　白芍一钱　枳实一钱　大黄二钱　广姜黄七分　白僵蚕酒炒，三钱　全蝉蜕十个　呕加生姜二钱

水煎去渣，入冷黄酒一两，蜜五钱，和匀冷服。

3. 增损双解散　温病主方。温毒流注，无所不至，上干头痛目眩耳聋；下流腰痛足肿；注于皮肤斑疹、疮疡；壅于肠胃毒利脓血；伤于阳明腮脸肿痛；结于太阴腹满呕吐；结于少阴喉痹咽病；结于厥阴舌卷囊缩。此方解散阴阳内外之毒，无所不至矣。

白僵蚕酒炒，三钱　全蝉蜕十二枚　广姜黄七分　防风一钱　薄荷叶一钱　荆芥穗一钱　当归一钱　白芍一钱　黄连一钱　连翘去心，一钱　栀子一钱　黄芩二钱　桔梗二钱　石膏六钱　滑石三钱　甘草一钱　大黄酒浸，二钱　芒硝二钱

水煎去渣，冲芒硝，入蜜三匙，黄酒半酒杯，和匀冷服。

4. 加味凉膈散　温病主方。余治温病，双解、凉膈愈者不计其数。若病大头、瓜瓤等温，危在旦夕，数年来以二方救治者，屈指以算百十余人，真神方也，其共珍之。

白僵蚕酒炒，三钱　蝉蜕全，一十二枚　广姜黄七分　黄连二钱　黄芩二钱　栀子二钱　连翘去心　薄荷　大黄　芒硝各三钱　甘草一钱　竹叶三十片

水煎去渣，冲芒硝，入蜜酒冷服。若欲下之，量加硝黄，胸中热加麦冬，心下痞加枳实，呕渴加石膏，小便赤数加滑石，满加枳实、厚朴。

5. 增损三黄石膏汤　温病主方。表里三焦大热，五心烦热，两目如火，鼻干面赤，舌黄唇焦，身如涂朱，燥渴引饮，神昏谵语，服之皆愈。

石膏八钱　白僵蚕酒炒，三钱　蝉蜕十个　薄荷二钱　豆豉三钱　黄连　黄柏盐水微炒　黄芩　栀子　知母各二钱

水煎去渣，入米酒、蜜，冷服。腹胀疼或燥结加大黄。

6. 神解散　温病初觉，憎寒体重，壮热头痛，四肢无力，遍身酸痛，口苦咽干，胸腹满闷者，此方主之。

白僵蚕酒炒，一钱　蝉蜕五个　神曲三钱　金银花二钱　生地二钱　木通　车前子炒、研　黄芩酒炒　黄连　黄柏盐水炒　桔梗各一钱

水煎去渣，入冷黄酒半小杯、蜜三匙，和匀冷服。

7. 清化汤 温病壮热，憎寒体重，舌燥口干，上气喘吸，咽喉不利，头面卒肿，目不能开者，此方主之。

白僵蚕酒炒，三钱 蝉蜕十个 金银花三钱 泽兰叶二钱 广皮八分 黄芩二钱 黄连 炒栀 连翘去心 龙胆草酒炒 元参 桔梗各一钱 白附子炮 甘草各五分

大便实，加酒大黄四钱，咽痛加牛蒡子炒研，一钱，头面不肿去白附子。

水煎去渣，入蜜酒冷服。

8. 大清凉散 温病表里三焦大热，胸满胁痛，耳聋目赤，口鼻出血，唇干舌燥，口苦自汗，咽喉肿痛，谵语狂乱者，此方主之。

白僵蚕酒炒，三钱 蝉蜕全，十二个 全蝎去毒，三个 当归 生地酒洗 金银花 泽兰各二钱 泽泻 木通 车前子炒研 黄连姜汁炒 黄芩 栀子炒黑 五味子 麦冬去心 龙胆草酒炒 丹皮 知母各一钱 甘草生，五分

水煎去渣，入蜂蜜三匙，冷米酒半小杯，童便半小杯，和匀冷服。

9. 小清凉散 温病壮热烦躁，头沉面赤，咽喉不利，或唇白颊腮肿者，此方主之。

白僵蚕炒，三钱 蝉蜕十个 银花 泽兰 当归 生地各二钱 石膏五钱 黄连 黄芩 栀子酒炒 牡丹皮 紫草各一钱

水煎去渣，入蜜酒、童便冷服。

10. 加味六一顺气汤 温病主方，治同前证。

白僵蚕酒炒，三钱 蝉蜕十个 大黄酒浸，四钱 芒硝二钱五分 柴胡三钱 黄连 黄芩 白芍 甘草生，各一钱 厚朴一钱五分 枳实一钱

水煎去渣，冲芒硝，入蜜酒和匀冷服。

11. 大复苏饮 温病表里大热，或误服温补和解药，以致神昏不语，形如醉人，或哭笑无常，或手舞足蹈，或谵语骂人，不省人事，目不能闭者，名越经证，及误服表药而大汗不止者，名亡阳证，并此方主之。

白僵蚕三钱 蝉蜕十个 当归三钱 生地二钱 人参 茯神 麦冬 天麻 犀角磅，磨汁，入汤和服 丹皮 栀子炒黑 黄连酒炒 黄芩酒炒 知母 甘草生，各一钱 滑石二钱

水煎去渣，入冷黄酒、蜜、犀角汁，和匀冷服。

12. 小复苏饮 温病大热，或误服发汗解肌药，以致谵语发狂，昏迷不醒，燥热便秘，或饱食而复者，并此方主之。

白僵蚕三钱 蝉蜕十个 神曲三钱 生地三钱 木通 车前子炒，各二钱 黄芩 黄柏 栀子炒黑 黄连 知母 桔梗 牡丹皮各一钱

水煎去渣，入蜜三匙、黄酒半小杯、小便半小杯，和匀冷服。

13. 增损普济消毒饮 治大头瘟。

元参三钱　黄连二钱　黄芩三钱　连翘去心　栀子酒炒　牛蒡子炒,研　蓝根如无以青黛代之　桔梗各二钱　陈皮　甘草生,各一钱　全蝉蜕十二个　白僵蚕酒炒　大黄酒浸,各三钱

水煎去渣,入蜜酒、童便冷服。

14.解毒承气汤　温病三焦大热,痞满燥实,谵语狂乱不识人,热结旁流,循衣摸床,舌卷囊缩,及瓜瓤、疙瘩瘟,上为痈脓,下血如豚肝等证,厥逆,脉沉伏者,此方主之。

白僵蚕酒炒,三钱　蝉蜕全,十个　黄连一钱　黄芩一钱　黄柏一钱　栀子一钱　枳实麸炒,二钱五分　厚朴姜汁炒,五钱　大黄酒洗,五钱　芒硝三钱,另冲入

水煎服。

15.芳香饮　温病多头痛,身痛,胁痛,呕吐黄痰,口流浊水,涎如红汁,腹如圆箕,手足搐搦,身发斑疹,头肿,舌烂,咽喉痹塞证等,此虽怪怪奇奇,不可名状,皆因肺胃火毒不宣,郁而成之耳。治法急宜大清大泻之,但有气血损伤之人,遽用大寒大苦之剂,恐火转闭塞而不达,是害之也,此方主之。其名芳香者,以古人元旦,汲清泉以饮芳香之药,重涤秽也。

元参一两　白茯苓五钱　石膏五钱　蝉蜕全,十二个　白僵蚕酒炒,三钱　荆芥三钱　天花粉三钱　神曲炒,三钱　苦参三钱　黄芩二钱　陈皮一钱　甘草一钱

水煎去渣,入蜜酒冷服。

升降散治疗急性传染病举隅:

1.流行性腮腺炎　吴氏介绍,用本方加味(僵蚕4～6克,蝉蜕3～6克,姜黄3～5克,大黄3～8克,银花10～30克,连翘10～15克,元参10～15克,柴胡4～8克,黄芩8～12克),治疗流行性腮腺炎350例,并外敷青硝膏(青黛5克,芒硝15克),结果除合并睾丸炎2例,脑膜炎1例住院治疗外,其余皆在门诊上治疗而收效。治疗2～5天热退者193例,6～10天热退者148例,10天以上者9例。腮腺肿消多在7～10天。〔吴传志.内外合治治疗流行性腮腺炎[J].湖北中医杂志,1989(1):15.〕

用加味升降散(僵蚕、防风、荆芥、蝉蜕各12克,姜黄6克,大黄9克,蒲公英18克)治疗125例流行性腮腺炎,都在短期内治愈,其中1日退热者68例,2日退热者56例,3日退热者1例,均于热退后1～3日腮腺部位肿胀消失。〔曹济安.中药治疗流行性腮腺炎一百二十五例[J].湖北中医杂志,1986(3):45.〕

颜氏用本方加味(炒僵蚕20克,蝉蜕12克,姜黄6克,大黄9克,黄芩9克,石膏15克,共研细末,黄酒调匀,每日2次冷服)治疗流行性腮腺炎30例,结果24例痊愈,5例好转,1例无效。〔颜玉景,王学昌.升降

散加味治疗流行性腮腺炎 30 例 [J]. 浙江中医杂志, 1997（2）: 83.〕

2. 流行性感冒　蒋氏等报道以本方加味（名升降解毒汤）治疗流行性感冒 92 例, 基本方: 僵蚕 12 克, 蝉蜕 12 克, 姜黄 15 克, 熟大黄 6～12 克, 鱼腥草 30 克, 虎杖 6～12 克, 板蓝根 30 克, 贯众 12 克, 百部 30 克, 紫菀 12 克, 甘草 3 克。每剂水煎 2 次, 共取汁 500～600 毫升, 分为 3 份, 每 8 小时服 1 份, 小儿剂量酌减, 疗程为 3 天。结果痊愈 75 例（81.5%）, 基本治愈 8 例（8.7%）, 有效 6 例（6.5%）, 无效 3 例（3.3%）, 总有效率为 96.7%。服药后 8 小时内体温恢复正常者 62 例（67.4%）。〔蒋森, 贾静鹏. 升降解毒汤治疗流行性感冒 92 例 [J]. 中医杂志, 2000（2）: 119-120.〕

杜氏等以本方加板蓝根、贯众等为基本方治疗流行性感冒 56 例, 结果除 1 例外均痊愈, 发热病人平均退热天数 2.3 天, 平均治愈天数 3.2 天。〔杜淑云, 刘世兴. 升降散加减治疗时行感冒 56 例 [J]. 北京中医, 1999（3）: 33.〕

3. 传染性非典型肺炎（SARS）　广东省中医院用中医药治疗 SARS 的过程中, 早期根据患者临床表现分为两型, 都用本方加减治疗, 如湿热阻遏型用升降散合三仁汤加减, 表寒里热夹湿型用升降散合麻杏石甘汤加减。经治 103 例 SARS 患者, 结果治愈 96 例（93.2%）, 死亡 7 例（6.8%）, 治疗后退热时间为 6.72±3.95 天, 热退后无反复。〔林琳, 韩云, 杨志敏, 等. 中西医结合治疗非典型肺炎 103 例临床观察 [J]. 中国中西医结合杂志, 2003（6）: 409-413.〕

4. 流行性出血热　姜氏等介绍在治疗本病发热期内温毒兼痧郁于太阳营分, 用本方合双解散加减, 急以散痧透表, 活血解毒, 外用刮痧法, 内外结合治疗 3～5 日, 可缩短少尿期、休克期的病程, 或不出现少尿、休克的症状。〔姜法乾, 孙景成, 邱敏丽. 流行性出血热临床治疗体会 [J]. 长春中医学院学报, 1997（3）: 25.〕

5. 猩红热　郑氏等用本方加生地、丹皮、玄参、金银花、连翘、生甘草、青黛, 治疗疫疠毒燔气营之猩红热 1 例, 收效良好。〔陈晓霞. 郑家本升降散治疗小儿出疹性传染病经验 [J]. 中国中医急症, 1997（4）: 168-169.〕

薛氏用本方合银翘散加减治疗猩红热 1 例, 服药 6 剂痛告愈。〔薛伯寿. 杨栗山温病十五方的临床应用 [J]. 江苏中医杂志, 1981（4）: 21-23.〕

李氏用本方合利咽汤（金银花、连翘、牛蒡子、马勃、桔梗、射干、薄荷、甘草）治疗猩红热 1 例, 服药 5 剂病痊愈。〔李跃进, 李增仁. 论升降散的化裁应用 [J]. 河北中医, 1990（2）: 11-12.〕

6. 流行性乙型脑炎　张氏报道用本方加味治疗流行性乙脑 1 例。患儿 5 岁, 症见高热 5 天, 伴头痛、恶心呕吐, 体温 41℃, 脉搏 142 次/分, 呼吸

34 次 / 分，血压 102/70 毫米汞柱，胸背部可见散在针尖大小出血点，双目上视，时而抽搐，处方：僵蚕 10 克，蝉蜕 5 克，佩兰 5 克，金银花 10 克，钩藤 10 克，六一散 15 克，黄连 5 克，水煎服，每 2 小时服 1 次，每日 1 剂。服 2 剂后身热减退，神志清楚，手足发热，无汗，再以益气养阴调理善后而痊愈。〔张祥福 . 升降散治疗儿科急症举隅 [J]. 湖南中医杂志，1988（3）：21–22.〕

【实验研究】

现代实验研究表明，升降散具有较好的免疫调节及抗病毒作用。如马氏等观察本方对免疫功能及 I 型、IV 型变态反应的影响，结果表明本方对小鼠免疫器官重量无明显影响，但对炭粒清除速率有抑制趋势，能显著抑制机体血清溶血素的形成，明显抑制绵羊细胞 – 延迟型超敏反应（SRBC-DTH）、磷酸肝酯 – 延迟型超敏反应（PC-DTH），说明其对非特异性免疫、体液免疫及细胞免疫都有一定的抑制作用。〔马世平，瞿融，燕茹，等 . 升降散对免疫功能及 I，IV 型变态反应的影响 [J]. 中成药，1998（6）：29–32.〕

刘氏等设计了升降散水煎剂对流感病毒感染鸡胚、小鼠治疗作用实验，结果表明本方具有非常显著的抑制流感病毒在鸡胚内增殖的作用，可显著降低接种病毒的鸡胚血凝效价，其抗流感病毒效果优于利巴韦林，差异具有显著性。升降散水煎液还可促进小鼠刚果红的吞噬，增强巨噬细胞的吞噬能力，提高小鼠的非特异性免疫力。实验中可显著提高 CD_8^+ 活性而表现 CD_4^+ 产的降低，有助于小鼠肺病变的减轻和恢复，使小鼠肺炎症减轻，使免疫系统归于平衡。〔刘培民，张鸿彩，包培蓉 . 升降散抗流感病毒实验研究 [J]. 山东中医药大学学报，2001（1）：43–45.〕

李氏研究本方在体外抗甲型流感病毒的作用及对病毒血凝滴度的影响，结果表明其能有效地抑制流感病毒在细胞内复制，明显降低受感染小鼠肺组织病毒血凝滴度。〔李际强，张奉学，符林春，等 . 升降散在体外抗甲型流感病毒的作用与对病毒血凝滴度的影响 [J]. 中医药学刊，2003（2）：217–218.〕

在以感染流感病毒的小鼠作为动物模型，研究升降散的体内抗甲型流感病毒作用的实验中，发现本方各剂量组均能不同程度地降低肺指数，且呈正的量效关系。〔李际强，张春学，胡溪柳，等 . 升降散抗小鼠流感病毒性肺炎的实验研究 [J]. 实用中医内科杂志，2004（1）：28–29.〕

南氏设计了升降散药血清对流感病毒感染鸡胚的作用实验和升降散散剂对流感病毒感染小鼠作用的实验。结果表明：升降散药血清能抑制流感病毒在鸡胚内增殖，并能减轻肺病变，说明本方具有明显抗病毒作用。〔南淑玲，李荣娟 . 升降散散剂抗流感病毒作用的实验研究 [J]. 中国中医药信息杂志，

2005（6）：33–34.〕

瞿氏报道本方能显著抑制二甲苯所致小鼠耳郭肿胀、醋酸所致小鼠毛细血管通透性增高和角叉菜胶、蛋清所致大鼠足跖肿胀，明显降低炎性组织中前列腺素 E_2 的含量，但对大鼠棉球肉芽肿无明显抑制作用。〔瞿融，马世平，徐向伟，等.升降散的抗炎作用 [J].中成药，1996（4）：28–30.〕

南氏用大肠杆菌内毒素致家兔发热，观察升降散散剂的解热及排痰作用，结果发现，本方可缩短发热家兔高温持续时间，显著降低高热高峰值（△T）以及体温反应指数（TRI），能更好地促进动物气管段酚红的排泄，为治疗呼吸道感染性疾病提供了实验依据。〔南淑玲，李荣娟.升降散散剂解热及排痰作用观察 [J].吉林中医药，2005（4）：51–52.〕

第九节　清解汤

【文献出处】

《医学衷中参西录》。

【原文摘录】

治温病初得，头疼，周身骨节酸疼，肌肤壮热，背微恶寒，无汗，脉浮滑者。

薄荷叶四钱　蝉蜕三钱，去足土　生石膏六钱，捣细　甘草一钱五分

【临床应用】

本方系近代汇通学派医家张锡纯创制，张氏学验俱丰，富有创新，对温病瘟疫的诊治颇有研究。他在分析本方方义时说："薄荷气味近于冰片，最善透窍。其力内至脏腑筋骨，外至腠理皮毛，皆能透达，故能治温病中之筋骨作疼者。若谓其气质清轻，但能发皮肤之汗，则浅之乎视薄荷矣。蝉蜕去足者，去其前之两大足也。此足甚刚硬，有开破之力，若用之退目翳消疮疡，带此足更佳。若用之发汗，则宜去之，盖不欲其于发表中，寓开破之力也。蝉蜕微凉、味淡，原非辛散之品，而能发汗者，因其以皮达皮也，此乃发汗中之妙药，有身弱不任发表者，用之最佳。且温病恒有兼隐疹者，蝉蜕尤善托隐疹外出也。石膏性微寒，《神农本草经》原有明文。虽系石药，实为平和之品。且其质甚重，六钱不过一大撮耳。其凉力，不过与知母三钱等，而其清火之力则倍之，因其凉而能散也。尝观后世治温之方，至阳明腑实之时，始敢用石膏五六钱，岂能知石膏者哉！然必须生用方妥，煅者用至一两，即足偾事。又此方所主之证，或兼背微恶寒，乃热郁于中，不能外达之征，非真恶寒也。白虎汤证中，亦恒有如此者，用石膏透达其热，则不恶寒矣。"

此外，张氏还创制凉解汤（薄荷叶三钱，蝉蜕去足土，二钱，生石膏捣细，一两，甘草一钱五分），主治温病表里俱觉发热，脉洪而兼浮者；寒解汤（生石膏捣细，一两，知母八钱，连翘一钱五分，蝉蜕去足土，一钱五分），主治周身壮热，心中烦而且渴，舌上苔白欲黄，其脉洪滑，或头犹觉疼，周身犹有拘束之意者。观上述三方（方1、方2药味相同而剂量有异），俱能清解邪热，但作用强度有异，故有清解、凉解、寒解之别，适应证亦有不同，是效法《温病条辨》辛凉轻剂桑菊饮、辛凉平剂银翘散、辛凉重剂白虎汤之意，鼎足而三，足见其制方之严密和精细。

1. 小儿外感发热 张氏用清解汤（薄荷叶 12 克，蝉蜕 9 克，生石膏 18 克，甘草 3 克，日 1 剂，水煎分 4～5 次服）加减治疗小儿外感发热，共治疗 538 例，结果痊愈 419 例，好转 82 例，无效 37 例（后改用其他药物治疗），总有效率 92%。〔张寿华. 清解汤治疗小儿发热体会 [J]. 实用中西医结合临床，2003（5）：50–51.〕

2. 病毒性脑膜炎 刘氏运用清解汤加味治疗小儿病毒性脑膜炎 15 例，药用薄荷、金银花各 20 克，生石膏、生地、党参各 30 克，蝉蜕、滑石、葛根、玄参、石菖蒲各 15 克，甘草 10 克。抽搐加钩藤、桑枝、白僵蚕各 15 克；便秘加枳壳、大黄各 10 克；项强神昏、烦躁不安加川连 5 克，葛根 20 克；头痛剧烈加白芷 15 克，茅根、茵陈各 30 克。结果均获痊愈。本组退热时间平均 3.5 日，头痛、呕吐、项强消失时间平均 4.5 日，疗程平均 6 日。〔刘跃江. 清解汤加味治疗小儿病毒性脑膜炎临床观察 [J]. 北京中医，1991（4）：16.〕

3. 流行性腮腺炎 王氏介绍以本方加金银花治疗流行性腮腺炎引起的高热 25 例，结果痊愈 11 例，显效 9 例，有效 3 例，无效 2 例。〔王国樑. 石银清解汤治疗外感高热 325 例 [J]. 吉林中医药，1998（4）：11.〕

4. 白喉 徐氏报道用清解汤治疗白喉初期（发起期），症见微恶寒后，发热或不发热，或咳或不咳，头晕痛，鼻塞，唇燥口干，喉痛，扁桃体红肿，甚或紫黑色，体温 39℃左右，脉搏浮滑而数，全身疲乏。同时局部吹以吹喉散，不过一二日可愈。〔徐华，徐德年. 辨证施治白喉四十七例 [J]. 福建中医药，1960（2）：21–23.〕

第十节 加减败毒散

【文献出处】

《寿世保元》。

【原文摘录】

众人病一般者，天行时疫也，其证头面肿大，咽喉不利，舌干口燥，憎寒壮热，时气流传，不问四时瘟疫，通用此方。

防风一钱五分　荆芥二钱　羌活二钱　独活二钱　前胡二钱　升麻五分　干葛一钱　赤芍二钱　桔梗八分　川芎一钱五分　白芷二钱　薄荷八分　牛蒡子三钱　甘草八分　柴胡八分

上剉，姜、葱煎，热服，出汗。

【临床应用】

本方由《外科理例》荆防败毒散化裁而成，实导源于《小儿药证直诀》人参败毒散。在古医籍中，以败毒散类方治疗疫病记述甚多，如《济阳纲目》以荆防败毒散（人参、茯苓、甘草、桔梗、川芎、枳壳、柴胡、前胡、羌活、独活、防风、荆芥）"治时毒肿痛发热，左手脉浮数"。《杂病源流犀烛》以荆防败毒散治捻头瘟；《济世全书》用加减败毒散（组方与《寿世保元》同）"治天行瘟疫，头面肿盛，咽喉不利，舌干口燥，憎寒壮热，时气流传"。此外，《太平惠民和剂局方》《三因方》《元戎拾遗》《赤水玄珠》《万病回春》《疫疹一得》等均有败毒散治瘟疫、时气的记载。足见本方广泛应用于疫病，尤适应于邪在肌表者。兹将败毒散类方的临床应用一并简述于下：

1.细菌性痢疾　黄氏报道用人参败毒散为主加黄连、山栀、秦皮等治疗3例急性菌痢，均1剂而寒热大减；2～4剂下痢次数明显减少，腹中安和。〔黄兆鋆.浅谈"人参败毒散"与"逆流挽舟"法治痢[J].浙江中医学院学报，1994（5）：8-9.〕

2.病毒性肝炎　黄氏用人参败毒散治疗急性病毒性肝炎152例。基本方：人参（党参代）、茯苓、枳壳、桔梗、柴胡、前胡、川芎、羌活、独活、甘草各9克，薄荷3克，生姜3片。加减法：黄疸型加茵陈、金钱草各30克，秦艽9克；无黄疸型加蒲公英、败酱草各30克；热感加黄芩、栀子各9克；呕吐加半夏、竹茹各9克；胸闷加全瓜蒌30克；腹胀加厚朴、大腹皮各9克；腹泻加苍术9克，黄连6克；大便燥结加大黄3～9克；口舌干燥减羌活、独活为3～6克，加天花粉9克。每日1剂，分2次煎服，4周1个疗程。结果：临床治愈139例（91.4%），无效（包括中途更医）13例（8.6%）。HBsAg阳性阴转34例，占检出的29%。一般服药28剂，最多42剂，平均31.9剂。〔黄晓玲.人参败毒散治疗急性病毒性肝炎152例[J].国医论坛，1992（5）：27.〕

3.流行性感冒　患者王某，男，68岁。患流感1周，经输液、抗感冒西药效果不显，现症见恶寒发热，体温39.4℃，咳嗽，身酸痛，乏力。予人参败毒散 2 帖，水煎温服，痊愈。〔谈世水．人参败毒散治疗流行性感冒 [J].安徽中医临床杂志，2003（2）：154.〕

何氏报道其近 20 年来，每遇流感盛行，出现外寒束内热，类似大青龙汤证者，投以人参败毒散加石膏辄效。〔何炎燊．试论登革热证治 [J].新中医，1987（5）：1-3.〕

4. 登革热　何氏报道用本方治愈登革热 200 例。其初起卫气同病，表寒盛而里热炽者用人参败毒散加减：太子参、柴胡、茯苓、葛根各 15 克，前胡、羌活、独活、枳壳、桔梗各 10 克，石膏 45 克，甘草 5 克。该方确能顿挫病势，缩短病程。若初起即四肢发疹而痒者，去参加防风、荆芥。〔何炎燊．试论登革热证治 [J].新中医，1987（5）：1-3.〕

5. 流行性腮腺炎　焦氏报道采用荆防败毒散为主，随证加减治疗腮腺炎 106 例，处方：荆芥 6 克，防风 6 克，羌活 4.5 克，独活 4.5 克，川芎 3 克，枳壳 4.5 克，桔梗 6 克，甘草 4.5 克，云苓 6 克，柴胡 4.5 克，前胡 6 克（成人量）。用水煎服，1 日 2 次，小儿酌减。加减法：喉头、扁桃体肿大潮红灼痛，加牛蒡子、射干；若睾丸肿痛加川楝、小茴。获得满意疗效。〔焦远亮．荆防败毒散治疗流行性腮腺炎的经验 [J].江西中医药，1960（11）：32.〕

6. 水痘　朱氏报道采用荆防败毒散加减治疗水痘 38 例，收到较理想效果。处方：荆芥、防风各 12 克，羌活、独活、柴胡各 10 克，升麻 6 克，葛根 12 克，薄荷（后下）10 克，甘草 3 克。1 天 1 剂，煎汁分 2 次服，疗程 1～2 周。结果：治疗 1～2 周后，38 例中痊愈 37 例，未愈 1 例，总有效率 97.4%。〔朱晓园，陈东平．荆防败毒散加减治疗水痘 38 例疗效观察 [J].浙江中西医结合杂志，2005（4）：258-259.〕

【实验研究】

刘氏等以纸片法药物敏感试验对加味荆防败毒散 16 味中药水煎剂进行的实验结果表明，14 味中药对金黄色葡萄球菌有抑菌作用，但仅有 3 味或 1 味对大肠埃希氏菌或铜绿假单胞菌有抑菌能力。这些中药间多数能测出对金黄色葡萄球菌的协同抑菌作用。但其强度似和所用中药味数的多寡呈负相关。它们和某些抗菌药物间亦可观察到抑菌作用的协同效果。〔刘若英，唐雯，王翼阳，等．加味荆防败毒散的联合抗菌作用观察 [J].贵州医药，1996（2）：76-77.〕

第十一节　升麻葛根汤

【文献出处】

《太平惠民和剂局方》。

【原文摘录】

治大人小儿时气瘟疫，头痛发热，肢体烦疼，及疮疹已发及未发，疑贰之间，并宜服之。

升麻　白芍药　甘草炙。各十两　葛根十五两

上为粗末，每服三钱，用水一盏半，煎取一中盏，去滓，稍热服，不计时候，日二三服，以病气去身清凉为度。小儿量力服之。

【临床应用】

升麻葛根汤治温病瘟疫，古医籍中多有记载。如《阎氏小儿方论》称其治伤寒、瘟疫、风热，壮热头痛，肢体痛，疮疹已发未发；《世医得效方》谓本方治伤寒时疫，头痛，憎寒壮热，肢体痛，发热恶寒，鼻干不得睡，小儿大人疮疹已发束发，皆可服，兼治寒暄不时，人多疾疫，乍暖脱衣，及暴热之，次忽变阴寒，身体疼痛，头重如石，及解伤酒膈热，口疮咽疼。《济阳纲目》亦称其治大人小儿时气瘟疫，头痛，无汗恶寒，及疮疹发斑。足见其是治疫的传世名方。对其方义，《医方集解》释之曰："此足阳明药也，阳明多气多血，寒邪伤人，则血气之壅滞，辛能达表，轻可去实，故以升、葛辛轻之品，发散阳明表邪。阳邪盛则阴气虚，故用芍药敛阴和血，又用甘草调其卫气也。升麻、甘草升阳解毒，故又治时疫。"因本方功能解肌透疹，和营解毒，故对发疹性的疫病如麻疹等，用之颇为适合。

1. **麻疹**　赵氏用本方加减（升麻、白芍、泽泻、金银花、桔梗各9克，葛根、芫荽各15克，滑石、浙贝母各12克，山药18克，牛蒡子、麻黄各6克，荆芥穗、炙甘草各4.5克，鲜芦根30克，水煎服，每日2次）治疗麻疹感受风寒并发肠炎，取得较好的疗效。〔赵忠敬.著名老中医刘惠民治疗麻疹的经验方[J].上海中医药杂志，1983（6）：17.〕

2. **细菌性痢疾**　杨氏用本方加味（葛根12克，升麻、赤芍各9克，甘草5克，热重者加黄连9克，银花20克；湿重者加广藿香15克，苍术9克；腹痛剧者加木香；纳谷不香者加焦山楂30克，剂量根据病情灵活应用，水煎服，每日1剂）治疗急性菌痢50例，结果3天以内治愈者19例，4～6天治愈者27例，1周以内好转者3例，无效者1例。〔杨景山.加味升麻葛根汤治疗急性细菌性痢疾50例[J].四川中医，1987（7）：19-20.〕

值得指出的是，在古代治疫名方中，有不少方剂如神效清震汤、神授太乙散、香葛汤等均以升麻葛根汤化裁或与其他方剂组合而成，在现代急性传染病临床上多有应用，可见其在疫病治疗上的重要价值。

第八章　祛暑剂

第一节　黄连香薷饮
（又名四味香薷饮）

【文献出处】

《医方集解》。

【原文摘录】

治一切感冒暑气，皮肤蒸热，头痛头重，自汗肢倦，或烦渴，或吐泻。

香薷一两　厚朴姜汁炒，五钱　扁豆炒，五钱　黄连姜炒，三钱

此手少阴、手足太阴、足阳明药也。香薷辛温香散，能入脾肺气分，发越阳气，以散皮肤之蒸热；厚朴苦温，除湿散满，以解心腹之凝结；扁豆甘淡，能消脾胃之暑湿，降浊而升清；黄连苦寒，能入心脾清热而除烦也。

【临床应用】

本方系香薷饮加黄连而成，既能祛暑化湿，以解表邪，又能苦寒直清里热，是寒温并用，解表清里兼顾的方剂。

1. **伤暑**　汤某某，女，29岁。一诊：1968年7月19日，体温40.9℃，壮热无汗2天，微恶寒，头痛，口干，胸闷，脉浮数，苔薄白而干。寒暑湿错杂之邪，蕴蒸气分，拟黄连香薷饮加味，解表清暑。炒川连2.4克，香薷6克，扁豆花9克，川朴花4.5克，淡豆豉12克，黑山栀9克，广郁金9克，鲜芦根1支，防风9克，鸡苏散18克（包煎）1剂。二诊：1968年7月20日，体温38.5℃，药后微汗，身热较减，头痛倦怠，半夜略咳，口干，大便未解，脉仍浮数，苔薄。暑温表证减，腑气未通，仍守前法出入。前方去川朴花加枳壳9克，杏仁9克，1剂。三诊：1968年7月21日，体温36.7℃，得汗不多，但寒热已退，大便亦解，头痛未止，头汗齐颈而还，脉浮小滑，苔薄腻。暑温虽化未清，再拟芳香宣化。鲜藿、佩兰各9克，冬桑叶9克，菊花6克，薄荷3克（后下），鲜芦根1支，茯苓12克，炒枳壳9克，桔梗4.5克，青蒿9克，白薇9克，3剂。〔严世芸，郑平东，何立人.张伯臾医案[M].上海：上海科学技术出版社，1979：5.〕

某女，16岁。6月，与同学郊游野外，是日烈日酷热，汗出甚多，在树荫乘凉，豪饮矿泉水2瓶后，汗出即收，渐觉凛凛恶寒，鼻流清涕，一身灼热烫手，但肌肤干燥无汗，神疲困倦，难以支持。同学见状，中途护送回家，父母急送医院就诊，拟以"风寒感冒"投荆防败毒散2剂，2日未效，

乃邀余会诊。刻诊：体温 37.8℃，恶寒发热无汗，头胀昏重，泛恶欲呕，身重懒困乏力，整日恋床，清涕少许，溲短而黄，舌质红，苔白腻，脉满缓，思虑再三，改投黄连香薷饮加味：黄连 3 克，香薷 6 克（后下），厚朴 6 克，白扁豆 6 克，茯苓 6 克，通草 6 克。1 剂微汗身轻，2 剂诸症消失，回校上课。〔罗秀娟. 清化退热法治疗湿热证举隅 [J]. 广西中医药，1997（6）：19-20.〕

2. 小儿暑温 赵某某，男，7 岁，1963 年 8 月 16 日初诊。病史：暑季外感微寒，发烧无汗，已 5～6 日，起伏不解，现体温 38.6℃，轻微咳嗽，胃纳减少，口渴欲饮，大便溏薄，小便短黄。检查：舌苔薄黄质红，脉滑数。辨证：暑热伏内，风寒外闭。治则：祛湿解表，清热化湿。拟黄连香薷饮加味。方药：香薷 3 克，白扁豆 6 克，川朴 4.5 克，黄连 2 克，炒杏仁 4.5 克，浙贝 4.5 克，六一散 6 克，赤苓 4.5 克，青蒿 6 克。水煎服。8 月 18 日二诊：服药 2 剂，得汗烧退，今日傍晚复又发烧，咳嗽，口不甚渴，全身有汗，大便未行，小便黄热，舌苔白质赤红，脉细滑数。证属外邪虽解，里热未清。按上方去香薷、黄连、杏仁、赤苓，加地骨皮 6 克，炒知母 4.5 克，炒黄芩 4.5 克，赤芍 4.5 克。水煎服。服药 2 剂痊愈。〔吴少怀，张吉人，魏玉英. 吴少怀医案 [M]. 济南：山东科学技术出版社，1983：323.〕

3. 小儿夏季热 李某，男，1.5 岁，2000 年 8 月 29 日诊。1 个月来发热、咳嗽气促，曾在当地医院诊为支气管肺炎，经中、西医治疗，咳嗽气促逐渐好转，但发热持续不退。后又用青霉素、头孢曲松、护彤口服液等治疗，热稍退旋即复发，体温为 37.5～39.5℃。诊见患儿消瘦，目大无神，唇焦色黑，体温 39℃，手足心热，脘腹痞硬，口干时欲饮水，不欲纳食。舌红，苔白中黄，脉象浮弦滑数。诊断为小儿夏季热。治以消解暑湿，消磨积滞。方用黄连香薷饮加味。处方：香薷、淡豆豉、苏叶、建曲、枳壳、谷芽、麦芽、青蒿、连翘、橘皮各 10 克，厚朴、胡黄连各 6 克，焦山楂 15 克。加水 500 毫升，浸泡 30 分钟，煎取 200 毫升，去渣。2 日 1 剂。服 2 剂后体温降至 37.6℃，仍见口渴，但饮水量明显减少，精神稍好转，纳食稍增。续服 3 剂后热退神安，后嘱增强体质，加强营养。〔魏敏. 黄连香薷饮加味治疗小儿夏季热 15 例 [J]. 实用中医药杂志，2005（10）：602.〕

4. 暑泄 曾某，男，30 岁。1988 年 8 月 5 日上午 11 时初诊。患者诉昨天下午突发畏寒发热，腹痛腹泻，呕吐少量食物残渣和黄绿色苦水，续而水泻如注，色黄而微臭，心烦，口渴饮水。舌苔白腻，脉濡数。大便常规：黄色水样便，脓球（+）。血常规检查：白细胞总数 6400/mm³，中性粒细胞 65%，淋巴细胞 33%，嗜酸性粒细胞 2%。处方：黄连 5 克，香薷 10 克，木香 10 克，白扁豆 15 克，秦皮 10 克，藿香 10 克，厚朴 10 克，茯苓 15 克，焦白术 10 克，法半夏 10 克，六一散（包煎）10 克。水煎服，日 1 剂，

服药 3 剂而意。〔龚景好 . 加味黄连香薷饮治疗暑泻 90 例小结 [J]. 河北中医，1991（1）：5.〕

第二节　新加香薷饮

【文献出处】

《温病条辨》。

【原文摘录】

手太阴暑温，如上条证，但汗不出者，新加香薷饮主之。"如上条证"是指形似伤寒，右脉洪大，左手反小，面赤口渴而言，但以汗不能自出，表实为异，故用香薷饮发暑邪之表也。按：香薷辛温芳香，能由肺之经而达其络。鲜扁豆花，凡花皆散，取其芳香而散，且保肺液，以花易豆者，恶其呆滞也。夏日所生之物，多能解暑，惟扁豆花为最，如无花时，用鲜扁豆皮，若再无此，用生扁豆皮。厚朴苦温，能泻实满，厚朴皮也，虽走中焦，究竟肺主皮毛，以皮从皮，不为治上犯中。若黄连、甘草，纯然里药，暑病初起，且不必用，恐引邪深入，故易以银花、连翘，取其辛凉达肺经之表，纯从外走，不必走中也。温病最忌辛温，暑病不忌者，以暑必兼湿，湿为阴邪，非温不解，故此方香薷、厚朴用辛温，而余则佐以辛凉云。

新加香薷饮方（辛温复辛凉法）

香薷二钱　银花三钱　鲜扁豆花三钱　厚朴二钱　连翘二钱

水五杯，煮取二杯，先服一杯，得汗出后服，不汗再服，服尽不出，再作服。

【临床应用】

本方即《和剂局方》香薷饮加金银花、连翘，将扁豆易为鲜扁豆花而成，具有祛暑解表、清热化湿之功效，为暑湿交感、表里同病而设。据《素问·阴阳应象大论》"其在皮者，汗而发之"，"因其轻而扬之"；《素问·至真要大论》"湿淫于内，治以苦热"原则，立祛暑解表，清热化湿之法。温病忌辛温，恐其化燥助热，然暑邪夹湿而兼寒闭于表，汗不能出，不唯不忌，且正欲借助辛温药物以散寒化湿，开闭疏郁；暑病而卫表闭郁，其病初起，又当辛凉清散，遂成辛温复以辛凉之剂。香薷芳香质轻，辛温发散，既能外散肺卫闭郁之寒，又能内化水液停滞之湿，"能解寒郁之暑气"（《本草经疏》），为夏月解表祛暑要药，方中用为君药。暑湿内郁，法当涤暑化湿，故以鲜扁豆花芳香微寒，散邪解暑而不伤津液，且可健脾和胃、清热化湿；银花"清络中风火湿热，解瘟疫秽恶浊邪"（《重庆堂随笔》）；连翘"能透表解肌，清热逐风，又为治风热要药"（《医学衷中参西录》），"连翘、银花辛凉解散，以清上焦之暑热"（《成方便读》），三药辛凉宣散，清透暑热，共为臣药。湿为阴邪，非温不化，故以厚朴苦辛性温，燥湿化滞，行气消闷，助香薷理气化湿，用为佐药。诸药相合，共奏祛暑解表，清热化湿之功。本方配伍特点为清温合用、以清为主。

1. 暑湿感冒 袁氏等依据《临床疾病诊断依据治愈好转标准》与《中药新药临床研究指导原则》中相关内容为纳入标准：发病前有长时间处于低温环境中或者频繁进出空调房间的情况；急性起病，病程小于 24 小时，临床表现主要包括发热恶寒、体温大于 38℃、乏力、头重、身痛、鼻塞、流涕、咳嗽咳痰、痰黏难咳出、胸闷、纳差、全身酸痛、乏力、大便黏腻等症，临床症状符合以上五个症状以上即可入选；舌脉象为：舌质淡红或稍红、苔厚腻、脉浮；实验室检查：血常规检查示 WBC 总数正常，伴或不伴有中性粒细胞比例轻度升高；X 线胸片示双肺未见明显异常或双肺纹理增粗，共纳入暑湿型感冒 200 例。治疗组以新加香薷饮（具体用药：银花 10 克，连翘 10 克，扁豆花 10 克，厚朴 10 克，香薷 10 克，辛夷花 10 克，苍耳子 10 克）并随证加减，与对照组以西药常规治疗，结果显示两组均有良好的退热作用，再分别对两组总有效率对比，$P < 0.005$，差异有临床意义，提示新加香薷饮退热作用优于西药。〔袁慧，孙玉香 . 新加香薷饮加味治疗暑湿型感冒 200 例 [J]. 中医临床研究，2018，10（26）：128-129.〕

刘氏等依据《中医儿科学》暑邪感冒暑湿偏重诊断标准：查体咽不红或稍红，扁桃体不肿大或稍肿大，心肺听诊无殊，血常规检查正常或淋巴细胞数偏高，C 反应蛋白不升高，尿常规正常；并取得家长知情同意，纳入小儿患者 400 例，各 200 例分为治疗组与对照组，治疗组以新加香薷饮加味治疗（基本方：香薷、黄芩、川朴各 5 克，扁豆花、银花、连翘各 8 克，柴胡 6 克。每日 1 剂，5 岁以下每天 100 毫升频服，5 岁以上每天 150 毫升频服）；对照组以利巴韦林注射液 10mg/kg/ 天静脉滴注。以患儿 24 小时、48 小时、72 小时后发热情况进行追踪随访，观察疗效。结果显示：新加香薷饮加味治疗的夏季外感发热患儿在体温恢复时间及临床疗效方面优于西药对照组，且体温不易复升，无不良反应，具有积极的临床推广意义。〔刘根芳，邱根祥，毛志远，等 . 新加香薷饮加味治疗小儿暑湿发热 200 例 [J]. 浙江中医杂志，2014，49（4）：271-272.〕

2. 流行性乙型脑炎 沈氏将 68 例小儿流行性乙脑分为暑偏湿、暑偏温两型，其中暑偏湿型症见高热、昏睡、呕吐，舌苔白腻，无汗出者采用新加香薷饮加减（金银花、连翘、香薷、薄荷、生石膏、竹叶、板蓝根、佩兰、芦根、知母、六一散）治疗，效果较好。〔沈开金 .68 例小儿乙型脑炎辨治小结 [J]. 安徽中医药大学学报，1997（6）：49-50.〕

又，已故著名老中医蒲辅周认为，乙脑辨证属暑温夹风者，其发病迅速，即见高烧、头痛、抽风、嗜睡等，应急用新加香薷饮清暑祛风。如治患儿韩某某，男，6岁。入院前2天，发热，头痛头晕，嗜睡并抽风2次，曾用解热剂无效。入院后，用西药治疗，病情继续加重，体温升高达40℃，嗜睡明显。第4日，蒲老会诊，症见高烧无汗，面潮红，嗜睡加深，偶有烦躁，舌质红，苔中白夹黄，脉浮弦数，知属暑温夹风。急以新加香薷饮加味清暑祛风，并借紫雪之力以开内闭，假葱豉之散以达表郁，佐六一之淡渗以通火腑。1剂体温正常，除颈部尚有轻度抵抗外，头痛、嗜睡诸症消失。前方继服1剂，不再用紫雪。暑清风去，停药观察，痊愈出院。〔方药中，许家松.温病汇讲[M].北京：人民卫生出版社，1986：281.〕

3.夏季社区获得性肺炎

谢氏等以新加香薷饮合止嗽散加减（银花、连翘、香薷、厚朴、扁豆花、紫菀、百部、桔梗、白前各15克，杏仁、黄芩、陈皮、地龙、甘草各10克）治疗夏季社区获得性肺炎，对比常规抗感染组，临床总有效率及改善相关症状体征的时间治疗组均明显占优。在夏季酷暑季节，辨证运用清暑祛湿解表法治疗肺炎外感咳嗽，具有退热快，咳嗽咳痰症状改善明显，较好较快促进肺炎炎症吸收的优点。〔谢纬，杨清，高雪，等.新加香薷饮合止嗽散加减治疗夏季社区获得性肺炎疗效观察[J].河南中医，2009，29（5）：512-513.〕

【实验研究】

李氏等研究表明新加香薷饮对于兔白细胞致热源性发热有明显的抑制作用，而对正常家兔体温没有很大影响。〔李弘，蔡群，邓志坚，等.四种古典清热方剂对兔白细胞致热原性发热的抑制作用[J].中国病理生理杂志，1992（1）：105.〕

邓氏等通过实验研究，模拟湿热环境，使用FM1病毒滴鼻造模。药物组灌胃治疗，利巴韦林用量为0.07g/（kg·d），新加香薷饮用量为23mL/（kg·d）。观察小鼠体重变化、肺部组织HE染色等指标。结果显示湿热环境一定程度上能促进病毒感染后的炎症反应，差异有统计学意义。利巴韦林和新加香薷饮在病毒感染后具有抗炎效果，差异有统计学意义。故得出结论：湿热环境对于流感病毒性肺炎具有促炎作用。新加香薷饮对湿热环境下流感病毒性肺炎小鼠具有抗病毒作用，且效果优于利巴韦林。〔邓力，聂娇，逄蓬，等.新加香薷饮对湿热环境下流感病毒性肺炎小鼠治疗作用的比较研究[J].新中医，2016（2）：235-238.〕

冯氏等研究与比较新加香薷饮复方及其组方药物体内外抗甲1型流感病毒的作用。结果显示高、中、低剂量组的新加香薷饮对小鼠流感病毒性肺炎抑制，受感染小鼠的死亡保护以及流感病毒血凝滴度的抑制均有明显的作用。其中，高剂量组新加香薷饮的抗流感作用明显优于各组方药物，差异具有统计学意义，呈一定的量效相关性。〔冯劲立，汪德龙，张奉学．新加香薷饮及其组方药物抗甲 1 型流感病毒作用的比较研究 [J].湖南中医药大学学报，2010（1）：31-33.〕

第三节　清暑益气汤

【文献处出】

《温热经纬》。

【原文摘录】

湿热证，湿热伤气，四肢困倦，精神减少，身热气高，心烦溺黄，口渴自汗，脉虚者，东垣用清暑益气汤主治。(《薛生白湿热病篇》)

雄按：此脉此证，自宜清暑益气以为治，但东垣之方，虽有清暑之名，而无清暑之实。观江南仲治孙子华之案、程杏轩治汪木工之案可知，故临证时须斟酌去取也。汪按：清暑益气汤，泂溪讥其用药杂乱固当，此云无清暑之实尤确。余每治此等证，辄用西洋参、石斛、麦冬、黄连、竹叶、荷秆、知母、甘草、粳米、西瓜翠衣等，以清暑热而益元气，无不应手取效也。汪按：此方较东垣之方为妥，然黄连尚宜酌用。

【临床应用】

金元四大家李东垣以脾胃学说立论，认为"长夏湿热困脾"而致暑温的发生，故在《脾胃论》中首先创立了具有益气健脾、清暑化湿作用的清暑益气汤，方由黄芪、苍术、升麻、人参、炒神曲、橘皮、白术、麦冬、当归身、炙甘草、青皮、黄柏组成。清代温病大家王孟英认为，暑为阳邪，暑温之邪必耗气伤阴，而东垣所创之清暑益气汤"虽有清暑之名，而无清暑之实"，认为东垣方中药多辛燥，不利于暑证，故另立清暑益气汤。方中西瓜翠衣清热解暑，西洋参益气生津，共为君药；荷梗助西瓜翠衣以解暑清热，石斛、麦冬助西洋参养阴生津，共为臣药；黄连、知母、竹叶清热除烦，养阴泻火，共为佐药；甘草、粳米养胃和中生津，为使药。诸药相伍，共奏清暑益气，养阴生津之功效。故后人治疗津气虚而暑热内盛之证者，故多循王氏清暑益气汤。综观李东垣与王孟英两个清暑益气汤的药物组成，东垣之清暑益气汤清暑生津力度稍逊，而重在燥湿健脾，用于脾胃素虚，又感暑湿之证；孟英创制的清暑益气汤除能清暑益气外，更重在养阴生津，宜于暑热耗气伤阴之证。两方各有侧重，临证时须斟酌去取也。

1.暑热证　是发生于夏季的一种常见病，临床以长期发热、多饮、多尿、汗闭为特征，多发于素体亏虚之人，尤其是小儿发病率最高。吴氏以王氏清暑益气汤加减治疗 72 例暑热证小儿，其中男 40 例，女 32 例；年龄 6 月～1 岁 25 例，1～2 岁 30 例，2～4 岁 17 例。全部患儿均为夏季起病，有发热 10 余天，口渴，多饮，多尿，无汗，体倦少气等症状，多数发热高达 39℃以上，经过有关检查，排除其他疾病。方用：西洋参 6 克，石斛 10 克，麦冬 10 克，竹叶 5 克，荷叶 5 克，知母 6 克，甘草 3 克，粳米 15 克，西瓜翠衣 18 克，地骨皮 10 克，白薇 10 克。结果治疗 7 天，热退，症状消失者 43 例，占 59.7%；治疗 1～2 周，体温下降，症状减轻者 21 例，占 29.2%；治疗 2 周，症状无改善者 8 例，占 11.1%。有效率为 88.9%。〔吴冬芳 . 王氏清暑益气汤治疗小儿暑热证 72 例 [J]. 安徽中医临床杂志，2003，15（5）：369.〕

2. 暑热咳嗽　陈氏针对目前家庭空调增多，夏季室内外温差大，儿童适应能力差，容易感受暑热，又夹风邪而致暑热咳嗽，采用王氏清暑益气汤加减治疗，药用：鲜石斛、石膏、滑石各 15 克，西瓜翠衣 3 克，知母、百部、荷叶各 12 克，枇杷叶、瓜蒌皮各 15 克，黄连 3 克。加减：咳嗽较著者加青蒿、枳实各 10 克，口渴明显者加北沙参、麦冬各 12 克。每日 1 剂，煎服，连用 3～8 剂。共治疗 38 例，结果全部治愈。〔陈苏明 . 王氏清暑益气汤加减治疗儿童暑热咳嗽 38 例 [J]. 四川中医，1997，15（8）：41.〕

3. 中暑后并发多器官功能障碍综合征　朱氏对 33 例中暑后并发多器官功能障碍综合征患者，按入院前后随机分为两组。治疗组 14 例，对照组 17 例。33 例均于入院一周内相继出现脑、肺、肝、肾及胃肠道等器官衰竭。治疗组在常规西医治疗基础上予清暑益气汤，药物组成为：西洋参 5 克，石斛 15 克，麦冬 9 克，甘草 3 克，粳米 15 克，西瓜翠衣 30 克，荷梗 6 克，黄连 3 克，知母 6 克，淡竹叶 6 克。每剂煎水 100 毫升，每日 2 次，鼻饲或口服。对照组常规西医降温，器官支持，对症处理治疗。观察记录两组患者病情变化，于入院后 1、3、7 天分别抽取外周血检测血内毒素、血浆 HSP70 水平。结果显示，对照组死亡 2 例，治疗组无死亡。治疗组血内毒素水平明显低于对照组，血浆 HSP70 水平明显高于对照组。中暑后并发多器官功能障碍综合征患者多见恶热，汗出，口渴喜饮，气短神疲，肢体困倦，小便短黄，舌红，脉虚数等暑伤津气证，用王氏清暑益气汤清热解暑、益气生津，清补兼施，标本双治，可以有效降低患者血内毒素水平，提高患者热休克蛋白水平，并改善其预后。〔朱荣长 . 清暑益气汤治疗中暑合并多器官功能障碍临床研究 [J]. 临床和实验医学杂志，2006，5（10）：1620–1621.〕

第四节 六一散

【文献出处】

《宣明论方》，名"益元散"。

【原文摘录】

治身热吐痢泄泻，肠澼下利赤白，癃闭淋痛，利小便。

桂府腻白滑石_{六两} 甘草_{一两}

上为末，每服三钱，蜜少许，温水调下，无蜜亦得，日三服，欲冷饮者，新汲水调下。

【临床应用】

本方由六分滑石、一分甘草组成，故名"六一散"。方中滑石性味淡寒，《本草经疏》谓其"滑以利诸窍，通壅滞，下垢腻；甘以和胃气；寒以散积热。甘寒滑利，以合其用，是为祛暑散热、利水除湿、消积滞、利下窍之要药"，故重用为主药。少佐甘草，和其中气，且能调和滑石之寒滑太过。二药合用，使内蕴之暑湿从下而泄，以达清暑利湿之效。

1. 急性黄疸型肝炎 邵某某，男，40岁，农民，住院号4570。患者身目色黄，已1周余，恶心呕吐，饮食不佳，小便深黄，脉象弦数，舌质红，苔黄腻，肝在肋下2厘米，质软，触痛（+），脾未扪及。肝功能检查：黄疸指数65单位，凡登白试验呈双相反应，总胆红素6%毫克，麝浊8单位，脑浊（+++），硫酸锌浊15单位，谷丙转氨酶338单位。中医辨证属阳黄（热重于湿）。服茵陈、虎杖、六一散各30克。每日1剂，连服15剂后，黄疸明显减退，胃纳改善，恶心已止，复查肝功能结果：黄疸指数下降为20单位，胆红素1.5%毫克，麝浊6单位，脑浊（++），硫酸锌浊12单位，谷丙转氨酶180单位。仍守前方10剂，症状消除，精神好转，复查肝功能完全恢复正常，出院后门诊观察半年，一般情况良好，能胜任体力劳动。〔徐丽珍.茵虎汤治疗急性黄疸型肝炎的临床观察[J].实用中西医结合杂志，1990（2）：100-101.〕

2. 百日咳 用六一散加减治疗百日咳痉咳期80例，处方：滑石30～60克，甘草5～10克，患儿肥胖加党参10克，白术、茯苓各6克；体瘦加熟地黄、当归、白芍、川芎各6克，每日1剂，水煎服。结果痊愈49例，好转27例，总有效率为95%。如治王某，男，8个月。1980年5月22日来诊。主诉：咳嗽10余天，呈阵发性，日轻晚重，痉咳2～3小时发作1次，咳时患儿表情痛苦，颜面红紫，涕泪交加，带有呕吐，咳后有鸡鸣样回声。查其体质较胖，舌质淡，苔白厚。血常规检查：白细胞总数14200/立方毫米，淋巴 40%，肺部无明显体征。诊断：百日咳（痉咳期）。治宜益气健脾、清肺化痰。方用六一散加四君子汤：党参、白术、茯苓、甘草各 6 克，滑石 30 克。水煎服。1 剂后咳嗽明显减轻，服 2 剂后而痊愈。〔张世文，高启林. 六一散加减治疗百日咳痉咳期 80 例 [J]. 陕西中医，1986（10）：441.〕

3. 婴儿急性腹泻 用辰砂六一散合消乳散治疗婴儿急性腹泻 50 例，处方：辰砂 0.5 克，甘草 1 克，滑石 6 克，醋香附 4 克，陈皮 6 克，砂仁 1 克，焦三仙 6 克，鸡内金 1 克，炙甘草 1 克，共为细末，按每岁 0.5 克/次，每日服 3 次。结果全部病儿均在 5 天内治愈。〔路福顺，舒广琛. 辰砂六一散合消乳散治疗婴儿急性腹泻 50 例临床报道 [J]. 黑龙江中医药，1986（6）：39.〕

4. 小儿单纯性消化不良 用加味六一散治疗小儿单纯性消化不良辨证属湿热型 121 例，处方：滑石 6 克，生甘草 1.5 克，茵陈 6 克，生白芍 6 克，湿热重者加槐花或黄芩 1.5～3 克；烦躁不安者加钩藤 9 克，或重用白芍；高热抽风者加龙胆草 3 克；呕吐者加竹茹 9 克；腹胀者加槟榔 3 克；大便伴有奶瓣者加生麦芽或焦山楂各 9 克。结果显效 112 例，占 92.5%。〔吕素珮. 小儿单纯性消化不良治疗 154 例的临床观察 [J]. 新中医，1980（5）：30-31.〕

第九章　清热剂

第一节　白虎汤

【文献出处】
《温疫论》。
【原文摘录】
温疫脉长洪而数，大渴复大汗，通身发热，宜白虎汤。
白虎汤
石膏一两　知母五钱　甘草五钱　炒米一撮
加姜煎服。
【临床应用】
白虎汤原出《伤寒论》，是治阳明热盛而见身大热，口大渴，大汗，脉洪大（阳明经证）的主方。据此，吴又可将本方移治于瘟疫有上述见症者，并发挥说："白虎汤辛凉发散之剂，清肃肌表气分药也。盖毒邪已溃，中结渐开，邪气分离膜原，尚未出表，然内外之气已通，故多汗脉长洪而数。白虎辛凉解散，服之或战汗，或自汗而解。"有清一代，温病学派医家更是广泛采用本方治疗温病瘟疫。如吴鞠通《温病条辨·上焦篇》将白虎汤列为辛凉重剂，主治"太阴温病，脉浮洪，舌黄，渴甚，大汗，面赤恶热者"。俞根初《通俗伤寒论》的新加白虎汤，即是在白虎汤的基础上，加薄荷、鲜荷叶、益元散、竹叶、桑枝而成，增强了辛凉透表解暑的作用，故最宜于卫气兼病的暑温之证。此外，《伤寒论》还有白虎加人参汤治伤寒表证已解，热盛于里，津气两伤，烦渴不解，脉洪大者。吴鞠通《温病条辨》用以治疗"太阴温病，脉浮大而芤，汗大出，微喘，甚至鼻孔扇者"。又《类证活人书》苍术白虎汤治湿温多汗，身重足冷。凡此，都是从白虎汤衍化而来，古往今来，广泛用于外感热病的治疗，获效多多。

1. 流行性乙型脑炎　陈氏报道用大剂白虎汤加葛根、竹叶、菊花、芦根等，以直清脑热为首要，治疗流行性乙型脑炎发病初期，症见头痛，呕吐，头项强，舌苔无显著变化，脉象略数或浮数，热度在 38℃以上。经治 8 例，均告痊愈。〔王继云，汤登镛．治疗流行性乙型脑炎八例 [J]. 福建中医药，1960（6）：11.〕

杜氏报道以本方加减治疗本病 67 例，处方：生石膏 10～30 克，知母 8～15 克，银花 10～15 克，竹叶 8～12 克，麦冬 8～15 克，玄参 8～15 克，生甘草 9 克。抽搐者加全蝎、钩藤、羚羊角、僵蚕等；神昏痰多者加竹沥、天竺黄；壮热神昏者可配合安宫牛黄丸、紫雪丹等，每日 1 剂，分 2 次服。结果痊愈 63 例（94%），有效 2 例（3%），死亡 2 例（3%）。〔杜惠芳，石广峰，楚朴芝．白虎汤加减治疗乙脑 67 例疗效分析 [J]. 河南中医药学刊，1995（4）：54-55.〕

潘氏用银翘白虎汤加减（银花、连翘、知母、黄芩、山栀各 9 克，生石膏 60 克，大青叶 20 克，板蓝根 15 克）治疗乙脑 27 例，结果 23 例治愈，2 例好转，2 例死亡。〔潘春先．中西医结合治疗流行性乙型脑炎 27 例疗效报告 [J]. 江西中医药，1994（4）：39.〕

舒氏用加味白虎汤治疗 78 例乙脑患者，基本方用生石膏、知母、大青叶、板蓝根、黄连、青蒿、粳米、甘草。每日 1～2 剂，5 天为 1 疗程，结果治愈 69 例，好转 4 例，死亡 5 例。〔舒友元．加味白虎汤治疗流行性乙型脑炎 78 例临床观察 [J]. 湖南中医学院学报，1993（1）：34-35.〕

冯氏用本方治疗乙脑早期暑入阳明高热患者 37 例，平均退热时间 3.6 天，有效率 92.5%。〔冯仓怀．清心开窍通腑法治疗流行性乙型脑炎 40 例 [J]. 陕西中医，1993（3）：105.〕

2. 流行性出血热　李氏用本方加银花、板蓝根、连翘、丹参、益母草、白茅根、大黄炭，治疗流行性出血热 47 例，结果 34 例越过低血压休克期、少尿期，直接进入多尿剂，13 例出现轻微低血压休克期和少尿期症状，安全进入多尿期，从发病到进入多尿期为 4～8 天。〔李淑香.白虎汤加味在流行性出血热发热期的运用 [J].陕西中医学院学报，1986（4）：19-22.〕

陕西中医药研究院附院根据少尿期肺胃热炽、热结阴亏的特点，用本方合增液承气汤加白茅根，治疗少尿期患者 125 例，除 2 例因做透析而停服中药，余 123 例安全度过少尿期。〔阎晓萍.辨证治疗流行性出血热少尿期 125 例 [J].陕西中医，1987（1）：9-10.〕

3. 恙虫病　唐氏以本方合新加香薷饮加减（石膏、知母、青蒿、柴胡、香薷、金银花、连翘等），治疗恙虫病初起，症见高热，烦躁，心悸，口干兼见恶寒等表证者。经治 8 例，结果痊愈 7 例，死亡 1 例。〔唐雪春，杨德福.中西医结合诊治 8 例恙虫病临床报导 [J].广州中医药大学学报，1999（1）：63-65.〕

谭氏介绍以本方加减治疗 80 例暑令麻疹，全部治愈。透疹期加蝉衣、浮萍、芫荽、牛蒡子；发疹期加黄连、银花；暑夹湿者加香薷、藿香、青蒿、荷叶；阴虚津干者加三鲜汤（鲜生地、沙参、石斛）；在见点初期如高热、喘咳、烦躁，本方去知母、粳米，加葛根、升麻、紫草、桔梗，或去粳米加贝母、竹茹，气弱者加西洋参，如此施治收效良好，极少后遗症。〔谭兴贵.关于白虎汤的临床研究 [J].湖南医药杂志，1980（3）：54.〕

陈氏认为暑令麻疹多热证，须清阳明邪热，用本方加蝉衣、浮萍各 3 克，大力子 4.5 克，芫荽子 9 克为主方治疗，待疹出齐则以本方加黄芩、黄连各 9 克，遇夹暑病例加香薷、青蒿、佩兰祛暑之品，取得良好疗效。〔陈国良，朱星江，邬亦贤.暑令麻疹 [J].中华儿科杂志，1964（4）：288-290.〕

金氏认为运用本方治疗麻疹第三阶段（疹后期）证属热毒蕴肺症见发热，口干唇燥，鼻扇气促，舌绛苔黄，脉数等，效果较好。〔金长凯.中医治疗麻疹 50 例临床分析 [J].哈尔滨中医，1960（5）：17-20.〕

4. 流行性感冒　王氏以改良白虎汤（石膏 30 克，知母 9 克，炙甘草 3 克，黄芪、党参各 20 克，灵芝、连翘、金银花、白茅根、板蓝根、葛根各 15 克，生地、大黄、薄荷各 10 克）治疗流行性感冒 91 例，结果治愈 66 例，占 72.53%；显效 14 例，占 15.38%；有效 9 例，占 9.89%；无效 2 例，占 2.2%，总有效率 97.80%。〔王秀东.改良白虎汤治疗流行性感冒 91 例观察 [J].实用中医药杂志，2005（8）：465.〕

5. 钩端螺旋体病　江氏用本方为基础方（生石膏、知母、金银花、连翘、板蓝根、鲜荷叶、生地、沙参、麦冬、六一散），舌苔黄腻者加藿香、蔻仁；口渴喜饮者加石斛、花粉、元参；头痛如劈者加羌活、川芎、白芷；壮热不退者加服紫雪丹，治疗钩端螺旋体病 23 例，全部治愈。〔江忠远.中

药治疗 23 例钩端螺旋体病的体会 [J]. 湖北中医杂志，2000（2）：28.〕

6. 疟疾 谭氏介绍本病证属温疟，热多寒少，或但热不寒，汗出，骨痛，口渴引饮，便结溲赤，舌红苔黄，脉数等阳明热盛者，可用本方配合何人饮化裁。即本方去粳米、甘草，加薏苡仁、台党参、常山、首乌、当归、陈皮、力曲，证发前 6 小时服药，2 剂即取效。治愈病例观察半年未见复发。〔谭兴贵. 关于白虎汤的临床研究 [J]. 湖南医药杂志，1980（3）：54.〕

【实验研究】

现代药理研究表明，白虎汤可诱导热休克大鼠肝、脾组织中热休克蛋白 70（HSP70）表达的增加，从而提高细胞的耐受力，避免细胞组织的损伤。〔王洪琦，邹素芬，李建国. 清热复方对热休克大鼠肝、肺组织热休克蛋白基因表达的调控作用 [J]. 广州中医药大学学报，2004（1）：37-39.〕

陈氏报道白虎汤除能降低家兔温病气分证体温外，还可改善微循环、降低血液的黏滞度、降低血小板的聚集率、减少凝血酶原时间、改善纤溶酶原的活性、抑制微血栓的形成，均有显著的作用，并可提高机体的 WBC 水平，有不同程度的抑菌抗炎作用。〔陈杨荣，江明. 清气化瘀复方防治内毒素性家兔温病气分证发热作用的实验观察 [J]. 浙江中医学院学报，1994（6）：30-31. 江明，陈锦芳，郑旭，等. 清气化瘀养阴汤与白虎汤对比的实验研究 [J]. 山东中医药大学学报，2001（1）：69-70.〕

第二节　玉女煎

【文献出处】

《景岳全书》。

【原文摘录】

玉女煎治水亏火盛，六脉浮洪滑大，少阴不足，阳明有余，烦热干渴，头痛牙疼，失血等证，如神、如神。若大便溏泄者，乃非所宜。

生石膏三五钱　熟地三五钱或一两　麦冬二钱　知母　牛膝各钱半

水一钟半，煎七分，温服或冷服。如火之盛极者，加栀子、地骨皮之属亦可；如多汗多渴者，加北五味十四粒；如小水不利，或火不能降者，加泽泻一钱五分，或茯苓亦可；如金水俱亏，因精损气者，加人参二三钱尤妙。

【临床应用】

玉女煎出自《景岳全书》之新方八阵，系张景岳为阳明胃火有余，少阴肾水不足之证所设。其组成乃取仲景白虎汤中的君臣之药石膏与知母二味，再加滋补肾阴的麦冬、熟地、牛膝而成。方中石膏为君，辛甘大寒，清阳明有余之火而不伤阴；熟地黄为臣，甘而微温，善养血滋阴，可补肾阴不足，君臣相伍，清火壮水。知母苦寒质润，既善于清阳明之热，又可润燥养阴；麦门冬甘寒生津，最善滋养肺胃，二者为佐，共助熟地滋养肾阴。牛膝酸平，善于下行，既可补益肝肾，又可折上逆之火，导热下行。诸药合用，可谓补泻相宜，虚实兼顾，配伍严谨。玉女煎方证以"胃热阴虚"为主要病机，以头痛，牙痛，齿松牙衄，烦热干渴，舌红苔黄而干为辨证要点。后世医家予以发挥，扩大了临床应用范围，尤其在温病临床上较为常用。

1. 温病气血两燔证 吴鞠通《温病条辨·上焦篇》谓："太阴温病气血两燔者，玉女煎去牛膝加元参汤主之。"并自注曰："气血两燔，不可专治一边，故选用张景岳气血两治之玉女煎。去牛膝者，牛膝趋下，不合太明证之用。改熟地为细生地者，亦取其轻而不重，凉而不温之义，且细生地能发血中之表也。加元参者，取其壮水制火，预防咽痛失血等证也。"《温病条辨·中焦篇》载："燥证气血两燔者，玉女煎主之。"又吴氏对"妇女温病，经水适来，脉数耳聋，干呕烦渴，辛凉退热，兼清血分，甚至十数日不解，邪陷发痉者"，予"竹叶玉女煎主之"，并自注："此与两感证同法。辛凉解肌，兼清血分者，所以补上中焦之未备；甚至十数日不解，邪陷发痉，外热未除，里热又急，故以玉女煎加竹叶，两清表里之热。"

竹叶玉女煎方　辛凉合甘寒微苦法

生石膏六钱　干地黄四钱　麦冬四钱　知母二钱　牛膝二钱　竹叶三钱

水八杯，先煮石膏、地黄得五杯，再入余四味，煮成二杯，先服一杯，候六时复之，病解停后服，不解再服。

2. 流行性乙型脑炎 浙江省中医研究所（现浙江省中医药研究院）乙脑防治组于1963年流行性乙型脑炎进行临床研究，其中中医治疗组在名老中医潘澄濂的指导下，制订了"玉女3号"（鲜生地六钱，生石膏一两五钱，鲜芦根一两，生甘草二钱，鲜石斛、知母各三钱，连翘、银花各四钱）用于气营两燔证患者，取得了较好疗效。〔李启谦，夏逎卿，盛增秀.流行性乙型脑炎分组治疗的初步观察 [J].浙江中医杂志，1964（6）：3-4.〕

3. 伤寒（西医病名） 江苏省姜堰中医医院姜氏报道1例使用玉女煎加减（生地黄20克，生石膏先煎30克，石斛、银花、连翘、知母、紫草、丹皮、炒山栀各10克，玄参15克）治疗小儿伤寒并肠出血的验案，诊见：身热鸱张，午后尤甚，汗出热不解，胸膺四肢弥布斑疹，疹色淡紫，部分融合成，自觉疹痒，牙龈渗血，精神萎靡，形体瘦弱，纳食不振，心烦少寐，口渴不欲饮，溲短色黄，舌红苔少，脉细数。中医辨证属湿热久蕴，化燥生火，内逼营分，劫伤阴血。随证加减治疗10日，皮疹消退，精神好转，体温正常。〔姜润林.小儿湿温破禁治验举隅 [J].安徽中医临床杂志，1999（2）：120-121.〕

4.亚急性甲状腺炎（本例中医辨证属"温病"） 天津中医药大学第一附属医院内分泌科张氏等报道 1 例柴胡疏肝汤合玉女煎加减（柴胡 15 克，川芎 15 克，香附 15 克，黄芩 15 克，黄连 6 克，栀子 15 克，知母 15 克，淡竹叶 10 克，麦冬 15 克，生地 20 克，夏枯草 15 克，桔梗 15 克，玄参 12 克，甘草 6 克）治疗亚急性甲状腺炎的验案，患者症见：发热，胸胁胀满，烦躁易怒，口苦咽干，大便干燥，舌红，苔黄腻，脉细数。T3 4.63mmol/L，T4 205.34mmol/L，TSH＜0.01mIU/L，血沉 62mm/h，中医辨证属"温病""瘿痛"，肝胃郁热证。服 10 剂后，症状明显减轻，但仍有颈部肿痛、压痛及吞咽痛；继服 20 剂后，肿块消失，病情稳定，停药后指标正常。〔张莉红，呼永河.柴胡疏肝汤合玉女煎加减治疗亚急性甲状腺炎 1 例报道 [J].医学理论与实践，2009，22（2）：248.〕

第三节　化斑汤

【文献出处】

《温病条辨》。

【原文摘录】

太阴温病，不可发汗，发汗而汗不出者，必发斑疹，汗出过多者，必神昏谵语。发斑者，化斑汤主之。

温病忌汗者，病由口鼻而入，邪不在足太阳之表，故不得伤太阳经也。时医不知而误发之，若其人热盛血燥，不能蒸汗，温邪郁于肌表血分，故必发斑疹也。若其人表疏，一发而汗出不止，汗为心液，误汗亡阳，心阳伤而神明乱，中无所主，故神昏。心液伤而心血虚，心以阴为体，心阴不能济阳，则心阳独亢，心主言，故谵语不休也。且手经逆传，世罕知之，手太阴病不解，本有必传手厥阴心包之理，况又伤其气血乎！

化斑汤方

石膏—两　知母四钱　生甘草三钱　元参三钱　犀角二钱　白粳米—合

水八杯，煮取三杯，日三服，渣再煮一钟，夜一服。

【临床应用】

对其方义，吴鞠通自注曰："此热淫于内，治以咸寒，佐以苦甘法也。前人悉用白虎汤作化斑汤者，以其为阳明证也。阳明主肌肉，斑家遍体皆赤，自内而外，故以石膏清肺胃之热，知母清金保肺而治阳明独胜之热，甘草清热解毒和中，粳米清胃热而保胃液，白粳米阳明燥金之岁谷也。本论独加元参、犀角者，以斑色正赤，木火太过，其变最速，但用白虎燥全之品，清肃上焦，恐不胜任，故加元参启肾经之气，上交于肺，庶水天一气，上下循环，不致泉源暴绝也；犀角咸寒，禀水木火相生之气，为灵异之兽，具阳刚之体，主治百毒蛊疰，邪鬼瘴气，取其咸寒，救肾水，以济心火，托斑外出，而又败毒避瘟也。再病至发斑，不独在气分矣，故加二味凉血之品。"我们认为，本方是由白虎汤加元参、犀角而成，其作用既清气分，又凉血分，故宜于温病瘟疫气血两燔而见发斑、高热口渴、神昏谵语等症。

1. 流行性结膜炎 邓氏用本方化裁治疗流行性结膜炎属肺胃热盛型者，疗效满意。处方：生石膏 30 克，玄参 15 克，生地 15 克，知母 10 克，银花 10 克，丹皮 10 克，大黄 10 克，大青叶 15 克，菊花 15 克，赤芍 10 克，甘草 3 克。水煎，分 2 次温服，每日 1 剂。〔邓启源 . 化斑汤验案举隅 [J]. 辽宁中医杂志，1989（6）：30-31.〕

2. 登革热 李氏介绍以本方加减治愈登革热 1 例。患者黄某，女，48 岁，于 4 天前骤然恶寒发热，伴头痛，周身肌肉，骨节疼痛，曾在本单位保健室治疗，用药如头孢菌素静注等，但疗效不显。4 日后因各症加重，口渴心烦，四肢皮肤发斑，遂来本院门诊，观其神清，面目红赤，倦怠乏力，舌红，苔微黄腻，脉滑数。体查：T38℃，P90 次 / 分，BP98/72mmHg。急病容，颜面潮红，四肢皮肤可见散在性紫红色斑点，无瘙痒。颌下可扪及 2 颗花生米大淋巴结，无压痛。结膜充血，巩膜无黄染，咽充血，扁桃体不大。中医辨为暑湿夹疠（气血两燔）。西医诊为登革热。拟清气凉血，解毒化斑法，方用化斑汤加减。处方：水牛角 30 克，生地、薏苡仁各 20 克，丹皮、知母、野菊花各 12 克，生石膏 40 克，川黄连 6 克，甘草 5 克。每日 1 剂，另用清开灵 20 毫升加 5% 葡萄糖 500 毫升，静脉滴注，每日 2 次。3 天后体温降至正常，皮肤斑点渐退，各症好转，唯觉神疲乏力，纳呆。续以薛氏五叶芦根汤加减调治而愈。〔邱健行，杨洪涌 . 调理脾胃在急、慢性肝炎治疗中的应用 [J]. 新中医，1992（6）：48-50.〕

第四节　清营汤

【文献出处】

《温病条辨》。

【原文摘录】

脉虚夜寐不安，烦渴舌赤，时有谵语，目常开不闭，或喜闭不开，暑入手厥阴也。手厥阴暑温，清营汤主之；舌白滑者，不可与也。

夜寐不安，心神虚而阳不得入于阴也。烦渴舌赤，心用恣而心体亏也。时有谵语，神明欲乱也。目常开不闭，目为火户，火性急，常欲开以泄其火，且阳不下交于阴也；或喜闭不开者，阴为亢阳所损，阴损则恶见阳光也。故以清营汤急清营中之热，而保离中之虚也。若舌白滑，不惟热重，湿亦重矣，湿重忌柔润药，当于湿温例中求之，故曰不可与清营汤也。

清营汤方（咸寒苦甘法）

犀角三钱　生地五钱　元参三钱　竹叶心一钱　麦冬三钱　丹参二钱　黄连一钱五分　银花三钱　连翘（连心用）二钱

水八杯，煮取三杯，日三服。

【临床应用】

叶天士《温热论》尝谓："入营犹可透热转气。"本方即是据此而制定，可以说是吴鞠通对叶氏理论的具体应用和发展。《成方便读》分析其方义曰："方中犀角、黄连，皆入心而清火，犀角有轻灵之性，能解夫疫毒，黄连具苦降之质，可燥乎湿邪，二味为治温之正药；热犯心包，营阴受灼，故以生地、元参滋肾水，麦冬养肺金，而以丹参领之入心，皆得遂其增液救焚之助；连翘、银花、竹叶三味，皆能内彻于心，外通于表，辛凉轻解，自可神安热退，邪自不留耳。"要之，本方的功能为清营解毒，泄热养阴，是治疗温病瘟疫邪入营分的主方，当然不限于吴氏所说的暑温。

1. 流行性脑脊髓膜炎　罗氏报道采用中西医结合治疗"流脑"233 例，结果治愈 222 例，显著好转 4 例，死亡 6 例。在治愈的 222 例中，治疗时间最长 7 天，最短 2 天，平均 3.4 天，出院时全部恢复生理功能，无后遗症。其热入营分，热极动风，高热，剧烈头痛，呕吐，颈项强直，神志昏迷，谵语，狂躁不安，四肢抽搐，角弓反张，幼儿囟门饱满，舌绛而干，舌苔焦黑，脉弦滑数，中药用清营汤加减（犀角、竹叶各 3 克，丹皮、黄连各 4.5 克，生石膏 24 克，钩藤、僵蚕各 6 克，银花、玄参各 12 克，生石决明、莲子心各 9 克，蛇胆陈皮末 2 支另冲服），昏迷严重者加安宫牛黄丸、至宝丹之类。〔罗道揆. 中西医结合治疗"流脑"233 例疗效观察 [J]. 浙江中医杂志，1982（3）：101.〕

2. 流行性乙型脑炎　刘氏等报道运用卫气营血辨证治疗流行性乙型脑炎 96 例，无 1 例死亡和明显后遗症。气营两燔型主证：高热，头痛，烦渴，躁扰不安，嗜睡或昏睡，时有谵语，甚则四肢抽搐，舌绛苔黄燥或少苔，脉多洪数或滑数。治法：清气凉营，涤暑解毒，用白虎汤合清营汤加减，送服安宫牛黄丸。〔刘仕才，夏国忠. 卫气营血辨证治疗流行性乙型脑炎的临床体会 [J]. 湖南中医杂志，1993（2）：6–8.〕

冯氏应用清心开窍通腑法治疗乙脑 40 例，治愈 37 例，其中暑入心营 8 例用清营汤化裁，收到理想效果。〔冯仓怀. 清心开窍通腑法治疗流行性乙型脑炎 40 例 [J]. 陕西中医，1993（3）：105.〕

3. 流行性出血热　李氏报道米伯让研究员辨证治疗流行性出血热 76 例，

结果治愈 70 例，死亡 6 例。其中营分证以心烦不安，身热夜甚，斑疹隐隐，时有谵语，口干舌燥或不欲饮，舌质红绛，脉弦细而数为特点。治则：清营解毒，透热养阴。方药：清营汤加味：犀角 6 克，生地 60 克，元参 30 克，麦冬 24 克，黄连、竹叶各 9 克，丹皮、银花、连翘各 15 克，白茅根 120 克。〔李景荣 . 米伯让辨证治疗流行性出血热 76 例 [J]. 陕西中医，1988（11）：490-491.〕

4. 钩端螺旋体病　柳氏等采用中药治疗钩端螺旋体病 31 例，其中配合西药治疗组 26 例，痊愈 25 例，死亡 1 例；单纯中药组 5 例，全部痊愈，疗效显著。其中昏迷型症状：身热烦渴，或反不渴，谵语神昏，舌謇肢厥，汗多溺短，大便艰通，舌绛而干，舌苔灰黑，脉象细数。治以清心开窍。方用清营汤或清宫汤合紫雪丹。〔柳增荣，黄银富 . 钩端螺旋体病 31 例临床观察报告 [J]. 福建中医药，1964（2）：1-3.〕

5. 水痘　康氏以中西医结合治疗水痘 102 例，治疗组采用阿昔洛韦、炎琥宁静脉滴注，煎服清营汤加减方；对照组 96 例采用阿昔洛韦静滴，口服维生素 B_1、维生素 C。结果：治疗组及对照组治愈率分别为 96%、79%。〔康立媛 . 中西医结合治疗水痘 102 例 [J]. 四川中医，2005（11）：76-77.〕

6. 传染性非典型肺炎（SARS）　林氏等采用中西医结合治疗非典型肺炎 103 例，治愈 96 例（93.2%），死亡 7 例（6.8%）。其中 SARS 极期辨证属热入营分、耗气伤阴证者，治以清营解毒，益气养阴，方选清营汤合生脉散加减，药用水牛角 30 克，生地 15 克，元参 15 克，金银花 15 克，西洋参 5 克（另炖服），麦冬 10 克，山萸肉 15 克。〔林琳，韩云，杨志敏，等 . 中西医结合治疗非典型肺炎 103 例临床观察 [J]. 中国中西医结合杂志，2003（6）：409-413.〕

7. 传染性单核细胞增多症　朱氏等报道采用清营汤加味治疗小儿传染性单核细胞增多症 28 例，总有效率 96.4%，疗效较好，可缩短病程。〔朱慧华，陈燕萍，徐钢 . 清营汤加味治疗小儿传染性单核细胞增多症 28 例疗效观察 [J]. 河北中医，2001（8）：571-573.〕

【实验研究】

现代实验研究表明，清营汤对乙型溶血性链球菌、金黄色葡萄球菌、绿脓假单胞菌有一定的抑制作用；清营汤加减方（水牛角、生地黄、黄连、麦冬、苇根、赤芍、竹叶等）对乙型溶血性链球菌、金黄色葡萄球菌、肺炎链球菌、绿脓假单胞菌有一定的抑制作用。〔卢芳国，朱应武，田道法，等 .12 个中药复方体外抗菌作用的研究 [J]. 湖南中医学院学报，2004（4）：9-11.〕

第五节　清宫汤

【文献出处】

《温病条辨》。

【原文摘录】

太阴温病……神昏谵语者，清宫汤主之。

清宫汤方

元参心三钱　　莲子心五分　　竹叶卷心二钱　　连翘心二钱　　犀角尖磨冲，二钱
连心麦冬三钱

热痰盛加竹沥、梨汁各五匙；咯痰不清，加瓜蒌皮一钱五分；热毒盛加金汁、人中黄；渐欲神昏，加银花三钱，荷叶二钱，石菖蒲一钱。

【临床应用】

清宫汤，顾名思义，乃清泄心之宫城之邪热。众所周知，吴鞠通在学术上深受叶天士的影响，即就本方而言，实由叶氏《临证指南》一则医案的处方化裁而来。案载："顾某阴虚遗热，小便淋沥，近日冒暑，初起寒热头痛，汗出不解，肌肉麻木，手足牵强，神昏如寐，成疟则轻，痉厥则重。犀角、元参、小生地、连翘心、竹叶心、石菖蒲、滑石、化牛黄丸。"手足牵强，神昏如寐，表明邪已深入厥阴心包，神明被扰，故治法以清心开窍为急务。显然，吴氏清宫汤即由此演化而成。对本方的方义，吴氏自析说："此咸寒甘苦法，清膻中之方也。谓之清宫者，以膻中为心之宫城也。俱用心者，凡心有生生不已之意，心能入心，即以清秽浊之品，便补心中生生不已之生气，救性命于微芒也。火能令人昏，水能令人清，神昏谵语，水不足而火有余，又有秽浊也。且离以坎为体，元参味苦属水，补离中之虚，犀角灵异味咸，辟秽解毒，所谓灵犀一点通，善通心气，色黑补水，亦能补离中之虚，故以二物为君；莲心甘苦咸，倒生根，由心走肾，能使心火下通于肾，又回环上升，能使肾水上潮于心，故以为使；连翘象心，心能退心热，竹叶心锐而中空，能通窍清火，故以之为佐；麦冬之所以用心者，《本经》称其主心腹结气，伤中伤饱，胃脉络绝。试问去心，焉能散结气，补伤中，通伤饱，续胃脉络绝哉？盖麦冬禀少阴癸水之气，一本横生，根颗连络，有十二枚者，有十四五枚者。所以然之故，手足三阳三阴之络，共有十二，加任之尾翳，督之长强，共十四，又加脾之大络，共十五。此物性合人身自然之妙也，惟圣人能体物象，察物情，用麦冬以通续络脉。命名与天冬并称门冬者，冬主闭藏，门主开转，谓其有开合之功能也。其妙处全在一心之用，从古并未有去心之明文，张隐庵谓不知始自何人，相沿已久而不可改。瑭遍考

始知自陶弘景始也。盖陶氏惑于诸心入心，能令人烦之一语，不知麦冬无毒，载在上品，久服身轻，安能令人烦哉！如参、术、芪、草，以及诸仁诸子，莫不有心，亦皆能令人烦而悉去之哉！陶氏之去麦冬心，智者千虑之失也。此方独取其心，以散心中秽浊之结气，故以之为臣。"

1. 流行性乙型脑炎　朱氏报道以犀地白虎汤合本方加减治疗重症流行性乙脑 9 例，基本方：犀角 5 克，生地 15 克，生石膏 20 克，知母 10 克，连翘 10 克，玄参 10 克，麦冬 6 克，莲子心 2 克，石决明 10 克，天竺黄 5 克，全虫 5 克，僵蚕 5 克。结果 9 例全部治愈，平均住院日数 15.4 天，最短 6 天，最长 26 天。〔朱枝荣 . 犀地白虎汤合清宫汤加减治愈重症流行性乙型脑炎 9 例 [J]. 江西中医药，1985（4）：18.〕

2. 急性病毒性肝炎　王氏介绍以本方加减治疗 1 例急性重型肝炎。患者，女，38 岁，1995 年 3 月 10 日以黄疸住院治疗。患者突然昏迷，不省人事，黄疸迅速加深，全身黄如橘色，高热烦渴，神昏谵语，形体肥胖，舌质红，苔黄而燥，脉弦数。证属黄疸之急黄，宜清宫汤加减治之。药用：连翘 12 克，竹叶 6 克，玄参 12 克，麦冬 9 克，莲子心 3 克，石菖蒲 12 克，黄连 3 克，茵陈 24 克，生地 12 克，丹皮 9 克，栀子 9 克，黄柏 3 克，滑石 12 克，泽泻 9 克，木通 6 克。此方服后，患者逐渐清醒，连服数剂，黄疸消退，神清如故。〔王福林 . 清宫汤加减治疗急症临证举隅 [J]. 中国乡村医生，1997（6）：13-14.〕

湛氏介绍以中西医结合治疗重症肝炎 33 例，对其中证属邪毒内陷，蒙蔽心窍，危及心包者，轻者烦躁不宁或神倦嗜睡，重者抽搐躁动，神志不清，昏迷不醒，治宜清心解毒，醒脑开窍，可用清营汤或清宫汤（玄参、莲子心、竹叶卷心、连翘、犀角、麦冬）加黄连、郁金、石菖蒲、牛黄等清心开窍之品，或选加安宫牛黄丸、至宝丹、紫雪丹等。结果：显效 11 例（33%），有效 5 例（15.15%），总有效率 48.48%。〔湛宁生 . 中西医结合治疗重症肝炎 33 例临床小结 [J]. 江苏中医，1990（5）：5-6.〕

3. 登革热与登革出血热　李氏介绍以中医辨治登革热与登草出血热，对其中证属毒陷心脑，症见身灼热，肢厥，头剧痛，狂躁不安或神昏谵语或昏愦不语，颈项强直，牙关紧闭，两目上视，手足抽搐，呕吐频作，舌质红绛，脉细数。治宜清心开窍，解毒息风。方用加味清宫汤合羚角钩藤汤加减。处方：水牛角 30 克，羚羊角、莲子心各 3 克，竹叶卷心 6 克，金银花、玄参、丹参各 12 克，连翘、知母、麦冬、天竺黄、钩藤各 10 克（后下）。〔李惠德 . 登革热与登革出血热的中医辨治 [J]. 新中医，1992（6）：48-50.〕

4. 传染性非典型肺炎（SARS）　胡氏等介绍以中医辨证治疗传染性非典型肺炎，对其中热邪入营者，可用本方加减治疗。如治连某，男，25 岁，因发热 5 天入院，症见发热，体温最高达 39℃，时咳嗽、少痰。血常规检查：WBC7.7×10⁹/L，N80.5%，L15.2%。血气分析：pH7.43，PO₂102mmHg，PCO₂36mmHg。胸片示：左下肺片状阴影，密度不均，边缘模糊，诊断：SARS（轻型）。应用糖皮质激素治疗后体温由弛张热变为不规则热，午后体温上升，入夜尤甚，最高达 40.5℃，口干渴不欲饮，咳嗽无痰，心慌气促，无汗，心烦躁扰，二便可，舌质红绛黯，少苔，干而无津，苔中黑，脉细数。血常规检查：WBC13.8×10⁹/L，N68.5%，L24.2%，血气分析：pH7.41，PO₂107mmHg，PCO₂44mmHg。胸片示：两肺纹理增强，左下肺病灶缩小。辨证：SARS 极期，温邪深入营分。治以清营透热、养阴活血、清肺止咳。方药：水牛角 30 克，生地黄 15 克，金银花、连翘各 12 克，玄参、黄芩、竹叶、牡丹皮各 10 克，麦冬 12 克，枇杷叶 15 克，五味子、桃仁各 10 克，桑白皮 12 克，芦根 30 克，桔梗 10 克，生甘草 6 克，5 剂。水煎 150 毫升，日 2 服。同时予以 5% GS250 毫升＋醒脑静注射液 30 毫升，静脉滴注；鱼腥草注射液 100 毫升，静脉滴注。5 剂后热退身凉，心烦缓解，情绪平稳，体温在 36～37℃之间，逐渐减少激素用量。前方去水牛角，加百合 12 克。续服 5 剂。咳减，仍心慌。后以益气养阴，解毒退虚热之法调理而愈。复查血常规：WBC13.0×10⁹/L，N70.5%，L25.1%，血气分析：pH7.45，PO₂150mmHg，PCO₂30mmHg。胸片示：在下肺片状阴影已消失，仅局部残留一小斑状阴影。〔胡东鹏，苏浩.中医辨证治疗传染性非典型肺炎临床体会 [J].中国中医药信息杂志，2004（1）：75–77.〕

第六节　犀角地黄汤

【文献出处】

《温病条辨》。

【原文摘录】

时欲漱口不欲咽，大便黑而易者，有瘀血也，犀角地黄汤主之。邪在血分，不欲饮水，热邪燥液口干，又欲求救于水，故但欲漱口，不欲咽也。瘀血溢于肠间，血色久瘀则黑，血性柔润，故大便黑而易也。犀角味咸，入下焦血分以清热，地黄去积聚而补阴，白芍去恶血、生新血，丹皮泻血中伏火，此蓄血自得下行，故用此轻剂以调之也。

犀角地黄汤方（甘咸微苦法）

干地黄一两　生白芍三钱　丹皮三钱　犀角三钱

水五杯，煮取二杯，分二次服，渣再煮一杯服。

【临床应用】

犀角地黄汤原出《备急千金要方》，谓治伤寒及温病，应发汗，而不汗之，内蓄血者，鼻衄吐血不尽，内余瘀血，大便黑，面黄。后世温病学家用本方治疗温病瘟疫邪入营血、内陷心包而致高热，神志不清，吐血，衄血，便血，发斑发疹，舌质红绛，脉细数等症，取其凉血散血，清热解毒之功。犀角现多用水牛角代替。

1. 流行性脑脊髓膜炎 张氏治疗 1 例小儿患者，用本方加菊花 4.5 克，黄连、鱼腥草各 1.5 克，当归 3 克，日服 2 次，给药 12 小时后，抽搐止，体温正常，继服 3 日而获痊愈。〔张钧衡 . 加减"犀角地黄汤"治疗"流行性脑脊髓膜炎"介绍 [J]. 中医杂志，1956，（5）：257–258.〕

2. 乙型脑炎 徐氏介绍治疗乙型脑炎 39 例，中期采用本方治疗，收效良好。〔徐虹新 . 中西医配合治疗流行性乙型脑炎 39 例报告 [J]. 广东中医，1958（3）：6–10.〕

3. 麻疹 洪丕焕老中医治疗麻疹的经验：若麻疹出现发热，遍身汗出，或衄血者，当重用本方加减治疗。〔孙婉慧，洪秋培 . 洪丕焕老中医治疗麻疹的经验 [J]. 福建中医药，1994（1）：4.〕

4. 流行性出血热 张氏介绍以本方合大承气汤（水牛角 15 克，生地黄 30 克，赤芍 10 克，牡丹皮 10 克，大黄 20 克，芒硝 20 克，枳实 15 克，厚朴 15 克）治疗流行性出血热大出血，瘀血积滞，腑实未除者，取得良好效果。〔张先勇 . 通下四法治疗流行性出血热 482 例临床分析 [J]. 湖南中医学院学报，1995（4）：26–29.〕

5. 钩端螺旋体病 柳氏报道用本方治疗钩端螺旋体病出血，经治 31 例，痊愈 25 例，有效 2 例，无效 3 例，死亡 1 例。〔柳增荣，黄银富 . 钩端螺旋体病 31 例临床观察报告 [J]. 福建中医药，1964（2）：1–3.〕

【实验研究】

现代药理研究表明，本方能改善大肠杆菌性兔温病血分证模型的血液流变性，减轻组织器官的病理损伤，并对大肠杆菌有一定抵制作用。实验还证明，本方能显著改善兔"热毒血瘀"模型的血液流变学和红细胞免疫功能，维持机体正常的血液循环，增加机体对疾病的抵抗力。〔关现军 . 加味犀角地黄汤作用机理初探 [J]. 西南民族学院学报 · 自然科学版，1999（3）：292–297.〕

第七节　白虎加人参汤

【文献出处】

《伤寒杂病论》。

【原文摘录】

服桂枝汤，大汗出后，大烦，渴不解，脉洪大者，白虎加人参汤主之。

伤寒病，若吐、若下后，七八日不解，热结在里，表里俱热，时时恶风，大渴，舌上干燥而烦，欲饮水数升者，白虎加人参汤主之。

伤寒无大热，口燥渴，心烦，背微恶寒者，白虎加人参汤主之。

伤寒脉浮，发热无汗，其表不解者，不可与白虎汤。渴欲饮水，无表证者，白虎加人参汤主之。

若渴欲饮水，口干舌燥者，白虎加人参汤主之。

太阳中热者，暍是也。汗出恶寒，身热而渴，白虎加人参汤主之。

白虎加人参汤方

知母六两　石膏一斤，碎，绵裹　甘草二两，炙　粳米六合　人参三两

上五味，以水一斗，煮米熟汤成，去滓，温服一升，日三服。

【临床应用】

白虎加人参汤为《伤寒论》经方，原文第 26 条、第 168 条、第 170 条等均有论述，从这些条文中可以看出，白虎加人参汤的主要病机为热盛气津两伤，乃攻补兼施之方。《绛雪园古方选注》云："用白虎加人参者何也？石膏辛寒，仅能散表热；知母甘苦，仅能降里热；甘草、粳米仅能载药留于中焦，若胃经热久伤气，气虚不能生津者，必须人参养正回津，而后白虎汤乃能清化除燥。"《温病条辨》云："太阴温病，脉浮大而芤，汗大出，微喘，甚至鼻孔扇者，白虎加人参汤主之；脉若散大者，急用之，倍人参。"说明白虎加人参汤也灵活的运用在温病中，它在清除热邪的同时更注重保津，所谓"存得一份阴液，便有一份生机"，白虎加人参汤正是体现了固护阴液在温病治疗中的重要作用。

1. 幼儿急疹　日本学者以诊断为幼儿急疹的患者为治疗对象，不用西药解热剂，仅给予白虎加人参 0.2mg/（kg·d）的患者 19 例为 A 组；不用解热剂，使用其他汉方药治疗者 13 例为 B1 组；不用解热剂，其他汉方药与抗生素合用者 20 例为 B2 组；仅使用抗生素治疗者 4 例为 B3 组；使用解热剂，同时并用其他汉方药者 8 例为 C1 组；使用解热剂，其他汉方药与抗生素并用 6 例为 C2 组；使用解热剂、抗生素者 10 例为 C3 组，对各组的发热时间进行比较。结果：由于例数较少，各组间的差别无统计学意义，但白虎加人参汤发热时间最短。认为白虎加人参汤有效原因是幼儿急疹为三阳合病，因此对于病毒性疾病，不用解热剂，给予适宜的汉方可缩短发热时间。〔李天庆. 白虎加人参汤对于幼儿急疹的疗效 [J]. 国外医学（中医中药分册），1998（2）：34–35.〕

2. 脓毒症　张怡等选取成都中医药大学急诊科收治的脓毒症患者 60 例，

进行随机分组，治疗组西医常规治疗同时，加用中药复方白虎加人参汤（石膏 30 克，知母 15 克，粳米 30 克，生晒参 30 克，甘草 15 克），水煎口服或鼻饲，每次 100 毫升，每日 3 次，疗程 7 天。记录治疗前后及治疗 7 天后总体疗效、中医症状积分、APACHEE Ⅱ 评分、PCT 及 CRP 水平变化情况。统计学分析显示：两组总效率相当（$P > 0.05$）；治疗组愈显率优于对照组（$P < 0.05$）。治疗后两组中医症状积分及 APACHE Ⅱ 评分均较治疗前明显下降（$P < 0.05$），治疗组优于对照组（$P < 0.05$）。〔张怡，张晓云，褚铮.白虎加人参汤治疗脓毒症的临床观察 [J]. 中国中医急症，2014（9）：1724-1726.〕

3. 细菌感染发热　马瑞斌等选取中医科住院、门诊及会诊发热患者 33 例，其中急性上呼吸道感染 17 例，肺炎 8 例，肾盂肾炎 5 例，布鲁氏杆菌病 3 例。所有患者均确诊为细菌感染发热，经抗生素治疗时间 1 周以上（包括细菌培养、药敏试验），仍有持续发热。症见持续发热，出汗多，口干渴，精神疲惫，舌质红，苔黄而干，脉大而无力或脉细数而弱，辨证属气阴两伤。治疗方法：所有患者俱采用白虎加人参汤。组成：生石膏 60 克（打碎水煎），知母 40 克，甘草 10 克，人参 20 克，3 剂。水煎取药汁 150 毫升，温米汤送服，每日 1 剂，分 4 ～ 5 次服用。临床疗效：服药 3 ～ 6 剂后，治愈 15 例，显效 10 例，有效 7 例，无效 1 例，总有效率达 96.97%。〔马瑞斌，张凤琴.白虎加人参汤在热性疾病中的运用 [J]. 中国民间疗法，2017（12）：44-45.〕

4. 重症肺炎　郝聪明等选取重症肺炎痰热腑实证患者 70 例，分为研究、对照两组，采用白虎加人参汤联合复方薤白胶囊治疗的 35 例为研究组，采用常规西医治疗的另 35 例为对照组。治疗方法：对照组患者使用常规西医治疗，包括抗生素、抗感染、化痰、解痉、纠正酸碱失衡等；研究组则在对照组治疗基础上，使用白虎加人参汤联合复方薤白胶囊治疗。①白虎加人参汤的组方为：石膏（打碎后用棉布包裹，先下）30 克，鸭跖草 15 克，连翘 12 克，金银花 10 克，炒山栀 10 克，黄芩 10 克，柴胡 10 克，浙贝母 10 克，西洋参 4 克，炙甘草 4 克。对于腹胀、便秘者，加用枳实、大黄；对于意识烦躁者，加用胆南星、郁金。以上方剂用水煎煮后分两次口服，1 日 1 剂，治疗 7 天为 1 个疗程。②复方薤白胶囊口服治疗，1 次 4 粒，1 日 3 次，治疗 7 天为 1 个疗程。根据中医症状积分评定标准对两组治疗前后患者症状进行评定，并进行统计学分析。结果：两组治疗后的中医症状积分明显下降，且研究组优于对照组，$P < 0.05$。结论：白虎加人参汤联合复方薤白胶囊对重症肺炎痰热腑实证患者的临床效果显著。〔郝聪明，廉娅琦.白虎加人参汤联合复方薤白胶囊对重症肺炎痰热腑实证患者的临床价值 [J]. 世界最新医学信息文摘，2018（19）：130.〕

第八节　竹叶石膏汤

【文献出处】

《太平惠民和剂局方》。

【原文摘录】

治伤寒时气，表里俱虚，遍身发热，心胸烦闷，或得汗已解，内无津液，虚羸少气，胸中烦满，气逆欲吐，及诸虚烦热，并宜服之。诸虚烦热，与伤寒相似，但不恶寒，身不疼痛，头亦不痛，脉不紧数，即不可汗下，宜服此药。

人参去芦头　甘草炙，各二两　石膏一斤　半夏汤洗七次，二两半　麦门冬去心，五两半

上为粗末，入半夏令匀，每服三钱，水两盏，入青竹叶、生姜各五六片，煎至一盏半，滤去滓，入粳米百余粒再煎，米熟去米温服，不计时候。

【临床应用】

竹叶石膏汤原出《伤寒论》，主治"伤寒解后，虚羸少气，气逆欲吐"。《注解伤寒论》阐发其方义曰："辛甘发散而除热，竹叶、石膏、甘草之甘辛以发散余热；甘缓脾而益气，麦门冬、人参、粳米之甘以补不足；辛者，散也，气逆者，欲其散，半夏之辛以散逆气。"因其有清热生津、益气和胃作用，后世多用以治热病后期余热未清，气阴未复者。

1. **恙虫病**　唐氏等报道以本方加减（淡竹叶、石膏、知母、青蒿、法半夏、太子参、天花粉、麦冬等）治疗恙虫病中期，因热势减退而伴有口干，少气懒言，纳呆，舌质红而少苔者，经治8例，结果治愈7例，死亡1例，平均退热时间2～3天，体温完全恢复正常4～5天。〔唐雪春，杨德福.中西医结合诊治8例恙虫病临床报导[J].广州中医药大学学报，1999（1）：63–65.〕

2. **流行性出血热**　韩氏用本方加减治疗流行性出血热45例，基本方：淡竹叶20克，生石膏30克，法半夏9克，党参10克，麦冬15克，粳米10克，甘草6克。加减：发热期去党参，重用石膏；若有卫分证者，加金银花、连翘清热解毒；口渴者，加天花粉、生地黄、石斛生津养阴。低血压期重用党参或人参，加五味子等；少尿期重用生石膏，加白茅根、玄参、水牛角等；多尿期加生山药、五味子、益智仁、覆盆子、菟丝子、桑螵蛸。结果治愈30例（66.67%），显效14例（31.11%），无效1例（2.22%），有效率为97.78%。〔韩知.竹叶石膏汤加减治疗流行性出血热疗效观察[J].河南中医，2003（7）：9.〕

3. 流行性感冒 陈氏报道对流行性感冒病后余热不退，体疲乏力，胃呆，口干引饮，脉细数者，以本方施治显效。〔陈英雪. 中医中药治疗流行性感冒 [J]. 上海中医药杂志，1959（1）：38-39.〕

4. 麻疹 王氏等采用本方与玉女煎化裁治疗麻疹后期，经治疗 209 例，结果除 1 例抢救无效外，其余全部治愈。〔王健民，刘延龄，关隆，等. 治疗 209 例麻疹的临床经验介绍 [J]. 中医杂志，1959（2）：24-27.〕

又据王氏报道用本方随证加减治疗麻疹并发肺炎伴舌炎及口腔溃疡 4 例，结果全部治愈。〔王树山，藤宣光. 竹叶石膏汤加减治疗麻疹肺炎 15 例报告 [J]. 辽宁中医杂志，1980（3）：22.〕

5. 乙型脑炎 徐氏认为本方是治疗乙型脑炎的有效方剂，适用于中期使用，收效良好。〔徐虹新. 中西医配合治疗流行性乙型脑炎 39 例报告 [J]. 广东中医，1958（3）：6-9.〕

又福州市乙脑治疗组用本方等治疗乙型脑炎 40 例而获良好疗效。〔福州市乙型脑炎中医治疗小组. 中医治疗流行性乙型脑炎 40 例初步报告 [J]. 福建中医药杂志，1957（2）：1-4.〕

6. 肠伤寒 丁氏用本方加丹皮、青蒿、薏苡仁、茯苓各 15 克，生地黄 12 克，败酱草、花粉各 20 克，生军 3 克，治疗肠伤寒 1 例，结果连服 3 剂，大便畅行 3 次，发热下降，再服 3 剂，热净身和而愈。〔丁学成. 竹叶石膏汤加减治疗"伤寒"一得 [J]. 贵阳中医学院学报，1989（1）：38.〕

【实验研究】

现代药理研究表明，竹叶石膏汤对深部念珠菌感染有一定的保护作用，尤其是免疫功能低下时效果更显著。〔太加斌，李琳，高静东，等. 竹叶石膏汤治疗深部念珠菌病的实验研究 [J]. 广州中医药大学学报，2005（1）：49-52.〕

第九节　清络饮

【文献出处】

《温病条辨》。

【原文摘录】

手太阴暑温，发汗后，暑证悉减，但头微胀，目不了了，余邪不解者，清络饮主之，邪不解而入中下焦者，以中下法治之。

既曰余邪，不可用重剂明矣，只以芳香轻药清肺络中余邪足矣。倘病深而入中下焦，又不可以浅药治深病也。

清络饮方（辛凉芳香法）

鲜荷叶边二钱　鲜银花二钱　西瓜翠衣二钱　鲜扁豆花一枝　丝瓜皮二钱
鲜竹叶心二钱

水二杯，煮取一杯，日二服。凡暑伤肺经气分之轻证皆可用也。

【临床应用】

本方以鲜银花、鲜扁豆花为君，辛凉芳香，清热祛暑；西瓜翠衣、丝瓜皮为臣，清肺解暑透热；鲜荷叶取边者，清解暑热而又舒散，鲜竹叶心清心利水，共为佐药。方中药物多为鲜品，气味芳香而清解暑邪之力更强，全方轻清走上，专清肺络之邪，故名"清络饮"。本方为夏月暑伤肺经，口渴身热，头目不清，邪浅病轻所设，也可代茶预防暑病。

1. 小儿暑风　陈某，男，1岁。1980年7月就诊，症状为发热39℃，神昏、咳嗽、气促、鼻翼扇动，抽搐握拳，角弓反张，摇唇弄舌，角膜反射存在，瞳孔偏小，等圆等大，对光反射存在，心率200次/分，律齐，两肺有干湿性啰音，舌红苔黄，指纹红紫。以羚角钩藤汤平肝息风，配合西药鲁米那镇痉治疗，病情未得控制。张寿民诊视后诊断为暑风，先用雄黄20克研末加鸡蛋白调敷胸腹消热解毒、透邪外出；次用鲜荷叶铺地，令其卧之以解暑退热，再服清络饮（鲜荷叶6克，扁豆花6克，鲜竹叶6克，金银花6克，丝瓜络6克，鲜西瓜翠衣20克）一剂，水煎服。西药只给氧和支减疗法，停用抗痉退热之药。经上述处理后体温逐渐下降，抽搐等症逐渐减轻。暑风乃暑热炽盛面见昏迷、抽搐等症。暑热为阳邪，热性急迫，变化迅速，暑热亢极，引动内风，故现抽搐等症。叶天士说："暑邪皆著气分，重镇攻消，清气愈伤。"故用羚羊角、蜈蚣并不见效，这是重剂遏制病机所致。暑邪在上，热邪内迫，气分阻闭而现咳嗽痰阻气促、鼻扇之症，逆传膻中，而现昏迷厥逆，暑热亢极，引动内风，而现四肢抽搐、角弓反张。治疗关键在于清泻暑邪。遵"轻可去实"的原则，用轻清凉润之品以和肺，肺气得清喘自平，暑邪得泄，热清而抽搐自止，若暑邪夹湿，当以解暑利湿法治，此当明辨。〔邱德泽. 张寿民老中医用"清络饮"治小儿暑风的验经[J]. 江西中医药，1982（4）：32-33.〕

2. 疰夏　胡某，男，4岁。体温39.2℃，发热匝月，屡予解热、抗感染乃至激素等西药，热虽降复又升。朝轻暮重，时而灼热，时而汗出，终日烦躁不宁。面黄肌瘦，精神委顿，溲清长，渴喜饮，舌质红，苔薄白而少津，指纹风气两关皆淡红。实验室有关检查均正常。证系夏季热，中医素称疰夏。暂仿清络饮治之：西瓜翠衣50克，鲜荷叶1大张，鲜丝瓜叶10片，鲜扁豆花10朵，稻露1酒杯。2剂，煎水代茶。2剂毕体温降至37.6℃。前方既效毋予更张，嘱再进原方3剂，药后诸证霍然。疰夏之名出自《证治准绳》，所谓："凡脾胃之气不足者，遇长夏湿暑，则不能升举清阳，健运中气……热伤元气，则肢体倦怠不休，嗜卧发热，则精神不足，小溲赤数，大便不调，名曰疰夏。"由此可见，体质虚弱是其发病内因，暑邪久淫为其发病外因，暑热郁积损其元气，耗其津液，方选清络饮，是其正治也。然本例脉证，溲清长，舌不绛，故去鲜银花、鲜竹叶，另加稻露。仿其方减其力，犹如宰鸡勿用牛刀也。〔张笑平.成方在临证时的守、仿、变 [J].辽宁中医杂志，1981（7）：18-20.〕

3. 暑湿恋肺咳吐痰血　暑湿恋肺，湿热阻络，肺络受损，血溢脉外，则以咯吐痰血为主，用清络饮加杏仁薏仁滑石汤以清化暑湿，凉血止血。本方以轻清芳透之品，入上焦清透肺络之热，芳化肺络之湿，增加淡渗降泄之品，以通调肺气清利湿热，诸药相配，使湿热得解，肺气通利，则吐血可止。如《温病纵横》云："本证则宜清化湿热，不可滥投凉血之剂，防其寒凉而遏伏湿邪，反致病重。"〔张玉香.《温病条辨》治血六法 [J].继续医学教育，1988（1）：59-61.〕

第十节　青蒿鳖甲汤

【文献出处】
《温病条辨》。

【原文摘录】
夜热早凉，热退无汗，热自阴来者，青蒿鳖甲汤主之。
青蒿鳖甲汤方（辛凉合甘寒法）
青蒿二钱　鳖甲五钱　细生地四钱　知母二钱　丹皮三钱
水五杯，煮取二杯，日再服。

【临床应用】
温病后期，阴伤未复，余邪深伏阴分，症见夜热早凉，热退无汗，临床较为多见，《温病条辨》青蒿鳖甲汤正为此而设。吴鞠通自析方义甚详："夜行阴分而热，日行阳分而凉，邪气深伏阴分可知；热退无汗，邪不出表而仍归阴分，更可知矣，故曰热自阴分而来，非上中焦之阳热也。邪气深伏阴分，混处气血之中，不能纯用养阴，又非壮火，更不得任用苦燥。故以鳖甲蠕动之物，入肝经至阴之分，既能养阴，又能入络搜邪；以青蒿芳香透络，从少阳领邪外出；细生地清阴络之热；丹皮泻血中之伏火；知母者，知病之母也，佐鳖甲、青蒿而成搜剔之功焉。再此方有先入后出之妙，青蒿不能直入阴分，有鳖甲领之入也；鳖甲不能独出阳分，有青蒿领之出也。"要之，本方功在养阴透热，凡温病瘟疫见上述病机和症状者，用之颇为合拍。

1. 流行性感冒　李氏用青蒿鳖甲汤加减治疗流行性感冒 26 例，低热（体温 37 ～ 38℃）不退，晨轻夜重。治疗方法：青蒿鳖甲汤加味：青蒿（后入）、鳖甲（打碎先煎）、生地黄、银柴胡各 15 克，知母、丹皮各 12 克，日 1 剂。有效率 100％。〔李高照. 青蒿鳖甲汤加味治病毒感染后低热不退 48 例 [J]. 江西中医学院学报，2000（3）：34.〕

2. 流行性乙型脑炎　名老中医江育仁治疗"乙脑"恢复期久热伤阴者，热来多朝轻暮重，热时颜面潮红，舌质红，少苔，小便黄，大便秘结，或有惊惕，治疗以养阴清热为主。用青蒿鳖甲汤加减。常用药如：青蒿 15 克，生鳖甲 15 克，地骨皮 10 克，生地黄 15 克，鲜荷叶 1/4 张。临证可酌加牡蛎、珍珠母潜阳育阴。〔史宇广，单书健. 当代名医临证精华·温病专辑 [M]. 北京：中医古籍出版社，1988：224–229.〕

李氏用本方加减治疗流行性乙型脑炎 4 例，低热不退，晨轻夜重。有效率 100％。〔李高照. 青蒿鳖甲汤加味治病毒感染后低热不退 48 例 [J]. 江西中医学院学报，2000（S1）：34.〕

3. 流行性脑脊髓膜炎　靳氏治疗流脑的经验体会：流脑极重型津液亏耗时所出现的伤阴阶段，如呈弛张热型者宜养阴退热，用青蒿鳖甲汤。〔靳中人. 流行性脑脊髓膜炎的治疗体会 [J]. 江苏中医，1964（2）：38.〕

4. 急性血吸虫病　叶氏报道急性血吸虫病有相当一部分病人可出现类似夜热早凉的症状，且因发热较重，或病程较长，久热伤阴，而呈热烁阴伤之象。常常根据这一主证，参以病机，予养阴透热之青蒿鳖甲汤加减治之，每获满意疗效。例如患者杜某，男，32 岁。持续发热 18 日，每日傍晚发作，午夜增高，清晨热退后一如常人，发热前先寒战，饮食及大便尚可，小便黄。疑为肺结核，予异烟肼作诊断性治疗半月无效，转来诊治。观其面黄体瘦，精神疲惫，切其胸腹，无异常发现，询其月前有血吸虫疫水接触史，遂作皮内试验和粪便沉孵，报告均为阳性，诊为急性血吸虫病。投以青蒿鳖甲汤：鲜青蒿 200 克，鳖甲、生地黄各 15 克，知母、丹皮各 10 克。患者服完 2 剂则热瘥。尔后继以吡喹酮根治病源而痊愈。〔叶世龙. 浅议青蒿鳖甲汤治疗急性血吸虫病发热 [J]. 中国中医急症，1994（4）：170.〕

5. 伤寒（西医病名）　黄氏认为伤寒如治疗不规范或治疗不彻底，常会留下低热，入夜尤甚，夜间汗出等表现，此时用中医方法进行调治，能收到比较好的效果。可遵吴鞠通青蒿鳖甲汤意入阴分搜邪之法，以逐邪外出。如患者李某，女，35 岁。症见身热不扬，汗出以上半身尤甚，表情淡漠，身倦乏力，恶心纳呆，舌质红，苔黄腻，脉濡数。体格检查：T39.6℃，P88 次 /分，R25 次 / 分，Bp14/10kPa。表情淡漠，心肺（−），腹平软，左肋下触及脾脏，肠鸣音稍亢进。实验室检查：肥达氏试验 "O" 1：160，"H" 1：320，血常规检查：WBC4.3×10⁹/L、Hb121.5g/L、RBC4.5×10¹²/L、N0.60、L0.29、M0.005、嗜伊红细胞计数为0；血培养：伤寒杆菌生长。红细胞沉降率40mm/h。诊断：伤寒。以氨苄西林、氧氟沙星等抗感染治疗4周，高热减退，精神转佳，血培养无细菌生长，嗜伊红细胞56×10⁶/L，红细胞沉降率16mm/h。仍低热汗出，夜间尤甚，纳谷欠香。转中医诊治，查舌淡红，苔微黄腻，脉濡软。乃余邪深入阴分之证，治当搜剔阴分之邪，仿青蒿鳖甲汤意。处方：鳖甲12克（先煎），青蒿9克，荷叶9克，桑叶9克，佩兰叶9克，芦根9克，丹皮9克，炙甘草5克。日1剂，水煎分2次服。连续服用10剂，诸症消失而出院。〔黄礼明.青蒿鳖甲汤的临床运用[J].江苏中医，2001（3）：34–35.〕

6.流行性出血热 李氏用本方加味治疗流行性出血热低热不退者18例，总有效率100%。〔李高照.青蒿鳖甲汤加味治病毒感染后低热不退48例[J].江西中医学院学报，2000（S1）：34.〕

第十一节　龙胆泻肝汤

【文献出处】

《兰室秘藏》。

【原文摘录】

治阴部时复热痒及臊臭。

柴胡梢　泽泻以上各一钱　车前子　木通以上各五分　生地黄　当归梢　草龙胆以上各三分

上剉如麻豆大，都作一服，水三盏，煎至一盏，去渣，空心稍热服，便以美膳压之。

又《医方集解》载：龙胆泻肝汤治肝胆经实火湿热，胁痛耳聋，胆溢口苦，筋痿阴汗，阴肿阴痛，白浊溲血。

龙胆草酒炒　黄芩炒　栀子酒炒　泽泻　木通　车前子　当归酒洗　生地黄酒炒　柴胡　甘草生用（编者注：现代应用多以此方为准）

【临床应用】

方中以龙胆草为主药，功善泻肝胆实火，除下焦湿热；黄芩、山栀泻火清热见长，以增强龙胆草之作用，故为辅药；车前、木通、泽泻清热利湿，引湿热从小便而出；当归、生地滋阴养血，以防实火耗伤阴血，并防苦寒燥湿之药，再劫其阴，意在泻中寓补，疏中有养，俱以为佐；复加柴胡引诸药入于肝胆之经，甘草调和药性，皆为之使。诸药相配，共奏泻肝火利湿热之效，故适用于肝胆实火上逆或湿热下注所引起的上述各症。

1. **带状疱疹** 陈某某，男性，38岁，1995年3月20日就诊。诉右胁肋皮肤刺痛难忍，红赤4天，有感冒发烧史。检查：右胁肋部皮肤红肿，有成簇丘疹延伸至腰背部，痛觉过敏，伴有咽干烦躁，便秘症状，舌尖赤，舌苔薄黄，脉弦数，证为肝胆实火，复感外邪，热郁经络所致，为干性缠腰火丹，治以泻肝胆实火，通经解毒之法，拟龙胆泻肝汤加板蓝根、银花、连翘、郁金，每日2付，外用醋调六神丸。3天后丘疹焮痛明显好转，皮肤炎性充血基本消退，二便通利。如上法继续治疗，4天后炎性充血完全消退，偶有刺痛感，改为主方加板蓝根、郁金、赤芍、元胡、广皮，每日1付，7天后症状完全消失。〔王毓兰.龙胆泻肝汤与六神丸治疗带状疱疹[J].海南医学，1995（4）：250-251.〕

2. **黄疸型肝炎** 陆某，女，成年。患者数天前觉全身疲乏无力，食欲不振，右胁胀痛，极厌油腻，见之即恶心，继而眼睛及皮肤发黄。口苦，口干，小便少黄，大便稀烂，有时1天2～3次。检查：体温38.1℃，双眼巩膜黄染，皮肤亦略黄染，肝上界在第6肋间，下界肋下1.5厘米，脾未触及，肝区有轻微叩击痛，心肺正常。肝功能检查：谷丙转氨酶235单位，黄疸指数12单位，脑磷脂胆固醇絮状试验（+++）。舌质红，苔黄腻，脉滑弦数。西医诊断为急性传染性肝炎（黄疸型）。中医辨证为肝胆湿热。拟龙胆泻肝汤加味治疗。处方：龙胆草9克，柴胡9克，木通4.5克，白芍10.5克，绵茵陈30克，车前子9克，白术10.5克，黄芩6克，生地9克，泽泻9克，山栀子9克，甘草3克。服上方6剂后，体温正常，黄疸逐渐消退，食欲增进，小便开始转清，肝区疼痛减少。按原方加神曲、延胡索、川楝子，再进20余剂，症状消失，黄疸消退，食欲正常，肝缩小至平肋，肝功能恢复正常。〔陈绍昌.龙胆泻肝汤治验八则[J].广西中医药，1980（2）：17-19.〕

第十二节　白头翁汤

【文献出处】

《伤寒论》。

【原文摘录】

热利下重者，白头翁汤主之。

白头翁二两　黄柏三两　黄连三两　秦皮三两

上四味，以水七升，煮取二升，去滓，温服一升；不愈，更服一升。

【临床应用】

本方出自《伤寒论》，即为古今治疗热痢的著名方剂，堪称历验不爽。

吴鞠通《温病条辨》援引是方治噤口痢，热气上冲，肠中逆阻似闭，腹痛在下甚者。吴氏还制加味白头翁汤治疗内虚下陷，热利下重腹痛，脉左小右大。其组方为：白头翁三钱，秦皮二钱，黄连二钱，黄柏二钱，白芍二钱，黄芩二钱。水八杯，煮取三杯，分三次服。俞根初《通俗伤寒论》制加味白头翁汤（即白头翁汤加白芍、黄芩、鲜贯众、鲜茉莉花）治赤痢;《医学衷中参西录》制变通白头翁汤（生山药、白头翁、秦皮、生地榆、杭芍、甘草、旱三七、鸦胆子）治热痢下重腹痛。此外，还有加减白头翁汤（白头翁、黄连、黄芩、秦皮、银花、地榆、白芍、广木香、甘草），其清热、解毒、止痢的功效较原方更强，亦为临床所常用。凡此，均由仲景白头翁汤衍化而成，足见本方影响之深远。

1. 细菌性痢疾　陆氏报道对菌痢病毒亢盛，下痢赤白，腹痛后重，咽干口渴，所下甚臭者用白头翁汤，经治疗 260 例，治愈 238 例（91.5%），好转 20 例（7.7%），有 2 例转西医治疗（0.8%）。〔陆石如 . 急性菌痢 260 例疗效观察 [J]. 中级医刊，1959（7）：7–8，30.〕

有报道用白头翁汤治疗急性菌痢 40 例，痊愈 37 例，占 92.5%。平均退热天数为 1.5 天，大便次数恢复正常为 5.5 天，大便性状恢复正常为 5.8 天，大便细菌培养转阴为 4.3 天。治疗过程中未发现任何副作用。〔黄伟康，巢亚丰 . 白头翁汤治疗急性菌痢 40 例初步观察 [J]. 新中医药，1957（9）：7–11.〕

张氏等用本方去黄柏加银花 30 克，黄芩、白芍各 15 克，甘草 9 克，木香 6 克（后下）治疗菌痢，每日 2 剂。结果有效率为 93.9%，其中痊愈者 79.6%，进步者为 14.3%。〔张良意，陈志业，徐远清，等 . 白头翁汤加减治疗成人急性典型菌痢 49 例疗效观察（附合霉素对照组 63 例）[J]. 广东医学，1965（2）：16–19.〕

有报道用三味白头翁汤（白头翁、黄柏、秦皮）治疗菌痢 45 例，服药后 48 小时内腹痛，里急后重、腹泻脓血皆消失者 41 例（占 91.2%），在 72 小时内症状消失者 1 例（占 2.2%），无效者 3 例（占 6.6%），总有效率为 93.4%。〔程绍典，李复光，等 . 三味白头翁汤治疗 45 例痢疾 144 例肠炎报告 [J]. 上海中医药杂志，1960（6）：254–256.〕

高某某，女，45 岁，工人，1978 年 7 月 6 日诊。患者素健，误食不洁之物后，突然恶寒壮热，全身酸痛，口渴引饮，继则腹痛下痢，便色赤白，昼夜数十次，伴见里急后重，肛门灼热，小便短赤，舌质红，苔黄腻，脉滑数。检查体温 39.5℃，白细胞计数 18，600/ 立方毫米（嗜中性粒细胞 86%，淋巴细胞 14%），粪检红细胞（++++），脓球（+++），阿米巴未检出，副霍乱弧菌阴性。此系误食不洁之物，又逢暑湿当令，内外合邪，湿热火毒，壅滞肠中，发为湿热痢。治宜清热解毒，理气化湿，方取葛根芩连汤合白头翁汤加减。处方：葛根、白头翁、秦皮、银花、连翘、白芍各 15 克，黄芩 10 克，黄连 6 克，木香、川朴、甘草各 5 克，煎服。1 日 2 剂，另以鲜红铁苋 500 克，浓煎加糖，代茶。药后热退（37.6℃），腹痛减轻，腹泻 1 日仍 6 次，但脓血便大减，口渴亦瘥，处方同上。叠进 3 剂，诸症悉平。再以王氏清暑益气汤去竹叶、知母，3 剂，以善其后。〔巫伯康，吴小玲，戴舜珍.清热解毒为主治疗四例高热 [J]. 福建中医药，1984（3）：16-17.〕

2. 登革热 何氏治疗登革热中期患者 1 例，表证未解，头痛，发热，微恶寒，复下痢频频，色黄或夹红白黏液，腹痛，肛门灼热，口渴心烦，苔黄，脉数者。此证属表证失治，邪陷肠胃，用本方合葛根芩连汤加减获愈。〔何炎燊.试论登革热证治 [J]. 新中医，1987（5）：1-3.〕

3. 急性肠炎 刘某，男，56 岁，发病节气：小满后六天。该患者于 2 年前因腹泻到医院就医，诊断为"急性肠炎"，经中、西药治疗，症状好转，此后反复发作。10 日前因饮食不洁而致腹痛、腹泻，曾用过静点西药，以及口服"黄连素""泻痢停"等药，用时稍缓，停药加重。现腹痛、腹泻 1 日 7～8 次，泻后痛减，泻下黄、白状稀便带沫，恶寒发热，头痛而晕，目赤，胃胀而痛，食少纳呆，倦怠乏力，恶心欲呕，口干苦，舌燥，口臭，腰痛，五心烦热，夜不得卧，两胁胀痛，小便黄赤，面色黧黑，口唇绛而干，舌深红，苔白厚腻，脉滑，左关弦，尺弱，手足凉，额腹发热，下腹压之疼痛。此为湿热内蕴，肝郁肾虚之热利，治宜清热利湿，调畅气血。处方：白头翁 20 克，黄连 30 克，黄柏 15 克，黄芩 10 克，秦皮 10 克，木香 10 克，茯苓 50 克，肉桂 15 克，焦白术 20 克，甘草 10 克，4 剂，水煎服，1 日 2 次，饭前温服。结果：该患者服第一次药后，腹痛加重，而后明显减轻；第二次服药后，知饥饿，饮食增加。现大便已成形，无腹痛，但觉腰腿痛，余无不适，面虽黑已有光泽，唇红绛，舌红，苔薄白，脉寸滑，余沉弦。二诊用清开灵口服液巩固疗效〔张建伟.白头翁汤治疗急性肠炎的临床应用 [J]. 中国民族民间医药，2012（17）：114.〕

【实验研究】

现代药理研究表明，本方对志贺氏、宋内氏、弗氏等痢疾杆菌有抑制作用。用打孔法进行抗菌试验，本方中的各药白头翁、黄柏、秦皮均有抗菌作用。其中以黄连、秦皮抗菌作用最强，黄柏次之，白头翁最弱。方中如增大黄连用量，抑菌效力明显增大。〔周邦靖.白头翁汤的临床应用及其抗菌作用 [J]. 四川中医，1986（8）：57.〕

第十三节 黄连解毒汤

【文献出处】

《外台秘要》引崔氏方。

【原文摘录】

黄连三两　黄芩　黄柏各二两　栀子十四枚,擘

上四味切，以水六升，煎取二升，分二服。一服目明，再服进粥，于此渐瘥。余以疗凡大热盛，烦呕呻吟，错语不得眠，皆佳。传语诸人，用之亦效。此直解热毒，除酷热，不必饮酒剂者，此汤疗五日中神效，忌猪肉冷水。

【临床应用】

明末清初医家喻嘉言治疗温病十分重视解毒，尝谓："上焦如雾，升而逐之，兼以解毒；中焦如沤，疏而逐之，兼以解毒；下焦如渎，决而逐之，兼以解毒。"其解毒之法，于上、中、下三焦之证，一以贯之。由于本方主要作用在于泻火解毒，因此在治温病中广为采用，疗效显著。

1. **菌痢**　来某某，男，30岁，工人，住院号46389。患者因腹胀，大便脓血，里急后重，曾服合霉素、呋喃唑酮等未见明显好转，大便化验红细胞（+++），脓球（+++），黏液（+++），体温37.8℃。于1975年10月12日以急性菌痢收住入院。入院后给予合霉素、氯霉素、泼尼松、普鲁苯辛、呋喃唑酮、氢化可的松、维生素C、葡萄糖、穿心莲片、中药等，病情未减，特别是腹痛加重，纳呆，便脓血（昼夜30余次），体温38.8℃，脉洪大，舌尖红而干苔黄。证属：湿热伤及胃肠，日久湿从热化，耗伤津血，治宜清热解毒，益阴止血。西药除用液体外，停用他药。方用黄连9克，黄芩9克，黄柏9克，葛根15克，白头翁15克，秦皮12克，生甘草6克，白芍12克，木香6克，连翘15克，焦山楂24克，焦地榆15克。上方昼夜各服1剂，诸症减轻，体温下降，继服2剂，体温正常，精神食欲转好，大便基本正常出院。〔张学文.黄连解毒汤的临床应用案例[J].陕西中医，1980（2）：27-28.〕

2. **胆道感染**　郑某某，男，35岁，农民，1974年5月3日初诊。据诉右上腹持续疼痛，痛连右肩，发热，干呕，目微黄染，大便秘结，小便黄赤，舌苔黄腻，脉象弦数。既往曾患胆囊炎，证属肝胆湿热，治拟清热利胆，方用：黄连6克，黄柏、黄芩、栀子、枳壳、广木香、大黄（后下）各9克，茵陈30克。2剂，日煎服2次。5月6日复诊：服前方大便日解2次，腹痛减轻，热退，吐止，苔薄黄，脉缓。原方去大黄，继服3剂，

诸症缓解。〔胡立鹏 . 黄连解毒汤的临床应用 [J]. 浙江中医药，1977（2）：33-34.〕

3. 麻疹 查氏用本方加银花、板蓝根、玄明粉各 9 克，连翘、生地各 6 克，川贝、蝉蜕、白僵蚕各 4.5 克，马勃 1.8 克，治疗麻疹 1 例。结果服药 1 剂后大便通畅，疹齐色红，知饥纳食，然后继服原方减量，取得良好疗效。〔查正春 . 麻疹证治经验谈 [J]. 江西医药，1965（11）：1091-1092.〕

徐氏辨证治疗麻疹 136 例，均为重、逆、凶、险、危症，其中合并肺炎，症见持续壮热，面容青灰，双目上视，气急喘吼欲绝等征象者，以本方合麻杏石甘汤加减，取得良好效果。〔徐蔚霖 . 中医中药抢救麻疹严重病例的经验介绍 [J]. 上海中医药杂志，1960（1）：14-17.〕

4. 流行性脑脊髓膜炎 张氏报道以本方治疗流行性脑膜炎 12 例，兼夹新感加银花、连翘；头痛加石决明、杭白芍、蒺藜、天麻；便秘合承气汤；壮热烦渴加石膏、竹叶、麦冬；痰涎壅盛合涤痰汤；狂乱谵语加紫雪丹或安宫牛黄丸；神志昏迷加石菖蒲、远志、鲜竹沥；四肢抽搐加全蝎、僵蚕、钩藤、杭白芍；衄血斑疹加丹皮、生地。结果均服 3 ～ 6 剂获愈，无后遗症。〔张榕，黄冠雄 . 黄连解毒汤治疗流行性脑脊髓膜炎 [J]. 福建中医药，1960（5）：7-8.〕

5. 流行性乙型脑炎 龙溪专区医院小儿科用本方加板蓝根、金银花各 15 克为基本方，治疗流行性乙型脑炎 56 例，高热不退加知母；呕吐加竹茹、赭石；抽搐不止予止痉散；谵语、昏迷加安宫牛黄丸、紫雪丹等，并适当配合甘草或糖浆作调味，用量按年龄大小、病情轻重增减，一般 1 ～ 2 岁用 1/4 量，3 ～ 5 岁用 1/2 量，6 ～ 8 岁用 2/3 量，9 岁以上用全量。结果痉愈 51 例，进步 1 例，总有效率为 92.86%。〔郑明祥 . 三黄解毒汤加减治疗乙型脑炎五十六例 [J]. 福建中医药，1960（6）：7-9.〕

【实验研究】

现代药理研究表明，本方对多种细菌有控制作用，对金黄色葡萄球菌、表皮葡萄球菌、2 型链球菌、变形杆菌、痢疾杆菌、大肠杆菌、伤寒杆菌、甲型链球菌等均有一定抑制作用。〔陈光亮，张秀荣，王钦茂 . 黄连解毒汤药理研究进展 [J]. 安徽中医学院学报，2001（5）：67-69.〕

本方可诱导热休克大鼠肝、肺组织中热休克蛋白 70（HSP70）表达的增加，从而提高细胞的耐受力，避免细胞组织的损伤。〔王洪琦，邹素芬，李建国 . 清热复方对热休克大鼠肝、肺组织热休克蛋白基因表达的调控作用 [J]. 广州中医药大学学报，2004（1）：37-39.〕

张氏介绍黄连解毒汤能提高实热证大鼠 T 细胞亚群和白细胞介素 2（IL-2）活性。〔张国华，迟华基 . 黄连解毒汤对实热证大鼠 T 细胞亚群和 IL-2 活

性的影响 [J]. 广西中医学院学报，2002（3）：8-9.〕

方氏报道黄连解毒汤含药血清不仅能抑制非致炎状态下中性粒细胞与血管内皮细胞的黏附，而且能抑制致炎因子所诱导的中性粒细胞与血管内皮细胞黏附作用增强，具有良好的抗炎作用。〔方素萍，邱全瑛，郝钰 . 黄连解毒汤含药血清对 LPSTNF-α 诱导的人中性粒细胞与血管内皮细胞间黏附的影响 [J]. 中国实验方剂学杂志，2001（2）：31-33.〕

吴氏报道本方有效部位对培养神经细胞谷氨酸兴奋毒性具有显著的保护作用。〔吴彦，孙建宁，于绍坤，等 . 黄连解毒汤有效部位对培养大鼠皮层神经元谷氨酸损伤的保护作用 [J]. 北京中医药大学学报，2004（3）：50-52，70.〕

戴氏对本方体外抗内毒素的实验研究表明，黄连解毒汤不仅通过提高网状内皮系统的吞噬功能，加速内毒素的廓清来发挥作用，而且对细菌毒素可直接中和。〔戴锡珍，高淑娟 . "黄连解毒汤"体外抗内毒素作用的实验研究 [J]. 中国中医基础医学杂志，2000（5）：31-32.〕

王氏等报道黄连解毒汤能抑制角叉莱胶所致小鼠气囊内白细胞的游出，减少 PGE2 的生成，显著抑制 ConA 所致的内毒素血症小鼠脾淋巴细胞的增殖，还可抑制脂多糖诱导小鼠腹腔巨噬细胞生成 IL-1 和 NO。〔王利津，徐强 . 黄连解毒汤的抗炎作用机理研究 [J]. 中国中药杂志，2000（8）：493-496.〕

第十四节　清瘟败毒饮

【文献出处】

《疫疹一得》。

【原文摘录】

清瘟败毒饮：治一切火热，表里俱盛，狂躁烦心，口干咽痛，大热干呕，错语不眠，吐血衄血，热盛发斑，不论始终，以此为主，后附加减。

生石膏大剂六两至八两，中剂二两至四两，小剂八钱至一两二钱　小生地大剂六钱至一两，中剂三钱至五钱，小剂二钱至四钱　乌犀角（编者注：现用水牛角代）大剂六钱至八钱，中剂三钱至四钱，小剂二钱至四钱　真川连大剂六钱至四钱，中剂二钱至四钱，小剂一钱至钱半　生栀子　桔梗　黄芩　知母　赤芍　玄参　连翘　竹叶　甘草　丹皮

疫症初起，恶寒发热，头痛如劈，烦躁谵妄，身热肢冷，舌刺唇焦，上呕下泄，六脉沉细而数，即用大剂；沉而数者用中剂；浮大而数者用小剂。如斑一出，即用大青叶，量加升麻四五分，引毒外透，此内化外解、浊降清

升之法。治一得一，治十得十。以视升提发表而愈剧者，何不俯取刍荛之一得也。

此十二经泻火之药也。斑疹虽出于胃，亦诸经之火有以助之。重用石膏直入胃经，使其敷布于十二经，退其淫热；佐以黄连、犀角、黄芩泄心肺火于上焦，丹皮、栀子、赤芍泄肝经之火，连翘、玄参解散浮游之火，生地、知母抑阳扶阴，泄其亢甚之火而救欲绝之水，桔梗、竹叶载药上行；使以甘草和胃也。此皆大寒解毒之剂，故重用石膏，先平甚者，而诸经之火自无不安矣。

【临床应用】

清瘟败毒饮是余霖治疗疫疹的主要方剂，书中所列种种疫疹之症，均以此方加减施治，书后附录危重案例，亦投此方大剂而得转危为安，堪称是他临床治疫得心应手之方，值得后人取法。

本方是由白虎汤、黄连解毒汤、犀角地黄汤等古方加减化裁而成，具有清胃经邪热，泄诸经火毒，凉血以透斑，滋水以折火等综合作用，集苦寒、辛寒、咸寒诸药于一方，熔清热、败毒、滋阴诸法为一炉，故称"大寒解毒""抑阳扶阴"之剂。非识证明药、深思熟虑、胆识过人者，焉能出此组方。

余氏反复指出"重用石膏，直入胃经"，"重用石膏，先平甚者"，突出他用石膏为主的治疫经验。联系他论述"疫乃无形之毒""胃受外来之淫热"的病因病机，不难看出是针对无形之暑热火毒而设，并非有形之秽浊胶结于胃腑者所宜。

本方清热解毒凉血之功甚宏，但未免多遏抑而少宣泄。联系吴又可《温疫论·投寒凉药论》中"疫邪首尾以通行为治，若用黄连，反遭闭塞之害，邪毒何由以泄"的论述，对湿浊内盛者，尤防遏抑之弊，此点应该有所辨识。诚然，余氏也提到"如斑一出，即用大青叶，量加升麻四五分，引毒外透，此内化外解、浊降清升之法"。因此，在应用本方治疫时，应该看到该方"以寒胜热，以水克火"的妙处，又要注意"引毒外透，内外化解"的原则。尤其有昏迷、痉厥见症时，本方应配合开窍、息风之药，如牛黄、至宝、紫雪之类，其效益彰。

王孟英按曰："余君治祁某案后云，此方医家不敢用，病家不敢服，甚至药肆不敢卖。有此三不敢，疫症之死于误者，不知凡几。纪文达公于癸丑年曾目击师愚之法，活人无算。而谓其石膏有一剂用至八两，一人服至四斤，因而疑为司天运气所值，未可执为通例。余氏书中，亦罗列运气之说，然则甲子、甲申、戊子、丙午、癸丑、甲寅等年岁运并不同，何以案中治法皆同乎？此司天在泉之不可泥，但察其时之旱潦，见证之宜否为可凭也。道光中归安江笔花，治一时疫发斑，用石膏至十四斤而斑始透，盖深得师愚之法者。"对本方的应用，很有参考。

1. 钩端螺旋体病 刘氏用清瘟败毒饮化裁治疗钩端螺旋体病 68 例，基本方：水牛角（代犀角）、生石膏、生地黄、土茯苓、薏苡仁各 30 克，黄连 6 克，知母、黄芩、栀子、牡丹皮、赤芍各 10 克。每日 1 剂，水煎分 2 次服，病情危重者每日服 2～3 剂。结果治愈者 65 例，其中热重于湿，湿热并重型（流感伤寒型）62 例。这表明该方治钩端螺旋体病流感伤寒型的效果显著。〔刘功钦. 清瘟败毒饮化裁治愈钩端螺旋体病 68 例 [J]. 广西中医药，1987（3）：6-9.〕

2. 流行性出血热 邵氏介绍用加减清瘟败毒饮治疗流行性出血热 21 例，方以生石膏 120 克（先煎 30 分钟），玄参 30 克，麦冬 30 克，生地 30 克，大青叶 30 克，黄芩 15 克，丹皮 15 克，知母 15 克，生大黄 15 克，连翘 15 克，竹叶 15 克，银花 15 克，煎液浓缩，直肠给药，结果体温下降迅速，病情明显改善。〔邵桂娥. 中药直肠给药治疗流行性出血热发热期的临床运用 [J]. 江西中医药，1986（4）：23.〕

郝氏等根据不同病期用清瘟败毒饮Ⅰ、Ⅱ、Ⅲ号口服液，每日 2 次，治疗流行性出血热 120 例。定处方清瘟败毒饮Ⅰ号：生石膏 60 克，生地 40 克，玄参、黄芩各 30 克，丹皮、知母各 20 克，连翘 15 克，黄连、栀子、竹叶各 10 克，桔梗 5 克，甘草 10 克；发热期伴恶心、呕吐不能进食者给予清瘟败毒饮Ⅱ号：Ⅰ号方加清夏 10 克，赭石 15 克，旋覆花 12 克，山药 100 克；发热期过后改服清瘟败毒饮Ⅲ号：生石膏、紫草、丹皮、黄芩、丹参各 20 克，生地 40 克，白茅根、玄参各 30 克。结果：治疗组平均发热天数、多尿天数、血小板恢复正常天数、尿蛋白转阴天数均明显短于对照组（$P < 0.01$），并发症发生率低于对照组（$P < 0.05$）。〔郝向春，马素娟，陈玉良. 清瘟败毒饮治疗流行性出血热 120 例临床观察 [J]. 中国中西医结合急救杂志，2001（1）：45-46.〕

3. 流行性乙型脑炎 李氏用清瘟败毒饮治疗乙脑 45 例，方用：生石膏 50～100 克，生地 15～30 克，犀角 15～30 克，黄连、竹叶 3～9 克，栀子、黄芩、知母、玄参、连翘、赤芍、丹皮各 6～12 克，桔梗、甘草各 3～6 克。便秘者加大黄，惊厥者加胆草、羚羊角，昏迷者酌情选加安宫牛黄丸、紫雪丹。浓煎为 150 毫升，分 3 次口服或鼻饲，日 1 剂。结果总有效率为 97.78%（44/45），治愈率为 91.11%（41/45），死亡率为 2.22%（1/45）。疗效明显优于西医组。〔李力明. 清瘟败毒饮治疗乙脑 45 例疗效观察 [J]. 当代医师杂志，1997（1）：48.〕

4. 流行性腮腺炎 陈氏以清瘟败毒饮为主治疗流行性腮腺炎合并脑膜

脑炎 45 例，均获痊愈。治疗方法：清瘟败毒饮加减，生石膏 50 克（先煎），黄芩、夏枯草、马勃各 10 克，连翘、板蓝根、僵蚕、玄参、青黛（包煎）各 15 克，牛蒡子、薄荷、桔梗、甘草各 5 克。呕吐加姜竹茹 10 克，项强加葛根 15 克，头重加石决明 10 ～ 25 克，抽搐加钩藤（后下）、羚羊角粉（另煎兑服）各 15 克。〔陈治水，徐艳平 . 清瘟消毒饮治疗流行性腮腺炎合并脑膜脑炎 [J]. 四川中医，1989（3）：14.〕

5. 登革热　周氏治疗登革热 68 例，主方用清瘟败毒饮：石膏、水牛角各 30 ～ 90 克，知母 9 ～ 15 克，甘草、黄连各 3 克，山栀子、桔梗、丹皮、淡竹叶、黄芩各 9 克，赤芍、玄参、连翘各 15 克。结果临床治愈 64 例，有效 2 例，无效 1 例。〔周浩康 . 清瘟败毒饮治疗登革热 68 例 [J]. 新中医，1996（S1）：86–87.〕

6. 麻疹　徐氏用中药抢救麻疹严重病例 136 例，其中凶证主方以清瘟败毒饮为主，舌绛惊厥者加紫雪丹。药物有：生石膏、生地、犀角（水牛角代）、赤芍、丹皮、知母、川连、黄芩、山栀、玄参、甘草、连翘、竹叶等。效果满意。〔徐蔚霖 . 中医中药抢救麻疹严重病例的经验介绍 [J]. 上海中医药杂志，1960（1）：14–17.〕

又徐氏等用本方为主加减治疗麻疹 23 例，均获满意疗效。〔徐伟观，杨济民 . 清温败毒饮加减治疗温毒严重麻疹 23 例报告 [J]. 江苏中医，1966（1）：22–23.〕

7. 流行性脑脊髓膜炎　李振华教授多年来对本病的治疗积累了较为丰富的经验，尤其是 20 世纪 50 年代豫西的伊川县、宜阳县、偃师县、三门峡市等地流脑发生较严重的流行，用中药治疗经西医确诊的 70 多例患者均全部治愈。其中，病在营血，临床表现：高热不退，项强抽搐，神昏谵语，甚则深度昏迷，口唇干燥，皮疹明显而色暗，舌质绛苔黄缺津，脉数。治法：凉血解毒，息风透窍。处方：清瘟败毒饮加减，犀角（水牛角代）、丹皮、赤芍、玄参、知母、生石膏、黄连、栀子、黄芩、葛根、连翘、全蝎、地龙、僵蚕、甘草。水煎服。配服安宫牛黄丸。〔李郑生，王海军 . 李振华教授治疗流脑的经验 [N]. 中国中医药报，2005-3-7.〕

【实验研究】

现代实验研究表明：清瘟败毒饮主要有解热、拮抗血小板凝聚、降低血液黏度、抗炎、镇痛、抗菌、抗病毒、保肝、解毒、强心、利尿等多种药理作用。〔王庆伦，鲍廷锋，许军 . 清瘟败毒饮的药理作用与临床应用概况 [J]. 江西中医学院学报，1995（4）：39–40.〕

第十五节　普济消毒饮子

【文献出处】

《杂病源流犀烛》。

【原文摘录】

酒黄连　酒黄芩各五钱　人参三钱　陈皮　桔梗　元参　柴胡　甘草各二钱
牛蒡子　马勃　板蓝根如无，用青黛　连翘各一钱　升麻　僵蚕各五分

共为末，取一半，白汤调和，时时呷之。一半蜜丸，弹子大，每丸，细嚼，白汤送下。或加防风、薄荷、川芎、当归，共剉，取末一两，水煎，分二三次服之亦可。肿甚宜砭刺出血。

泰和二年四月，民多疫疠，初觉憎寒，或发热，或不热身重，次传头面肿甚，目不能开，上喘，咽喉不利，舌干口燥。俗云：大头天行，染之多死。东垣曰：身半以上，天之气也；身半以下，地之气也。此邪热客于心肺之间，上攻头面，而为肿甚，遂制一方，名曰普济消毒饮子，服之皆愈，人谓之仙方。

【临床应用】

普济消毒饮子原出《东垣试效方》，专治大头瘟，古今应用甚广，疗效显著。查考古籍，援引本方者众多，如《济阳纲目》《证治准绳》《万病回春》《保命歌括》等皆载之。《医方考》对本方的由来和方义，说得甚为清晰："昆谓芩、连苦寒，用之以泻心肺之火；而连翘、玄参、板蓝根、鼠黏子、马勃、僵蚕，皆清喉利膈之物也；缓以甘草之国老，载以桔梗之舟楫，则诸药浮而不沉；升麻升气于右，柴胡升气于左，清阳升于高巅，则浊邪不得复居其位。经曰邪之所凑，其气必虚。故用人参以补虚。而陈皮者，所以利其壅滞之气也。"

值得提出的是，吴鞠通《温病条辨》对本方进行化裁，制普济消毒饮去升麻柴胡黄芩黄连方，主治"温毒咽痛喉肿，耳前耳后肿，颊肿，面正赤，或喉不痛，但外肿，甚则耳聋，欲名大头瘟、虾蟆瘟者"。可备一格。

1. 流行性腮腺炎　唐山市中医门诊部用普济消毒饮加减，治疗流行性腮腺炎40例，其中服药1剂至2剂即痊愈者34例，3至6剂痊愈者6例，一般3至5天即可恢复正常，未见并发症。〔路志正.中医内科急症[M].太原：山西人民出版社，1985：6.〕

覃氏报道用本方加减治疗流行性腮腺炎80例，并设对照组75例，对照组采双黄连注射液加利巴韦林注射液静滴。经治1周，结果：治疗组治愈73例，好转7例，有效率100%；对照组治愈64例，好转8例，无效3

例，有效率 96%。〔覃丕恩．普济消毒饮加减治疗流行性腮腺炎 80 例 [J]. 广西中医药，2005（1）：19–20.〕

程氏等报道用普济消毒饮加减治疗流行性腮腺炎合并脑膜脑炎 57 例，重型者每日 2 剂，昏迷者胃管鼻饲。结果 57 例均痊愈，服药最少者 3 剂，最多 7 剂，平均服药 5 剂。〔程群才，王振连，罗保琴．普济消毒饮治疗流行性腮腺炎合并脑膜脑炎 57 例 [J]. 国医论坛，1991（2）：32–33.〕

2. 流行性出血热 胡氏用本方治疗 435 例发热期出血热，对照组 435 例（用氢化可的松等西药）。临床疗效：治疗组退热时间平均 2.5 天，对照组 4.5 天。休克发生率治疗组 127 例（29%），越过低血压期者 121 例（27.8%）；对照组发生休克 143 例（32%），越过低血压期者 83 例（19%）。少尿发生率治疗组为 42%，越过少尿期 167 例，少尿越期率 38%；对照组少尿发生率 59%，越过少尿期 101 例，少尿越期率 23.2%。多尿发生率治疗组 59%，对照组 60%。总病死率治疗组 36 例（8%），对照组 76 例（17.4%）。两组有显著差异。〔胡元奎．普济消毒饮治疗 435 例发热期流行性出血热临床观察 [J]. 陕西中医，1984（3）：16–18.〕

3. 流行性出血性结膜炎 李氏用本方治疗本病 82 例，并设西药对照组 82 例。结果：中药组治愈 57 例（69.5%），有效 24 例（29.3%），无效 1 例（1.2%）。西药组治愈 11 例（13.49），有效 26 例（31.7%），无效 45 例（54.9%），两组有显著性差异（$P < 0.05$）。〔李瑞玉．普济消毒饮治疗流行性出血性结膜炎 82 例 [J]. 河北中医，1989（6）：31–32.〕

4. 传染性单核细胞增多症 钱氏等用本方加减治疗本病 2 例，均为腺肿型，治疗 3 天、6 天后体温正常，8 ～ 20 天后痊愈。〔钱琳．普济消毒饮加减治疗传染性单核细胞增多症 [J]. 浙江中医杂志，1985（1）：14–15.〕

5. 带状疱疹 沈氏用本方加减治疗本病 20 例，16 例 10 天内疱疹干涸结痂，疼痛消退，疱面愈合；4 例老年者病程持续 15 天后痊愈。〔沈浩齐．普济消毒饮加减治疗带状疱疹 20 例 [J]. 江西中医药，2002（3）：28.〕

邹氏用本方加减治疗眼部带状疱疹 17 例全部治愈，治疗时间最短 6 天，最长 20 天，平均治疗时间 13 天。〔邹盛兰．普济消毒饮加减治疗眼部带状疱疹 17 例 [J]. 四川中医，2004（7）：86.〕

【实验研究】

现代实验研究表明，本方对链球菌、金黄色葡萄球菌、白色葡萄球菌及肺炎球菌有较强的抗菌作用，且在高压处理后药效不减，说明此方有确切的抗感染作用。〔肖延风，郑纯礼．普济消毒饮抗菌作用的实验研究 [J]. 陕西中医，2001（1）：57–58.〕

第十六节　三黄石膏汤

【文献出处】

《金匮翼》。

【原文摘录】

治瘟疫大热无汗，发狂不识人。

石膏三钱　黄芩　黄连　黄柏各一钱五分　豆豉半合　麻黄一钱　栀子五枚

上作一服，水二盏，煎至一盏三分，连进三五剂而愈。

按：疫邪充斥内外，为头痛身热，为烦渴闷乱，发狂不识人，欲表之则里已急，欲里之则表不退。此方清里解外，合为一方，譬之大军压境，孤城四面受围，虽欲不溃，不可得矣。

【临床应用】

三黄石膏汤又名石膏汤，原出《外台秘要》，历代应用本方治疗温病瘟疫比比皆是。如《保命歌括》《济阳纲目》《医方考》等书，皆引用之。对其方义，《医方考》释曰："寒能制热，故用石膏；苦能下热，故用芩、连、栀、柏；佐以麻黄、淡豉之发散者，以温热至深，表里俱实，降之则郁，扬之则越，郁则温热犹存，兼之以发扬，则炎炎之势皆烬矣。此内外分消其势，兵之分击者也。"本方功能为发汗、清热、解毒，确是治疗温病瘟疫的传世名方，很值得进一步应用和研究。

1. 流行性感冒　游氏用三黄石膏汤治疗流感高热 53 例，均治愈。其治疗方法以三黄石膏汤方：黄连 9 克，黄芩 9 克，黄柏 9 克，栀子 9 克，淡豉 9 克，麻黄 8 克，石膏 40～50 克（先煎），生姜 3 片，大枣 3 枚，细茶 10 克治之。每日 1～2 剂，水煎温服。伴咽痛者，以三棱针点刺少商、商阳（双穴）出血 1～2 滴，方加元参 9 克，重楼 6 克；便秘加大黄 10 克。热降后以增液汤方加味（生地、元参、麦冬、石斛、竹叶、冬瓜仁、芦根）保津善后。治疗结果：53 例中，6 小时退热 7 例，占 13.2%（以兼针刺退热最快）；12 小时内热退 9 例，占 16.9%；24 小时内热退 16 例，占 30.2%；36 小时内热退 13 例，占 24.53%；48 小时内热退 6 例，占 11.32%；2 例 48 小时以后退热，全部有效。〔游振旺.三黄石膏汤治疗流感高热症 [J].福建中医药，1997（1）：48.〕

2. 重症流行性乙型脑炎　艾氏经验采用三黄石膏汤治疗乙脑重症效佳。其方组成：黄连 6 克，黄芩 6 克，黄柏 6 克，知母 6 克，石膏 60 克，板蓝根 30 克。水煎服，每日 1 剂。神昏不能自服者，上方煎取浓汁频频灌下。并配合中药板蓝根制剂注射液 40～50 毫升，氢化可的松 50～100 毫升加入 5% 葡萄糖注射液中快速静脉滴注，每日 1 次。〔张庆伟，王学孔，刘卫华，等．当代千家儿科名医妙方宝典 [M].北京：中国医药科技出版社，1994：136-137.〕

第十七节 散瘟汤

【文献出处】

《辨证录》。

【原文摘录】

世有城市之中，乡村镇店之处，传染瘟疫，多至死亡。其症必头痛眩晕，胸膈膨胀，口吐黄痰，鼻流浊水，或身发红斑，或发如焦黑，或呕涎如红血，或腹大如圆箕，或舌烂头大，或胁痛心疼，种种不一，象形而名，人以为天灾流行，谁知皆人事召之也。此症虽奇奇怪怪，不可执一而论，然皆火热之毒不宣，郁而成之耳。盖火性炎上，郁则火气不伸，拂抑其性，蕴藏于腹中，所以火闭作热，热闭成毒，其由来者，非一日也。治法自宜大泻其火毒，以快泄其郁闷之气。第泻火之药，未有不大寒者也，不先用表散之味，遽用寒凉，火转闭塞而不得达，适所以害之也。故必须于散中用泻，则疫去如扫耳。

荆芥三钱　石膏五钱　玄参一两　天花粉三钱　生甘草一钱　黄芩二钱　陈皮一钱　麦芽二钱　神曲三钱　茯苓五钱

水煎服。一剂病轻，二剂病又轻，三剂痊愈。

【临床应用】

陈士铎自析方义曰："此方泻肺胃之火者，以瘟疫之热，多是两经之火也。用荆芥以助石膏、黄芩，泻火而又散火也，火散则热发于外矣，火泻则毒化于内矣。火解毒消，瘟神疫鬼何能作祟哉。"于此可知，本方宜于瘟疫辨证为热毒郁而不宣而见上述诸证者。至于方用陈皮、麦芽、神曲，乃取运中消食之功，俾宿食消而热无所附，邪易透也。

值得强调指出的是，陈士铎治疫注重泻火，特别是泻肺胃两经之火，而泻火之法，又于清中寓散，俾热达于外而邪从肌表而解，符合《内经》"火郁发之"之旨，这就是本方组方的特点，亦即"散瘟汤"方名的寓意所在。陈氏这一学术观点，对于今天治疗疫病的立法处方，不无启发和指导作用。鉴于现代应用本方治疗温病瘟疫报道罕见，故录此以备一格。

第十八节　代赈普济散

【文献出处】

《吴鞠通医案》。

【原文摘录】

主治温毒，喉痹，项肿，发疹，发斑，温痘，牙痛，杨梅疮毒，上焦一切风热，皮毛痱疮等症。如病极重者，昼夜服十二包。至轻者服四包，量病增减。如喉痹滴水不下咽者，噙一大口，仰面浸患处，少时有稀痰吐出，再噙再吐，四五次喉即开。服药后如大便频数，甚至十数次者，勿畏也，毒尽则愈。如服三五次，大便尚坚结不通者，每包可加酒炒大黄五六分或一钱。

苦桔梗十两　牛蒡子八两　炒黄芩六两　人中黄四两　荆芥穗八两　银花一两　蝉蜕去足，六两　马勃四两　板蓝根四两　薄荷四两　元参十两　大青叶六两　炒黑生大黄四两　连心连翘十两　僵蚕六两　射干四两

上药为细末，每包五钱。小儿减半，去渣服。

此方用东垣普济消毒饮，去直升少阳、阳明之升麻、柴胡，直走下焦之黄连，合化清气之培赈散，改名代赈普济散。大意化清气，降浊气，秽毒自开也。方名代赈者，凶荒之后，必有瘟疫，凶荒者赈之以谷，瘟疫者，赈之以药，使贫者、病者，皆得食赈，故方名代赈也。

【临床应用】

是方功善辛凉宣透，清热解毒，清利咽喉，吴氏常用于温毒、瘟疫，恒多取效。特别是对于烂喉痧（猩红热）、发颐（流行性腮腺炎）、乳蛾（急性扁桃体炎）、白喉以及风热感冒等病证，尤为适宜。但本方由于出自医案著作，并非方书，故未能引起后世足够的重视。我们认为本方配伍合理，其解毒作用较之普济消毒饮、银翘散更强，而且方中如板蓝根、大青叶等药物，现代药理研究证实有较好的抗病毒作用，因此本方似更适合于病毒性感染疾患，极具开发价值，故将其列入"常用方剂选介"篇，希冀引起关注。

第十九节　人中黄丸

【文献出处】

《济阳纲目》。

【原文摘录】

治疫毒。

大黄　黄芩　黄连　人参　桔梗　苍术　防风　滑石　香附　人中黄各

等分

上为细末，神曲糊为丸，每服五七十丸。气虚，煎四君子汤下；血虚，煎四物汤下；痰多，煎二陈汤下；热甚者，加童便。

造人中黄法：冬月以竹一段，刮去青，留底一节，余节打通，以大甘草纳竹筒内，以木塞其上窍，以有节一头插于粪缸中，浸一月取出，晒干听用，名曰人中黄，大治疫毒。

【临床应用】

人中黄丸原出《丹溪心法》，但无方名和各药剂量，是朱氏治疫"宜补、宜散、宜降"法则在制方上的具体运用，对后世影响深远。如《济阳纲目》完善了本方的用法，《杂病源流犀烛》等书亦引用本方治疗瘟疫。方中人参为补；大黄、滑石为降；防风、桔梗为散。余如黄芩、黄连、人中黄功善清热解毒；苍术化湿；香附理气。诸药配伍，共奏清热解毒，理气化湿，扶助正气之功效。

本方治疫在古代知名度较高，其制方法度曾被医家引为楷模，遗憾的是现代应用者难得一见。我们认为，以本方组成来看，充分体现了中医祛邪的特色，即"给邪以出路"的治疗法则，方中既有防风、桔梗之宣散，使邪从汗解；又有滑石之渗利，俾邪随小便而出；更有大黄之泻下，导邪由大便而泄，以冀疫毒表里上下分消，病可向愈。再者，本方扶正与祛邪并施，从现代医学观点来看，人参之类补气药物，确能提高机体的免疫力，这在传染病的防治上有着重要作用。基于上述，本方在治疗急性传染病上充满生命力，值得推广应用，使之发挥应有的作用，故本书将其列入"常用名方选介"篇，希冀引起重视。

第二十节　五瘟丹

【文献出处】

《济阳纲目》。

【原文摘录】

治四时瘟疫流行，伤寒发热，并热疟热病。

黄连属火，戊癸之年为君　黄柏属水，丙辛之年为君　黄芩属金，乙庚之年为君　甘草属土，甲己之年为君　山栀属木，丁壬之年为君　香附　紫苏以上各一两，以值年药为君者倍一两

上七味皆生用，于冬至日制为末，用锦纹大黄三两浓煎汤，去滓，熬成膏，和前药为丸如弹子大，朱砂、雄黄末为衣，再贴金箔，每服一丸，冷水磨服。

【临床应用】

五瘟丹，《韩氏医通》《伤暑全书》《万病回春》等书均有载，谓其治疗天行瘟疫，可见本方是古代治疗瘟疫的名方。观其组方，实由黄连解毒汤（《外台秘要》引崔氏方）与香苏散（《太平惠民和剂局方》）合化而成，功能清热解毒，疏解理气。此方之配伍，君药随运气更迭而变，多用一倍，足见其对瘟疫流行及其病性与运气关系之重视。方中配以香附、紫苏，使之兼有理气解散之力，且使苦寒之品无冰伏之弊。尤值得指出的是，方中以大黄煎汤熬膏与它药共制成丸，其大黄清热解毒、泻下逐邪之力不容忽视。所以本方既能清热于内，又能导邪外出，堪称治疫良方。然而现代临床应用比较罕见，辜负名方，甚为可惜。

黄星垣氏等曾提出"邪毒致热"说，认为温病（含瘟疫）毒寓于邪，毒随邪入，热由毒生，毒不去则热不除，变必生，治须紧紧抓住解毒一环，并贯穿于治疗的全过程。这个观点的提出，使清热解毒法在急性传染病上的应用，愈来愈引起人们的关注。基于此，我们认为古方五瘟丹治疗急性传染病，可以说大有可为，值得高度重视和深入研究。

第二十一节　凉膈散

【文献出处】

《太平惠民和剂局方》。

【原文摘录】

治大人小儿腑脏积热，烦躁多渴，面热头昏，唇焦咽燥，舌肿喉闭，目赤鼻衄，颌颊结硬，口舌生疮，痰实不利，涕唾稠黏，睡卧不宁，谵语狂妄，肠胃燥涩，便溺秘结，一切风壅，并宜服之。

川大黄　朴硝　甘草_{燂，各二十两}　山栀子仁　薄荷叶_{去梗}　黄芩_{各十两}连翘_{二斤半}

上粗末，每二钱，水一盏，入竹叶七片，蜜少许，煎至七分，去滓，食后温服。小儿可服半钱，更随岁数加减服之。得利下住服。

【临床应用】

本方具有宣透郁热，清泄腑实的作用，善治上中二焦热邪炽盛，燥实内结之证。《医方集解》释其方义曰："此上中二焦泻火药也。热淫于内，治以咸寒，佐以苦甘，故以连翘、黄芩、竹叶、薄荷升散于上，而以大黄、芒硝之猛利推荡其中，使上升下行，而膈自清矣；用甘草、生蜜者，病在膈，甘以缓之也。"

现代《方剂学》分析更为贴切："方中重用连翘清热解毒，配栀子、黄芩以清热泻火，又配薄荷、竹叶以清疏肺、胃、心胸之热；胃热伤津而腑实证尚未全具，不宜峻攻，方中芒硝、大黄与甘草、白蜜同用，既能缓和硝、黄之急下，更利于中焦热邪之清涤，又能解热毒、存胃津、润燥结，使火热之邪，假阳明为出路，体现了以下为清之法。"

本方在温病瘟疫治疗上应用较为广泛。如《保命歌括》载东垣凉膈散治瘟疫火热不解，又治伤寒余热不退及六经火。方用连翘一钱，甘草一钱半，山栀仁、薄荷末、黄芩、桔梗、淡竹叶各五分。实则由《局方》凉膈散化裁而成。又余师愚《疫疹一得》师其法，变其方，将药味加减为：连翘、生栀子、黄芩、薄荷、桔梗、甘草、生石膏、竹叶。主治心火上盛，中焦燥实，烦躁口渴，目赤头眩，口疮唇裂，吐血衄血，诸风瘛疭，胃热发斑，发狂，惊急抽风。并解释方义说："此上、中二焦泻火药也。热淫于内，治以咸寒，佐以苦甘，故以连翘、黄芩、竹叶、薄荷升散于上，古方用大黄、芒硝推荡其中，使上升下行而膈自清矣。予忆疫疹乃无形之毒，投以硝、黄之猛烈，必致内溃。予以石膏易去硝、黄，使热降清升而疹自透，亦上升下行之意也。"这是对本方的变通应用。《南雅堂医案》更载有以《局方》凉膈散治疗时疫案例：时疫来势甚暴，目赤口渴，壮热无汗，斑疹隐隐未透，烦躁不已，脘腹按之作痛，大小便闭，热毒内炽，邪势不能外达，防有内陷昏喘之变。拟仿凉膈法，并加味酌治，俾热从外出，火从下泄，冀其邪去正复，得有转机。连翘三钱，大黄一钱五分，酒浸，芒硝一钱五分，牛蒡子一钱五分，枳实一钱，栀子八分，炒黑，甘草一钱五分，淡黄芩八分，薄荷八分，竹叶一钱，生白蜜半盏。

1.百日咳 陈氏等用本方减去连翘、薄荷，加百部、炒葶苈子、青黛、川贝末（冲服）治疗百日咳1例。证属痰热内阻，肺失清肃。服药3剂后，咳次减少，大便已解。改用百部、葶苈子、桃仁、苦杏仁各6克，冬瓜仁9克，芦根10克，竹茹、山栀各4克，尖贝末（冲服）3克。5剂后诸症除而愈。〔陈纯，周灿.凉膈散治疗肺部疾病点滴体会 [J].中医杂志，1983（1）：33.〕

2.传染性单核细胞增多综合征 邓氏介绍以本方为基础加减：大黄、香薷各6克，黄芩、连翘、金银花各9克，淡竹叶、栀子各12克，青蒿、板蓝根各15克，蚤休6克。随证加减：皮疹加荆芥、防风各6克，咳嗽加杏仁6克，紫菀12克。经治本病44例，结果显效13例，有效27例，无效5例，总有效率为88.89%。〔邓年春.中药治疗传染性单核细胞增多综合征45例 [J].天津中医，2001（5）：22.〕

【实验研究】

现代药理研究表明，本方能有效抑制内毒素所致肺损伤的小鼠肺组织核蛋白 NF-κB 活性，保护机体免受内毒素的损伤，抑制各种炎症细胞因子的产生。〔林慧，余林中，秦清和. 凉膈散对内毒素肺损伤小鼠肺组织核因子 -κB 活性的影响 [J]. 四川中医，2004（7）：16-18.〕

不管在体内还是体外，凉膈散都能明显抑制内毒素诱导的磷酸化的细胞丝裂素活化蛋白激酶 p38 活性的增强。〔江爱达，余林中，林慧，等. 凉膈散对 LPS 诱导的巨噬细胞丝裂素活化蛋白激酶 p38 活性的影响 [J]. 中国中医基础医学杂志，2005（7）：511-513，518.〕

本方能抑制内毒素刺激小鼠单核细胞 CD14mRNA 转录，减少内毒素效应细胞的 CD14mRNA 的表达。〔林慧，余林中，江爱达，等. 凉膈散含药血清对内毒素刺激 RAW264.7 细胞 CD14mRNA 表达的影响 [J]. 中药药理与临床，2005（3）：1-2.〕

又能抑制脂多糖（LPS）诱导的小鼠腹腔巨噬细胞核转录因子 -κB 的升高，从而起到清热解毒的作用。〔江爱达，余林中，龚小卫，等. 凉膈散药物血清对脂多糖诱导体外培养巨噬细胞核转录因子 - κB 的影响 [J]. 第一军医大学学报，2005（6）：619-622.〕

第十章　和解剂

第一节　小柴胡汤

【文献出处】

《济阳纲目》。

【原文摘录】

治瘟疫，内虚发热，胸胁痞闷，及在半表半里，非汗非下之证，此少阳经药也。

柴胡三钱　黄芩二钱　人参　半夏各一钱半　甘草七分

上加生姜三片、枣一枚，水煎，食前服。咳嗽，加五味子；烦渴，加瓜蒌根；胁下痞硬，加枳实；衄血，加生地黄、白茅花；痰盛又喘，加桑白皮、乌梅。

【临床应用】

小柴胡汤系《伤寒论》治疗少阳病证的主方。急性传染病如病毒性肝炎、疟疾等，出现邪在半表半里而见寒热往来，胸胁苦满，心烦喜呕，不欲饮食等症者，并不鲜见，故小柴胡汤在温病疫病临床上亦较常用。日人龙野一雄氏等认为本方的适应证不仅用于往来寒热，亦多用于微热，且用于呕、咳、腹中痛、胁下痞硬等的呼吸系或消化系所见的疾病，如伤风、流感、麻疹、支气管炎、肺炎、肺结核、胸膜炎、肺门淋巴结肿胀、脓胸、肋骨结核、肠伤寒、各种急性黄疸以及疟疾、肾盂肾炎、肋间神经痛、小儿原因不明发热等；还用于腮腺炎、中耳炎、乳突炎、扁桃体炎、瘰疬等病证。以上不少病种是属于温病瘟疫范畴。

1. 病毒性肝炎 钱氏报道用加减小柴胡汤（小柴胡汤去人参，依据患者临床不同加药）治疗急性病毒性肝炎 100 例，临床症状均在用药 10 天内消失。肝功能 15 天恢复正常 26 例，20 天恢复正常 45 例，30 天正常 21 例，45 天正常 8 例。〔钱君达，葛彦. 加减小柴胡汤治愈急性病毒性肝炎 100 例 [J]. 陕西中医，1989（1）：30-31.〕

袁氏报道用小柴胡汤加减（柴胡 12 克，黄芩 12 克，太子参 15 克，法半夏 10 克，甘草 6 克，炒山栀 10 克，滑石 15 克）治疗病毒性肝炎 307 例，结果临床治愈 268 例（87.3%），好转 32 例（10.44%），无效 7 例（2.25%）。另外，29 例 HBsAg 阳性者经治疗后阴转 23 例，阴转率为 79.31%，已阴转者，治疗天数最短为 21 天，最长为 84 天，平均阴转天数为 42 天。〔袁长津，辛卫平. 小柴胡汤加减治疗病毒性肝炎的体会——附 307 例临床分析 [J]. 湖南中医杂志，1989（3）：5-7.〕

2. 流行性腮腺炎 杨氏应用小柴胡汤加减治疗流行性腮腺炎 47 例。处方：柴胡、法半夏各 5～10 克，黄芩 10～15 克，夏枯草 10～20 克，甘草 5～7 克。初起轻证加桔梗、牛蒡子，表证重者加荆芥、防风，风热疫毒之邪壅于上焦加僵蚕、金银花、连翘、玄参，夏秋之间湿热内蕴加藿香、佩兰、僵蚕、淡豆豉、葱白，便秘者加大黄。并发乳腺炎加橘核，伴睾丸炎加荔枝核。结果痊愈 45 例，其中病程 1～4 天者平均服药 4 剂，5～7 天者约 5 剂，大于 8 天者 10 剂（2 例均并发睾丸炎伴鞘膜积液）；无效 2 例（并发心肌炎与脑膜炎）。治愈率为 95.7%。〔杨连竹. 小柴胡汤治疗流行性腮腺炎 47 例 [J]. 安徽中医学院学报，1995（2）：35-36.〕

樊氏等用小柴胡加石膏治疗流行性腮腺炎合并睾丸炎 25 例，均获痊愈。〔樊英诚，陈治水. 小柴胡加石膏汤治疗流行性腮腺炎合并睾丸炎 [J]. 中医杂志，1985（6）：38.〕

3. 百日咳 蔡氏采用小柴胡汤加减治疗百日咳 28 例，治疗 1 周 24 例治愈，2 例好转，2 例无效，总有效率 92.8%。〔蔡耀庚. 小柴胡汤加减治疗百日咳 28 例 [J]. 浙江中医杂志，1995（9）：402.〕

4. 疟疾 刘氏报道用小柴胡汤加味（党参 9 克，柴胡 6 克，半夏 6 克，常山 9 克，条芩 4.5 克，玉竹 6 克，草果 4.5 克，乌梅 3 枚，葛根 9 克，干姜 3 克，甘草 3 克，大枣 3 枚）治疗疟疾 14 例，大部分服药一二剂即愈，对于一般抗疟疾药治疗失败之新久病例，一般用本方均可见效。〔刘光汉．小柴胡汤加味治愈疟疾 14 例介绍 [J].陕西新医药，1976（4）：60.〕

5. 艾滋病 危氏等报道采用中药系列方治疗艾滋病 23 例。结果：23 例均已存活 10 年以上，一般治疗半年临床症状大部分消失。通过中药治疗 2.5 年时 CD_4 与体重明显升高。其中风热在表，有头痛，往来寒热者加用小柴胡汤（片）。〔危剑安，孙利民，吕维柏，等．中药系列组方治疗艾滋病生存 10 年以上病例报告 [J].河南中医学院学报，2005（3）：1-3.〕

6. 流行性感冒 张氏等介绍以柴银汤（小柴胡汤和银翘散化裁）治疗流行性感冒 200 例，基本方：柴胡、银花各 20 克，连翘 15 克，黄芩、荆芥、蝉衣、半夏、菊花、党参、甘草各 10 克，生姜 3 片。加减：高热汗出者加石膏 40 克；咽干痛加桔梗 15 克；咳嗽加杏仁、前胡各 10 克；咳喘者加杏仁、麻黄各 10 克，石膏 30 克；痰多加川贝 10 克；恶心纳差加佩兰 15 克，白蔻 10 克；鼻塞流涕者加苍耳子 15 克；头痛重者加白芷 10 克；身体酸楚者加羌活 15 克。用法：水煎 2 次，取液 600 毫升，混匀，早晚各温服 300 毫升，日 1 剂。高热汗出重者，可急煎取液 500 毫升，日可服 2 剂。结果：200 例中，3 剂治愈者 148 例，6 剂治愈者 36 例，9 剂治愈者 12 例，无效 4 例。总有效率为 98%。〔张兆渠，崔向金．柴银汤治疗流行性感冒 200 例 [J].实用中医药杂志，2000（9）：22.〕

7. 猩红热 展氏报道以本方加减治疗 1 例猩红热合并泌尿系感染。患者方某，女，11 岁。10 天前发热，全身出现猩红色疹点。血常规检查：$WBC 17.8 \times 10^9/L$。在某医院诊断为：猩红热。静滴青霉素针 7 天，全身皮肤脱屑。诊见：发热，恶寒，口苦，纳差，胸闷，尿频，尿痛，色黄，尿量基本正常。检查：脉沉细，舌苔薄黄，无杨梅舌，咽（－），心肺（－），胸腹背臀部皮肤脱屑、潮红，尿常规：蛋白（－），白细胞（＋＋），红细胞 3～5 个 /HP。诊断：猩红热合并泌尿系感染。治法：和解少阳，利尿通淋。处方：柴胡、黄芩、石韦、桑白皮各 12 克，车前草、白茅根各 15 克，通草、小蓟、半夏、白术各 10 克，竹叶、甘草各 3 克，生姜 6 克，大枣 3 枚。先予 3 剂。每日 1 剂，水煎分服。服用 3 剂后咳嗽、尿频明显减轻，四肢软弱、乏力有所减轻，余症消失。上方加黄芪 10 克，继服 6 剂，症状消失，复查小便常规正常。嘱再服 10 剂巩固。〔展玉萍．小柴胡汤新用 [J].陕西中医，2004（2）：174.〕

【**实验研究**】

有人对小柴胡汤的现代药理实验作了综述，归纳该方有保护胃黏膜、改善肝损伤、抗病毒、解除胆汁郁滞、调节免疫、抗过敏等多方面作用，显示了该方广阔的应用和研究前景。〔王佑华，王国维，王贤斌．小柴胡汤动物

实验研究概况 [J]. 国医论坛，2001（1）：54-56.〕

第二节　达原饮

【文献出处】

《温疫论》。

【原文摘录】

瘟疫初起，先憎寒而后发热，日后但热而无憎寒也。初得之二三日，其脉不浮不沉而数，昼夜发热，日晡益甚，头疼身痛。其时邪在夹脊之前，肠胃之后。虽有头疼身痛，此邪热浮越于经，不可认为伤寒表证，辄用麻黄、桂枝之类强发其汗。此邪不在经，汗之徒伤表气，热亦不减。又不可下，此邪不在里，下之徒伤胃气，其渴愈甚。宜达原饮。

达原饮

槟榔二钱　厚朴一钱　草果仁五分　知母一钱　芍药一钱　黄芩一钱　甘草五分

上用水二盅，煎八分，午后温服。

【临床应用】

达原饮是吴有性治疗瘟疫邪伏膜原的主方。对其方义，吴氏自按曰：槟榔能消能磨，除伏邪，为疏利之药，又除岭南瘴气；厚朴破戾气所结；草果辛烈气雄，除伏邪盘踞。三味协力，直达其巢穴，使邪气溃败，速离膜原，是以为达原也。热伤津液，加知母以滋阴；热伤营气，加白芍以和血；黄芩清燥热之余；甘草为和中之用。

古往今来，本方在温病临床上应用广泛，颇受医家重视。如清代雷少逸《时病论》创制宣透膜原法（厚朴、槟榔、草果、黄芩、甘草、藿香叶、半夏）治疫疟；刘奎《松峰说疫》拟订除湿达原饮（槟榔、草果仁、厚朴、白芍、甘草、栀子、黄柏、茯苓）治瘟疫兼湿；俞根初《通俗伤寒论》创制柴胡达原饮（柴胡、枳壳、川朴、青皮、炙甘草、黄芩、桔梗、草果、槟榔、荷叶梗）治伤寒兼疟（俗称脾寒疟）。凡此均师法吴有性达原饮而有所化裁。

1. 病毒感染性发热　有报道治疗中医辨证为湿热郁遏的病毒性感染发热16例，以达原饮为基本方，收到了较好的效果。其组方为槟榔20克，厚朴10克，草果9克，知母15克，白芍20克，黄芩15克，甘草3克。每日2剂，每剂煎至300毫升，每6小时服150毫升。治疗结果：16例全部治愈，多数服药4～6剂后烧退，2例6天烧退。〔杨素珍. 达原饮在治疗病毒感染性发热中的运用 [J]. 中医杂志，1981（5）：33-34.〕

蔡氏报道用抗戾散（蝉衣、僵蚕、姜黄、大黄、槟榔、厚朴、草果、茯芩、知母、升麻）治疗病毒性高热30例，结果表明疗效明显优于对照组（阿司匹林）。从抗戾散组成来看，即升降散与达原饮合化。〔蔡定芳，孟澍江．抗戾散治疗病毒性高热的临床研究[J].中国医药学报，1990（5）：19-22.〕

2. 流行性感冒 章氏认为，流行性感冒胃肠型，表现为苔腻、欲呕等症状，治难速效，若寒热有起伏，可予达原饮：厚朴3克（研细末），煨草果6克，白芍9克，酒炒黄芩6克，槟榔9克，知母9克，粉草3克，姜夏9克。〔朱良春．章次公医案[M].南京：江苏科学技术出版社，1980：10.〕

3. 斑疹伤寒 治疗1例本病患者，症见恶寒发热，周身酸楚，倦怠嗜卧，四肢乏力，口干不欲饮，胸闷口苦，食少乏味，胸腹部散布紫色疹点，压之退色，舌淡红，苔白厚腻，脉象弦滑，经西医化验检查确诊为斑疹伤寒，初诊辨证为湿浊阻遏，邪入少阳，治用三仁汤，肌注柴胡注射液未效，病情反而增剧，体温升至40.3℃，辨证为温毒疫邪伏于膜原，遂改用达原饮加味（厚朴、草果、槟榔、芍药、半夏各10克，知母、黄芩各9克，柴胡12克，甘草4克，生姜3片，大枣4枚），并随证增减，服20余剂后，诸症平复，化验复查亦渐趋正常。〔李浩，檀骏翔，朱金霞．达原饮加味治愈斑疹伤寒[J].陕西中医，1985（3）：122-123.〕

4. 传染性非典型肺炎（SARS） 广东省中医院对本病中期"邪伏膜原"，症见发热恶寒，或有寒热往来，伴有身痛，呕逆，口干苦，纳差，或伴呛咳，气促，舌苔白浊腻或如积粉，脉弦滑数，治以疏达透达膜原湿浊，方选达原饮加减，药用厚朴6～9克，知母、法半夏、苦杏仁各10克，草果（后下）1～3克，黄芩12克，柴胡15克，生薏苡仁30克，滑石20克。收到了满意的效果。〔邓铁涛．论中医诊治非典型肺炎[J].新中医，2003（6）：3-5.〕

周仲瑛教授对本病"热盛湿蕴证"中湿浊偏甚，邪伏膜原者，主张用达原饮开达膜原，辟秽化浊，清热解毒。〔周学平．周仲瑛教授论非典型肺炎的中医药辨治[J].南京中医药大学学报，2003（5）：257-260.〕

5. 高热 患者，男性，33岁，于2013年8月29日就诊，患者于两周前晚无明显诱因突发高热，体温39.5℃，伴有汗出、头痛口苦、恶寒泛恶，就诊于当地医院急诊，查常规血、尿、便、肝肾功能、心肺CT、腹部及泌尿彩超等检查均未见异常。先后予抗生素、发汗退热药及清热解毒中药（具体药物不详），症状未见明显改善，体温38.7～39.8℃，之后给予激素7天，热度曾减，但停药后发热又起。遂就诊于笔者所在医院门诊，现症见：午后3时发热恶寒，高热，体温39.3℃，大汗出，汗出未见明显热退，恶寒，口苦心烦，胸部痞闷，头昏身重，纳呆泛恶，便干，舌质红，舌苔厚浊，脉弦滑。辨证为湿热阻遏少阳，少阳阳明合病。治宜燥湿辟秽，和解清热。方选达原饮合小柴胡汤、白虎汤加减。处方：槟榔 15 克，厚朴 10 克，草果仁 10 克，黄芩 10 克，柴胡 12 克，半夏 9 克，知母 6 克，石膏 20 克，陈皮 10 克，茯苓 10 克，豆蔻 10 克，大黄（后下）3 克，甘草 6 克，生姜 3 片，大枣 12 枚。水煎服 300 毫升，6 小时服 2 次，连续 3 剂后体温下降至 38.5℃，由多汗转为少汗，精神好转，大便得解，诸症有所减轻。上方去大黄续服 2 剂后，体温 37.4℃，临床症状明显缓解，继服 2 剂，身热即退，后改以养阴和胃治法调理，方选清暑益气汤合沙参麦冬汤加减，连服 5 剂，发热未复。〔秦姿凡，王保和．达原饮合小柴胡汤加减治疗高热的辨治体会 [J]．中国中医急症，2015（5）：935-936.〕

6. 布氏杆菌病　王某，女，52 岁，2011 年 3 月 4 日初诊。主诉：间断发热伴关节疼痛 2 个月。患者 2 个月前出现发热，最高体温达 40℃，伴恶寒，关节疼痛，偶有咳嗽，就诊于当地医院，疑为"感冒"，应用解热镇痛药物（布洛芬等），朝服药，热退汗出，汗出如洗，暮复发热，如是反复，遂于 CDC 查布氏杆菌试管凝集试验，结果提示 1：800，仔细询问患者曾于 6 个半月前至内蒙古 2 个月，期间曾食用羊肉，后查血培养提示马耳他布鲁菌，故初步诊断布氏杆菌病。西医以利福平、四环素和链霉素三联抗菌治疗 6 周后，仍间断低热，复查凝集实验提示 1：100，再次三联抗菌治疗，但关节疼痛症状缓解不明显，遂来求治中医。诊见：午后低热，关节疼痛，肌肉酸痛，纳呆，二便调，眠差，苔白厚腻，脉缓。中医辨以邪阻膜原证，治以疏利透达膜原湿浊，方以达原饮加减。处方：厚朴 15 克，草果仁 10 克，石菖蒲 15 克，藿香 10 克，白蔻仁 15 克，滑石 10 克，知母 10 克，黄芩 10 克，羌活 10 克，独活 10 克。日 1 剂，水煎早晚分服。3 周后，患者诉体温恢复正常，夜寐安，关节疼痛较前明显缓解。于上方基础稍作加减，调理 2 个月后，患者症状全消，复查试管凝集试验小于 1：50，患者痊愈。〔曹广秋．贾建伟从湿论治布氏杆菌病 1 则 [J]．河南中医，2013（5）：764.〕

7. 湿热疫　患者男，23 岁，1991 年 2 月 24 日初诊。5 天前微恶风寒，继而但热不寒，微汗，头痛，咳嗽，口微渴。某医诊为风寒感冒，治用荆防散，不效，更医用银翘散，服药 2 剂，症不减，且见眼眶、眉棱骨痛甚，鼻干，不眠，口淡乏味，舌质红，苔黄少津，脉数。体温 38.5℃。据其脉证诊为湿热疫，病因邪遏膜原，邪侵肺卫，继而犯及阳明。治以祛除膜原及阳明经邪为主，兼以宣肺达表。方用达原饮加减：槟榔、厚朴、黄芩、知母、白芍、葛根、连翘、炒牛蒡子、川贝母各 10 克，金银花、天花粉各 15 克，薄荷、甘草各 6 克，草果仁 3 克。水煎 2 次分服，日 1 剂。2 剂病愈。〔苏东升，康健．康子澄老中医运用达原饮的经验 [J]．山东中医杂志，1996（4）：

8. 湿温 患者女，21 岁，1989 年 9 月 14 日初诊。2 天前始感身体不适，昨日下午出现恶寒发热，头痛，肢体酸沉，口渴不欲饮，胸膈满闷，恶心不欲食，时有微汗出。刻诊：但热不寒，小便短赤，舌质红体胖大，苔薄白而腻，脉濡数。体温 38.5℃。诊断：湿温。治宜驱逐温邪，除湿化浊。方用达原饮加减：槟榔、厚朴、黄芩、白芍、知母各 10 克，陈皮 6 克，草果仁、甘草各 3 克。日 1 剂，水煎 2 次分服。服药 3 剂，其症不减，反出现腰背项痛，眉棱骨痛，口苦，苔白如积粉满布，脉弦数。脉证合参，为邪热表里分传。方用三消饮加减：槟榔、厚朴、黄芩、白芍、知母、柴胡、羌活、葛根各 12 克，大黄 20 克，枳实、陈皮各 10 克，草果仁、甘草各 3 克。服药 1 剂大便泻下 3 次，诸症均减，原方又服 2 剂，症状完全消失。继服清燥养营汤 3 剂以善其后。〔苏东升，康健. 康子澄老中医运用达原饮的经验 [J]. 山东中医杂志，1996（4）：174–175.〕

又有用达原饮化裁治疗小儿湿温发热 32 例，疗效颇佳。治疗主方为：槟榔 6～9 克，厚朴 3～6 克，草果 9～12 克，黄芩 6～10 克，柴胡 9～12 克，滑石 9～15 克，白茅根 12～20 克，薏苡仁 12～15 克，生甘草 3～6 克。随年龄大小改变药量。加减：热重于湿加银花、连翘、生石膏，重用黄芩、柴胡，去滑石。湿重于热加藿香、佩兰，重用白茅根、草果、滑石、薏苡仁；湿热并重则重用黄芩、柴胡、槟榔，加藿香、半夏。每日 1 剂，煎两次取汁混合温服。治疗结果：服 1 剂药热度有所下降者 31 例，服药 3 日体温降至 37.5℃以下者 21 例，病程 6～9 日完全治愈。〔李小荣，吴建民. 达原饮化裁治疗小儿湿温发热 [J]. 四川中医，1998（2）：41–42.〕

此外，浙江省中医药研究院已故著名老中医潘澄濂研究员在指导编写《温疫论评注》（人民卫生出版社 1977 年出版）时曾对达原饮的临床应用做了简要介绍，认为本方对伤寒、副伤寒、疟疾、流行性感冒等病，中医辨证为湿热阻遏膜原者，确有较好的效果。

【实验研究】

现代实验研究表明，抗戾散（由达原饮合升降散等组成）有抗病毒及诱生干扰素作用。该方具有明显的直接灭活滤泡性口炎病毒作用；1：100 浓度为 L_{929} 细胞的无毒限量，此浓度作用细胞 24 小时可有效保护 VSV 的攻击，其病毒抑制滴度为 2 个对数值。该方具有促进新城鸡瘟病毒诱生小鼠干扰素的作用。干扰素滴度（μ/mL）实验组 29.17 ± 0.32 与对照组 28.01 ± 0.22 相比差异显著，$P < 0.001$。本实验为抗戾散治疗病毒性传染病提供了依据。〔蔡定芳，王建陵，申冬珠，等. 抗戾散抗病毒及诱生干扰素作用 [J]. 中西医结合杂志，1988（12）：731–733.〕

第三节　蒿芩清胆汤

【文献出处】

《通俗伤寒论》。

【原文摘录】

蒿芩清胆汤，和解胆经法。

青蒿脑钱半至二钱　淡竹茹三钱　仙半夏钱半　赤茯苓三钱　青子芩钱半至三钱
生枳壳钱半　陈广皮钱半　碧玉散包，三钱

【临床应用】

本方属于和解之剂，功能清胆、利湿、和胃，主湿热郁滞少阳，而见寒热如疟，寒轻热重，胸痞作呕，舌红苔白腻，脉濡数等症。何秀山释其方曰："足少阳胆，与手少阳三焦，合为一经，其气化一寄于胆中以化水谷，一发于三焦以行腠理。若受湿遇热郁，则三焦之气机不畅，胆中之相火乃炽，故以蒿、芩、竹茹为君以清泄胆火；胆火炽，必犯胃而液郁为痰，故臣以枳壳、二陈和胃化痰。然必下焦之气机通畅，斯胆中之相火清和，故又佐以碧玉，引相火下泄；使以赤苓，俾湿热下出，均从膀胱而去。此为和解胆经之良方，凡胸痞作呕，寒热如疟者，投无不效。"何廉臣亦发挥说："青蒿脑清芬透络，从少阳胆经领邪外出，虽较疏达腠理之柴胡力缓，而辟秽宣络之功，比柴胡为尤胜，故近世喜用青蒿而畏柴胡也。"

1. **恙虫病**　唐氏以本方加减（青蒿、黄芩、竹茹、石膏、滑石、薏苡仁、栀子、枳壳）治疗恙虫病初期，症见高热，烦躁，心悸，口干，纳呆，肢倦，舌红苔黄腻，脉滑细数等；以本方加沙参、知母、太子参、天花粉等品，治疗中期热势减退，伴有口干，少气，懒言，纳呆，舌质红少苔者。经治8例，结果7例痊愈，1例死亡。〔唐雪春，杨德福.中西医结合诊治8例恙虫病临床报导[J].广州中医药大学学报，1999（1）：63-65.〕

2. **疟疾**　刘氏用本方加生石膏30克，草果9克，治疗疟疾1例，服药1剂后，次日寒热未作，体温37.1～37.7℃，继服2剂，体温恢复正常，后改用竹叶石膏汤善后。〔刘义生.也谈蒿芩清胆汤的临床应用[J].江西中医药，1983（6）：30-31.〕

3. **流行性出血热**　王氏等采用本方加味（柴胡30克，青蒿20克，黄芩20克，枳壳15克，竹茹15克，陈皮10克，半夏10克，茯苓15克，滑石30克，生石膏100克，知母20克，薏苡仁30克），治疗流行性出血热发热期，经治5例，显效3例，有效1例，无效1例。〔王建军，王建勤.中西医结合治疗流行性出血热5例[J].河南中医，2001（5）：43-44.〕

4. 传染性非典型肺炎（SARS） 刘氏等认为，SARS 的病机以卫气同病，气机郁滞为基本特征，其病变部位在三焦（肺、脾胃、肠）或膜原，故治疗以本方合升降散加减为主方（青蒿、淡竹茹、杏仁、半夏、厚朴、茯苓、黄芩、枳壳、陈皮、滑石、姜黄、白僵蚕、蝉蜕、川大黄、丹参），并依据患者病情而随证加减。经治 67 例，结果有效 61 例，无效 6 例。其中死亡 1 例，2 例晚期患者中途拒绝治疗，3 例因病情需要而改为其他方剂治疗等均列入无效。所有患者平均退热时间为 215.2 天。〔刘亚敏，沈强. 中医治疗广东地区传染性非典型性肺炎体会 [J]. 中国中医药信息杂志，2005（7）：81-82.〕

5. 暑湿发热 用蒿芩清胆汤治疗小儿暑湿发热，其临床特点为发热朝轻暮重，寒少热多，或汗出而热不退，或热退后又复升，并伴有脘痞、恶心呕吐、苔腻等脾胃症状，血象检查往往白细胞总数正常或略高，中性偏低。常用本方加连翘、芦根、山栀等为基本方进行治疗，疗效满意。如治叶某某，女，2 岁。就诊日期：1982 年 7 月 27 日。发热 10 余天，体温 38℃，头面无汗，形体消瘦，昨日呕吐 2 次，舌红苔腻。西医治疗后热退而复升，此乃暑湿兼感风寒，治宜清泄少阳，佐以散寒。拟蒿芩清胆汤合香薷饮：连翘、芦根、赤茯苓、碧玉散（包）各 10 克，青蒿、焦山栀、姜半夏各 6 克，炒黄芩、香薷、扁豆各 5 克，姜竹茹、川朴各 3 克。服药 1 剂症减，2 剂热退身凉。〔林钦甫. 蒿芩清胆汤治疗小儿暑湿发热 [J]. 浙江中医杂志，1985（6）：254-255.〕

6. 病毒感染 某，男，3 岁。5 月 16 日就诊：恶寒发热，午后上升，暮夜尤剧，天明得汗热退，但胸腹依然灼热烫手 3 天。伴泛恶干呕，口渴欲冷饮，溺赤而短。血常规检查：白细胞 5.4×10^9/L，中性 0.56，淋巴 0.40，嗜酸性 0.03，大单核 0.01，疟原虫（－）。西医拟诊"病毒感染"对症处理，抗炎抗病毒治疗，连续 3 日，虽大汗淋漓，但热势退而复升，诸症不减。5 月 19 日转中医治疗。刻诊：神疲困倦，闭目懒言，时又烦吵哭闹，鼻流清涕，口渴喜冷饮，舌红苔黄厚腻，午后 3 时，热势上升，肌肤灼手，午夜体温高峰 39.7℃，胸腹烫手，天明大汗热退，但胸腹仍灼手烫热，其势与前 3 日相同，甚有规律。观之有寒热往来的小柴胡汤证，但热退胸腹灼手为该证特有；又见泛恶，身懒困倦，烦渴溺赤，苔黄腻等湿热留连三焦征象；尚有恶寒、流涕等卫阳壅遏，肺气不宣的表证，故不为一般发汗退热所奏效。宜清透少阳胆经气分之热，芳化中焦之湿，淡渗利下焦湿热为治，投蒿芩清胆汤加减：青蒿 6 克（后下），黄芩 5 克，竹茹 5 克，法半夏 3 克，茯苓 5 克，枳壳 3 克，滑石 20 克（先煎），甘草 3 克，青黛 3 克（包煎），通草 3 克。1 剂汗出热退，其效立验，扪及胸腹凉习清爽不复灼手，次日寻食纳增，溺清量多。原方再进 2 剂，诸症告愈，玩耍嬉笑如常。〔罗秀娟.清化退热法治疗湿热证举隅 [J].广西中医药，1997（6）：19-20.〕

【实验研究】

现代药理研究表明，本方能显著抑制大鼠啤酒酵母与 2，4- 二硝基苯酚所致的体温升高，并能降低小鼠二甲苯性耳肿胀，具有较好的解热与抗炎作用。〔卢志刚，韩雪梅.蒿芩清胆汤解热抗炎作用的实验研究 [J].中医药学刊，2005（3）：454-455.〕

在探讨本方对病毒的作用机制时发现，蒿芩清胆汤在浓度为 2 克 / 毫升（生药量）时对鸡胚无毒副作用，药物浓度在 1：8 时对不同的流感病毒均有较强的抑制作用，药物浓度在 1：32 时可抑制甲 3 型流感病毒的繁殖，药物浓度在 1：16 时对甲、乙型流感病毒仍有一定的抑制作用。〔莫日根，韩雪梅，新燕，等.蒿芩清胆汤抗流感病毒的实验研究 [J].中医研究，2005（5）：16-18.〕

在研究本方的体外抗菌、体内抗内毒素的作用时发现，蒿芩清胆汤对金黄色葡萄球菌、大肠埃希菌、绿脓假单胞菌均有抑制作用，其中对绿脓假单胞菌的作用最强，并对内毒素所致的感染性小鼠有明显的抗内毒素作用，可保护动物存活约半数以上，表明本方对某些外感热病有治疗作用。〔李鹏.蒿芩清胆汤的抗菌、抗内毒素作用研究 [J].中医研究，2004（3）：15-16.〕

李氏在研究蒿芩清胆汤的体内免疫作用证实，本方能提高小鼠的巨噬细胞吞噬能力，提高非特异性免疫能力，可升高玫瑰花环形成率和胸腺指数，提高特异性免疫能力，但对脾脏指数无明显影响，说明本方增强特异性免疫主要是通过 T 淋巴细胞发挥作用。〔李鹏.蒿芩清胆汤的免疫作用研究 [J].中医研究，2004（5）：22-23.〕

第十一章　表里双解剂

第一节　葛根黄芩黄连汤

【文献出处】

《伤寒论》。

【原文摘录】

太阳病，桂枝证，医反下之，利遂不止，脉促者，表未解也。喘而汗出者，葛根黄芩黄连汤主之。

葛根半斤　甘草炙, 三两　黄芩三两　黄连三两

上四味，以水八升，先煎葛根，减二升，内诸药煮取二升，去滓，分温再服。

【临床应用】

本方是治疗热利的经世名方。对其方义，《医方集解》曰："此足太阳阳明药也。表证尚在，医反误下，邪入阳明之腑，其汗外越，气上奔则喘，下陷则利，故舍桂枝而用葛根，专治阳明之表，加芩、连以清里热，甘草以调胃气，不治利而利自止，不治喘而喘自止矣。又太阳表里两解之变法也。"据历代医家经验，本方对热性下利兼有表证者，颇为适宜。如《方函口诀》谓："此方治表邪内陷之下利有效。尾洲之医师用于小儿疫痢，屡有效云。余用于小儿之下利，经验亦多。"丹波元坚云："此方移治滞下有表证，而未要攻下者，甚效。"唐容川亦云："痢证初起而发热恶寒者，乃内有郁热，外感风寒，风能扇热，互相蒸发，是生寒热，宜兼疏其表，故宜葛根黄芩黄连汤。"

1. 细菌性痢疾　如 83 医院传染病科报道用本方治疗急性菌痢 40 例，总有效率为 72.5%。40 例多为初发而兼表证的患者。方用葛根 9 克，黄连、甘草、黄芩各 4.5 克，日 1 剂，疗程最短 2 天，最长 12 天，平均退热时间为 27.76 小时；腹痛消失平均 4.51 天；里急后重消失平均 3.47 天；便次恢复正常平均 2.83 天；粪检转阴平均 4 天；大便培养转阴平均 3 天，转阴率 69.3%。〔83 医院传染病科. 葛根黄芩黄连汤治疗急性细菌性痢疾 40 例临床分析 [J]. 江苏中医，1960（5）：33-35.〕

王氏用葛根芩连汤加减治疗急性菌痢，患儿张某，男，5 岁。两天前因食冰棍两根，次日发热 39℃，汗出烦躁，口渴引饮，下痢脓血，里急后重，腹痛肛灼，大便化验：脓细胞（+++），红、白细胞（++），拟诊急性菌痢。用庆大霉素、复方新诺明治疗 3 天，证情如前，遂送大便培养有福氏痢疾杆菌生长，药敏对庆大霉素、卡那霉素及磺胺类抗生素均耐药。患儿身热灼手，头痛烦躁，神志昏蒙，汗出气喘，频频渴饮，泄利腹痛，舌红苔黄，脉象滑疾。证属疫痢实热内闭之候，停用西药，以解毒泄热佐以清里治之。葛根芩连汤化裁，处方：葛根、连翘、二花、川黄连、白头翁各 9 克，佩兰、黄芩、丹皮、青木香、白芍、生甘草各 6 克，马齿苋 10 克。水煎，每次冲犀角末（编者注：现已禁用）1.5 克，4 小时服药 1 次，每日 1 剂。上方 3 剂后热退渴止，神志苏醒，血痢减轻，能饮稀粥，再进 3 剂而愈。〔王军仓. 葛根芩连汤在儿科临床的运用 [J]. 陕西中医，1988（2）：76-77.〕

2. 婴幼儿腹泻　用葛根芩连汤配合世界卫生组织推荐的口服补液盐的改良配方米粉 ORS 治疗 366 例湿热型婴幼儿腹泻，结果痊愈 360 例，无效 6

例，治愈率为 98.36%。〔高光清. 葛根芩连汤配合 ORS 治疗湿热型婴幼儿腹泻 [J]. 山西中医，1995（5）：23-24.〕

又有用本方加味（葛根 9 克，黄连 3 克，黄芩 9 克，茯苓 9 克，泽泻 6 克，炒车前子 6 克，甘草 3 克）治疗婴幼儿秋季腹泻 22 例，止泻平均 3.4 天，住院日数平均 4.8 天，退热平均 2 天，止呕平均 1.1 天。并附 1 则典型病例：李雪艳，女，10 月，住院号 32308。因高烧 4 天，腹泻 20 余次 / 日，水样蛋花样便，量多，进食进水后均吐，一日来精神差，于 1978 年 11 月 8 日收住院。当时体温 38.7℃，精神差，神志清，前囟及双眼凹陷，咽红，舌尖红苔白，指纹青紫，皮肤弹性尚好，心肺正常，腹胀气。大便常规：黄，不消化便，镜检见脂肪球。除按中度脱水静脉补液、禁食 8 小时外，以中药葛根芩连汤加味治疗（葛根 9 克，黄芩 9 克，尾连 9 克，云苓 9 克，车前子 6 克，泽泻 6 克，甘草 3 克）煎水频服，每日 1 剂。1 剂后大便减为 2 次 / 日，量少色黄含奶瓣，呕止腹胀消。2 剂后大便 1 次 / 日，软便，体温降至 37℃以下，共住院 3 日，痊愈出院。〔刘学鼎. 葛根芩连汤治疗婴幼儿秋季腹泻 22 例临床分析 [J]. 中草药，1980（8）：367.〕

3. **小儿肺炎**　王某某，男，1 岁。发热（39.2℃），咳嗽气喘，鼻翼扇动，大便泻下冻状物日 10 余次，心律快，两肺闻及湿性啰音，口唇发绀，苔白微黄，脉滑数。血常规检查：白细胞 16400/ 立方毫米，中性 82%，淋巴 17%。胸透：两肺纹理增粗，左侧较明显，提示：支气管肺炎。用葛根黄芩黄连汤合麻杏石甘汤：葛根 9 克，黄芩 9 克，黄连 3 克，甘草 3 克，麻黄 3 克，杏仁 4.5 克，生石膏 15 克，2 剂，1 日服。二诊：服药后患儿安静入睡，鼻扇已减，原方加鱼腥草 15 克，1 剂。三诊：热已退，惟腹微胀，咳嗽喘促较微，舌质淡红，苔微腻，脉滑。继进消导畅中之品，原方加焦三仙 9 克，莱菔子 9 克，麻黄减至 1.5 克，症告痊愈。〔王琦，盛增秀，蒋厚文，等. 经方应用 [M]. 银川：宁夏人民出版社，1981：106.〕

4. **伤寒（西医病名）**　夏氏等用葛根芩连汤加减，酌配常规西药，治疗伤寒 40 例，平均退热 4.8 天，较单纯西药治疗 8.6 天，有明显差异。〔夏中伟，陈诚. 中西医结合治疗伤寒 40 例临床观察 [J]. 浙江中医学院学报，1991（1）：32-34.〕

以葛根黄芩黄连汤随证加减，治疗肠伤寒 12 例，取得较满意的效果。其基本方为：葛根 30 克，黄芩 15 克，黄连末 9 克（不入煎），甘草 9 克，水煎，头煎和二煎混合分 3 次，每次冲黄连末 3 克服。〔李霖之. 葛根黄芩黄连汤加减治疗肠伤寒经验介绍 [J]. 中医杂志，1959（6）：34-36.〕

5. **流行性感冒高热**　乔氏治疗小儿流行性感冒高热 80 例，方用葛根芩连汤加味：葛根 15 克，黄芩、黄连各 9 克，滑石 12 克，炙甘草、木香、生白芍各 6 克。以水 800 毫升，武火煮开后，改文火煮取 200 毫升，3 岁以下每次 30 毫升，4 岁以上每次 50 毫升，首次加倍，1 日 3 次（口服困难者保留灌汤，量 30～50 毫升，1 日 2 次）。治疗结果：12 小时内热退至 37℃以下者 61 例，24 小时内热退者 7 例，26 小时热退者 1 例，无效 1 例。〔乔学军. 葛根芩连汤加味治疗小儿流感高热 [J]. 四川中医，1999（9）：45.〕

6. 麻疹 胡某某，女，4 岁。1983 年 12 月 11 日诊。患儿 6 日前发热，咳嗽，流涕，眼胞浮肿，泪水汪汪，倦怠思睡，食欲不振，大便稀溏，苔白，口腔颊部见"麻疹黏膜斑"，已服辛凉解毒透疹之剂，肌注柴胡和庆大霉素针药，现身热躁扰，麻疹不透，诊见舌红，苔黄腻，脉浮滑数。麻疹时毒夹秽浊之邪，侵袭肺卫，蕴结阳明，阻遏气机，邪无由达，麻疹逾期不透，而用葛根黄芩黄连汤加蝉蜕、淡竹叶各 10 克，清轻宣化浊湿，苦辛畅达气机。喂服 1 剂，热减疹透，疹色红润，分布均匀；继以前方加花粉、石斛，生津解毒；再用甘淡之药，益胃化湿，依次收没而康复。〔邵章祥. 葛根黄芩黄连汤的运用 [J]. 四川中医，1989（3）：11.〕

患者李孩，麻疹未发畅，下利而臭，日行 20 余次，舌质绛，而苔白，嘴唇干，目赤，脉数，寐不安，用葛根芩连汤加味（粉甘葛六钱，细川连一钱，怀山药五钱，生甘草三钱，淡黄芩二钱，天花粉六钱，升麻一钱五分）。服后，其利渐稀，痧透有增无减，逐渐调理而安。〔曹颖甫. 经方实验录 [M]. 上海：上海科学技术出版社，1979：29.〕

【实验研究】

现代药理研究表明，本方具有解热、抗菌、抗病毒和增强机体免疫功能等作用。〔秦增祥. 葛根芩连汤药理与应用 [J]. 中成药，1992（4）：38-39.〕

第二节　大柴胡汤

【文献出处】

《伤寒论》。

【原文摘录】

太阳病，过经十余日，反二三下之。后四五日，柴胡证仍在者，先与小柴胡；呕不止，心下急，郁郁微烦者，为未解也，与大柴胡汤下之则愈。（《伤寒论》第 103 条）

伤寒十余日，热结在里，复往来寒热者，与大柴胡汤；但结胸，无大热者，此为水结在胸胁也；但头微汗出者，大陷胸汤主之。（《伤寒论》第 136 条）

伤寒发热，汗出不解，心中痞硬，呕吐而下利者，大柴胡汤主之。（《伤

大柴胡汤方

柴胡半斤　黄芩三两　芍药三两　半夏洗，半升　生姜切，五两　枳实炙，四枚
大枣擘，十二枚

上七味，以水一斗二升，煮取六升，去滓再煎，温服一升，日三服。一方，加大黄二两；若不加，恐不为大柴胡汤。

【临床应用】

大柴胡汤出自张仲景《伤寒论》，少阳阳明合病所设，为少阳郁热兼阳明里实证之主方。历代医家多认为此方化裁自小柴胡汤，如徐灵胎《伤寒类方》认为大柴胡汤为"小柴胡去人参、甘草，加枳实、芍药、大黄，乃少阳、阳明合治之方也"，又如吴谦《医宗金鉴》亦指出："柴胡证在，又复有里，故立少阳两解法也。以小柴胡汤加枳实、芍药者，仍解其外以和其内也。去参、草者，以里不虚。少加大黄，以泻结热。倍生姜者，因呕不止也。斯方也，柴胡得生姜之倍，解半表之功捷，枳、芍得大黄之少，攻半里之效徐，虽云下之，亦下中之和剂也。"方中柴胡专入少阳，疏邪透表为君；黄芩善清少阳之郁热，与柴胡同用，能和解少阳；少用大黄泻热通腑，枳实行气破结，二者相配，可清阳明里实之邪；芍药配大黄可治腹中实痛，伍枳实能调和气血，协柴胡、黄芩可清肝胆之热；半夏和胃降逆，生姜重用则止呕之功更著；大枣和中益气，合芍药酸甘化阴，缓急止痛。本方配伍体现了和解、攻下两法的结合运用，但以和解少阳为主，下法虽含小承气汤药法，但大黄用量减半，并去厚朴，更有芍药、大枣之酸甘配伍，故泻下较缓。大柴胡汤方证以少阳病而"热结在里"为主要病机，症见往来寒热，胸胁苦满，呕不止，郁郁微烦，心下痞硬；或心下满痛，大便不解；或协热下利，舌苔黄，脉弦数有力。本方临床应用十分广泛，凡病机与方证相符者，均可考虑使用，但须谨守病机，随证加减，灵活运用。

1. 外感发热　昆明市中医医院内二科陈氏运用大柴胡汤加减（柴胡15克，黄芩12克，法半夏12克，白芍10克，大黄10克，生姜10克，枳实10克；头痛甚者加川芎10克，白芷10克；胸胁满闷重者加郁金10克，延胡索10克；咳嗽加杏仁10克，桔梗10克，鱼腥草6克）治疗外感发热，证属阳明少阳合病者。主症为发热或寒热往来，头昏头痛；伴见胸胁胀满，口苦咽干，恶心欲呕，烦躁易怒，尿黄，大便秘结或不畅，部分病人还有双耳发闷，咽痛微咳，舌质偏红苔黄腻，脉弦滑偏数。经治12例，显效7例，有效4例，无效1例，总有效率91.7%。〔陈云山. 大柴胡汤治疗外感发热12例临床体会 [J]. 中外医疗，2009，28（2）：105.〕

又河南中医学院医院李氏复方大柴胡汤灌肠治疗小儿外感发热，经治

105 例，痊愈 57 例，显效 26 例，有效 15 例，无效 7 例，总有效率 93.3%。用药 24 小时内体温恢复正常者 52 例，24～48 小时体温恢复正常者 31 例。说明大柴胡汤灌肠治疗小儿外感发热疗效理想。〔李婉丽. 复方大柴胡汤灌肠治疗小儿外感发热 105 例 [J]. 陕西中医，2001（5）：260.〕

2. 流行性感冒 香港新界粉岭荣丰堂诊所温氏报道了运用大柴胡汤治疗流行性感冒的临床经验，并报道验案 1 例：症见先恶寒后发热，汗出热不退，干呕心烦，咽喉痛，夜卧不安，口苦而渴，纳差，小便短赤，大便秘结，体温 39℃。中医诊为证属春温，为邪在少阳阳明，予大柴胡汤加减（柴胡、黄芩、知母、桔梗、防风、竹茹、花旗参、生姜各 9 克，白芍、大黄后下各 12 克，马勃、枳实各 6 克，大枣 4 枚），3 剂后痊愈。〔温桂荣. 经方治流感病的临床运用浅析 [J]. 世界中西医结合杂志，2008（1）：48-49.〕

又广东省茂名市人民医院刘氏运用大柴胡汤加葛根（柴胡 12～18 克，葛根 12～18 克，黄芩 7～9 克，大黄 2～6 克，枳实 5～7 克，赤芍药 7～9 克，法半夏 7～9 克，生姜 7～10 个，大枣 2～3 枚）治疗小儿胃肠型流感，症见或往来寒热，全身不适，头痛乏力，肢体酸痛，或伴心烦、口苦口干等症；恶心呕吐，甚则呕逆不止，纳呆，腹胀或腹痛，可伴大便干结或下利臭秽、黏滞不爽等胃肠道症状；上腹部拒按，舌红，苔黄或厚腻，脉弦数。观察对象共 80 例，随机分为治疗组和对照组，治疗组 40 例中，治愈 28 例，好转 10 例，总有效率 95%，高于对照组的 85%，退热时间也较对照组短，且未出现明显不良反应。〔刘敏. 大柴胡汤加葛根治疗小儿胃肠型流感临床观察 [J]. 中医药临床杂志，2006（3）：279-280.〕

3. 下呼吸道感染 四川省威远县第三人民医院杨氏应用痰热清注射液联合大柴胡汤（柴胡、半夏、枳实、白芍药、浙贝母、紫菀各 10 克，黄芩 12 克，生大黄 6～9 克，甘草 6 克）中西结合治疗下呼吸道感染 54 例，并与西药组 58 例对照，结果治疗组治愈 26 例，有效 20 例，无效 8 例，有 4 例出现轻度胃肠道反应，但未停药。治疗组总有效率 85.19%，高于对照组的 65.52%，从临床症状改善日程来看治疗组比对照组体温、咳嗽、咳痰、呼吸困难及肺部啰音均有明显改善，在细菌清除结果无明显差异，而不良反应发生率没有增加。〔杨国军. 中西医结合治疗下呼吸道感染 54 例临床观察 [J]. 山西中医，2009，25（2）：22-23.〕

4. 急性扁桃体炎 河南省夏邑县中医院彭氏使用大柴胡汤加减（生大黄后下 6～15 克，赤芍 12～15 克，蒲公英、大青叶各 20～30 克，生甘草梢 6 克；表里热盛者加二花、连翘、薄荷；里热甚者加生石膏、黄连；痰稠者加瓜蒌、射干）治疗急性化脓性扁桃体炎，临床表现为咽喉肿痛，吞咽困难，或伴畏寒、发热，或寒热往来，小便短赤，大便秘结，舌质红，苔薄白或黄，脉数。经治 60 例，3 日内痊愈 53 例，好转 5 例，无效 2 例，总有效率 96.7%。〔彭世桥．大柴胡汤加减治疗急性化脓性扁桃体炎 60 例 [J]．国医论坛，1991（3）：15.〕

5. 流行性腮腺炎　高邮市中医院徐氏报道使用大柴胡汤加减（柴胡、黄芩、大黄各 5 ～ 10 克，碧玉散 10 ～ 15 克，僵蚕、玄参各 10 克；腹痛者加青木香、枳实各 5 ～ 10 克，白芍 10 克；热甚口干者加生石膏 20 ～ 30 克；心悸加牡蛎 20 ～ 30 克；便秘者大黄生用后下；咽红加射干 3 ～ 5 克）治疗流行性腮腺炎 40 例，另设对照组 40 例，所有病例均有发热，体温 38℃以上，一侧或两侧腮肿。经治两组全部治愈且未出现明显不良反应，但治疗组在退热、消肿及缓解腹痛的速度方面优于对照组。〔徐尔山．大柴胡汤加减治疗流行性腮腺炎 40 例 [J]．南京中医学院学报，1993（2）：57.〕

又江西省婺源县人民医院儿科洪氏等运用大柴胡汤（柴胡 20 ～ 30 克，黄芩 10 ～ 15 克，白芍 10 ～ 15 克，半夏 10 ～ 15 克，生姜 15 ～ 20 克，炙枳实 10 ～ 15 克，大枣 4 枚，大黄 6 ～ 10 克）配合西药治疗小儿流行性腮腺炎并发急性水肿型胰腺炎，治疗组 40 例，另设 39 例对照，所有病例均有上腹部疼痛，压痛明显，血淀粉酶 968.10 ～ 3944.10U/L，部分病例有轻微腹肌紧张。经治后治疗组治愈 38 例，好转 2 例，治愈率及好转率均优于对照组，且退热时间较对照组短。〔洪旭平，程丽辉，吴丹，等．大柴胡汤配合西药治疗小儿流行性腮腺炎并发急性水肿型胰腺炎 40 例 [J]．中国中医药现代远程教育，2013，11（19）：55.〕

6. 颌下腺炎　成都中医药大学张氏报道使用大柴胡汤（柴胡 15 克，黄芩 10 克，白芍 10 克，法半夏 10 克，枳实 10 克，生大黄 6 克，生姜 10 克，大枣 20 克）配合中药外敷患处（万年青叶 5 克，地龙一条，青黛 10 克，白砂糖适量）治疗小儿颌下腺炎验案 1 例。患者症见肿大以耳后及下颌部甚，触之皮温略高，触痛感明显，患处皮肤无潮红，按之坚硬不移，无发热，无扁桃体肿大，腮腺导管处无分泌物，右侧淋巴结肿大，口唇偏红，微烦躁，腹微胀，脉搏 125 次 / 分钟，体温 36.7℃，大便一日一行，微干，尿黄，舌淡红苔薄黄中心微厚，指纹偏紫。口服大柴胡汤配合外用 3 日后退热消肿，下颌部肿块无压痛，大便略稀；继服 1 剂，外敷 2 日后基本治愈，肿块、淋巴结均未触及。〔张凤．大柴胡汤治疗小儿颌下腺炎验案一则 [J]．中国民族民间医药，2016，25（2）：51.〕

7. 不全性肠梗阻　江西宜春医专第二附属医院杨氏报道 1 例大柴胡汤验案，患者日晡热甚，面色潮红，神志恍惚，皮肤口唇干燥，口气臭秽，渴欲饮冷，舌红起刺，苔黑干焦，脉沉弦而数，腹膨隆，深压痛，脐周明显，无反跳痛，肠鸣音减弱，肛门拭子涂片无黏液脓血，培养无细菌生长，肥达氏

（-），腹平片见结肠胀气，腹部尤以左侧见多个液平面。西医考虑：沙门氏菌感染；不全性肠梗阻。中医辨证为温病热入血室并热结旁流证。予大黄后下、芒硝冲服各 15 克，桃仁、厚朴、枳实、柴胡、黄芩、当归、赤芍各 10克，1 剂后下结粪五六块，腹痛腹胀明显减轻，再服 1 剂下结粪十余块，诸症悉平。服药 4 日后查腹平片仅见轻度胀气，未见液平面。〔杨兆文.温病热入血室并热结旁流治验 [J]. 四川中医，1996（2）：44.〕

8. 痢疾 河南中医学院第一附属医院杜氏使用加味大柴胡汤（柴胡15 克，大黄 10 克，白芍 15 克，枳实 10 克，黄芩 20 克，半夏 12 克，金银花 30 克，仙鹤草 30 克，焦山楂 30 克，木香 12 克，甘草 6 克，当归12 克，马齿苋 30 克，旱莲草 18 克）联合西药治疗急性细菌性痢疾，观察对象 84 例，随机分组，所有病例均表现有不同程度的发热，体温多在37.8～39.5℃，腹痛腹胀，里急后重，脓血黏液便或水样便，每日 6～16次不等，左下腹压痛等症状。经治疗后，治疗组 42 例中，治愈 40 例，好转2 例，治愈率 95.2%，总有效率为 100%，均优于对照组，且治疗时间较对照组短。〔杜磊.加味大柴胡汤联合西药治疗急性细菌性痢疾 42 例 [J].河南中医，2010（8）：746-747.〕

9. 带状疱疹 北京市顺义区中医医院赵氏等中风一病区使用大柴胡汤合桂枝茯苓丸（柴胡 24 克，黄芩 10 克，半夏 10 克，生姜 10 克，白芍 10克，枳实 10 克，大枣 4 枚，大黄 6 克，桂枝 10 克，茯苓 10 克，牡丹皮 10克，赤芍 10 克，桃仁 10 克；疱疹发于头面部加白芷、羌活；发于胸胁加川楝子、延胡索、郁金；发于下肢加牛膝；大便干结难解者加芒硝 6 克；服药后便溏者改为酒大黄 6 克，并加细辛 3 克，附子 6 克；失眠者加龙骨 40 克，牡蛎 40 克；烦躁者去桂枝加栀子 10 克，黄连 6 克）配合刺络拔罐治疗带状疱疹后遗神经痛。经治 42 例，并设 38 例对照，治疗组治愈 24 例，显效 12例，有效 4 例，总有效率 95.2%，高于对照组的 73.7%，治疗后疼痛评分改善情况也优于对照组，且未出现不良反应。〔赵宾彦，李长聪.大柴胡汤合桂枝茯苓丸配合刺络拔罐治疗带状疱疹后遗神经痛疗效观察 [J].实用中医药杂志，2013（10）：809-810.〕

第三节　防风通圣散

【文献出处】

《济阳纲目》。

【原文摘录】

虾蟆瘟属风热，此方加减用之。

防风　川芎　当归　芍药　大黄　芒硝　连翘　薄荷　麻黄各五钱　桔梗
石膏　黄芩各一两　荆芥穗　白术　山栀各二两半　滑石三两　甘草二两

上剉，每服一两，加生姜三片，水煎服。

【临床应用】

本方原出刘河间《宣明论方》。《医方考》对其方义分析甚为精辟："是方也，用防风、麻黄泄热于皮毛；用石膏、黄芩、连翘、桔梗泄热于肺胃；用荆芥、薄荷、川芎泄热于七窍；用大黄、芒硝、滑石、栀子泄热于二阴；所以各道分消其势也。乃当归、白芍者，用之于和血；而白术、甘草者，用之以调中。"实为放邪出路的经世良方，临床尤适合于治疗包括温病瘟疫在内的外感病，当然不止于大头瘟。

1. 麻疹肺炎　患者江某，男，4岁。发热5日，伴喘咳。症见：咳甚剧，息高气促，鼻扇，烦躁，口渴喜冷饮，小便赤，大便4日未解，耳颈部疹点初见而稀疏，其面红，眼睑红赤，白睛充血，流泪。舌红绛，苔薄黄，两颊黏膜红疹显露，指纹紫红，脉滑数。血象：白细胞21000/立方毫米，中性82%，淋巴18%。体温39℃，诊为麻疹肺炎。药用：防风、荆芥、薄荷（后煎）、当归、赤芍、杏仁、黄芩各3克，麻黄、蝉蜕、甘草、桔梗、川芎各2克，连翘6克，栀子、大黄各4克，石膏、滑石各12克，牛蒡子5克。水煎分3次服。1剂尽，大便通，肺气宣，麻疹自头面至胸背均布，疹点匀净。共服2剂，疹布四肢，纳佳，二便调。血象转阴，体温正常，后以甘凉养阴之剂以善后。〔翟润民.防风通圣散在急症中的运用[J].陕西中医，1985（8）：353-354.〕

2. 细菌性痢疾　患者李某某，男，27岁。3日前因腹胀，全身不适，服藿香正气丸不效。昨日又加发热恶寒，浑身酸楚，腹痛剧烈，解红色黏液便。今日症见壮热形寒，呈急性痛苦病容，腹胀痛拒按，大便纯下脓血黏液，里急后重，每次量少，昼夜无度，小便短赤，头痛烦躁，浑身酸楚，肌肤灼热，无汗口渴，舌红苔黄腻厚，脉洪滑数（体温41℃）。血检：白细胞计数15600/立方毫米，中性88%，淋巴12%。粪检：红细胞（+++）、白细胞（+++）。脓细胞（0～3）。此时行疫邪，疫毒壅盛胃肠，充斥表里，拟防风通圣散加减：荆芥10克，防风12克，大黄10克（后下），玄明粉10克（冲），枳实12克，白芍15克，川芎6克，当归10克，桔梗6克，薄荷6克（后下），石膏20克，滑石18克，甘草3克，黄芩10克，黄连6克。2剂，水煎分成4服，每6小时1服。剂尽，大便量增，脓血减少夹黄色稀便，肛门无窘迫坠胀感，浑身絷然汗出，寒热已罢，头清身爽，苔薄黄，脉缓滑。改投枳实导滞加减以清胃肠余垢，不日粪检、血检正常。〔严肃.防风通圣散治疗感染性急症[J].江西中医药，1990（2）：18-19.〕

3. 带状疱疹 夏氏报道一少女右眼皮附近突然出现高粱大小的红色疱疹且簇起成群，如珠似带，灼热刺痛，上下眼皮红肿，无法睁开，不断流泪，用防风通圣散去麻黄，加龙胆草、大青叶，服用 3 剂后，疱疹开始结痂脱落，刺痛减轻，续服 3 剂痊愈。〔夏桂成.防风通圣散新用之探讨 [J].明通医药，1997（256）：25-28.〕

第十二章 泻下剂

第一节 大承气汤

【文献出处】

《温病条辨》。

【原文摘录】

面目俱赤，语声重浊，呼吸俱粗，大便闭，小便涩，舌苔老黄，甚则黑有芒刺，但恶热不恶寒，日晡益甚，传至中焦，阳明温病也。脉浮洪躁甚者，白虎汤主之；脉沉数有力，甚则脉体反小而实者，大承气汤主之。暑温、湿温、温疟，不在此例。

大承气汤方

大黄六钱　芒硝三钱　厚朴三钱　枳实三钱

水八杯，先煮枳、朴，后纳大黄、芒硝，煮取三杯。先服一杯，约二时许，得利止后服，不知，再服一杯，再不知，再服。

阳明温病，面目俱赤，肢厥，甚则通体皆厥，不瘛疭，但神昏，不大便，七八日以外，小便赤，脉沉伏，或并脉亦厥，胸腹满坚，甚则拒按，喜凉饮者，大承气汤主之。

此一条须细辨其的是火极似水，热极而厥之证，方可用之，全在目赤、小便赤、腹满坚、喜凉饮定之。

大承气汤（方法并见前）

【临床应用】

大承气汤原出《伤寒论》，是治疗阳明腑证的代表方剂之一。后世温病学派广泛应用本方治疗温病邪入气分的腑实之证，吴鞠通上列论述即是其例。吴氏对其方义发挥说："此苦辛通降咸以入阴法。承气者，承胃气也。盖胃之为腑，体阳而用阴，若在无病时，本系自然下降，今为邪气蟠踞于中，阻其下降之气，胃虽自欲下降而不能，非药力助之不可，故承气汤通胃结，救胃阴，仍系承胃腑本来下降之气，非有一毫私智穿凿于其间也，故汤名承气。学者若真能透彻此义，则施用承气，自无弊窦。大黄荡涤热结，芒硝入阴软坚，枳实开幽门之不通，厚朴泻中宫之实满（厚朴分量不似《伤寒论》中重用者，治温与治寒不同，畏其燥也）。曰大承气者，合四药而观之，可谓无坚不破，无微不入，故曰大也。非真正实热蔽痼，气血俱结者，不可用也。若去入阴之芒硝，则云小矣；去枳、朴之攻气结，加甘草以和中，则云调胃矣。"

尤值得指出的是，吴又可《温疫论》治疫十分注重攻下逐邪，提出"因证数攻""急证急攻""凡下不以数计"等名论，大承气汤为其习用之方。

1. 流行性出血热 薛氏等以本方加紫草治疗流行性出血热急性肾衰 17 例，每日 1 剂，结果用药最短 2 天，最长 5 天进入多尿期，显效 11 例，有效 5 例，无效 1 例，总有效率 94.12%。〔薛景岐，杨学然，汪兰云 . 大承气汤加紫草治疗出血热急性肾衰 11 例 [J]. 山东中医药大学学报，1997（3）：203-204.〕

祁氏等报道用本方加味治疗 1 例流行性出血热并发肺水肿，患者寒热头痛，面红唇青，喘不得卧，喉中痰声辘辘，时吐粉红色泡沫痰，腹满便闭，尿检呈大量蛋白尿，苔腻，脉滑。此为腑气不通，秽浊上冲，水泛上源之证。急用本方加桃仁 15 克，炒莱菔子 30 克，煎汤灌肠。1 剂得腹中气转，未能泻下。原法再进，2 剂灌后，泻大量稀水便，腹胀见消，喘痰告平。次日小便量增多。继之进入恢复期，中药调治出院。〔祁自忠，周春祥，汪受传 . 大承气汤急症应用二则 [J]. 湖北中医杂志，1986（1）：32-33.〕

2. 乙型脑炎 陈氏等用本方合白虎汤加减治疗乙型脑炎 30 例，基本方：生石膏 50 克，知母 10 克，生甘草 6 克，大黄 10 克，玄明粉 6 克，枳实 6 克，厚朴 6 克。加减：惊厥加钩藤 15 克，僵蚕 6 克；无汗加蝉蜕 10 克，香薷 6 克；呕甚加代赭石 15 克，半夏 6 克；热势渐升加黄芩 6 克，栀子 6 克；高热昏迷加至宝丹 1 粒或紫雪散 3 克；热盛闭窍，神志不清加安宫牛黄丸 1 粒。结果临床治愈 27 例，死亡 1 例，病残 2 例。〔陈杰，张传明 . 中西医结合治疗流行性乙型脑炎 30 例 [J]. 山东中医杂志，1997（1）：27.〕

3. 急性黄疸型肝炎 陆氏用本方加生山栀 9 克，茵陈、金钱草各 18 克，神仙对坐草 15 克，生甘草 4.5 克，治疗急性黄疸型肝炎 1 例。症状好转后，上方去厚朴、枳实，加柴胡、赤白芍。10 天左右黄疸消退，症状改善，肝功能逐渐趋于恢复。〔陆安锠 . 应用大承气汤介绍 [J]. 浙江中医杂志，1983（1）：40.〕

【实验研究】

现代药理研究表明，本方有以下几方面的作用：

1. 对免疫功能的影响 张氏等报道大承气汤对正常小鼠的免疫功能无明

显的影响，但对感染模型小鼠的免疫功能则有明显的影响，大剂量的大承气汤使感染模型小鼠的胸腺指数、脾指数及血清溶血素生成减少，而中、小剂量组则使之增高。〔张京玲，胡萍，白凤菊，等.大承气汤及大黄对小鼠免疫功能影响的初探 [J].中国实验临床免疫学杂志，1996（6）：32-36.〕

林氏观察大承气汤对内毒素休克模型家兔血清溶菌酶活性的影响，发现大承气汤可通过消炎、抗菌、抑制内毒素吸收及稳定细胞膜等作用使溶菌酶活性恢复正常。〔林秀珍，黄斌.大承气汤对内毒素休克模型家兔血清溶菌酶活性的影响 [J].中国中西医结合外科杂志，1999（2）：81-82.〕

王氏等研究了 43 例急性脑出血病人的巨噬细胞吞噬功能和 T 淋巴细胞亚群的变化规律，结果表明急性脑出血病人免疫功能下降，而大承气汤对脑出血患者有明显的免疫调节作用。〔王俊卿，武志耀，周筱燕.大承气汤对急性脑出血病人免疫功能的影响 [J].中医杂志，1996（1）：28-29，4.〕

2.对肠源性内毒素的影响　田氏等采用 LPS（po）和 5-HT、Pb、Acet（iv）方法对大鼠进行肠源性内毒素血症（EETM）造模，结果造模后 3 小时，心、肝、肺、肾生化功能指标即呈异常改变，治疗组同时经口投予大承气汤，结果呈保护效应。〔田在善，郑治纲，李东华，等.大承气汤对肠源性内毒素血症大鼠心、肝、肾生化功能致损的保护作用 [J].中国实验方剂学杂志，1996（5）：34-38.〕

郭氏从研究大承气汤保护线粒体的实验中观察到，大承气汤能够拮抗内毒素所致的脂质过氧化损伤，保护肝线粒体，减轻内毒素对机体的损害。〔郭春花，林秀珍，张才丽.大承气汤保护线粒体的实验研究 [J].中药药理与临床，1999（4）：7-9.〕

田氏等研究了大承气汤对内毒素引起肺损伤的保护作用，将大承气汤经口投予肠源性内毒素血症大鼠，结果其肺灌洗液中总磷脂、白蛋白水平、表面张力值、肺泡单核 / 巨噬细胞 NBT 吞噬百分率、肺组织 6-Reto-PGFla/TXB$_2$ 此值均较模型组不同而呈显著的保护效应，对正常大鼠经口投予大承气汤后，其血浆对外加 LPS 灭活能力增强；经口投予大承气汤于肠源性内毒素血症（EETM）模型大鼠后，肝组织血流量（mL/100g/min）和肝胆汁流率增加，其肝胆汁对外加 LPS 的灭活能力增强。〔田在善，沈长虹，李东华，等.大承气汤对内毒素引致肺损伤保护作用的实验研究 [J].中国实验方剂学杂志，1997（1）：13-16.〕

冯氏等观察复方大承气汤对内毒素与炎症介质的治疗作用时发现，阳明腑实证患者的血中内毒素含量比正常人明显增高，而复方大承气汤能明显降低其含量水平。〔冯立民，陈海龙，关凤林.阳明腑实证时内毒素与炎症介质的变化及复方大承气汤的治疗作用 [J].中国中西医结合外科杂志，2003

（5）：351-353.〕

3. 抗菌作用 胡氏等研究了大承气汤对小鼠抗菌能力的影响，方法是建立细菌性腹膜炎模型前分别口服大承气汤，对小鼠预防治疗 2 天后，分别腹腔注射大肠杆菌（10^8/mL）或变形杆菌（10^6/mL）建立腹膜炎模型，再继续用药治疗 2 天。结果：治疗组小鼠死亡数及相应菌血症发生率明显低于对照组（$P < 0.05$）并且有剂量依赖性。大承气汤对大肠杆菌和变形杆菌感染的小鼠均有良好保护作用，表明大承气汤具有良好的抗感染作用。〔胡萍，白凤菊，李东升，等. 大承气汤及大黄治疗小鼠细菌性腹膜炎 [J]. 中国中西医结合杂志，2000（1）：53-54.〕

第二节　黄龙汤

【文献出处】

《温疫论》。

【原文摘录】

证本应下，耽搁失治，或为缓药羁迟，火邪壅闭，耗气搏血，精神殆尽，邪火独存，以致循衣摸床，撮空理线，筋惕肉𬌗，肢体振战，目中不了了，皆缘应下失下之咎，邪热一毫未除，元神将脱，补之则邪毒甚，攻之则几微之气不胜其攻，攻不可，补不可，补泻不及，两无生理。不得已勉用陶氏黄龙汤。此证下亦死，不下亦死，与其坐以待毙，莫如含药而亡，或有回生于万一者。

黄龙汤

大黄　厚朴　枳实　芒硝　人参　地黄　当归

照常煎服。

按：前证实为庸医耽搁，及今投剂，补泻不及。然大虚不补，虚何由以回？大实不泻，邪何由以去？勉用参、地以回虚，承气以逐实，此补泻兼施之法也。或遇此证，纯用承气，下证稍减，神思稍苏，续得肢体振战，怔忡惊悸，心内如人将捕之状，四肢反厥，眩晕郁冒，项背强直，并前循衣摸床撮空等证，此皆大虚之候，将危之证也，急用人参养荣汤。虚候少退，速可屏去。盖伤寒温疫俱系客邪，为火热燥证，人参固为益元气之神品，偏于益阳，有助火固邪之弊，当此又非良品也，不得已而用之。

【临床应用】

本方原出《伤寒六书》，主治伤寒热邪传里，胃中燥屎结实，而致结热利证，心上硬痛，下利纯清水，谵语发渴，身热。是一个补泻兼施的代表方剂。《张氏医通》述其方义："汤取黄龙命名，专攻中央燥土，土既燥竭，虽三承气萃集一方，不得参、归鼓舞胃气，乌能兴云致雨？或者以为因虚用参，殊不知参在群行剂中，则迅扫之威愈猛，安望其有补益之力欤！"《伤寒温疫条辨》也说："虚人热结于里，攻之不行，乃肠胃枯涸之故，故陶氏加参、归、地于大承气中以助气血，建背城之功。"吴又可将其应用于瘟疫正虚邪实之证，甚合病机。这里更值得提出的是，吴鞠通《温病条辨》受上述医家之启示，制新加黄龙汤，药由细生地五钱，生甘草二钱，人参一钱五分（另煎），生大黄三钱，芒硝一钱，元参五钱，麦冬五钱（连心），当归一钱五分，海参二条（洗），姜汁六匙组成，主治阳明温病，应下失下，正虚邪实。这是对黄龙汤的发展，难能可贵。

现代应用本方治疗急性传染病如流行性出血热：刘氏报道运用陶氏黄龙汤治疗流行性出血热合并急性肾功能衰竭1例。患者郭某，女，37岁。1周前因患"流行性出血热"入院治疗5天，症状有增无减，后转院诊为"流行性出血热合并急性肾功能衰竭"，经治无效而自动出院，准备料理后事。就诊时，患者神志昏迷，呼吸微弱，全身浮肿，少腹硬满，按之面部有痛苦表情，舌苔薄黄而干，舌淡，手冷至肘，足冷至膝，脉细微欲绝。家属诉其时时恶心，水入则吐。2天未小便，7天未大便。证属气阴并竭，阳气衰微，膀胱气化失职，下焦蓄水蓄血重证。拟温阳利水，破血下瘀。处方：白参10克（另煎兑），附子15克（先煎），桂枝10克，猪茯苓各15克，泽泻18克，桃仁10克，大黄9克，芒硝6克（分兑），甘草5克。病情危笃，嘱病家连夜急煎1剂，以观动静。次晨，病家来告，服药后约至凌晨4时，患者已能呻吟，神志稍清，并解小便约500毫升，嘱原方再进1剂。于29日下午诊时，患者神志清醒，手足转温，大便得通，先解黑色燥屎5枚，后为黑黄色稀便，小便量增多，半日尿量约2000毫升，全身浮肿明显减退。再以益气生津，兼以通利水道收功。〔刘爱国.抢救流行性出血热并急性肾功能衰竭1例[J].湖南中医学院学报，1987（4）：23.〕

第三节　增液承气汤

【文献出处】

《温病条辨》。

【原文摘录】

阳明温病，下之不通……津液不足，无水舟停者，间服增液，再不下者，增液承气汤主之。

增液承气汤

即于增液汤内加大黄三钱，芒硝一钱五分。

水八杯，煮取三杯，先服一杯，不知再服。

【临床应用】

此是滋阴泻下法的代表方剂，适用于邪热耗伤胃液，腑实不通，正虚邪实，无水舟停之证。故用增液汤滋阴养液以扶正；调胃承气汤泻下阳明腑实以逐邪，法宗黄龙汤而有所发展，足资师法。

现代应用本方治疗急性传染病如流行性出血热：韩氏报道用本方治疗流行性出血热少尿期40例，结果治愈32例（80%），而对照组（综合性对症治疗）20例中治愈12例（60%），经统计学处理有显著性差异（$P < 0.05$）。〔韩英惠，杨运池.增液承气汤治疗流行性出血热少尿期40例[J].中国民间疗法，2002（5）：37.〕

张氏报道用本方治疗流行性出血热少尿期124例，结果体温恢复正常时间为4.13 ± 1.12天，血小板恢复正常时间为4.1 ± 0.9天，低血压休克越期率为95.9%，尿蛋白转阴时间为5.72 ± 1.91天，少尿越期率为90.6%，尿素氮恢复正常时间为6.31 ± 1.21天，均优于对照组（抗过敏疗法）。〔张先勇.通下四法治疗流行性出血热482例临床分析[J].湖南中医学院学报，1995（4）：26-29.〕

运用本方治疗流行性出血热少尿期危重型患者75例，结果治愈73例，死亡2例。〔方国民.中药治疗流行性出血热少尿期75例临床疗效分析[J].河北中医，1987（2）：10-11.〕

第十三章　治燥剂

第一节　桑杏汤

【文献出处】

《温病条辨》。

【原文摘录】

秋感燥气，右脉数大，伤手太阴气分者，桑杏汤主之。

前人有云：六气之中，惟燥不为病，似不尽然。盖以《内经》少秋感于燥一条，故有此议耳。如阳明司天之年，岂无燥金之病乎？大抵春秋二令，气候较夏冬之偏寒偏热为平和，其由于冬夏之伏气为病者多，其由于本气自病者少，其由于伏气而病者重，本气自病者轻耳。其由于本气自病之燥证，初起必在肺卫，故以桑杏汤清气分之燥也。

桑杏汤方　辛凉法

桑叶_{一钱}　杏仁_{一钱五分}　沙参_{二钱}　象贝_{一钱}　香豉_{一钱}　栀皮_{一钱}　梨皮_{一钱}

水二杯，煮取一杯，顿服之，重者再作服（轻药不得重用，重用必过病所。再一次煮成三杯，其二三次之气味必变，药之气味俱轻故也）。

【临床应用】

《成方便读》云："治秋感燥气，右脉数大，伤手太阴气分者。夫秋燥微寒之气，感而为病者，前于杏苏散中已论之矣。此因燥邪伤上，肺之津液素亏，故见右脉数大之象。而辛苦温散之法，似又不可用矣，止宜轻扬解外，凉润清金耳。"

方中桑叶疏散风热、清肺润燥；杏仁利肺润燥、止咳平喘，共为君药。豆豉助桑叶轻宣透热；贝母助杏仁化痰止咳；沙参养阴润肺止咳，共为臣药。栀子皮、梨皮质轻入上焦，清肺润燥止咳化痰，均为佐药。

1. 温燥咳嗽　患者，男，38 岁，2011 年 10 月 27 日初诊。患者于就诊前 3 天罹外感风热，干咳无痰、鼻燥咽干，给予西药氯苯那敏、琥乙红霉素、枸橼酸喷托维林、甘草酸二铵、润喉片等治疗未见好转；头痛鼻塞、微寒身热、口干缓解，仍干咳连声作呛，喉痒、咽干痛，唇鼻干燥，痰少黏不易咯出，舌尖红，苔薄黄，脉小而数。查体：咽部略充血，咽后壁可见滤泡，扁桃体不大，双肺呼吸音粗，无干湿性啰音。X 线示：双肺纹理增粗。中医诊断：咳嗽，证属风燥伤肺。给予桑杏汤基本方加减治疗，处方：炙桑叶 12 克，杏仁 9 克，川贝 12 克，沙参 10 克，山栀 6 克，黄芩 10 克，梨皮 30 克，麦冬 15 克，丹皮 10 克，蝉衣 10 克，防风 10 克，元参 12 克，仙鹤草 10 克，威灵仙 15 克，芦根 20 克。水煎服，每天 2 剂，同时注意衣着保暖、避风寒，忌食生冷之品。4 天后复诊，鼻咽干缓解，咳嗽消失。〔吴周军 . 桑杏汤治疗秋燥咳嗽疗效观察 [J]. 临床合理用药杂志，2012，5（34）：30.〕

苏氏等以 30 例温燥咳嗽患者作为研究对象，对所有患者均使用桑杏汤合过敏煎加减（桑叶 10 克，杏仁 10 克，桔梗 10 克，陈皮 10 克，法半夏 10 克，茯苓 20 克，柴胡 10 克，五味子 10 克，防风 10 克，乌梅 10 克，炙枇杷叶 20 克，炙冬花 20 克，炙紫菀 20 克，鱼腥草 20 克，炒芩 10 克，甘草 3 克）进行治疗，观察比较患者的临床治疗效果。结果：经 4 个疗程的治疗，治愈 22 例，好转 7 例，无效 1 例，总有效率为 96.7%。故使用桑杏汤合过敏煎治疗秋燥咳嗽患者的疗效确切。〔苏有琼，徐玉萍 . 桑杏汤合过敏煎加减治疗温燥咳嗽 30 例临床疗效观察 [J]. 中医临床研究，2016，8（1）：111.〕

2. 医院内获得性肺炎　周氏等以桑杏汤加减（桑皮 30 克，杏仁 12 克，桔梗 12 克，前胡 12 克，柴胡 15 克，黄芩 15 克，瓜蒌 15 克，浙贝母 15 克，炒三仙各 10 克，生甘草 8 克）治疗 11 例医院内获得性肺炎重症患者，原发病为慢性肾功能衰竭 5 例，颅脑损伤 4 例，急性肾功能衰竭 1 例，弥散性血管内凝血并多脏器衰竭 1 例。全部患者住院前均无下呼吸道感染，住院后 7～15 天发生医院内肺炎，出现咳嗽、咳痰或痰性状改变，并有发热，肺部闻及湿啰音。X 线胸片示炎性病变。血常规检查白细胞及中性粒细胞均升高。结果显示痊愈 8 例，好转 3 例，有效率为 100%。一般多数患者服 3 剂药症状即明显减轻，3～7 天均热退。〔周忠海，艾淑珍，杜红梅 . 桑杏汤治疗医院内获得性肺炎 11 例 [J]. 现代中西医结合杂志，2002，11（17）：1674–1675.〕

3. 小儿支原体肺炎　潘氏等观察桑杏汤联合阿奇霉素序贯治疗小儿支原体肺炎疗效。对照组 45 例阿奇霉素序贯治疗：阿奇霉素 10mg/kg+5% 葡萄糖配置成浓度 1mg/mL 溶液静滴，1 次 / 天连续治疗，5 天后改为阿奇霉素干混悬剂 10mg/kg 口服，1 次 / 天，连续治疗 3 天后停药 4 天，重复治疗 3 周。治疗组 45 例桑杏汤（沙参 6 克，杏仁 4.5 克，桑叶、浙贝母、栀子、豆豉、梨皮各 3 克），1 剂 / 天，水煎 150mL，＜ 5 岁，3 次 / 天，每次温服 30mL；≥ 5 岁，3 次 / 天，每次温服 50mL；阿奇霉素序贯治疗同对照组。连续治疗 31 天为 1 疗程。观测临床症状、嗜酸性粒细胞、血清特异性 IgE、不良反应。治疗 1 疗程，判定疗效。结果治疗组显效 26 例，有效 17 例，无效 2 例，总有效率 95.56%；对照组显效 21 例，有效 16 例，无效 8 例，总有效率 82.22%。治疗组疗效优于对照组，桑杏汤联合阿奇霉素序贯治疗小儿支原体肺炎，疗效满意，无严重不良反应，值得推广。〔潘彩珍，李海岳，廖钢，等 . 桑杏汤联合阿奇霉素序贯治疗小儿支原体肺炎随机平行对照研究 [J]. 实用中医内科杂志，2017（11）：38–40.〕

陈氏治疗小儿支原体肺炎在对照组患儿阿奇霉素序贯疗法的基础上，同期全疗程给予日服桑杏汤（桑叶颗粒 3 克，杏仁颗粒 5 克，沙参颗粒 4.5 克，淡豆豉颗粒 4 克，栀子颗粒 6 克，梨皮颗粒 4 克，浙贝母颗粒 3 克）。根据年龄大小，调整药物用量，每天 1 剂，分两次，早晚温服，7 天为 1 疗程，共服用 3 个疗程，21 天。结果显示：桑杏汤联合阿奇霉素治疗小儿支原体肺炎临床疗效理想，中医证候明显减轻，缩短临床治疗疗程。〔陈丽珠，陈杰奎 . 桑杏汤联合阿奇霉素治疗小儿支原体肺炎临床疗效观察 [J]. 中药药理与临床，2015（4）：216–218.〕

4. 感染后咳嗽　齐氏等以桑杏汤加味治疗 51 例感染后咳嗽患儿，方药组成：桑叶、前胡、茯苓、黄芩、瓜蒌各 10 克，鱼腥草 15 克，姜半夏 9

克，杏仁、桔梗各 5 克，陈皮、生甘草各 6 克，水冲服，1 剂 / 天，分 2 次服，7 天为 1 个疗程。根据两个疗程患儿咳嗽积分改善情况评价疗效。结果显示桑杏汤加味治疗小儿感染后咳嗽疗效好（有效率 100%），未发现不良反应，并且此方可作为与咳嗽变异性哮喘初步鉴别的诊断性治疗方法。〔齐瑞，张欢，李瑞婷，等．桑杏汤加味治疗小儿感染后咳嗽 51 例 [J]．陕西中医，2017（4）：454-455.〕

【实验研究】

现代实验研究：丁氏探讨桑杏汤"生津润燥"的可能分子机制。将 110 只小鼠随机分为常温常湿组、温燥模型组、温燥阴性治疗组和桑杏汤低、高剂量组，每组 22 只。造模 6 天后桑杏汤低、高剂量组分别给予桑杏汤灌胃，常温常湿组、温燥阴性治疗照组用等量无菌生理盐水灌胃，连续 6 天。观察各组小鼠气道与肺组织学变化、左肺中叶超微结构，检测肺组织水通道蛋白和蛋白表达水平等指标。结果显示与常温常湿组比较，温燥模型组小鼠气管及肺组织病理及超微组织均出现损伤，呼吸膜增厚等。与温燥模型组比较，桑杏汤低剂量组小鼠气管上皮化生、纤毛缺损与黏膜腺体化生减轻，呼吸膜平均厚度降低，肺泡灌洗液黏多糖、无机磷等水平增高但 NE、PAF 水平下降，肺组织 AQP5mRNA 和蛋白表达升高。结果提示桑杏汤"生津"可能与增加气道液和肺泡表面活性物质分泌、上调 AQP5 基因表达相关，"润燥"可能是抑制炎性细胞因子"级联反应"，以改善气道病理损伤。

第二节　清燥救肺汤

【文献出处】

《温病条辨》。

【原文摘录】

诸气膹郁，诸痿喘呕之因于燥者，喻氏清燥救肺汤主之。

喻氏云：诸气膹郁之属于肺者，属于肺之燥也，而古今治气郁之方，用辛香行气，绝无一方治肺之燥者。诸痿喘呕之属于上者，亦属于肺之燥也，而古今治法以痿呕属阳明，以喘属肺，是则呕与痿属之中下，而惟喘属之上矣，所以千百方中亦无一方及于肺之燥也。即喘之属于肺者，非表即下，非行气即泻气，间有一二用润剂者，又不得其肯綮。总之，《内经》六气，脱误秋伤于燥一气，指长夏之湿为秋之燥。后人不敢更端其说，置此一气于不理，即或明知理燥，而用药夹杂，如弋获飞虫，茫无定法示人也。今拟此方，命名清燥救肺汤，大约以胃气为主，胃土为肺金之母也。其天门冬虽能保肺，然味苦而气滞，恐反伤胃阻痰，故不用也，其知母能滋肾水清肺金，亦以苦而不用。至如苦寒降火正治之药，尤在所忌，盖肺金自至于燥，所存阴气不过一线耳，倘更以苦寒下其气，伤其胃，其人尚有生理乎？诚仿此增损以救肺燥变生诸证，如沃焦救焚，不厌其频，庶克有济耳。

清燥救肺汤方（辛凉甘润法）

石膏二钱五分　甘草一钱　霜桑叶三钱　人参七分　杏仁泥，七分　胡麻仁炒研，一钱　阿胶八分　麦冬不去心，二钱　枇杷叶去净毛，炙，六分

水一碗，煮六分，频频二三次温服。痰多加贝母、瓜蒌；血枯加生地黄；热甚加犀角、羚羊角，或加牛黄。

【临床应用】

清燥救肺汤乃喻嘉言所创制，载《医门法律》，主治燥气伤肺而致咳喘等症，以补《内经》秋伤于燥一气之脱漏。《成方便读》阐发方义说："此必六淫火邪，外伤于肺，而肺之津液素亏，为火刑逼，是以见诸气膹郁，诸痿喘呕之象。然外来之火，非徒用清降可愈，经有火郁发之之说，故以桑叶之轻宣肌表者，以解外来之邪，且此物得金气而柔润不凋，取之为君；石膏甘寒色白，直清肺部之火，禀西方清肃之气，以治其主病；肺与大肠为表里，火逼津枯，肺燥则大肠亦燥，故以杏仁、麻仁降肺而润肠；阿胶、麦冬以保肺之津液；人参、甘草以补肺之母气；枇杷叶苦平降气，除热消痰，使金令得以下行，则膹郁喘呕之证皆可痊矣。"本方功能清燥润肺，不仅适用于秋伤于燥而致咳喘的时令病，凡肺金燥热引起的咳喘诸症，无论发于何季，也不论内伤、外感，均可随证化裁治之。

李氏报道已故著名老中医米伯让辨证治疗钩端螺旋体病 657 例，其中温燥证用清燥救肺汤加味，药用桑叶、枇杷叶、杏仁、火麻仁、阿胶、沙参各 9 克，麦冬 24 克，生地、元参各 30 克，瓜蒌、贝母各 12 克，生石膏 30～60 克，取得了满意的疗效。〔李景荣. 米伯让辨证治疗钩端螺旋体病 657 例 [J]. 光明中医，1989（1）：5-7.〕

第三节　沙参麦冬汤

【文献出处】

《温病条辨》。

【原文摘录】

燥伤肺胃阴分，或热或咳者，沙参麦冬汤主之。

沙参麦冬汤（甘寒法）

沙参三钱　玉竹二钱　生甘草一钱　冬桑叶一钱五分　麦冬三钱　生扁豆一钱五分　花粉一钱五分

水五杯，煮取二杯，日再服。久热久咳者，加地骨皮三钱。

【临床应用】

燥邪易伤肺胃之阴，治疗时切不可辛温升阳，而助其燥气，又不可过于寒凉，而遏其肺气。故燥邪之病，治宜甘寒滋润，甘能生津，寒能胜热，方用沙参、玉竹、桑叶、麦冬、天花粉、甘草等药清热养阴，益气生津，诸药合用，甘寒养胃以滋肺金，清热除燥以保肺阴，阴得滋而火降，液得润而燥除。

1. **支原体肺炎**　张氏等选择本院收治的 120 例支原体肺炎患儿，将患儿分为对照组和观察组，每组 60 例，对照组采用传统治疗法，观察组传统治疗联合沙参麦冬汤加减治疗，组方：生扁豆、北沙参、麦冬 15 克，玉竹、桑叶 10 克，甘草 6 克。加减治疗：针对咳嗽患儿加桔梗和浙贝母各 10 克；针对咯血患儿加藕节炭、白及、白及根各 15 克；针对胸痛患儿加延胡索、郁金、枳壳各 6 克；均加水进行煎煮，早中晚各空腹服用 1 次。统计学分析后得出，治疗组有效率高于对照组，治疗组不良反应发生率低于对照组。〔张娟. 沙参麦冬汤加减治疗小儿支原体肺炎的临床效果分析 [J]. 名医，2019（1）：239.〕

又有报道将 80 例支原体感染性肺炎患儿，按照数字随机方式分为对照组和实验组，各 40 例。对照组患儿选择阿奇霉素治疗，实验组患儿则在阿奇霉素治疗的同时应用沙参麦冬汤加减治疗。组方：麦冬、北沙参、生扁豆各 15 克，天花粉 12 克，桑叶、玉竹各 10 克，甘草 6 克。如果患儿咳嗽严重，则应加用杏仁、川贝母、紫菀、百部；如果患儿咳而气喘，则应加用诃子肉、五味子；如果患儿手足心热、潮热盗汗，则加地骨皮、知母、胡黄连等。患儿年龄小于 4 岁，给药剂量则为每天 1/3 剂；年龄 4 到 6 岁，给药剂量则为每天 1/2 剂；年龄大于 6 岁，则应每天 1 剂，3 次 / 天。统计结果显示：实验组患儿临床治疗总有效率 95.0% 高于对照组 70.0%，差异具有统计学意义（$P < 0.05$）。〔张玲. 沙参麦冬汤加减治疗小儿支原体感染性肺炎临床观察 [J]. 内蒙古中医药，2017（2）：44.〕

2. **急性气管支气管炎**　张氏等选择 50 例急性气管支气管炎患者，随机分为对照组与研究组各 25 例，对照组采取常规西药治疗，研究组采取沙参麦冬汤加减治疗。组成：沙参麦冬汤（麦冬 30 克，沙参 30 克，炙五味子 20 克，百合 20 克，天花粉 15 克，玉竹 15 克，川贝母 15 克，甘草 10 克，防风 10 克，桑叶 10 克）。其中潮热盗汗者加旱莲草 15 克，知母 12 克；痰血者加白及 15 克，丹皮 15 克；头痛或者腹痛者加前胡 10 克，川芎 10 克；声音嘶哑者加芦根 20 克，玄参 20 克；咳时遗尿者加生地 15 克，女贞子 15 克。水煎服，2 次 / 剂，1 剂 / 天。两组连续用药 2 周。统计结果显示：对照组总有效率 64.00%，明显低于研究组总有效率 92.00%；治疗组炎性因子水平指标均低于对照组；研究组不良反应发生率低于对照组。〔张秋彬. 沙参麦冬汤治疗急性气管支气管炎临床观察 [J]. 中国民族民间医药，2018（15）：88-89，101.〕

第四节　养阴清肺汤

【文献出处】

《重楼玉钥》。

【原文摘录】

（白喉）鼻通者轻，鼻塞者重；音声清亮气息调匀易治，若音哑气急即属不治。近有好奇之辈，一遇此证，即用象牙片动手于喉中，妄刮其白，益伤其喉，更速其死，岂不哀哉！余与既均三弟，治疗以来，未尝误及一人，生者甚众。经治之法，不外肺肾，总要养阴清肺，兼辛凉而散为主。

养阴清肺汤

大生地二钱　麦冬一钱二分　生甘草五分　元参钱半　贝母去心，八分　丹皮八分　炒白芍八分　薄荷五分

不用引。

质虚加大熟地，或生熟地并用；热甚加连翘，去白芍；燥甚加天冬、茯苓。

如有内热及发热，不必投表药，照方服去，其热自除。

【临床应用】

养阴清肺汤是治白喉的传世名方，亦可用于乳蛾等病。盖白喉病变部位虽在咽喉，实与肺、肾两脏关系密切。多因肺肾阴虚，感受风热疫毒而成。故本方重在滋养肺肾，兼解风热。具体应用时可根据证情，灵活化裁，尤其是当邪势较盛时，宜增强清热解毒之品，如金银花、板蓝根、野荞麦、野菊花、蒲公英、大青叶等。

1. 白喉　徐氏报道用养阴清肺汤加减治疗白喉中、重期，症见发热或不发热，咽干喉痛，吞咽困难，鼻声重，呛咳，喉间起白点成伪膜，体温38℃左右，脉搏如常。同时局部吹以吹喉散，第二日即见喉头滋润，白膜渐见消退，至三四日白膜消退，五六日可以治愈。〔徐华，徐德年. 辨证施治白喉四十七例 [J]. 福建中医药，1960（2）：21-23.〕

赖氏报道用养阴清肺汤加减治疗白喉 28 例，取得较好疗效。〔赖良蒲. 简介养阴清肺汤治愈白喉 28 例 [J]. 江西中医药，1959（11）：13.〕

詹氏报道用养阴清肺汤加减治疗白喉 7 例，取得良好效果，认为患白喉

初起发热无其他并发症者，要始终坚持服此方，至愈而止，重者每日 3 剂，轻者每日 2 剂。〔詹步青.养阴清肺汤治疗白喉的简介 [J]. 江西中医药，1959（11）：14.〕

游氏报道用养阴清肺汤加减治疗白喉，加重麦冬的用量（原方的 5 倍），取得较好的疗效。〔游建熙，李自德，邓梦潇.养阴清肺汤治疗白喉的研讨 [J]. 福建中医药，1960（6）：30–31，40.〕

2. 传染性非典型肺炎（SARS） 冯氏探讨本方对实验性大鼠纤维化作用，发现本方具有抗大鼠肺纤维化的作用，表明本方可用于治疗 SARS 病所致的肺纤维化。〔冯玛莉，顿颖，牛艳艳，等.养阴清肺丸抗实验性大鼠肺纤维化作用 [J]. 中成药，2005（5）：607–608.〕

【实验研究】

现代实验研究表明，本方有明显的镇咳、祛痰、抗炎及抑菌等作用。〔赵子凯，李丽芬，石扣兰，等."复方养阴清肺汤"镇咳、祛痰、抗炎及抑菌作用的实验研究 [J]. 中医药研究，1999（2）：39–41.〕

又有人报道本方对白喉杆菌有较高的抑菌和杀菌能力，对白喉杆菌在体外也有很高的"中和"作用，既破坏毒素的毒性，也破坏毒素的抗原性。〔陈国清，邱小梅，吕敦詠，等.养阴清肺汤等三方对白喉杆菌的抗生作用及对白喉毒素在体外"中和"作用的初步观察 [J]. 福建中医药，1964（5）：1–12，38.〕

第五节　增液汤

【文献出处】

《温病条辨》。

【原文摘录】

阳明温病，无上焦证，数日不大便，当下之，若其人阴素虚，不可行承气者，增液汤主之。服增液汤已，周十二时观之，若大便不下者，合调胃承气汤微和之。

此方所以代吴又可承气养荣汤法也，妙在寓泻于补，以补药之体，作泻药之用，既可攻实，又可防虚。余治体虚之温病，与前医误伤津液、不大便、半虚半实之证，专以此法救之，无不应手而效。

增液汤方（咸寒苦甘法）

元参一两　麦冬连心，八钱　细生地八钱

水八杯，煮取三杯，口干则与饮，令尽，不便，再作服。

【临床应用】

对于本方的方义，吴鞠通自注曰："温病之不大便，不出热结液干二者之外。其偏于阳邪炽甚，热结之实证，则从承气法矣；其偏于阴亏液涸之半虚半实证，则不可混施承气，故以此法代之。独取元参为君者，元参味苦咸微寒，壮水制火，通二便，启肾水上潮于天，其能治液干，固不待言，《本经》称其主治腹中寒热积聚，其并能解热结可知。麦冬主治心腹结气，伤中伤饱，胃络脉绝，羸瘦短气，亦系能补能润能通之品，故以为之佐。生地亦主寒热积聚，逐血痹，用细者，取其补而不腻，兼能走络也。三者合用，作增水行舟之计，故汤名增液，但非重用不为功。"

温病瘟疫在病变过程中，最易出现津液耗伤，叶天士尝谓："邪热不燥胃津，必耗肾液。"而津液之盈亏存亡，与病情之转归预后关系至密，故前贤治温强调"存得一分津液，便有一分生机"。有鉴于此，吴鞠通《温病条辨》申言："本论始终以救阴津为主。"增液汤即是吴氏养阴生津的代表方剂之一。此方现代在治疗外感热病中广为应用，更可喜的是，有单位对其剂型予以改革，并对其作用机制进行探讨，取得了令人瞩目的成果。如重庆市中医研究所以古方"增液汤"的不同药物比例配制成大型输液的"增液针""养阴针"，经大量临床观察，初步证明能提高疗效，又方便治疗。

1. 流行性出血热　张氏报道增液汤加味治疗出血热 23 例。其基本方：玄参 15 克，生地 15 克，麦冬 15 克，大黄 10 克，丹参 30 克，茅根 30 克。每日 1 剂，水煎服。加减法：热甚者加石膏 15 克；热病伤阴明显者加天花粉 12 克，石斛 15 克；少尿期加前仁 10 克，泽泻 10 克；有尿毒症时加清开灵；呕吐甚并烦躁不能服药者加牡蛎 30 克，槐花 15 克，煎水取汁 600 毫升，分 4 次保留灌肠，每隔 6 小时 1 次，并针刺足三里、三阴交、关元等穴；休克者口服参麦饮（该院制剂）50 毫升，每日 3 次。或用生脉注射液 20 毫升加 5％葡萄糖注射液 500 毫升静滴，每日 2 次。结果治愈 19 例（占 82.6％），好转 4 例（占 17.4％），平均住院天数 9.1 天。〔张应德. 增液汤加味治疗流行性出血热 23 例疗效观察 [J]. 湖南中医杂志，1995（1）：21–22.〕

2. 猩红热　印会河教授经验：猩红热恢复期咽喉红肿、疼痛、口干，舌红，脉细数，养阴生津法，增液汤加味：生地 4.5 克，麦冬 4.5 克，花粉 6 克，知母 4.5 克，板蓝根 9 克，玄参 4.5 克，竹叶 3 克。〔印会河. 中医内科新论 [M]. 太原：山西人民出版社，1983：55–57.〕

3. 流行性乙型脑炎　林氏认为养阴保津法是治疗流行性乙型脑炎后期不可偏废的方法之一。若体虚不大便者，宜用增液汤或益胃汤回护其虚，存其津液。〔林高荣. 乙型脑炎中医疗法简介 [J]. 辽宁中医杂志，1980（3）：19–20.〕

现代药理研究表明，增液针（即增液汤的改革剂型）具有较生理盐水非常显著的对大鼠蛋清样关节炎和小鼠巴豆样耳肿的抗炎作用；具有较生理盐水非常显著的改善毛细血管通透性的作用，因而有助于炎症分泌的较快吸收，减少炎性毒性反应。而养阴针增液汤另一种改革剂型则具有较生理盐水、盐水加安乃近较快的解热作用等。〔重庆市医学科技情报站，重庆市中医研究所. 中医内科急症——全国中医内科急症学习班教材 [M].1981：231-235.〕

第十四章　祛湿剂

第一节　藿香正气散

【文献出处】

《太平惠民和剂局方》。

【原文摘录】

治伤寒头疼，憎寒壮热，上喘咳嗽，五劳七伤，八般风痰，五般膈气，心腹冷痛，反胃呕恶，气泻霍乱，脏腑虚鸣，山岚瘴疟，遍身虚肿，妇人产前产后血气刺痛，小儿疳伤，并宜治之。

大腹皮　白芷　紫苏　茯苓去皮，各一两　半夏曲　白术　陈皮去白　厚朴去粗皮，姜汁炙　桔梗各二两　藿香去土，三两　甘草炙，二两半

上为细末，每服二钱，水一盏，姜钱三片，枣一枚，同煎至七分，热服。如欲出汗，衣被盖，再煎并服。

【临床应用】

本方的主要功效在于解表和中，理气祛湿，辟秽化浊。临床广泛应用于由湿浊侵袭肌表或胃肠而引起的病证，诸如瘟疫、时气、湿温、霍乱吐泻、痧证等。

值得一提的是，吴鞠通《温病条辨》对本方极为推重，由此而衍化出一加减正气散（藿香梗、厚朴、杏仁、茯苓皮、广皮、神曲、麦芽、茵陈、大腹皮）治三焦湿郁，升降失司，脘连腹胀，大便不爽；二加减正气散（藿香梗、广皮、厚朴、茯苓皮、木防己、大豆黄卷、川通草、薏苡仁）治湿郁三焦，脘闷便溏，身痛舌白，脉象模糊；三加减正气散（藿香、茯苓皮、厚朴、广皮、杏仁、滑石）治秽浊着里，舌黄脘闷，气机不宣，久则酿热；四加减正气散（藿香梗、厚朴、茯苓、广皮、草果、山楂肉、神曲）治疗秽浊

着里，邪阻气分，舌白滑，脉右缓；五加减正气散（藿香梗、广皮、茯苓块、厚朴、大腹皮、谷芽、苍术）治疗秽湿着里，脘闷便泄，很值得参考。此外，《感症辑要》所载藿朴夏苓汤（藿香、厚朴、半夏、赤苓、杏仁、薏苡仁、白蔻仁、猪苓、豆豉、泽泻），实由藿香正气散脱胎而出，其方意均本着"启上闸，开支河，导湿下行以为出路"，多用于湿热证湿重于热者。

1. 暑天感冒（胃肠型） 薛某某，男，50岁，教师。发热，恶寒伴腹泻呕吐2天。患者素体肥胖，2天前因淋雨感暑湿而发病，经用银翘散加减治疗未见好转，来诊时仍发热38.3℃，午后体温稍高，微恶寒，不思饮食，口干，但不欲饮，恶心，呕吐，初呕出胃内容物，后每日呕痰涎3～4次，胸闷腹痛，痛则泻，大便溏而不爽，日3～4次，伴头晕，头重，全身酸痛，口苦，口臭，舌质淡红，苔黄白厚腻，脉濡数。此为暑温，暑热引动内湿，即胃肠型感冒。以藿香正气散加减：藿香12克，法半夏9克，云苓15克，川朴9克，蚕沙12克，白花蛇舌草15克，金银花12克，威灵仙9克。日1剂，水5碗煎2碗，分3次服。2剂后复诊，热渐退，但仍低热37.3℃，吐泻已止，口干苦，纳差，疲倦，舌边红，苔薄黄，脉弦数带濡，以小柴胡汤加南豆花、麦芽。3剂调理而愈。〔陈庆全.藿香正气散新解[J].新医学，1975（9）：454-455，453.〕

2. 湿温（副伤寒） 王某某，男，20岁。病已10余日，起病怕冷，继之发热恶寒，全身酸痛，纳呆胸闷，体温39℃左右。曾在某医院就医，按副伤寒给予氯霉素等治疗，体温不退，又内服中药，仍发热不减，来门诊求治。患者身热不扬，虽汗出而不多，口渴不欲饮，周身酸楚，头晕目眩，面色微黄，语言轻微，四肢无力，无气以动，动则气喘，脘腹胀满，不思饮食，小便黄，大便干，体温38.5℃，脉濡弱，舌苔白腻。实验室检查：白细胞4500/立方毫米，中性72%，淋巴28%。肥达氏反应"H" 1：160。证属湿热郁遏气机，阻滞中焦，湿盛于热之候。治宜芳化宣中，淡渗利湿法。方用藿香正气散加减：藿香12克，川朴9克，半夏9克，茯苓15克，佩兰10克，杏仁9克，薏苡仁15克，陈皮9克，滑石9克，大豆卷12克，茵陈10克，大腹皮10克。水煎服。服药1剂后出汗，第2天早晨热退；午后复热。再服上方2付。3日后复诊：体温已降至正常，唯头晕身倦，纳差，无力。脉沉细，舌苔薄白。再服原方2剂，诸症均减。5日以后，由于饮食不当，引起胸闷恶心，胃脘堵塞。脉沉细微滑，舌苔薄白。仍以芳化和中，运脾醒胃治之，处方：藿香9克，川朴9克，陈皮9克，云苓10克，白术10克，半夏6克，神曲9克，枳壳6克，薏苡仁12克，甘草3克。水煎服，3剂后病愈。2个月后随访，未再复发。〔韩玲娣.藿香正气散的临床应用[J].河南中医，1984（6）：41-42.〕

3. 婴幼儿泄泻 梁氏报道，运用藿香正气散加减治疗婴幼儿泄泻 63 例，基本方：藿香 6 克，厚朴、苏梗各 3 克，腹皮、法半夏、焦术各 5 克，茯苓 10 克（以上剂量为小儿 1 天量，水煎分 3 次服。2 周岁以上患儿分量可酌加）。结果：服药后 1 天内泻止者 24 例；2 天内泻止者 21 例；3 天内泻止者 12 例；5 天内泻止者 4 例；2 例因服药 10 剂无效而停药。如治叶某某，女，11 个月。门诊号：039105。1983 年 8 月 12 日初诊，食生梨汁而致泄泻已 6 天，每日泻下 8～9 次水样便，夹有蛋花样物。曾用过西药氯霉素药粉等，泄泻如故。察其舌淡红，苔薄白，腹略膨，按之无所苦，大便黄绿色，小便短小，口渴。指纹淡红。证属暑月饮食不慎，复感湿热之邪，脾胃升降失司而成泄泻。用基本方加粉葛根 5 克，干荷叶 3 克，车前子 10 克（包煎），六一散 12 克（包煎）。1 剂后，泄泻减为每日 3～4 次，再剂而愈。〔梁学琳. 藿香正气散加减治疗婴幼儿泄泻 63 例 [J]. 湖北中医杂志，1985（6）：17.〕

4. 流行性乙型脑炎 著名老中医蒲辅周认为，乙脑中辨证为升降失司，症见脘连腹胀，大便不爽，则以一加减正气散（藿香梗、厚朴、杏仁、茯苓皮、广皮、神曲、麦芽、绵茵陈、大腹皮）加减。若湿郁三焦，脘闷便溏，身痛舌白，脉象模糊，又需以二加减正气散（藿香梗、广皮、厚朴、茯苓皮、木防己、大豆黄卷、川通草、薏苡仁）加减。若秽湿着里，苔黄脘闷，气机不宣，久则酿热，则选三加减正气散（藿香、茯苓皮、厚朴、广皮、杏仁、滑石）加减。若秽浊着里，邪阻气分，舌白滑，脉右缓，则选用四加减正气散（藿香梗、厚朴、茯苓、广皮、草果、楂肉、神曲）加减。若秽湿着里，脘闷便泄，选用五加减正气散（藿香梗、广皮、茯苓块、厚朴、大腹皮、谷芽、苍术）加减。〔史宇广，单书健. 当代名医临证精华·温病专辑 [M]. 北京：中医古籍出版社，1988：244.〕

5. 泄泻 李某，女，26 岁，公司职员。主诉：腹泻伴发热 2 天。症见：腹泻水样便，夹少量黏液泡沫，无脓血，日 5～7 次，伴发热、恶寒，腹胀肠鸣，食欲不振，精神尚可，不痛不呕，无心慌头晕，口稍干，小便正常，舌淡红，苔白腻泛黄，脉细。既往体健。查：T37.9℃，BP120/60mmHg，全身皮肤及巩膜无黄染，心肺（－），腹平软，无压痛及反跳痛，肠鸣音活跃 6～8 次 / 分钟，双下肢不肿。大便常规、隐血：水样便，白细胞（＋＋），隐血（－）。血常规检查：正常。西医诊断：急性肠炎。中医诊断：暴泻（外寒内湿兼湿郁化热证）。治法：解表化湿，理气和中，兼清郁热。方药：藿香正气散加减。处方：党参、白术、茯苓、厚朴、法半夏、藿香、神曲各 10 克，甘草、木香、黄连各 5 克。5 剂，水煎服，1 日 1 剂，早晚分服。嘱以清淡营养易消化食物为主，忌辛辣油腻之品。后患者打电话告知服 3 剂中药后，腹泻即止，无发热等不适，疾病痊愈。〔周胜强，黄孟君.黄孟君教授辨治泄泻的临床经验 [J].陕西中医，2014（5）：581–582.〕

6. 急性肝炎 据报道本病治疗方针以"治湿"和"理脾胃"为主，治湿有祛湿、利湿、化湿三法。其中祛湿一法的主方为藿香正气散，适用于湿邪在表，症见恶寒发热、头痛身楚者。经治疗 50 例，结果黄疸消退时间最短者 6 日，最长者 67 日，平均 25 日。〔任继然，王伯超，王馨然.治疗急性传染性肝炎 50 例的体会 [J].江苏中医，1960（3）：14–15.〕

7. 霍乱 夏氏报道 1984—1988 年采用以本方加减为主要方剂治疗霍乱 18 例，仅重型并用附子及补充液体与纠正酸碱平衡等综合措施，全部病人均获得治愈，症状消失最快者仅 1 天，最长者未超过 5 天，大便培养转阴率最早为 2 天，最晚为 6 天。〔夏瑾瑜.中西医结合治疗霍乱 18 例 [J].湖北中医杂志，1989（5）：7–8.〕

【实验研究】

现代药理研究表明，本方对藤黄八叠球菌、金黄葡萄球菌、痢疾杆菌及沙门氏菌等 8 种细菌均有不同程度抗菌作用，对甲乙型副伤寒杆菌也有明显抑制作用。〔杨巧巧.藿香正气散及其现代成药的药理研究进展 [J].国医论坛，2005（6）：55–56.〕

第二节 三仁汤

【文献出处】

《温病条辨》。

【原文摘录】

头痛恶寒，身重疼痛，舌白不渴，脉弦细而濡，面色淡黄，胸闷不饥，午后身热，状若阴虚，病难速已，名曰湿温，汗之则神昏耳聋，甚则目瞑不欲言，下之则洞泄，润之则病深不解，长夏深秋冬日同法，三仁汤主之。

三仁汤方

杏仁五钱　飞滑石六钱　白通草二钱　白蔻仁二钱　竹叶二钱　厚朴二钱
生薏仁六钱　半夏五钱

甘澜水八碗，煮取三碗，每服一碗，日三服。

【临床应用】

三仁汤是治疗湿温的经世名方，古今临床应用甚为广泛，极具开发价值。

1. 湿温 林某某，男，47 岁，农民。1976 年 7 月 13 日诊。患者于旬日前自觉全身不适，继则出现恶寒发热，头痛身疼，食欲不振，经某某医院门诊治疗，拟为感冒，给服复方阿司匹林片，并注射柴胡注射液，以及自服草药金线吊葫芦（兰花参）等，不但未见效，而且病情日甚，发热逐日升高，尤以午后更甚，观其人面色苍黄，呈无欲状态，肌肤灼热，微有汗湿。体温上下午波动在38.2～39℃之间，手足心热，喜接触冷物，头晕重如裹，胸脘痞闷，口中黏腻，胃纳呆，喜热饮，仅进稀粥、藕粉糊等食物少许，腹部不适，便溏溲赤，脉象濡数，舌苔黄腻。分析证情，患者病势缠绵，午后热较甚，虽状类阴虚潮热，乃湿阻热伏之象，且时值长夏，湿邪主令，而得病之初又无鼻塞、流涕，或咽痛，咳嗽等"上感"症状，当属湿温病无疑。病虽迁延多日，邪仍留连气分，主以三仁汤加减：苦杏、白蔻（后下）、煮半夏、厚朴、郁金、黄芩各6克，茯苓、淡竹叶各9克，薏苡仁12克，六一散（包煎）15克，2剂。二诊（7月15日）：据述服第1剂药后，发热即减，现体温37.6℃，胃纳稍振，今晨起能进线面1小碗，但舌苔仍黄腻，脉濡缓，证已向善，议按前方意进退治之：黄芩、佩兰、滑石、淡竹各9克，白蔻（后下）、郁金、川朴各6克，绵茵陈、薏苡仁各12克，通草4.5克。2剂。并以薏苡仁煎汤代茶饮用。三诊（7月19日）：服上方2剂后，患者又自行购服2剂。现发热已基本退净（体温37.2℃），脘闷舒，胃纳大增，其他诸症亦瘥，苔转薄腻，脉缓。病虽向愈，但余邪尚未尽，唯恐死灰复燃，尚宜防范。上方去黄芩、郁金、淡竹、滑石，加荷梗、茯苓各9克，六一散15克，3剂。每日仍以薏苡仁汤代茶喝。1周后病人来院称谢，谓服药后病已痊愈。〔刘友樑. 三仁汤的临床运用 [J]. 福建中医药，1983（1）：16–18.〕

2. **湿热痹证**　郭某，女，49岁，职员。主诉：下肢关节肿胀痛月余，既往有"风湿症"史，每年春秋两季小腿部位常见有风湿结节出现，今年三月中旬开始下肢关节疼痛，几天前又见风湿结节，就诊于某医院，诊为"风湿症"，遂投抗风湿药，服用多日病情不减，结节逐渐增多，且见关节肿胀。10日前疼痛加重，沉重肿胀，走路亦觉困难，午后发热（37.5～38℃），遂转请中医治疗，服用"祛风湿"中药6剂不见好转，故前来求诊。查：两下肢均有凹陷性水肿，关节肿胀，活动受限，膝踝关节周围均有风湿结节，两下肢重度静脉曲张。舌体稍大，苔白滑根部黄而微腻，脉滑数。证属湿热为痹（以湿为主）。方用三仁汤加味治之：杏仁15克，白蔻仁15克，薏苡仁30克，滑石30克，通草10克，清半夏10克，厚朴10克，竹叶10克，牛膝15克，赤芍15克。服药2剂，自觉小便增多，随之下肢肿胀减轻，疼痛亦缓解。服至4剂不再发热，后又进4剂诸症平复，结节亦大部消退。仍用前方（药量酌减，去赤芍，加鸡血藤25克）又服4剂病去痊愈（病10余年之静脉曲张亦有好转），观察3年，再未复发。〔候玉明. 三仁汤治湿热痹症一则 [J]. 中医药学报，1986（2）：24.〕

3. 不明原因发热 王某，女，30岁，门诊病历号：1357，1980年8月3日初诊。该患不明原因持续高热5天，体温最高达39.2℃，体检及辅助检查无异常发现。服解热药，抗菌药无效，来中医科就诊。诊见：发热，头痛，恶寒，身重身痛，口渴不欲饮，胸闷脘胀，时有咳嗽，大便不实，小溲短赤，舌苔薄黄微腻，脉濡数。证属湿邪外袭，郁闭三焦，气机受阻。治宜芳香宣化，疏调气机，以畅胸阳，重在治上。处方：杏仁10克，白蔻仁10克，薏苡仁20克，滑石10克，通草5克，厚朴10克，半夏5克，竹叶5克，黄芩15克。水煎服，每剂服3次，每日1剂，连服3剂后，诸症减轻，体温下降至37.8℃，小便畅利，大便正常，继服2剂，体温恢复正常。〔夏丽华，张启明．三仁汤临床运用举隅[J]．吉林中医药，1984（1）：19-20.〕

4. 小儿咳嗽 患儿余某某，女，9个月，因"发热咳嗽5天"于2013年05月25日入院。家长诉患儿饮食西瓜后出现发热，热峰达39.7℃，口服退热药可暂退，仍反复，伴咳嗽咳痰，鼻塞流清涕，精神倦怠，曾口服阿奇霉素干混悬剂、易坦静、小儿豉翘清热颗粒等药后症状未见明显好转，门诊以"急性支气管炎"收入院。症见：患儿发热，体温波动于37.4～38.8℃，精神疲倦，咳嗽，咳声不畅，痰多不易咳出，咳甚欲呕，汗多，口干不欲饮，纳呆，眠欠佳，大便溏，小便可。查体：神清，咽充血（＋），双侧扁桃体无肿大，双肺呼吸音粗，未闻及干湿性啰音。舌质红，苔白厚腻，指纹紫滞于风关。辅助检查：血分析、肺炎支原体血清试验、呼吸道病原体IgM联检等未见异常。胸片示：双肺纹理增多、增粗，似见沿肺纹理分布絮状模糊，考虑支气管炎改变，支气管肺炎未排除。西医诊断：急性支气管炎。中医诊断：咳嗽（湿热蕴肺）。治以清热化湿、宣肺止咳为法，酌情加减消食导滞药物。方选三仁汤加减：薏苡仁10克，豆蔻仁、苦杏仁、淡竹叶、姜厚朴、通草、滑石、法半夏各5克，毛冬青12克，前胡、紫菀、淡豆豉、神曲各7克，麦芽8克，甘草6克，日1剂，水煎至150毫升，饭后分次温服。入院第3天查房，患儿热退，精神尚可，咳嗽较前减少，有痰，胃纳较前好转，二便调，舌红，苔白，指纹浮紫。舌苔较前变薄，治疗有效，效不更方，守方3剂后，患儿病情明显改善，偶咳嗽，有痰不多，胃纳欠佳，二便调，舌淡红，苔薄白，指纹淡紫，疾病后期，脾胃仍未完全恢复，应健脾养胃、保肺止咳，以参苓白术散为主方加减，3剂后，电话随访，无咳嗽，胃纳佳，治愈。〔赵灵平，廖永州．三仁汤加减治疗小儿湿热咳嗽辨证论治体会[J]．中国中西医结合儿科学，2015（2）：178-179.〕

5. 水痘 陈氏用三仁汤治疗水痘，基本方为杏仁、白蔻仁、薏苡仁、半夏、川朴、滑石、白通草、淡竹叶。如风热偏盛者加银花、连翘、蝉蜕；热毒偏盛者加土茯苓、蒲公英；湿毒偏盛者加苍术、云苓。共治疗50例，结果均痊愈。一般 1 ～ 3 剂肤痒消失，水疱干瘪而结痂，4 ～ 6 剂痂落而愈，平均治疗天数为 4 天。〔陈庆英，王功榕 . 三仁汤治疗水痘 50 例小结 [J]. 江西中医药，1994（5）：37. 〕

6. 流行性出血热　谭氏报道用三仁汤加减治疗流行性出血热 1 例，患者刘某某，男，36 岁，因发热、头痛、腰痛 4 天入乡卫生院。颜面、颈胸潮红，球结膜充血，胸腋部可见散在出血点，两肾区叩击痛。体温 39.5℃，心率 98 次 / 分，血压 110/95mmHg，血白细胞 17000/ 立方毫米，血小板 5 万 / 立方毫米，尿蛋白（+++）。西医诊为出血热——发热期。给予氯、红、庆大霉素及青、链霉素，并静脉补液，热仍不退，乃邀协诊。症见头沉胀痛如裹，目紧重如蒙，发热微恶寒，眼结膜充血，呈醉酒面容，胸腹痞闷，口干而不欲饮水，舌质红，苔白腻，脉濡数。证乃湿热交蒸，邪毒内蕴。治以清利湿热、解毒化瘀，用三仁汤合银翘散加减：白蔻仁、牛蒡子、丹皮各 12 克，薏苡仁、银花、鲜芦根、鲜茅根各 30 克，杏仁、半夏、连翘各 15 克，厚朴、薄荷、甘草各 6 克，丹参 20 克，竹叶 10 克。服 3 剂后，热势减退，全身症状基本消失；继服 4 剂，症状消除，各项检查恢复正常而愈。〔谭凤森，谭凤华 . 三仁汤加减治疗流行性出血热举隅 [J]. 四川中医，1987（4）：24. 〕

7. 流行性乙型脑炎　著名老中医蒲辅周曾以本方加减治愈 1 例流行性乙脑。患儿韩某某，女，4 岁。于 1972 年 8 月 18 日开始发热，食欲不振，至 23 日晚，突然出冷汗，两眼上翻。经当地治疗无效。于 24 日 4 点来院就诊。经检查，体温 41℃，心率 156 次 / 分。白细胞 20400/ 立方毫米，中性 78%，淋巴 22%。脑脊液潘氏阳性，细胞数 51 个。按"乙脑"收住院。早 8 时检查，神清，四肢温，腹胀，小便黄。体温 38℃，口不渴，舌苔白腻而微润，脉浮濡，诊为暑热夹湿。拟三仁汤合银翘散化裁治之。方药：薏苡仁 18 克，杏仁 6 克，蔻仁 3 克，厚朴 3 克，金银花 18 克，连翘 9 克，薄荷 12 克，菊花 12 克，栀子 7.5 克，甘草 3 克，大青叶 18 克。1 剂。次日体温 38.1℃，腹胀稍轻，其他无明显变化。上方加黄连 4.5 克，服 6 剂后，体温降至正常，精神好，食欲增，大小便正常，于 9 月 1 日痊愈出院。〔《河北中医验案选》编选组 . 河北中医验案选 [M]. 石家庄：河北人民出版社，1982：11-12. 〕

8. 病毒性肝炎　应氏报道用三仁汤加味治疗急性黄疸型肝炎 72 例。处方：杏仁、白蔻仁、厚朴、半夏、秦艽各 6 克，飞滑石、竹叶、丹参各 10 克，通草 3 克，生米仁、茵陈、虎杖各 15 克。重症剂量加倍，儿童用量酌减。疗程最短 17 天，最长 49 天，平均 24.2 天。结果痊愈 64 例，显效 7 例，无效 1 例。〔应志华 . 三仁汤加味治疗急性黄疸型肝炎七十二例 [J]. 浙江

中医杂志，1985（9）：397.〕

9.非典型肺炎 林氏等报道中西医结合治疗非典型肺炎 103 例，结果治愈 96 例（93.2%），死亡 7 例（6.8%）。退热时间为（6.72±3.95）天；胸片复查病灶完全吸收 94 例，病灶吸收时间（18.13±8.89）天；2 例胸片呈局部纤维索条样改变。其治疗中医方案早期辨证属湿热遏阻肺卫证者，治以宣化湿热，透邪外达，方选三仁汤合升降散加减，药用杏仁 12 克，滑石 15克，通草 6 克，白蔻 5 克（打后煎），竹叶 10 克，厚朴花 10 克，生薏苡仁20 克，法半夏 10 克，白僵蚕 6 克，片姜黄 9 克，蝉衣 6 克，苍术 6 克，青蒿 10 克（后下），黄芩 10 克。〔林琳，韩云，杨志敏，等.中西医结合治疗非典型肺炎 103 例临床观察 [J]. 中国中西医结合杂志，2003（6）：409–413.〕

【实验研究】

现代实验研究表明，三仁汤对湿热证血浆内毒素有廓清作用，其机制可能与以下几方面有关：抑制细菌繁殖，使细菌释放内毒素的总量降低；恢复肠道黏膜屏障功能，减少肠源性内毒素入血；恢复肠道正常细菌群保护屏障，减少内毒素肠源性入血；加快肝脏功能恢复，缓解肝脏损害，增强机体对内毒素的清除能力。〔常淑枫，萧照岑，陈爽白，等.三仁汤对温病湿热证大鼠血浆内毒素廓清作用机制研究 [J].四川中医，2003（11）：21–23.〕

第三节　藿朴夏苓汤

【文献出处】

《感证辑要》。

【原文摘录】

藿朴夏苓汤

杜藿香二钱　真川朴一钱　姜半夏钱半　赤苓三钱　光杏仁三钱　生苡仁四钱
白蔻末六分　猪苓钱半　淡香豉三钱　建泽泻钱半

【临床应用】

方中藿香、淡豆豉芳化宣透，以祛在表之湿，使被遏之卫阳透达，则发热恶寒可解；厚朴、半夏、蔻仁理气醒脾，苦温燥湿，使中焦之湿得以运化，则脘闷，纳差，口腻自愈；赤苓、猪苓、薏苡仁、泽泻淡渗利湿于下，使邪有出路，所谓"治湿不利小便非其治也"。复加杏仁宣上焦肺气，通调水道，取"气化则湿自化"之义。诸药配伍，共奏宣肺运脾、渗利膀胱之功，俾湿邪得以从上、中、下三焦消弭。

1.副伤寒 李某某，男，22 岁。起病迄今已 10 天，始觉怕冷，继则发热，体温 40℃左右，用抗疟药无效，某某医院诊断为副伤寒，予以合霉素、链霉素，体温未退，来诊入院。诊见身热不扬，体温38℃，汗出不多，周身酸楚，头昏面黄，胸闷不饥，小便黄，大便干，日行1次。舌苔白而微腻，脉濡。检查：白细胞4600/mm³，淋巴30%，肥达氏反应"H"1∶16，"O"1∶160。证属湿热郁遏气分，阻滞中焦，湿盛于热之候。治拟芳化宣中，淡渗利湿法，仿藿朴夏苓汤、三仁汤意。处方：藿香、佩兰、青蒿、杏仁、薏苡仁各9克，川朴、通草各3克，蔻仁2.5克（后下），法半夏6克，陈皮、炒枳壳各4.5克，茯苓、大豆卷、滑石12克。药后，翌晨热平，午后回升至39.5℃，继进1帖，热降不复再生，惟头昏身倦，纳少，舌苔薄，脉细。原方再投1日，诸症均瘥。转以芳化和中、运脾醒胃。调治数日，痊愈出院。〔江苏新医学院中医内科教研组，江苏新医学院第一附属医院内科. 中医内科学 [M]. 南京：江苏人民出版社，1977：52.〕

2.湿温 杜某某，男，26岁。患者发烧已1周，最高时达38.5℃，曾在乡卫生院应用抗生素治疗，热仍不退。于1987年9月30日来门诊看中医。查体：T38℃，头晕易困，微恶风寒，发热午后尤甚，身疲乏力，食少不香，尿黄，便溏，口中黏腻，舌淡苔白腻，脉浮缓。西医诊断：发热待查。中医诊断：湿温。辨证为湿热郁于肌表。立法：芳香化湿解表，方用藿朴夏苓汤加味。方药：藿香12克，厚朴10克，半夏10克，茯苓10克，枳壳10克，杏仁10克，薏米10克，泽泻10克，猪苓10克，豆豉10克，荆芥10克，3剂。服药1剂后热退，3剂服后，症状已无，体温正常，舌淡苔白，脉沉弱。药后病除，不必进剂。〔高才达. 湿温发热治验 [J]. 北京中医，1997（2）：52-53.〕

第四节　茯苓皮汤

【文献出处】

《温病条辨》。

【原文摘录】

吸受秽湿，三焦分布，热蒸头胀，身痛呕逆，小便不通，神识昏迷，舌白，渴不多饮。先宜芳香通神利窍，安宫牛黄丸；继用淡渗分消浊湿，茯苓皮汤。

茯苓皮汤（淡渗兼微辛微凉法）

茯苓皮五钱　生薏仁五钱　猪苓三钱　大腹皮三钱　白通草三钱　淡竹叶二钱

水八杯，煮取三杯，分三次服。

【临床应用】

方中猪苓、茯苓皮、薏苡仁、通草、淡竹叶甘淡渗利，导湿邪从小便而去，且竹叶又有清热之功；大腹皮宽中下气，以使小便通利。前贤有云"治湿不利小便非其治也"，殆即此意。

1. 湿热证 张震主任医师认为，湿热内蕴或留连等证，宜用渗湿清热法，即取淡味渗利及清热药物以消除郁阻于体内之湿热，常用方剂有茯苓皮汤、黄芩滑石汤等。〔陈镜合，陈沛坚，程方，等. 当代名老中医临证荟萃·第一册 [M]. 广州：广东科技出版社，1987：496.〕

2. 流行性出血热 冯某某，女，45岁，社员。1979年7月13日入院。出血热编号：79〈11号〉。出血热轻重分型：危重型。出血热第7病日入院，二便均闭，神志迷惑，嗜睡静卧，恶心欲吐，口吐痰涎。舌胖淡、苔淡黄腻，脉滑数。小便化验：蛋白（++++）。血常规检查：白细胞2300/立方毫米，确诊为出血热少尿期。此为湿滞膀胱，气化失司；湿滞大肠，腑气不通。治宜行滞导浊，淡渗利湿。方用宣清导浊汤合茯苓皮汤化裁：茯苓皮30克，猪苓15克，大腹皮10克，通草10克，淡竹叶10克，薏苡仁30克，云苓30克，皂荚6克，蚕沙6克，寒水石15克，山栀10克。7月16日：服上药2剂，日小便500毫升。大便1次，溏薄不爽。今日口吐白沫，全身抽搐，人事不省，面色萎黄，表情淡漠。舌质淡、苔白腻，脉沉细而滑。患者平素脾肾阳亏，湿从寒化，聚而为痰，风痰上扰，蒙蔽清窍，急以镇肝息风，豁痰开窍。三生饮加味主之：生南星6克，生半夏6克，生川乌6克（先煎30分钟），附片6克，竹沥6克，白芍12克，钩丁10克，石菖蒲10克，郁金10克，开水煎服。7月19日：服上药2剂，神志清，小便增多，但仍嗜睡，喉间痰声辘辘。涤痰汤加味主之：半夏6克，陈皮6克，南星6克，竹茹6克，枳实10克，云苓15克，党参20克，苍术20克，白术30克。服上药3剂，痰减少，日小便5000毫升，安全进入多尿期，经治疗病愈出院。〔邓邦金. 流行性出血热湿热型辨证治疗体会 [J]. 陕西中医，1981（4）：9–10.〕

第五节　栀子柏皮汤

【文献出处】

《伤寒论》。

【原文摘录】

伤寒身黄发热，栀子柏皮汤主之。

肥栀子擘，十五个　甘草炙，一两　黄柏二两上三味，以水四升，煮取一升半，去滓，分温再服。

【临床应用】

《丹溪心法》说"山栀仁，大能降火，从小便泄出，其性能屈曲下降"，故用为主药；配以黄柏之苦能燥湿，寒能清热，以增强清热祛湿之效；辅以甘草益胃，以免山栀、黄柏苦寒伤胃之副作用。本方清热利湿药简效宏，临床常与茵陈蒿汤或茵陈五苓散配合应用，治疗湿热黄疸（阳黄），堪称历验不爽。

1. 黄疸型肝炎　刘某，女性，29岁，妊娠6个月。自1962年1月24日发病，2月2日入院。症见身目发黄，身热目干，口渴喜饮，腹胀纳差，便溏而臭，每日3～5次，舌质绛红，舌苔薄白，口出臭气，脉滑稍数。肝功能检查：胆红素5.6毫克%，TTT14单位，TFT（+++），ccFT（+++），s-GPT470单位。脉证合参，系妊娠黄疸，湿热并重之候。拟茵陈蒿汤、栀子柏皮汤加减：茵陈45克，栀子10克，大黄10克，黄芩10克，黄柏10克，泽兰10克，香附10克，金银花25克，竹叶6克，甘草15克。以上方加减服至3月10日，诸症逐渐消失，复查肝功能均恢复正常，母子平安而出院。〔王占玺. 伤寒论临床研究[M]. 北京：科学技术文献出版社，1983：303.〕

2. 细菌性痢疾　采用栀子柏皮汤治疗急慢性痢疾21例，取得良好效果。方药组成：黄柏12克，栀子9克，甘草6克。加水150毫升，煎取50毫升，分2次服。如治陈某某，24岁。患者操作回队后即发生腹痛，左下腹部乙状结肠处压痛明显，腹泻先是黄色稀便，后转为脓血性黏液便，量少，日约18次，伴有里急后重感，畏寒，头痛，恶心，四肢无力。即以栀子柏皮汤治疗，当晚全部症状消失。〔陈石兴. 栀子柏皮汤治疗菌痢21例[J]. 福建中医药，1964（4）：45.〕

第六节　菖蒲郁金汤

【文献出处】

《温病全书》（原名《中国时令病学》）。

【原文摘录】

辛凉发汗后，表邪虽解，暂时热退身凉，而胸腹之热不除。继则灼热自汗，烦躁不寐，神识时昏时清，夜多谵语，脉数，舌绛，其四肢厥脉陷。急宜清透营热，使伏邪转出气分。气宣卫泄，或从斑疹而解，或从狂汗而解。轻者菖蒲郁金汤，重者犀角清络饮，剧则紫雪丹、行军散，历效如神。

石菖蒲三钱　鲜竹叶三钱　川郁金二钱　细木通钱半　炒山栀三钱　青连翘

二钱　粉丹皮三钱　淡竹沥五钱　灯心二钱　紫金片五分

水煎，早晚各一次口服。

【临床应用】

本方为湿热蒸酿痰浊，上蒙心窍，神明被遏而设。方中石菖蒲辛温芳香善化痰湿，辟秽开窍；郁金行气开郁，凉血散瘀，与石菖蒲配合，相辅相成，均为主药；辅以竹叶、灯心草、山栀、连翘清泄邪热，更有清心宁神之功；丹皮凉血散血，清厥少二经之热；竹沥清热滑痰，镇惊利窍；紫金片辟秽化浊，清热解毒，活血祛瘀尤见其长。合之而成清热化湿，芳香辟秽，豁痰开窍之剂，与温邪陷入心包所用的"三宝"（安宫牛黄丸、紫雪丹、至宝丹）作用自有不同。

1. 病毒性脑炎　甘某某，男，25 岁，民警。1979 年 12 月 15 日会诊。1 个月前发烧，鼻塞，流涕，咽干，自服羚翘解毒片等中药，3 天后症状加剧，症见发热，神志昏蒙；颈部略有抵抗感，巴彬斯基氏征阳性，脑脊髓液检查正常。经某某医院神经科会诊和脑电图检查诊断为"病毒性脑炎"。经清瘟败毒饮、安宫牛黄丸及西药甘露醇、青霉素等治疗后，仍有不规则低烧，神志时清时昧，步履失常，行走时如醉状，并时时出现不自主啼哭，讲话时常结巴（平素正常），尿黄臭，舌质红，苔厚腻而浊，脉弦滑近数。证属：湿热酿痰，阻塞窍机。治拟：清热利湿，豁痰开窍。处方：石菖蒲、竹叶、牛蒡子各 9 克，郁金、菊花各 9 克，板蓝根 18 克，田基黄 24 克，银花 15 克，连翘 12 克，滑石 24 克，牡丹皮 6 克，竹沥汁 1 支（分冲），至宝丹 1 粒（分冲）。上药服 3 剂后烧退，神志偶有昧时，对答多数切题，余同前。照上方去至宝丹加玉枢丹并随证加减连服 1 个月痊愈。3 个月后随访已正常上班。〔杜建，周金伙 . 菖蒲郁金汤临证治验 [J]. 福建中医药，1983（5）：20-21.〕

2. 小儿麻痹症　谢某某，男，3 岁，于 1982 年 10 月 28 日应邀会诊。患孩于 49 天前因发烧，流涕，咽痛，咳嗽已 2 天，在某某医院拟"上感"治疗，服吗啉胍、红霉素等，第 2 天后高烧，烦躁，呼吸急促，惊叫，有时抽搐，神志模糊，怀疑"病毒性脑炎"收入住院。入院后因呼吸衰竭，即予气管切开，并用甘露醇、洛贝林、青霉素等药治疗，症状好转，后确诊为小儿麻痹症（延髓型）。经西药治疗 46 天，午后仍发烧，不能吞咽（鼻饲饮食），痰涎极多，白天流口水，几未间断。面瘫，时时傻笑，表情呆钝，双肺闻及痰鸣音，大便偏溏，舌质淡红苔黄腻根浊，脉细疾（126 次 / 分）。证属：湿热郁蒸，酿生痰浊，痰蒙清窍，窍机失灵。治拟清热利湿，豁痰开闭。处方：石菖蒲 4.5 克，连翘 9 克，牛蒡子、知母、竹叶、郁金、炒栀子、丹皮各 6 克，胆星 4.5 克（冲），滑石 12 克，玉枢丹 1.5 克（磨冲服），蛇胆川贝末 1 支（分冲）。上药鼻饲灌服 4 剂后低烧已撤，痰涎明显减少。依原方再服 3 剂。诊肺部痰鸣消失，但仍不能吞咽，嗣后按上方去滑石、栀子、知母，加黄芪、地龙、赤芍。续服 7 剂后拔除气管导管，次日即能发音，又服中药 20 剂，吞咽恢复正常，傻笑消失，神志清楚，能下地行走，但面瘫未愈。方改补阳还五汤合牵正散加减带药出院，2 个月后随访唯哭笑时嘴向右侧歪以外，余均正常。〔杜建，周金伙．菖蒲郁金汤临证治验 [J]. 福建中医药，1983（5）：20-21.〕

第七节　甘露消毒丹
（又名普济解疫丹）

【文献出处】

《随息居重订霍乱论》。

【原文摘录】

治暑湿霍乱，时感痧邪，及触冒秽恶不正之气，身热倦怠，胀闷肢酸，颐肿咽疼，身黄口渴，疟痢淋浊，泄泻疮疡，水土不服诸病，但看病人舌苔淡白，或厚腻，或干黄者，疫邪尚在气分，悉以此丹主之。凡医临证，亦当准此化裁，自可十全为上。

飞滑石十五两　绵茵陈十一两　淡黄芩十两　石菖蒲六两　川贝母　木通各五两　藿香　连翘　射干　薄荷叶　白豆蔻各四两

十一味，不可加减，生晒研细末，瓷瓶密收，每服三钱，开水温服，日二。或以神曲糊丸如弹子大，调化服亦可。此丹治湿温时疫，著效亦神，累年同人合送，价廉功敏，无出此方之右者。

【临床应用】

甘露消毒丹原出叶天士《叶氏医效秘传》，其曰："时毒疠气，必应司天，癸丑太阴湿土气化运行，后天太阳寒水，湿寒合德，夹中运之火流行，气交阳光不治，疫气乃行，故凡人之脾胃虚者，乃应其疠气，邪从口鼻皮毛而入。病从湿化者，发热、目黄、胸满、丹疹、泄泻，当察其舌色或淡白，或舌心干焦者，湿邪犹在气分，用甘露消毒丹治之。甘露消毒丹，飞滑石十五两，淡芩十两，茵陈十一两，藿香四两，连翘四两，石菖蒲六两，白蔻四两，薄荷四两，木通五两，射干四两，川贝母五两，神曲糊为末。"

王孟英对其主治和制服法作了补充。《治温阐要》亦载此方"治发热目黄、胸闷、丹疹、泄泻，舌淡白或舌心干黄，湿邪犹在气分"。因本方重在清热化湿，后世多用以治疗由湿热病邪而致的病证，诸如吐、泻、疟、痢、黄疸等，也有用于疫病的预防者。

1. 流行性感冒　据报道运用本方治疗夏季流行性感冒，经治疗 218 例，结果治愈 189 例，好转 28 例，无效 1 例，总有效率为 99.5%。〔积科.甘露消毒丹治疗夏季流感 218 例 [J].浙江中医杂志，1991（7）：296.〕

2. 伤寒（西医病名） 郭氏报道运用本方加味，配合西药治疗伤寒 35 例，处方：滑石 15 克，茵陈 30 克，黄芩 12 克，石菖蒲 10 克，木通 10 克，藿香 12 克，连翘 18 克，白蔻仁 6 克，射干 10 克，薄荷 10 克，栀子 10 克。每日 1 剂，水成煎 200 毫升，分早晚 2 次服用，结果均告痊愈。其平均退热时间、平均血培养转阴时间、平均住院时间及并发症发生率均明显优于对照组（常规西药），说明本方配合西药治疗伤寒，可改善症状，缩短疗程，提高疗效，减少并发症。〔郭维玲.甘露消毒丹加味配合西药治疗伤寒 35 例疗效观察 [J].实用中西医结合临床，2005（3）：48.〕

3. 传染性肝炎 陈氏报道用甘露消毒汤治疗黄疸型肝炎 182 例，收到满意的效果。如治刘某某，男，21 岁。因皮肤、巩膜、小便黄 4 天，伴口苦，纳差，胁下胀痛，苔黄垢腻，脉濡数，肝胁下 1 厘米，质软，而收入住院治疗。化验：谷丙转氨酶 110 单位，黄疸指数 23 单位。辨证：湿温留恋肺胃，湿热交蒸，故口苦；热为湿遏，郁阻于内，不得发越，故郁而发黄；气机阻滞则胁肋胀痛，纳差；小便黄，苔黄垢腻皆为湿热内蕴之象。治则：清热利湿，化浊解毒。方药：甘露消毒丹。白蔻 9 克（打碎），藿香 12 克，石菖蒲 9 克，茵陈 30 克，滑石 30 克，木通 10 克，黄芩 12 克，川贝母 10 克（打碎），射干 12 克，薄荷 9 克，连翘 12 克。上药水煎，每日 1 剂，日服 4 次。连服 5 剂后黄退，仍感纳呆、乏力、胁胀。遂去连翘、薄荷、射干，加柴胡、佛手、郁金。5 剂后诸症悉减，查肝功均在正常范围内。后服柴芍六君子汤加茵陈 2 剂，以善其后。〔陈永久.甘露消毒丹治疗黄疸型肝炎 [J].四川中医，1986（3）：31.〕

罗氏介绍：某，男，18 岁。4 月 15 日耕作被雨淋后，发热头痛，脘腹隐痛，茶饭不思，曾在当地卫生院求治，效果欠佳。1 周前出现双下肢轻度浮肿，病情加重于 5 月 31 日入院。体查：体温 38.3℃，脉搏 84 次 / 分，血压 15/9kPa，急性热病容，皮肤巩膜无黄染，咽部充血（+），颈稍有抵抗，心肺（−），肝肋下 1.5cm，质中轻压痛，双肾区轻叩痛，双踝关节以下轻度凹陷性浮肿。实验室检查：血常规检查：白细胞 10.6×10^9/L，中性 0.8，淋巴 0.19，大单核 0.01；尿常规蛋白（+），白细胞（+），胸片、心电图正常。肝胆超声波：肝右肋下 1.5cm，剑突下 7cm，肝波较密集微小波，胆囊（−）。入院后经多方面检查——排除钩端、肾炎、伤寒等，1 周后肝功报告：黄疸指数 7u，麝浊 13.5u，锌浊 22.5u，谷丙转氨酶 $4467nmol \cdot s^{-1}$。最后诊断：急性无黄疸型肝炎。一经确诊，即改中药治疗。刻诊：体温 38～38.7℃之间，神疲懒言，乏力困倦，头昏沉喜卧，目睛不黄，腹满痞闷，身热不扬，清晨稍减，午后上升，口干喜冷饮，纳呆，便溏日行 2 次，小便黄短。肋下痞块痛而拒按，舌红苔黄腻，脉濡数。中医诊断：湿温证。治则：芳香化浊，清热利湿解毒，仿甘露消毒丹意：板蓝根 20 克，金银花 10 克，连翘 8 克，黄柏 10 克，虎杖 10 克，茯苓 10 克，佩兰 8 克（后下），猪苓 10 克，藿香 10 克，甘草 8 克。日服 1 剂；6 月 9 日上方去连翘、虎杖，加滑石 40 克（先煎），通草 6 克，青蒿 8 克（后下）；6 月 11 日上方再进 3 剂。煎服中药当日下午，体温 37.5℃，次日体温正常，临床症状逐日好转。1 周后肝功复查：黄疸指数 6u，麝浊 6.5u，锌浊 10.5u，谷丙转氨酶正常范围。患者说笑言谈，体勤纳增，溲清量多，浮肿消失。6 月 15 日守上方 10 剂带出院。随访至今未复发。〔罗秀娟 . 清化退热法治疗湿热证举隅 [J]. 广西中医药，1997（6）：19-20.〕

又，李某，女，5 岁。1992 年 3 月 25 日初诊。患儿发烧，目黄，腹胀痛，口苦，乏力，小便黄赤，舌苔白厚而腻。查肝功转氨酶 150u，表面抗原阴性。证属湿热内壅，气机郁滞，肝胆疏泄失常。用甘露消毒丹加山栀、大黄、柴胡、葛根，3 剂热退，又 3 剂黄退，腹胀减，能进食，后去柴胡、葛根加焦三仙善后。1 月后症状消失，肝功复查正常。〔马珍珠 . 甘露消毒丹在儿科的临床应用 [J]. 陕西中医，1995（4）：179.〕

4. 流行型乙型脑炎 患者刘某某，男，10 岁。一月前突发高热，神昏、抽搐 3 天，诊为"乙脑"，住院 10 天，高热退，但仍神情呆滞，两下肢瘫软，不能站立，时有烦躁喊叫，又再次住入某医院，治疗 10 天，无效。刻下神情呆滞，两目直视，失语，舌苔黄厚腻，舌质略红，脉濡略数，四肢软瘫，辨证为湿热蕴里，上蒸清窍，阻滞气血。治以清热化湿，芳香开窍。方用甘露消毒丹化裁：茵陈 30 克，藿香、茯苓、连翘、川朴、石菖蒲、郁金、竹叶各 9 克，白蔻仁、半夏各 6 克，薏苡仁、炒山药、滑石 15 克，水煎服 6 剂，黄厚腻苔已去大半，扶持已能步行，可以简单缓慢地回答简单的问题。后更医，改服"补脾肾，强筋骨"之方 3 剂，腰膝软弱反又加重，且多汗。此为湿热尚未尽予清解，温补过早而致。遂又改服原方 6 剂，语言渐复，已能独自步行，舌根部尚有少许厚腻苔，上方去石菖蒲、郁金，加炒扁豆，增补脾养胃之力以善其后，共服药 25 剂痊愈。〔毕可恩 . 甘露消毒丹在小儿中枢神经系统疾病中的应用 [J]. 四川中医，1987（8）：19-20.〕

5. 钩端螺旋体病 患者黄某，男，25 岁。8 天前，突感发热恶寒，小腿胀痛，两目红赤，某医院诊断为"钩端螺旋体病"，经用青霉素等药治疗效果不显著。现症：往来寒热，肤色微黄，两目红赤，口渴，全身酸胀疲乏，胸闷腹胀，小便深黄，小腿痛，按之更甚。舌苔黄厚，脉濡数。化验检查：白细胞 10700/ 立方毫米，中性粒细胞 83%；尿检红细胞（++），蛋白（+）。

证属湿热秽浊阻滞于三焦。方以甘露消毒丹去射干、贝母，加杏仁、枇杷叶、厚朴、半夏、木瓜、蚕矢等治之，日服 1 剂，9 日后，临床治愈。〔周孜，周端求，唐玉仲. 甘露消毒丹的临床运用 [J]. 湖南中医学院学报，1986（4）：36-37.〕

6. 麻疹 患者鼓某，男，4 岁。患儿 10 天前咳嗽、发热。当地医院以"上呼吸道感染"予抗生素等治疗，诸恙不减，后又接"麻疹"治疗，投宣毒发表汤 1 剂，病情转甚。诊时见面色晦暗，咳声不扬，小便短赤。查：体温 39.5℃，口腔黏膜近臼齿处，可见明显之科氏斑，舌苔白厚，指纹青紫。此乃湿热蕴结，留恋气分，阻遏麻疹外透之候。治宜清利湿热，化浊透达。方投甘露消毒丹加减：白蔻仁 1.5 克，杏仁 3 克，滑石 6 克，木通 3 克，藿香叶 3 克，佩兰 3 克，连翘 5 克，薄荷 1.5 克。水煎服，日 1 剂，次日麻疹出透，遍至四肢，色泽红润。后以此方衍变 3 剂而安。〔陈宝明，柴茂山. 古方妙用续 [M]. 北京：科学普及出版社，1998：673.〕

7. 流行性出血热并发心包积液 赵氏报道运用本方加味（白蔻仁 6 克，藿香 6 克，茵陈 15 克，滑石 15 克，木通 6 克，石菖蒲 10 克，黄芩 10 克，连翘 15 克，茜草 15 克，板蓝根 20 克，射干 6 克，薄荷 6 克，大青叶 3 克，丹参 20 克）治疗流行性出血热并发心包积液 3 例，收到良好效果。〔赵乃平，孙德镇. 流行性出血热并发心包积液临床分析 [J]. 陕西中医学院学报，2001（6）：17.〕

8. 呼吸道感染 郑某，男，17 岁。1993 年 12 月 1 日初诊。自诉咳嗽月余，西医诊断为支气管炎，服中西药物治疗罔效。刻下咳声连绵，咯吐白色黏痰甚多，胸闷头重，身倦肢懒，伴有颐肿，耳中流出黄色渗出物。舌红，苔白腻，脉浮濡。询其致病之原，因升学考试，功课繁重，心中急躁，睡眠不佳，又患感冒而发病。刘渡舟老观其舌苔白厚，脉又浮濡，脉证合参，辨为湿咳，三焦气郁化热。疏方：白蔻仁 10 克，藿香 10 克，茵陈 15 克，滑石 15 克，通草 10 克，石菖蒲 10 克，黄芩 8 克，连翘 10 克，浙贝 14 克，射干 10 克，薄荷 2 克（后下），桔梗 10 克，杏仁 10 克，前胡 10 克。嘱其忌食油腻厚味助湿之品。服至 7 剂咳嗽明显减轻，胸闷体疲亦大有好转。现痰未全净，大便偏干，提示有湿浊化热之象，上方减前胡、桔梗，加竹叶 10 克，水红花子 10 克，利湿清热从三焦驱邪外出。三诊时，咳嗽基本痊愈，颐肿消耳不流水，见其苔尚有白腻，乃用化湿和中之方，巩固疗效而愈。〔刘燕华. 刘渡舟教授运用甘露消毒丹治疗湿咳病案三则 [J]. 北京中医药大学学报，1995（3）：53-54.〕

用甘露消毒丹治疗肺系感染（中医辨证属湿热咳喘）68 例，其基本方为：滑石 15 克，茵陈 15 克，黄芩 10 克，石菖蒲 10 克，川贝母 10 克，射干 10 克，连翘 10 克，藿香 10 克，白蔻仁 4 克，木通 3 克，薄荷（后下）3 克。随症加减：若咳喘甚者，加麻黄、杏仁；痰黄明显者加银花、蒲公英；头痛者加白芷、川芎；口渴不欲饮者加芦根；大便秘结者加生地、大黄；唇绀舌紫黯有瘀斑者加丹参。每日 1 剂，水煎分 2 次服。治疗结果：临床治愈 42 例（占 61.8%），有效 24 例（占 35.3%），无效 2 例（占 2.9%），总有效率为 97.1%。〔陆修坤．甘露消毒丹治疗湿热咳喘 68 例 [J]．江苏中医，1995（11）：7.〕

又有用甘露消毒丹加味治疗小儿湿热咳嗽 47 例，其中上感 27 例，支气管炎 18 例，支气管肺炎 2 例。治疗基本方为：滑石、茵陈、藿香、黄芩、连翘、石菖蒲、川贝母、木通、射干、薄荷、白豆蔻、白术。药量依患儿年龄酌情而定，水煎服，每日 1 剂。忌食生冷、辛辣、油腻等。治疗结果：32 例服药 3 剂痊愈；11 例服药 5 剂痊愈；4 例服药 9 剂痊愈。〔李俊，孙琦．甘露消毒丹加味治疗小儿咳嗽临床体会 [J]．实用中西医结合杂志，1998（2）：148.〕

9. 湿热泄泻 赵某，女，4 岁。1992 年 7 月 12 日初诊。患儿腹泻月余，泻下稀薄，腹痛，有少量黏液，发热，口苦，纳差，舌苔黄腻。大便常规化验 WBC（+），黏液（+）。证属湿热蕴结脾胃，肠道气机不畅。用甘露消毒丹加猪苓、炒麦芽 6 剂痊愈。〔马珍珠．甘露消毒丹在儿科的临床应用 [J]．陕西中医，1995（4）：179.〕

10. 疟疾 廖某某，男，35 岁，工人。1982 年就诊。患者发热恶寒 3 月余，每日先恶寒，约半小时后开始发热，恶寒时虽厚衣重被不减。发热持续在 38～39℃之间，约 3～4 小时汗出热退，每日先寒后热 1 次，已持续 3 月余，伴形瘦，纳食差，食后腹部胀满，发热时口渴欲饮，热时汗出不能下达，小便深黄，有沉淀，大便不畅，舌苔白，脉沉数。证属湿热郁遏肌腠，气机疏达不利。治宜清利湿热，疏达气机法。处方：滑石 30 克，茵陈 50 克，条芩 10 克，石菖蒲 8 克，射干 9 克，蔻仁 6 克，木通 8 克，藿香 8 克，连翘 10 克，贝母 10 克，薄荷 6 克，柴胡 9 克。水煎服，每日 1 剂。连服上方 3 剂，恶寒发热消失，腹胀满已除，纳食渐增，大便通畅，原方去贝母加青蒿 9 克，神曲茶 1 块，又进 5 剂。腹胀除，纳食馨，体温正常，病告痊愈。〔刘向东．甘露消毒丹治验四则 [J]．江西中医药，1987（4）：25-26.〕

11. 低热 李某，女，20 岁。1984 年 4 月 28 日诊。患者低热（38℃左右）月余，午后为甚，时汗出但热不退。伴有头身困重，胸闷，口苦，不思饮食，舌质红，苔黄腻，脉濡数。证属湿热蕴结中焦。治宜清利湿热，芳香化浊。处方：黄芩 15 克，滑石 12 克，茵陈 12 克，木通 10 克，石菖蒲 10 克，白蔻仁 10 克，藿香 10 克（后下），佩兰 10 克，薏苡仁 10 克，苍术 10 克，连翘 12 克，金银花 12 克。服 5 剂后，诸症消失而获痊愈。〔魏仲德.甘露消毒丹验案二则 [J]. 四川中医，1985（6）：51–52.〕

12. 百日咳 张某某，男，4 岁，1976 年 10 月 5 日诊。咳嗽阵作 7 天，咳则遗尿或鼻衄，时村中有百日咳流行。患儿面色红润，舌红，苔黄腻，脉滑数，胸透无明显改变。治以清热化湿、宣肺止咳。予甘露消毒丹去木通，加地龙，7 剂咳止。其邻居两小孩同时感染，服之亦效。〔苗晋.甘露消毒丹在儿科临床上的应用 [J]. 浙江中医杂志，1980（10）：462–463.〕

【实验研究】

现代药理研究表明，甘露消毒丹全方、残方及加味方水煎液均能抑制柯萨奇病毒在培养细胞内的复制。〔贺又舜，伍参荣，赵国荣，等.甘露消毒丹对柯萨奇病毒体外抑制作用的实验研究 [J]. 中国中西医结合杂志，1998（12）：737–740.〕

采用组织培养与放射免疫法，研究甘露消毒丹全方、残方及加味方小鼠脾细胞产生白细胞介素 –2（IL–2）、诱生干扰素（IFN）及对天然效应细胞 NK 活性的影响。结果表明，其均能显著增强 IL–2 刺激指数、IFN 效价及 NK 活性。〔贺又舜，赵国荣，胡建中，等.甘露消毒丹对小鼠 IFN、NK 及 IL–2 影响的研究 [J]. 中国实验方剂学杂志，1999（3）：9–11.〕

赵氏报道用 BSA（小牛血清白蛋白）复制大鼠免疫性肝损伤模型，应用甘露消毒丹进行治疗，观察形态学与肝功能生化学、肝纤维化指标。结果表明，本方能降低谷丙转氨酶（ALT）及透明质酸（HA），并对血清前胶原Ⅲ肽（PCⅢ）、甘胆酸（CG）有显著降低作用，显示出良好的抗肝纤维化作用。〔赵国荣，曹军连，卢岳华，等.清热化湿 3 方对大鼠免疫性肝损伤治疗作用的对比观察 [J]. 湖南中医学院学报，2000（2）：18–21.〕

第八节　连朴饮

【文献出处】

《随息居重订霍乱论》。

【原文摘录】

治湿热蕴伏而成霍乱，兼能行气涤痰。

制川朴二钱　川连姜汁炒　石菖蒲　制半夏各一钱　香豉炒　焦栀各三钱　芦根二两

水煎温服。

【临床应用】

本方用于湿热而致的多种病证，因其作用偏于清热，故尤宜于热重于湿者。

1. 湿温 郑某某，女，45 岁。1990 年 8 月 5 日诊。5 日前因在田中锄草，突遭雷雨，遍身湿透，第 2 天即感恶寒发热。刻诊：身热较甚，按之灼手，体温 40.5℃，汗出热臭，胃部嘈杂似饥，不思饮食。脉濡而数，苔黄腻欠润。证属湿邪留于气分，渐以化热，且热重于湿。法宜辛开苦降。处方：川朴 10 克，黄连 5 克，石菖蒲 10 克，制半夏 10 克，豆豉 10 克，山栀子 10 克，芦根 60 克。1 剂。二诊：身热已减，脉濡微数，苔腻已化。前方加谷芽、南沙参，去山栀子，再服 2 剂而愈。〔骆洪军. 透化渗清四法治疗湿温病 [J]. 江苏中医，1995（7）：43-44.〕

2. 流感（胃肠型） 陶某，男，27 岁。初诊：1982 年 10 月 27 日。主诉持续高热 9 天，伴头痛、呕吐，于 1982 年 10 月 24 日以发热待查收入院。入院前曾用抗生素、解热镇痛剂、板蓝根冲剂等治疗，热势未降反升。入院后予银翘散加减，服 2 天体温依旧，请杨氏诊治。诊查：高热 11 天，体温 40℃，头痛头胀，全身肌肉酸楚疼痛，病起恶寒无汗，继而汗出，胸闷，恶心呕吐，大便溏薄，溲短赤热，口干不欲饮。舌质红，苔黄腻，脉滑数。辨证：属湿热蕴蒸气分，弥恋三焦。中医诊断：湿温（湿热并重）。西医诊断：发热待查，流感（胃肠型），伤寒？治则：清化湿热，宣畅气机。处方：方用三仁汤合连朴饮加减。白蔻仁 4 克（杵细，后下），杏仁 12 克，生米仁 30 克，连翘 15 克，炒黄芩 12 克，薄荷 5 克（后下），川黄连 3 克，制川朴 9 克，大豆卷 12 克，炒大力子 12 克，郁金 12 克，姜半夏 9 克，淡竹叶 12 克，鲜芦根 40 克。每日服 2 剂，分 4 次服。二诊：服药 2 日后，汗出较多，热势略挫，体温 39.3℃，头痛、头胀好转，胸闷恶心减轻，溲仍短赤。上方去白蔻仁、杏仁、姜半夏、炒大力子，加青蒿 12 克，藿苏梗各 9 克，滑石 12 克。服法同前。三诊：服上方药 2 日后，咽痛，头痛，全身疼痛显减，小溲黄，舌质红，苔较薄，湿已趋化，热势尚盛。体温 39.2℃。上方去薄荷，加万氏牛黄清心丸 2 粒化服。续服一日后，身热渐降，体温 38.7℃，稍恶心，泛吐清水。上方复加白蔻仁 5 克，姜半夏 9 克，白茯苓 15 克，仍以每日 2 剂，4 次分服再进。3 日后热尽退，体温恢复正常，诸症消失，痊愈出院。〔潘智敏. 杨继荪临证精华 [M]. 杭州：浙江科学技术出版社，1999：111.〕

3. 伤寒与副伤寒 李氏报道用连朴饮加减治疗伤寒与副伤寒 35 例，其基本方为：黄连、栀子各 10 克，厚朴、半夏、淡豆豉、石菖蒲各 12 克，芦根 15 克。如热重于湿者，加黄芩 12 克，滑石、车前子各 30 克；白痦，加薏苡仁 30 克，竹叶 12 克；胸脘胀满，加草果、白蔻仁各 12 克；呕吐，加藿香 15 克，竹茹 12 克；腹泻，去淡豆豉、芦根，加茯苓 12 克，薏苡仁

30 克；大便隐血，加地榆炭 20 克，茜草炭 12 克。治疗结果：35 例全部治愈。如治王某某，男，15 岁，学生。1982 年 9 月 22 日起发热，经大队及公社卫生院注射青霉素和用解热镇痛药 8 天，病未好转，于 9 月 30 日来门诊。体温 39.5℃，面色灰暗，精神萎靡不振，胸腹胀满，渴而欲饮，下利溲赤，舌质红，苔黄厚而腻，脉洪大。体检：心率 90 次 / 分，律齐，无杂音；两肺呼吸音粗糙；肝在肋下 1.5 厘米，质软；脾大 3 厘米，腹软，有轻度压痛；胸有散在玫瑰疹。实验室检查：胸透及心电图：正常；血检：白细胞 4000/ 立方毫米，中性 68%，淋巴 32%；尿检：蛋白（+），白细胞 2 ～ 5，颗粒管型 0 ～ 1；大便潜血试验：(+)；伤寒血清凝集反应："O" 1：320，"H" 1：320，甲 1：80，乙 1：320；肝功能：谷丙转氨酶 140 单位。诊断为伤寒，辨证属湿温病之热重于湿型，治拟清热化湿，佐以化斑。基本方加黄芩、滑石、赤芍、地榆炭。1 日 3 服，4 剂 3 日服完。10 月 3 日复诊：热退（38℃）神清，饮食增加，苔黄微腻，大便潜血试验阴性。前方去豆豉、芦根、地榆炭，加白蔻仁、藿香。1 日 2 服，3 剂，3 日服完。10 月 6 日三诊：诸症大减，体温 37.7℃，脉搏 75 次 / 分；血检：白细胞 5000/ 立方毫米，中性 69%，淋巴 29%，嗜酸性 2%；尿常规及大便潜血试验：均为阴性；肝功能：恢复正常；伤寒血清凝血集反应："O" 1：40，"H" 1：80。予黄连、厚朴、白蔻仁、制半夏以清余邪。7 剂后诸症消失，实验室检查均属正常。〔李德俭 . 王氏连朴饮加减治疗伤寒与副伤寒 35 例疗效观察 [J]. 浙江中医杂志，1985（6）：253–254.〕

4. 低热 马某，男，35 岁。患者自诉低烧 1 月多，体温 37.5℃左右，面色黄，神疲体倦，纳呆，腹胀腹满，大便溏而不爽，小便色黄。舌质紫绛，苔黄腻干燥，脉濡滑。辨证为湿热阻滞、痰瘀交结。治拟清热化湿，化痰逐瘀。用王氏连朴饮加减。处方：黄连 3 克，厚朴 10 克，法半夏 10 克，芦根 15 克，石菖蒲 10 克，藿香 10 克，佩兰 10 克，桔梗 12 克，茯苓 15 克，枇杷叶 12 克，桃仁 12 克，山楂 15 克，炒谷芽 15 克，玄参 12 克。1 日 1 剂，水煎分 4 次服。服药 7 剂，低烧消退，腹胀、腹满减轻，神疲体倦有所改善。继予上方随症化裁服用 10 日以善后。〔王晶，黄琴 . 黄琴教授应用王氏连朴饮治疗疑难杂症验案举例 [J]. 国医论坛，2013（3）：31–32.〕

5. 传染性非典型肺炎（SARS） 林氏等介绍以中西医结合治疗本病 103 例，按温病卫气营血及三焦辨证分早期、中期、极期（高峰期）、恢复期 4 期，对极期治以清热化湿、宣肺理气除壅，方用白虎汤、葶苈大枣泻肺汤合本方加减，药用炙麻黄 6 克，生石膏 30 克，炒杏仁 10 克，炙甘草 6 克，绿茶 15 克，葶苈子 10 克，川黄连 10 克，川厚朴 10 克，枳实 10 克，栀子 10 克，淡豆豉 10 克，石菖蒲 10 克，芦根 20 克，法半夏 10 克，桔梗 9 克。结果治愈 96 例（93.2%），死亡 7 例（6.8%），退热时间平均为 6.72±3.95 天，热退后无反复。〔林琳，韩云，杨志敏，等.中西医结合治疗非典型肺炎 103 例临床观察 [J].中国中西医结合杂志，2003（6）：409-413.〕

【实验研究】

现代药理研究表明，本方对大鼠实验性发热有非常显著的解热作用，其解热作用优于甘露消毒丹和达原饮。〔谭毓治，彭旦明，肖舜玲，等.九个方剂对大鼠实验性发热的影响 [J].中国中药杂志，1989（5）：50-51，49，64.〕

第九节　三石汤

【文献出处】

《温病条辨》。

【原文摘录】

暑温蔓延三焦，舌滑微黄，邪在气分者，三石汤主之。蔓延三焦，则邪不在一经一脏矣，故以急清三焦为主。然虽云三焦以手太阴一经为要领，盖肺主一身之气，气化则暑湿俱化，且肺脏受生于阳明，肺之藏象属金，色白，阳明之气运，亦属金，色白，故肺经之药，多兼走阳明，阳明之药，多兼走肺也。再肺经通调水道，下达膀胱，肺痹开则膀胱亦开，是虽以肺为要领，而胃与膀胱皆在治中，则三焦俱备矣。是邪在气分，而主以三石汤之奥义也。

三石汤

飞滑石三钱　生石膏五钱　寒水石三钱　杏仁三钱　竹茹二钱，炒　银花三钱，花露更妙　金汁一酒杯冲　白通草二钱

水五杯，煮成二杯，分二次温服。

【临床应用】

本方系微苦寒兼芳香法，即吴鞠通自谓"盖肺病治法，微苦则降，过苦反过病所，辛凉所以清热，芳香所以败毒而化浊也"。方中以金银花、生石膏、寒水石之辛凉甘寒清热，杏仁宣通气分，竹茹清肺泄热，金银花、金汁涤暑解毒，滑石、通草淡渗利湿。诸药合用，使气分之暑热得辛寒而清解，湿邪得气化而渗利也。

1.传染性肝炎　孙某某，男，45 岁，干部。患急性无黄疸型肝炎已 4 月，经用苦寒渗湿剂治疗，谷丙酶由原来 500 单位下降为 260 单位，麝浊 20 单位下降至 12 单位，麝絮由（+++）转（++），乙型肝炎抗原阳性，因听说养血药对麝浊不正常有效，乃自服乌鸡白凤丸、当归丸，一月后麝浊降为

10 单位，麝絮（＋），但谷丙酶反上升至 500 单位以上，同时自觉乏力，肝区胀痛，腹胀脘闷，口苦口干喜饮，舌质稍红、有瘀斑及齿痕，苔薄黄而腻，脉象弦细。此湿热未尽，服补养药后，病邪留恋不解，现舌质稍红，口干口苦，喜饮，为略有阴虚之象，如用滋养肝阴则恋邪，若用苦寒清热又恐化燥伤阴，故予辛凉甘淡之剂，既可避免损耗肝阴，又能使湿热余邪得以消除；因有夹瘀，略佐活血通络。方用：寒水石、生石膏、滑石各 30 克，杏仁、金银花、香附、焦楂肉、焦六曲各 9 克，淡竹茹 6 克，通草 3 克，茜草、茯苓、旋覆花各 12 克。服药半月，谷丙酶降至 210 单位，麝浊 8 单位，诸症均减，继服 1 月，肝功能全部正常，乙型肝炎抗原亦转为阴性。〔时振声.《温病条辨》中有关治疗湿热的几个代表性方剂的临床运用体会 [J].浙江中医药，1978（3）：20-23.〕

又已故著名中医学家方药中选用本方中"三石"，即石膏、滑石和寒水石，名"减味三石汤"，取其寒能清热，淡能渗湿，辛能散郁，甘能润养之力，避免苦寒化燥伤阴。临床运用时，常与扶正方药如加味一贯煎、加味黄精汤等配伍，对改善患者的精神、食欲，降低转氨酶等，有较好的疗效。如患者陈某某，病历号 204933，患乙型迁肝，乙型肝炎表面抗原多在 1∶32 以上，用加味一贯煎伍用三石，则使其乙型肝炎表面抗原连续 3 次均稳定在 1∶16 以下。又如北京中关村患者张某某，患乙型迁肝，1981 年 3 月份其肝功能检查：谷丙转氨酶 271 单位，乙型肝炎表面抗原为 1∶1024。亦予加味一贯煎伍三石。服药 20 剂后，谷丙转氨酶降至 164 单位，乙型肝炎表面抗原降至 1∶64，精神有明显好转。但三石毕竟为寒凉之剂，只可暂用，不可久服，一俟湿热甫除，即应停用。〔史宇广，单书健.当代名医临证精华·肝炎肝硬化专辑 [M].北京：中医古籍出版社，1988：125.〕

2.流行性乙型脑炎 已故著名老中医蒲辅周治疗"乙脑"，对中医辨证属于热胜于湿，暑湿蔓延三焦，症见苔滑微黄，邪在气分者，选用三石汤。〔史宇广，单书健.当代名医临证精华·温病专辑 [M].北京：中医古籍出版社，1988：244.〕

第十节　宣痹汤

【文献出处】

《温病条辨》。

【原文摘录】

湿聚热蒸，蕴于经络，寒战热炽，骨骱烦疼，舌色灰滞，面目痿黄，病名湿痹，宣痹汤主之。

宣痹汤方（苦辛通法）

防己五钱　杏仁五钱　滑石五钱　连翘三钱　山栀三钱　薏苡五钱　半夏三钱醋炒　晚蚕沙三钱　赤小豆皮三钱。赤小豆乃五谷中之赤小豆，味酸，肉赤，凉水浸取皮用，非药肆中之赤小豆，药肆中之赤豆乃广中野豆，赤皮带黑，肉黄，不入药者也

水八杯，煮取三杯，分温三服。痛甚，加片子姜黄二钱，海桐皮三钱。

【临床应用】

本方以除经络之湿和宣痹止痛的防己、薏苡仁、蚕沙为主药；辅以杏仁宣肺气，俾气化则湿化；连翘、栀子协助主药清热；半夏健脾化湿；赤小豆皮、滑石导湿热从小便而去。合之共奏清热利湿，宣痹通络之效。

1. **风湿热**　浙江省中医药研究院潘澄濂研究员用宣痹汤治疗风湿热辨证属风湿留注气分者，如风盛者加防风、独活，湿盛者加苍术、厚朴，偏热者加金银花、连翘或黄柏、知母。〔潘澄濂．对风湿热辨证和治疗的探讨［J］．新中医，1981（3）：1-3，15.〕

2. **湿温（沙门氏菌感染）**　张某某，女，27岁，1980年7月15日入院；7月30日出院，住院号32726。患者缠绵发热30日，曾先后在大队医务室、公社、县医院被臆断为感冒、疟疾、血吸虫病、伤寒等，经中西药治疗均未获效，发热无定时，汗出热不退（体温在39℃左右），胸脘闷痞，身痛纳呆。于7月12日转来就诊，经急诊室观察后于7月15日以"发烧待查"收住院。入院时但发热不恶寒，头身疼痛无汗，胸脘痞闷，纳呆口苦，渴喜热饮，小便短赤。T38.3℃，精神倦怠，面色淡黄，咽红，舌质红，苔白厚腻，脉象濡数。门诊化验及特检未见明显异常。脉证合参，证属夏暑季节感受湿热之邪，湿热郁蒸，湿遏热伏，弥漫三焦，气机不畅所致，诊断湿温（发烧待查），湿热并重。治以清热利湿，宣畅气机，三仁汤合宣痹汤化裁：杏仁10克，薏苡仁15克，蔻仁6克，滑石20克，通草10克，法半夏10克，厚朴10克，栀子10克，黄芩6克，连翘10克，防己10克，苓皮15克。日浓煎服2剂，至7月20日身痛有所减，但汗出热不退，午后热甚（39℃以上），舌苔渐退，其色转黄，舌质深红。此为湿热之邪留恋气分，热重于湿之故，于上方去蔻仁、法半夏、厚朴、黄芩、栀子，加青蒿12克，板蓝根15克，黄连6克，石膏30克，穿心莲15克，重在清解气分热邪，日服2剂。自21日起，体温逐渐下降，诸症亦随之好转，至25日体温完全正常，无特殊不适。原方调整，日服1剂观察5天，体温稳定，纳食二便如常。（出院前据各项检查结果，西医诊断认为沙门氏菌感染可能性较大。）〔戴天木，石国宪．中医治疗急性高热病临床报导［J］．湖北中医杂志，1981（2）：30-31.〕

3. **热痹**　陈氏认为，热痹有夹风、夹湿之不同，并有相应见症。前者

治宜白虎加桂枝汤中佐祛风之品；后者常用吴鞠通《温病条辨》中宣痹汤取效。如治王某某，男，30岁，中医师。患者四肢骨骱烦痛，不红不肿，潮热，小便黄，大便调，脉弦滑。舌色暗滞，苔薄黄腻。此乃热痹夹湿之证。治宜清热通络，除湿止痛，用宣痹汤加减化裁：防己10克，杏仁10克，半夏10克，薏苡仁10克，蚕沙10克，连翘10克，山栀10克，赤小豆10克，海桐皮10克，每日1剂，10日痊愈出院。〔史宇广，单书健.当代名医临证精华·痹证专辑 [M].北京：中医古籍出版社，1988：69.〕

4. **暑湿痹** 王某某，女，35岁，农民。1977年8月31日初诊。自诉发热恶寒，汗出，头痛，腰痛，骨节烦疼，腿胀麻，胸闷泛恶，渴不多饮，小便黄，病发已2天。诊见舌苔厚腻而黄，脉右洪数，左滑数。脉证合参，为湿热相合为患，病属暑湿痹证。拟用《温病条辨》宣痹汤和木防己汤二方化裁治之。处方：杏仁9克，石膏24克，防己12克，滑石15克，薏苡仁45克，蚕沙5克，山栀12克，半夏9克，桂枝6克。水煎服。9月1日二诊：服上方1剂后，寒热止，口渴泛恶消失，肢体骨节已不胀痛，数脉亦减。舌苔转薄仍黄腻，头微胀痛，咽痛，时咳有痰，小便略黄。证属湿热余邪留恋不退，再拟化痰利湿之方治之：金银花12克，牛蒡子9克，桔梗12克，黄芩9克，半夏9克，薏苡仁15克，通草6克。上方连进2剂，咳渐疏而止，各症皆消。〔石秋华.暑湿痹 [J].广西中医药，1978（2）：44.〕

第十一节　薏苡竹叶散

【文献出处】

《温病条辨》。

【原文摘录】

湿郁经脉，身热身痛，汗多自利，胸腹白疹，内外合邪。纯辛走表，纯苦清热，皆在所忌，辛凉淡法，薏苡竹叶散主之。

薏苡竹叶散方（辛凉淡法，亦轻以去实法）

薏苡五钱　竹叶三钱　飞滑石五钱　白蔻仁一钱五分　连翘三钱　茯苓块五钱

白通草一钱五分

共为细末，每服五钱，日三服。

【临床应用】

吴鞠通说："湿停热郁之证，故主以辛凉解肌表之热，辛淡渗在里之湿，俾表邪从气化而散，里邪从小便而出，湿热两驱，表里双解之妙法也。"全方以竹叶、连翘辛凉透热而解表，薏苡仁、滑石、茯苓、通草甘淡渗湿，白蔻仁芳香化浊，共同体现辛凉淡渗法则。本方药物似乎平淡，但注意气机之升降，故适宜于内外合邪的湿热郁闭气分之证。

1. **湿温**　高辉远教授曾治 1 例湿温发痦，由湿热流连气分，久羁不解，经络阻滞所致，治以因势利导，通阳宣痹，则湿始开，热始透。患者李某，女，12 岁，初秋发病，一见高热，即神志如蒙，伴有手足抽动，经中西医治疗，抽搐虽停，但体温初则持续在 39～40℃ 之间，继而在 38～39℃ 之间。午后尤甚，神志如蒙不改善，能出声音而不能言，右肢若废，头汗自出，身汗不彻，二便犹自行，白痦出现已 10 余日，舌苔白秽而腻，质不红，脉濡而数。住院阅 4 旬之久，日进犀羚、白虎、安宫、至宝和各种抗生素，以及猴枣、狗宝等珍贵药品，寒凉清热，病邪不服，渐趋沉困，分析脉证，乃湿温为病，由于凉遏冰伏，以致外则湿郁经络，内则三焦闭阻，白痦出而不透，遂用吴鞠通薏苡竹叶散加味：薏苡仁 12 克，竹叶 9 克，茯苓皮 9 克，滑石块 9 克，茵陈蒿 9 克，通草 3 克，大豆卷 9 克，蚕沙 9 克，防己 4.5 克，荷叶 9 克。嘱进 3 剂，并停其他药物。归告蒲老，他认为湿温为病，黏滞羁留，通阳淡渗，最为要旨，用吴氏法，颇中病情。第 3 日，其父亲来电话云：服完前方，今晨已开始能言。午后复诊：患儿周身微汗，白痦渐已出遍，表情呈笑意，问思食否？以颤动低声回答，神志渐清，体温略降，脉濡不数，舌苔仍秽腻且厚，此乃湿渐开，热得越之象。宗原方去豆卷、蚕沙，加丝瓜络、木瓜再进 2 剂。三诊：体温续降，白痦已透，由于病程较长，正气已伤，余邪未尽，终宜益胃扶正，清撤余邪，缓缓调治而日见平复，无后遗症。〔方药中，许家松 . 温病汇讲 [M]. 北京：人民卫生出版社，1986：283.〕

已故著名老中医董建华认为，对湿热困脾所致的发痦，症见发热朝轻暮重，缠绵不退，汗出酸臭，约周余后头颈胸腹可见白痦，脉濡数，舌红苔黄厚腻。治宜清气透痦，方用薏苡竹叶散加减。白痦中有红点者可加银花、连翘、丹皮；白痦枯黄瘪者加芦根、石斛、花粉等生津之品。〔史宇广，单书健 . 当代名医临证精华·温病专辑 [M]. 北京：中医古籍出版社，1988：36.〕

又董老曾介绍 1 例白痦验案：牛某某，男，20 岁。1960 年 7 月 20 日住某医院。发烧已有 5 天，体温逐渐上升（39℃ 以上），精神食欲不振，外院曾按感冒治疗不效。入院查体：体温 39℃，脉搏 76 次 / 分，呼吸 18 次 / 分，营养发育一般，神清，表情淡漠，胸前可见大小不等 3～4 个红疹，压之退色，咽充血，扁桃体Ⅱ°大，无渗出液，肝于深呼吸时可及，脾未触及。西医诊断：肠伤寒？ 7 月 22 日应邀会诊。诊见：发热头晕目眩，微汗出，腰部酸痛。前胸布红疹 3～4 个，白痦透露于颈项及胸部皮肤，散在饱满晶莹。舌苔薄腻，脉象濡缓。辨证：湿热郁蒸气分，困阻中焦，上蒸头目。立法：清化湿热，宣气透痦。方药：杏仁 10 克，薏苡仁 10 克，竹叶 5

克，连翘 10 克，大豆卷 12 克，六一散 10 克（包），通草 3 克，茯苓 6 克，荷叶 1 角，芦根 12 克，佩兰 6 克，秦艽 6 克，2 剂。复诊：药后湿热之邪得以宣化，体温已趋正常，精神好转，苔腻渐退，诸症均减。惟白㾦继续外布，胃纳尚差，尚有余邪未清，必当剩勇追击，免穷寇为患，守原方出入。生薏苡仁 10 克，茯苓 10 克，竹叶 5 克，杏仁 10 克，藿香 10 克，佩兰 10 克，滑石 10 克，通草 3 克，大豆卷 12 克，荷叶 1 角，神曲 10 克（包）。上方服 3 剂，脉静身凉，诸症均除，痊愈出院。〔董建华．临证治验 [M]．北京：中国友谊出版公司，1986：205.〕

2. 温毒 尹某某，男，6 岁。1991 年 12 月 2 日就诊。素体湿盛，4 天前，右侧腮部肿胀作痛，发热（38.7℃），服板蓝根冲剂无效，投普济消毒饮去升麻、马勃，加生石膏、丹皮，同时外敷草药，病反加重，胸脘痞闷，恶心呕吐，饮食少进，渴不多饮，心烦不宁，大便稀，日 2 次，小便黄。舌红，苔黄腻，脉小滑数。证属风温病毒，夹湿壅腮。治宜宣利湿热，解毒散结。用薏苡竹叶散加味：薏苡仁 12 克，淡竹叶 2 克，通草 3 克，金银花、连翘、大青叶各 9 克。服 4 剂，右腮部痛止，尚有微肿，热退，呕止，能进米粥。脘部闷，口干，小便黄，舌红，苔黄滑，脉滑略数。以原方去白蔻仁、黄芩，加神曲 6 克，甘草 2 克。续服 3 剂，腮肿全消。〔彭述宪，彭巍．薏苡竹叶散治验举隅 [J]．北京中医，1998（3）：34.〕

第十二节　辛苦香淡汤

【文献出处】

《湿温大论》。

【原文摘录】

治此症（湿温）者，或宗伤寒，或崇叶吴，或主解表，或主早攻，或主滋阴，或主燥湿，议论纷纷，莫衷一是。今人于三仁汤及藿香正气二方尤喜引用，不可谓非治疗本症之进步也，然而不能据为本症之的方。愚不获已，乃宗芳香化浊、苦寒燥湿、淡渗辛开之旨，而订辛苦香淡汤，以为正治本症之的方。

辛苦香淡汤

半夏二钱　厚朴钱半　枳实钱半　黄连五分　黄芩二钱　藿香三钱　佩兰三钱　滑石四钱　薏仁四钱

【临床应用】

方中半夏、厚朴、枳实辛开苦降以燥湿；黄连、黄芩苦寒以清湿热；藿香、佩兰气味芳香以化湿浊；滑石、薏苡仁功在渗利，寓"治湿不利小便非其治也"之意。诸药配伍，共奏清化渗利湿热之效。

1. 外感夹湿证　周二公子，年十八岁，尚未娶室。于本年二月十一日患外感夹湿证，愚投平胃散、荆、防、紫苏辈，病大瘥，惟乏力耳。彼去岁曾患吐血症，经余伯陶治愈，因慕余氏善调理，乃往求治，投石斛、白薇、杏、贝辈滋阴养肺之品，并谓身当发红疹白痦。药后二日，果如所言，胸部透出细粒白痦，而症势益重，自汗涔涔，寒热复起，胸闷泛恶，喉部作痛。迨至二十一日改就朱子云，投人中黄、苦甘草等清火喉科套方，而又增不寐足寒，晕厥不能起矣。于二十二日急足招愚，诊其脉滑舌黄，胸部疼痛，水食不进，余如前述，乃进辛苦香淡汤加杏仁、蔻仁、泽泻、贝母等。

二十三日，足寒自汗大瘥，喉痛胸闷减轻，寒热罢泛恶止，夜得安睡，精神大振，惟有时恶寒，身重肢酸，脉沉滑舌薄黄而腻，投辛苦香淡汤加竹茹、竹叶、赤苓、泽泻等。药后鼾睡一宵，小溲畅行，胸闷大除，泄泻一次，食欲大振。乃宗原意出入，病日以起。至二十七日，病痊起床，二便畅行，食欲大振。其母是日有事他出，由其兄妹看护，年少无知，恣病者所需，致一日间进粥十碗，桃片糕十五块，而病者尚津津有余味也，既而腹胀胸闷复起，腑行不畅，是食复也。予辛苦香淡汤去苓、连，加腹皮、神曲、麦芽以消导化滞。后未见邀，不知其结果为何如也。〔胡安邦.湿温大论 [M].上海：上海中医书局，1954：43-44.〕

2. 湿温重证　陈云彩，年十八岁。不慎感冒，旬日内历治无效，乃于六月十九日，邀修之诊焉。察其身热大甚，时欲裸体，偶合眼则谵语妄言，口渴狂饮，大便五日未行，小溲不畅，头晕咳嗽，自汗不休，胸闷窒欲死，呼吸困难，脉滑数至疾，舌黄滑。修之治湿温证多矣，然未见胸闷窒欲死，而口渴狂饮至水不离口，并欲裸其体者也。通常患湿温者决不口渴狂饮，而口渴狂饮者必非湿温证，本案实为修之行医以来第一次所见湿温证奇特之症状。若本案而予白虎汤加苍术，则修之以为不谬，以其类乎阳明病也，然决不若辛苦香淡汤之尤为稳当的对也。当时修之投辛苦香淡汤加大黄四钱，翌日泄泻三次，而胸闷身热口渴依然。仍予原方，当日又泄泻三次，而症状脉色依旧，若是者四日，病势不稍退也。一本原方进治，至五日后，身热略退，狂饮谵语大除，脉亦减至六至。乃以辛苦香淡汤原方进治，而邪势日退。至六月二十九日，霍然起床，竟告痊愈。于此尤可见辛苦香淡汤实为治湿温症之惟一特效方也。〔胡安邦.湿温大论 [M].上海：上海中医书局，1954：47-48.〕

第十三节　黄芩滑石汤

【文献出处】

《温病条辨》。

【原文摘录】

脉缓身痛，舌淡黄而滑，渴不多饮，或竟不渴，汗出热解，继而复热，内不能运水谷之湿，外复感时令之湿，发表攻里，两不可施，误认伤寒，必转坏证，徒清热则湿不退，徒祛湿则热愈炽，黄芩滑石汤主之。

黄芩滑石汤方（苦辛寒法）

黄芩三钱　滑石三钱　茯苓皮三钱　大腹皮二钱　白蔻仁一钱　通草一钱

猪苓三钱

水六杯，煮取二杯，渣再煮一杯，分温三服。

【临床应用】

湿热留滞中焦，相互交结，吴鞠通明文指出"发表攻里两不可施"，否则必变坏证，故以清热利湿为治其根本。方中黄芩清热燥湿；滑石、猪苓、茯苓皮、通草清利湿热；白蔻仁、大腹皮宣气而利小便，取"气化则湿化"之义。综观是方，实有"湿热两伤不偏治"之妙。

1. **肺炎**　胡肇基主任医师认为，肺炎中辨证属湿热蕴结者，因素体脾肺较虚，虽感温热之邪，但反应不显著，故表现为发热不扬；由于湿与热结，湿中酿热，热处湿中，午后热邪较盛，故体温升高，但其特点仍为汗出而热不退，可用黄芩滑石汤加减。〔史宇广，单书健．当代名医临证精华·温病专辑 [M]．北京：中医古籍出版社，1988：298．〕

2. **湿温**　车某，男，24岁。1997年6月24日诊。突然发热，体温38℃左右，伴饮食不振，周身酸痛，无咽痛咳嗽，胸透及血尿常规检查未见异常。给青霉素加地塞米松等治疗4天，药后汗出热稍退，继而上升，体温时达38℃以上。诊时病人身有黏汗，脉滑数，舌红苔黄厚腻。证属湿温发热证。给予黄芩滑石汤加味。处方：黄芩、滑石、茯苓皮、猪苓、大腹皮各15克，黄连、陈皮、青蒿、白蔻仁、清半夏、甘草各10克，通草6克。水煎2次，早晚分服，1剂热渐退，3剂热清。〔郑德柱．黄芩滑石汤治疗湿温发热的体会 [J]．河北中医，1998（1）：39-40．〕

3. **咳嗽**　吴某，男，48岁，2010年7月28日初诊。平素喜饮酒，近半个月来咳嗽，痰多而黄稠易咯，胸闷气紧，身濡困重，发热汗出而热不退，曾在某医院诊为急性支气管炎，经西药抗炎及中药止咳化痰治疗效果不佳。症见咳嗽，发热，胸闷气紧，痰多黄稠而易咯，身濡困重，汗出而热不减。

舌红，苔黄腻，脉滑数。证属湿温，内外合邪，上犯于肺，肺失宣降。治以清热渗湿，肃肺化痰止咳。方用黄芩滑石汤加味。处方：黄芩15克，滑石30克，茯苓15克，大腹皮15克，白蔻仁（后下）6克，通草10克，猪苓12克，杏仁（研碎）12克，半夏（研碎）18克，瓜蒌皮15克，郁金15克，桑白皮20克，淡豆豉12克，甘草6克。每日1剂，水煎服。服4剂后咳嗽痰黄稠、胸闷气紧、发热减轻，身困乏力亦减，舌红，苔薄黄腻，脉濡缓。上方黄芩减至12克，滑石减至16克。服4剂后咳嗽基本消失，诸症随之消失，继服六安煎以善其后。〔陈燕萍.黄芩滑石汤加味治案三则[J].实用中医药杂志，2014（9）：874.〕

4.**伤寒（西医病名）** 陈某某，女，43岁，1987年4月29日初诊。发热11天。患者于11天前无明显诱因出现发热，体温可达39.5℃，夜间尤甚，输液治疗近1周（具体用药不详），反复发热，汗出热解，继而复热，昨日化验肥达氏反应：O凝集素1：320，H凝集素1：160。西医诊断为伤寒。今来就诊。刻诊：持续发热，夜间尤甚，汗出热解，继而复热，周身酸痛，口黏而干不欲饮水，胸闷脘痞，不思饮食，恶心呕吐，舌红，苔薄、中根部薄黄腻，脉濡细略数。中医诊断：湿温。证属湿热胶结，气机不畅，升降失司，卫表遏闭。治宜祛湿清热，畅利气机，升清降浊，宣透郁闭。方用黄芩滑石汤合升降散加减。药用：金银花18克，生薏米15克，滑石（包煎）、炒杏仁、茯苓皮各12克，猪苓、黄芩、大腹皮各9克，白蔻仁（后下）、白僵蚕、通草各6克，蝉衣（后下）4克。2剂，每日1剂，水煎服。4月30日二诊：发热减退，体温最高37.6℃，同时汗出明显减少，身痛消失，口干口黏，胸闷脘痞，恶心呕吐等症均减轻，故继按上方加减调理1周，诸症悉除。〔范星霞，柴崑，柴岩，等.柴瑞霭治疗伤寒经验举例[J].山西中医，2009（8）：4-6.〕

第十四节　杏仁滑石汤

【文献出处】

《温病条辨》。

【原文摘录】

暑温伏暑，三焦均受，舌灰白，胸痞闷，潮热，呕恶，烦渴，自利，汗出溺短者，杏仁滑石汤主之。

杏仁滑石汤方（苦辛寒法）

杏仁三钱　滑石三钱　黄芩二钱　橘红一钱五分　黄连一钱　郁金二钱　通草一钱　厚朴二钱　半夏三钱

水八杯，煮取三杯，分三次服。

【临床应用】

湿热为患，热邪与湿交混，治必以辛凉清热兼辛开苦降，调理气机而化湿邪为主。本方以杏仁宣肺气，通调水道而达膀胱以利湿邪；厚朴苦温燥湿利气而除痞满；黄芩、黄连苦寒清热化湿；郁金芳香走窍而开闭结；滑石、通草淡渗利湿；橘红、半夏强胃而宣湿化痰以止呕恶。诸药合用，使三焦之湿热得去，则诸恙可解。

1. **伏暑** 乙酉九月十八日：陶某，五十八岁。伏暑遇新凉而发，舌苔皖白，上加灰黑，六脉不浮不沉而数，误与发表，胸痞不食，此危证也。何以云危？盖四气杂感，又加一层肾虚，又加一层肝郁，又加一层误治，又加一层酒客中虚，何以克当！勉与河间之苦辛寒法，一以通宣三焦而以肺气为主，望其气化而湿热俱化也。飞滑石五钱，杏仁四钱，藿香叶三钱，姜半夏五钱，苡仁五钱，广郁金三钱，云苓皮五钱，黄芩三钱，真雅连三钱，白蔻仁三钱，广皮三钱，白通草一钱五分。煮三碗，分三次服。二十三日：舌之灰苔化黄，滑而不燥，唇赤颧赤，脉之弦者化为滑数，是湿与热俱重也。滑石一两，云苓皮六钱，杏仁五钱，苡仁六钱，黄柏炭四钱，雅连三钱，半夏五钱，白蔻仁三钱，木通三钱，茵陈五钱。煮三碗，分三次服。〔清·吴瑭.吴鞠通医案 [M].北京：人民卫生出版社，1963：16.〕

2. **肺心病合并感染** 杜某，女，58岁，干部，病历号15169。肺源性心脏病病程中，因感冒而出现咳嗽痰多，痰色白黏长丝不断，满口发黏，咳痰不尽，口苦口干不欲饮水，胸闷痞满，腹胀下坠，大便黏滞不爽，汗出，溺短，脉象弦数，舌苔黄褐黏腻。虽有气阴两虚，但目前痰湿壅滞化热，充斥三焦，故予苦辛淡渗以清利湿热：滑石15克，杏仁、黄芩、橘红、郁金、厚朴、半夏、大腹皮各9克，黄连6克。服4剂，黏痰减少，舌苔见退；又服4剂，黄褐黏腻之苔消失，腹胀下坠及胸闷痞满也见好转，大便较畅，汗出减轻，小便增加，病情稍见稳定，但仍口黏，自觉咽部黏痰仍有，因考虑原有气阴两虚，恐徒清利湿热治标，不去培本，痰湿仍能继续产生，乃予玉屏风散、生脉散加味。不料2剂后，舌苔又现黄腻，上述症状又再度出现，扶正反而恋邪不解，故仍以清利湿热治疗，药后病情又趋稳定，以后因故出院。〔时振声.《温病条辨》中有关治疗湿热的几个代表性方剂的临床运用体会 [J].浙江中医药，1978（3）：20-23.〕

3. **湿温** 某，男，38岁。因反复上腹部胀痛3月，加重1周，于4月18日入院。入院以"慢性胃炎"为治，症状有所缓解。第3日下午，发热体温40℃，恶寒加盖衣被不减，对症处理汗后体温降至38.5℃，但次日症状体温复燃。在实验室检查排除伤寒、疟疾、钩端病后，西药效果仍然欠佳，乃改中医治疗。刻诊：热势午后及入暮为剧，恶寒且发有定时，胸脘痞闷，腹部满胀，胸腹灼热，四末欠温，汗出不爽，便溏，溺赤短。舌红，苔灰白秽浊厚腻，脉濡数。治宜宣化气机，分消走泄。方以黄连温胆汤与杏仁滑石汤加减：黄连9克，法半夏9克，陈皮6克，厚朴9克，杏仁10克，石菖蒲10克，通草6克，竹茹6克，滑石30克（先煎），茯苓10克，甘草6克。服药当晚9时，体温开始下降，天明体温正常，下午体温37.5℃，灰白浊苔大减，胸腹痛胀减轻。原方再进3剂，诸症平息，1周后痊愈出院。〔罗秀娟.清化退热法治疗湿热证举隅[J].广西中医药，1997（6）：19-20.〕

4. 钩端螺旋体病 对钩端螺旋体病临床辨证为暑温型者，用银翘散合杏仁滑石汤治疗，取得较好的疗效。〔西安医学院第一附属医院中医教研组.中医对钩端螺旋体病的治疗研究概况[J].陕西新医药，1974（4）：51-56.〕

第十五节　白虎加苍术汤

【文献出处】

《类证活人书》。

【原文摘录】

白虎加苍术汤：治湿温多汗。

知母六两　甘草炙，二两　石膏一斤　苍术三两　粳米三两

上剉如麻豆大，每服五钱，水一盏半，煎至八九分，去滓，取六分清汁，温服。

【临床应用】

本方为阳明胃热夹太阴脾湿，热重于湿之证而设。方以辛凉重剂之白虎汤清泄阳明胃热，复入苍术之苦温以燥太阴脾湿，虽是清热燥湿并用，然清热之功尤胜，故适用于热重于湿之湿热病证。

1. 湿温 《丁甘仁医案》载：裘左，湿温八天，壮热有汗不解，口干欲饮，烦躁不寐，热盛之时，谵语妄言，胸痞泛恶，不能纳谷，小溲浑赤，舌苔黄多白少，脉象弦滑而数。阳明之温甚炽，太阴之湿不化，蕴蒸气分，漫布三焦，有温化热，湿化燥之势，症非轻浅，故拟苍术白虎汤加减，以观动静。生石膏三钱，肥知母钱半，枳实炭一钱，通草八分，制苍术八分，茯苓皮三钱，炒竹茹钱半，飞滑石三钱，仙半夏钱半，活芦根一尺（去节），荷梗一尺。二诊：今诊脉洪数较缓，壮热亦大减，稍能安寐，口干欲饮，胸闷泛恶，不能纳谷，舌苔腻黄渐化，伏温渐解而蕴湿犹留中焦也，既见效机，毋庸更张，参入芳香淡渗之品，使湿热有出路也。熟石膏三钱，仙半夏钱半，枳实炭一

钱，泽泻一钱，制苍术八分，赤茯苓三钱，炒竹茹钱半，荷梗一尺。三诊：热退数日，复转寒热似疟之象，胸闷不思纳谷，且有泛恶，小溲短赤，苔黄口苦，脉象左弦数，右濡滑。此伏匿之邪移于少阳，蕴湿留恋中焦，胃失降和。今宜和解枢机，芳香淡渗，使伏匿之邪，从枢机而解，湿热从小便而出也。软柴胡八分，仙半夏二钱，酒黄芩一钱，赤苓三钱，枳实一钱，炒竹茹钱半，通草八分，鲜藿佩各钱半，泽泻钱半，荷梗一尺。〔张奇文.温热病证治精华 [M].北京：人民卫生出版社，1998：113.〕

2. 钩端螺旋体病　治疗 1 例脑型钩端螺旋体病，开始用青霉素有效，但因停用太早，以致症状重现且日益严重，再用青霉素及广谱抗生素亦无济于事，乃请中医会诊。中医据其大汗，大渴，大热，脉洪大等症状，符合白虎汤证，遂大胆予以白虎汤，又因苔腻欲热饮，故加苍术，头痛加川芎，项强加羌活，处方为：生石膏 30 克，肥知母 9 克，生甘草 6 克，秫米 15 克，苍术 12 克，川芎 6 克，羌活 6 克。服 1 剂即应手取效。〔吕再生.苍术白虎汤治疗脑型钩端螺旋体病一例 [J].福建中医药，1966（3）：11-13.〕

3. 风湿热　余某，男，22 岁。1978 年 12 月 23 日诊。因持续发热 3 天，咽喉肿痛，关节游走性疼痛，心律失常而住院，治疗经旬，效果不显，应家属要求请中医会诊。刻诊：不恶寒，但发热，T37.9～38.9℃，有汗不解，日晡烦躁懊侬，有难以明言之状，肩、肘、腕、髋、膝、踝、趾灼痛，上下无定处，肘膝且红肿，口渴频饮。舌红，苔黄中心厚腻，脉促。证属热痹，治宜清化湿热，除烦，祛风。方用苍术白虎汤合栀子豉汤出入。药用：生石膏 30 克，肥知母、白术、羌活、独活各 10 克，汉防己 15 克，川雅连 3 克，炒黄柏、生山栀、香豆豉、怀牛膝各 10 克，薏苡仁 30 克。3 剂。二诊：身热已退其半，T37.4～38.1℃，烦躁已定，饮水不多，肢节疼痛迭减，惟肘膝尚红肿，小溲涩痛，症情尚未稳定。伏思湿热之邪，非辛不开，非苦不降，遵此意立方。前方去山栀、豆豉，加龙胆草 10 克，赤猪苓各 15 克，广藿梗 10 克。3 剂。三诊：日前不慎感寒，以致身热复起，T37.8～38.7℃，且恶寒，咽喉肿痛，肘膝肿虽消而痛未已，幸小溲已不涩痛，厚腻之苔渐化色仍黄，有津。前方去黄连、龙胆草，加荆芥、防风各 3 克，板蓝根 12 克。3 剂。另六神丸 3 瓶，每日 3 次，每次 10 粒。四诊：形寒已罢，身热亦减，T36.8～37.5℃，四肢骨节之痛日有起色，再以退为进：生石膏 30 克，肥知母、白术、羌活、独活各 10 克，汉防己 15 克，炒黄柏、怀牛膝各 10 克，赤猪苓各 15 克，左秦艽 10 克，薏苡仁 30 克。3 剂。服后 1 天即热退痛定，诸恙日趋消失而康复。〔王少华.白虎汤类方治疗风湿热 [J].辽宁中医杂志，2002（5）：256-257.〕

第十六节　茵陈蒿汤

【文献出处】

《伤寒论》。

【原文摘录】

阳明病，发热，汗出者，此为热越，不能发黄也。但头汗出，身无汗，剂颈而还，小便不利，渴引水浆者，此为瘀热在里，身必发黄，茵陈蒿汤主之。

伤寒七八日，身黄如橘子色，小便不利，腹微满者，茵陈蒿汤主之。

茵陈蒿六两　栀子十四枚，劈　大黄二两，去皮

上三味，以水一斗二升，先煮茵陈，减六升，内二味，煮取三升，去滓。分三服，小便当利，尿如皂荚汁状，色正赤，一宿腹减，黄从小便去也。

附:《温疫论·发黄》茵陈汤

发黄疸是腑病，非经病也。疫邪传里，遗热下焦，小便不利，邪不输泄，经气郁滞，其传为疸，身目如金者，宜茵陈汤。

茵陈汤

茵陈一钱　山栀二钱　大黄五钱

水、姜煎服。

按:茵陈为治疸退黄之专药，今以病证较之，黄因小便不利，故用山栀除小肠屈曲之火，瘀热既除，小便自利。当以发黄为标，小便不利为本。及论小便不利，病原不在膀胱，乃系胃家移热，又当以小便不利为标，胃实为本。是以大黄为专功，山栀次之，茵陈又其次也。设去大黄而服山栀、茵陈，是忘本治标，鲜有效矣。或用茵陈五苓，不惟不能退黄，小便间亦难利。

【临床应用】

《温疫论》茵陈汤乃《伤寒论》茵陈蒿汤的变革方，两方的药味虽然相同，但药物配伍和剂量有所差异。茵陈蒿汤是以茵陈为主药，辅以山栀、大黄；而茵陈汤则重用大黄，减轻了茵陈、山栀的剂量，故后者攻下泄热之力较前者为强，这与吴氏认为此种黄疸的成因主要是由于"胃实失下"有关，也体现了吴氏治疫重视攻下法的学术思想。但大黄与茵陈在配伍上的主次，仍当以证候为据为妥。我们在临床实践中也体会到，应用大黄、芒硝等攻下药物，能祛除肠道的积滞，促使疫毒的排泄，又有利胆作用，确有助于黄疸的消退，如病毒性肝炎所出现的黄疸，若热重湿轻，特别是肠胃实热壅滞

者，应用茵陈蒿汤或吴氏茵陈汤攻下泄热，常获良效。

值得指出的是，用《伤寒论》茵陈蒿汤治温病瘟疫发黄，历代文献多有记述。如《肘后备急方》治时行病发黄即用本方;《温病条辨》亦以本方治阳明温病，无汗，或但头汗出，渴欲饮水，腹满舌燥黄，小便不利，必发黄。由此可见一斑。

1. 急性黄疸型肝炎　何氏以本方加减治疗急性黄疸型肝炎 62 例，基本方：茵陈、滑石各 30 克，猪苓、茯苓、泽泻各 15 克，苍术、枳实、川厚朴、黄连、山栀子各 10 克。加减：热盛者加黄芩、金银花、蒲公英、白花蛇舌草；湿盛者加薏苡仁、车前子；大便秘结、纳差者加大黄、虎杖、山楂、麦芽。结果痊愈 55 例，显效 5 例，无效 2 例。总有效率 97%。〔何乃坤. 茵陈汤治疗急性黄疸型肝炎 62 例 [J]. 新中医，1996（7）：45.〕

田氏等介绍以本方加味（茵陈 30 克，大黄 10 克，栀子 10 克，白术 10 克，茯苓 15 克，车前子 12 克，蒲公英 15 克，柴胡 10 克，白芍 15 克，连翘 10 克）治疗急性甲型病毒性肝炎黄疸期 30 例，结果经服药 2 周，胃肠道症状改善，黄疸明显消退者 18 例，服药 3 周后症状大部消失，精神体力明显增进者 25 例，4 周后全部病例临床症状消失，检查肝功、尿常规正常，均获得临床治愈，无 1 例转成重症肝炎或死亡，治愈率 100%，与西医疗法相比可明显缩短黄疸期的病程。〔田民，胡凤兰. 茵陈蒿汤加味治疗甲型病毒性肝炎黄疸期 30 例 [J]. 河南中医，2005（9）：12.〕

郭氏等介绍以本方加味（茵陈 50～80 克，栀子 15 克，大黄 10 克，枳壳 15 克，厚朴 9 克，芒硝 6 克，赤芍 15 克，焦山楂 10 克，丹皮 10 克，丹参 15 克，茯苓 10 克，滑石 10 克）治疗急性黄疸型肝炎 45 例，结果痊愈 21 例，显效 14 例，有效 6 例，总有效率 91.11%。〔郭雅明，刘翠峰. 茵陈蒿汤加味治疗急性黄疸性肝炎 45 例 [J]. 光明中医，2003（2）：32-33.〕

万氏等观察茵陈蒿汤加味对急性黄疸型肝炎的治疗效果，选择 61 例急性黄疸型肝炎患者，分为 A、B 两组，其中 A 组 31 例，在常规治疗的基础上加用茵陈蒿汤加味治疗；B 组 30 例，给予常规治疗。两组对照观察用药 20 天以后的疗效，治疗前后分别检查肝功能指标（ALT，γ-GT，Tbil，Dbil）。结果：A 组肝功能各项指标改善优于 B 组，说明茵陈蒿汤加味有显著的利胆退黄、改善肝功能的作用。〔万宝美，刘淑君，尹燕明，等. 茵陈蒿汤加味治疗急性黄疸型肝炎疗效观察 [J]. 现代中西医结合杂志，2003（1）：9-10.〕

汪氏治疗小儿传染性肝炎黄疸期，症见巩膜及皮肤发黄，尿色深黄，腹胀满，大便秘结者，用茵陈蒿汤，对黄疸及症状的消退，有显著的效果。〔汪鑫涛. 祖国医学对小儿传染性肝炎的认识和治疗 [J]. 中医杂志，1958（7）：

470-473.〕

中医研究院内外科研究所运用茵陈蒿汤治疗传染性肝炎中黄疸明显者，共治疗 93 例，有效率为 97.8%。〔中医研究院内外科研究所.中医治疗传染性肝炎 93 例的报告 [J].中医杂志，1958（12）：840-841.〕

2.重症肝炎 林某某，男，24 岁，主诉：进行性疲倦，目黄，尿黄 20 余天，嗜睡 4 天。患者 20 多天前发现黄疸后即在当地卫生院以急性黄疸型肝炎治疗，未见好转，前症加重且于 4 天前出现昏昏思睡，纳差，腹胀，大便烂，即送留医，经检查神志朦胧，肝大右肋下 1 厘米，质软，有压痛及叩击痛，脾未触及，腹胀但无腹水征，未见皮下出血点及蜘蛛痣，口干苦但不欲饮，舌淡，苔黄白厚腻，脉濡数，黄疸指数 110 单位，血清胆红素 11 毫克%，谷丙转氨酶 630 单位，脑絮（+++），小便常规：蛋白（++），颗粒管型（+），符合重症肝炎的诊断，中医诊断为"急黄"，属湿重于热。处方：绵茵陈 45 克，山栀子 12 克，大叶蛇总管（别名虎杖、土大黄）30 克，田基黄 30 克，苍术 12 克，川朴 9 克，石菖蒲 9 克，郁金 9 克，麦芽 30 克，水 6 碗煎碗半，分 3 次服，服 3 剂后神志稍清，苔略退，仍守原方 3 剂，诸症俱减，随用此方加减服 30 多剂，经中西医结合治疗 1 个多月，症状基本消失，肝功能除脑磷脂胆固醇絮状试验（++）外，其余全部正常。〔陈庆全.茵陈蒿汤新解 [J].新医学，1975（2）：103-105.〕

3.急性胆囊炎 金某某，女，67 岁。1975 年 8 月 24 日急诊入院。今晨右上腹骤然疼痛，拒按，口苦咽干，恶心，呕吐黄水，两眼巩膜发黄，恶寒，高热，体温 39.5℃，少腹膨胀，大便 4 天未解，小便黄赤灼热，脉弦数，舌质红，苔黄腻。肝胆转枢失司，湿热蕴结，治以清热利湿，疏泄肝胆，方用茵陈蒿汤合大柴胡汤加减：茵陈 30 克，生大黄 9 克，玄明粉（冲）9 克，木香 6 克，金钱草 30 克，蒲公英 15 克，黄芩 9 克，姜半夏 9 克，姜竹茹 9 克，山栀 9 克，柴胡 9 克，枳实 12 克。连服 2 剂后体温降至 38.2℃，右上腹痛大减，呕吐渐止，巩膜黄染较淡，大便泻 2 次，色黧黑，小便量增多，仍以原方去半夏、姜竹茹，继服 3 剂而诸症消失。〔王琦，盛增秀，蒋厚文，等.经方应用 [M].银川：宁夏人民出版社，1981：292.〕

【实验研究】

现代药理研究表明，茵陈蒿汤可显著抑制醋酸诱发血管通透性增加，高、低剂量的抑制率分别为 41.2% 和 22.0%；显著抑制角叉菜所致大鼠足肿胀作用，最高抑制率分别为 47.0% 和 45.5%；显著抑制棉球肉芽组织增生，抑制率分别为 50.1% 和 13.7%；显著抑制醋酸诱发的小鼠扭体反应，抑制率分别为 59.8% 和 37.5%。提示茵陈蒿汤有显著的抗炎镇痛作用。〔朱江，宋光明，苗得田，等.茵陈蒿汤的抗炎镇痛作用 [J].中草药，1999（2）：

120–122.〕

茵陈蒿汤醇提物 0.2 ～ 20μg 直接加入小鼠腹腔巨噬细胞培养液可抑制 TNF 的释放；血清药理学表明含茵陈蒿汤醇提物小鼠血清 100、150、200、250 分钟，对 TNF 也有抑制作用，且有时效关系，效应高峰在 200 分钟。结论：茵陈蒿汤醇提物保肝途径之一是调节巨噬细胞释放 TNF 和 NO 的功能。〔洪敏，朱荃，孙小玉.茵陈蒿汤保肝作用的机理——对小鼠腹腔巨噬细胞释放 TNF 的影响 [J].中药药理与临床，1999（1）：3–6.〕

第十五章　补益剂

第一节　益胃汤

【文献出处】
《温病条辨》。
【原文摘录】
阳明温病，下后汗出，当复其阴，益胃汤主之。

温热本伤阴之病，下后邪解汗出，汗亦津液之化，阴液受伤，不待言矣，故云当复其阴。此阴指胃阴而言，盖十二经皆禀气于胃，胃阴复而气降得食，则十二经之阴皆可复矣。欲复其阴，非甘凉不可。汤名益胃者，胃体阳而用阴，取益胃用之义也。下后急议复阴者，恐将来液亏燥起，而成干咳身热之怯证也。

温病愈后，或一月，至一年，面微赤，脉数，暮热，常思饮不欲食者，五汁饮主之，牛乳饮亦主之。病后肌肤枯燥，小便溺管痛，或微燥咳，或不思食，皆胃阴虚也，与益胃、五汁辈。

益胃汤方（甘凉法）
沙参三钱　麦冬五钱　冰糖一钱　细生地五钱　玉竹炒香，一钱五分
水五杯，煮取二杯，分二次服，渣再煮一杯服。
【临床应用】
《成方便读》云："治阳明温病，汗下后病已解，当复其阴，此汤主之。夫伤寒传入阳明，首虑亡津液，而况温病传入阳明，更加汗、下后者乎！故虽邪解，胃中之津液枯槁已甚，若不急复其阴，恐将来液亏燥起，干咳、身热等证，有自来矣。阳明主津液，胃者五脏六腑之海。凡人之常气，皆禀于胃，胃中津液一枯，则脏腑皆失其润泽，故以一派甘寒润泽之品，使之饮入胃中，以复其阴。自然输精于脾，脾气散精，上输于肺，通调水道，下输膀

胱，五经并行，津自生而形自复耳。"

方中重用生地、麦冬养阴清热、生津润燥，为君药；北沙参、玉竹养阴生津，加强生地、麦冬益胃养阴之力，为臣药；冰糖濡养肺胃且调和诸药，故为使药。

1. 温热病后期　佘氏总结益胃汤可应用于温热病后期（包括急性感染性疾病和一些非感染性疾病），如中医病名中的外感春温病、风温病、暑热病、湿温病、秋燥以及温毒温疫等，现代医学各种肺炎、各种脑炎、伤寒病、流感、腮腺炎、急性肝炎，以及不明原因之发热等。在这些疾病的后期只要出现胃阴虚，均可应用本方化裁。〔佘智涵.谈谈益胃汤的临床应用[J].新中医，1988（8）：42.〕

2. 小儿高热　患儿，赵某，男，3岁。1980年12月因高热入住某院，通过化验、胸透、摄片，结合临床表现初步诊断为肺炎，先后用红霉素、青霉素、四环素、泼尼松、中药清热解毒剂和输液等疗法，罔效；尔又疑为肺结核，用链霉素、异烟肼等抗结核药治疗40余日不奏效。患者家属要求出院，出院时体温波动在38.5℃到40℃之间。1981年2月到张氏处就诊，当时患儿精神萎靡不振，言语低微，两颧发红，体温39.4℃，发热以夜间为甚，手足心热于手背，纳食差，口渴饮水不多，舌质红苔少，脉数，二便尚可。予益胃汤原方加白术一味，嘱取三剂，每日一剂二服，早晚各一次，当晚患儿即服一次，次日热退，三剂尽服诸症痊愈。随访再无复发。体会：该患儿系气阴两虚之发热，因小儿为稚阴稚阳之体，抵抗力差，无论外感、内伤致病，均要伤及正气，所以长期发烧不退，以致津液耗损，所谓"阴虚生热"是也。虽经治疗但多以清热解毒之剂为重，药不对症，反伤脾胃。之所以用益胃汤加白术，意在益胃汤原方养其胃阴，白术健脾益气，气阴两复，中焦得运，正气旺盛，邪热必退，诸症方能痊愈。〔张跃英.益胃汤加味治愈小儿高热一例[J].山西中医，1988（3）：40.〕

3. 咳嗽低热　顾某某，女，58岁。症见咳嗽，低热，盗汗，不欲食而反喜饮水，舌红苔薄，脉数。胸片未见明显异常。结核抗体未见异常。药用：沙参12克，麦冬12克，玉竹12克，生地黄12克，冰糖10克，牡蛎15克，糯稻根30克。上方共服20余剂而愈。方证解释：考虑胃阴虚而肺系失润，主以益胃之法，以麦冬、沙参、玉竹、冰糖甘凉滋胃阴，另用生地甘苦寒，养胃阴、生津液，并入血分凉血清热、退热，牡蛎、糯稻根收敛止汗。〔张艳，顾炳歧.顾炳歧对益胃汤的临床应用经验[J].辽宁中医药大学学报，2011（3）：121-122.〕

第二节　加减复脉汤

【文献出处】

《温病条辨》。

【原文摘录】

风温、温热、温疫、温毒、冬温。邪在阳明久羁，或已下，或未下，身热面赤，口干舌燥，甚则齿黑唇裂，脉沉实者，仍可下之；脉虚大，手足心热甚于手足背者，加减复脉汤主之。

温病误表，津液被劫，心中震震，舌强神昏，宜复脉法，复其津液。

温病耳聋，病系少阴，与柴胡汤者必死，六七日以后，宜复脉辈复其精。

劳倦内伤，复感温病，六七日以外不解者，宜复脉法。

温病已汗而不得汗，已下而热不退，六七日以外，脉尚躁盛者，重与复脉汤。

温病误用升散，脉结代，甚则脉两至者，重与复脉，虽有他证，后治之。

汗下后口燥咽干，神倦欲眠，舌赤苔老，与复脉汤。

热邪深入，或在少阴，或在厥阴，均宜复脉。

加减复脉汤方（甘润存津法）

炙甘草六钱　干地黄六钱　生白芍六钱　麦冬五钱，不去心　阿胶三钱　麻仁三钱

水八杯，煮取八分，三杯分三次服。剧者加甘草至一两，地黄、白芍八钱，麦冬七钱，日三夜一服。

【临床应用】

加减复脉汤由《伤寒论》炙甘草汤化裁而成，功能填精益肾、滋阴养液，是治疗温邪疫毒深入下焦，肝、肾阴伤的主方。盖下焦温病是整个病变的末期阶段，阴液耗损转为矛盾的主要方面，其症可见身热面赤，口干舌燥，甚则齿黑唇裂等。病虽已至末期，然脉沉实者，则是邪实尚未祛除，仍可下之，此与仲景少阴三急下同理。若脉虚大，手足心热甚于手足背者，的系肝肾阴液耗损之征，"再下其热，是竭其津而速其死也"。故以仲景炙甘草汤去参、桂、姜、枣之辛温，加白芍以敛阴，阴复则阳得制。虚实之别，判若天渊，不可不察。叶天士尝谓"顾阴液须投复脉"。鞠通继承了叶氏的成功经验，将此方运用于下焦温病的多种病证，或少阴耳聋，或劳倦内伤复感温邪，或温病不得汗下而解，六七日脉仍躁盛，或温病脉结代，或汗下后口

燥咽干，神倦欲眠，舌赤苔老等，均以复脉辈为治，他说："热邪深入，或在少阴，或在厥阴，均宜复脉。"阐明了这类方剂的适应病位及病机。本方纯取重镇厚味滋填之品，与上、中焦津液耗伤之用甘凉濡润之属有所不同，此即吴氏"治下焦如权，非重不沉"治疗原则的具体体现。

又，吴氏以加减复脉汤为基础，衍化出一甲复脉汤（炙甘草六钱，干地黄六钱，白芍药六钱，麦门冬五钱，阿胶三钱，生牡蛎—两）主治下焦温病，热邪伤阴，但大便溏者；二甲复脉汤（即于加减复脉汤内加生牡蛎五钱，生鳖甲八钱），主治热邪深入下焦，脉沉数，舌干齿燥，手指但觉蠕动，急防痉厥；三甲复脉汤（即于二甲复脉汤内加生龟甲—两），主治下焦温病，热深厥甚，脉细促，心中憺憺大动，甚则心中痛者。其处方用药变化之妙，非老手不办。

1. 流行性乙型脑炎 冯氏介绍以中医辨证治疗小儿流行性乙型脑炎 115例，对其中证属正虚邪恋，症见低热盗汗，面赤心烦，口干咽燥，神志呆滞，脉虚数者，方用加减复脉汤（麦冬、沙参、知母各 6 克，白芍 12 克，生地、石斛各 10 克，阿胶 6 克）。结果治愈 106 例，死亡 5 例，遗留痴呆或肢体瘫痪等后遗症者 4 例。住院时间 10 ~ 20 天 49 例，21 ~ 30 天 60 例，30 天以上者 6 例。〔冯步珍. 辨证治疗小儿流行性乙型脑炎 115 例 [J]. 陕西中医，1990（7）：301–303.〕

2. 伤寒（西医病名） 浙江省中医研究所已故名老中医潘澄濂研究员曾以本方加减治愈 1 例伤寒。患者翁某某，男，22 岁。发热 20 余日不解，体温波动于 38 ~ 39.2℃之间，神疲而烦，渴不欲多饮，大便微溏，日 2 至3 次，纳差，回盲部触之有过敏感，舌根黄浊，前半及尖边质红，脉象弦缓。血象检查：白细胞 6400/ 立方毫米，分类：中性 58%，淋巴 40%，单核 2%。伤寒血清反应 1：95。西医诊断为肠伤寒。先以葛根芩连汤加减，服药 1 剂后，患者夜半十二时许，觉烦躁不安，鼓肠，欲大便，突下血约300 ~ 400 毫升，体温骤降到 36.2℃，肢厥神清而倦息，默默不语，肠鸣，仍有欲便意，舌苔根黄浊，前半干绛，脉象细数，急投复脉汤加减以救其危。方用：西洋参 9 克，上肉桂 1.2 克，鲜生地 30 克，元参 12 克，黄连 6克，麦冬 9 克，银花 16 克，地榆炭 15 克，仙鹤草 30 克，炙甘草 6 克，赤芍 6 克，服 1 剂，下血即止，精神稍佳，尚有低热，舌苔根部黄浊消退，质仍红绛，再以原方去肉桂，加白薇、旱莲草。服 2 剂后体温恢复正常，乃于前方去赤芍、仙鹤草，加怀山药，继服 3 剂。调理 20 余日乃愈。〔浙江省中医研究所文献组. 潘澄濂医论集 [M]. 北京：人民卫生出版社，1981：62–74.〕

3. 钩端螺旋体病 李氏报道用加减复脉汤结合西药治疗钩端螺旋体病致

心肌损害 56 例。中药用加减复脉汤为基本方：白参、麦冬、阿胶（烊化冲服）、金银花各 10 克，五味子 3 克，生地黄 12 克，连翘、土茯苓各 15 克，黄连、炙甘草各 5 克。每日 1 剂。心阳偏亢加酸枣仁 15 克，煅龙骨 30 克；心阳不振加桂枝 7 克，附片 6 克。结合西药青霉素、地塞米松等。对照组在治疗组使用的西药基础上加用普萘洛尔、阿托品等。结果：中西医结合组治愈 48 例，占 85.7%；有效 7 例，占 12.5%；无效 1 例，占 1.78%。总有效率 98.22%。西药组治愈 18 例，占 56.3%；有效 12 例，占 37.5%；无效 2 例，占 6.2%。总有效率 93.8%。〔李吉宗 . 加减复脉汤结合西药治疗钩端螺旋体病致心肌损害 56 例 [J]. 四川中医，1999（9）：14-15.〕

4. 流行性出血热　李氏等采用加减复脉汤治疗流行性出血热并发心动过缓 132 例。药用：炙甘草 12 克，生地黄 20 克，白芍 15 克，生姜 9 克，麦冬 15 克，桂枝 9 克，阿胶 10 克；余邪未净，舌苔厚腻，脘痞纳差者加藿香、薏苡仁、厚朴芳香化浊，燥湿理气；胸闷气短者加石菖蒲、桔梗、枳壳理气宽胸；汗出气喘者加黄芪、五味子以收敛肺气，每日 1 剂。疗效：经过 3～9 天治疗，症状完全消失、心电图恢复正常、心率升至 60 次 / 分钟者 26 例，有效 94 例，无效 12 例，总有效率 91%。〔李振玉，王萍 . 加减复脉汤治疗流行性出血热并发心动过缓 132 例观察 [J]. 中华现代中西医杂志，2003（2）：150–151.〕

第十六章　安神剂

第一节　黄连阿胶汤

【文献出处】

《温病条辨》。

【原文摘录】

少阴温病，真阴欲竭，壮火复炽，心中烦，不得卧者，黄连阿胶汤主之。

黄连阿胶汤方（苦甘咸寒法）

黄连四钱　黄芩一钱　阿胶三钱　白芍一钱　鸡子黄二枚

水八杯，先煮三物，取三杯，去滓，纳胶烊尽，再纳鸡子黄，搅令相得，日三服。

【临床应用】

黄连阿胶汤是《伤寒论》方，原治少阴病，心中烦，不得卧。吴鞠通

《温病条辨》引申其义，用于温病真阴欲竭，壮火复炽，心中烦，不得卧等症，是对经方应用的扩大和发挥。《注解伤寒论》阐释方义说："阳有余，以苦除之，黄连、黄芩之苦以除热；阴不足，以甘补之，鸡子黄、阿胶之甘以补血；酸，收也，泄也，芍药之酸，收阴气而泄邪热也。"前贤多称本方为"泻南补北"之名方，南，心也；北，肾也。故黄连阿胶汤证的病机是心火旺盛，肾阴不足，坎离失济，因而出现心中烦，不得卧等证。温病瘟疫晚期或恢复期，常可出现这些证候，本方颇为适宜。

1. 痢疾 阎氏采用加味黄连阿胶汤治疗小儿中医辨证为少阴痢 35 例。其主要症状与体征：下痢赤白相兼，或赤多白少，白多赤少，烦躁不安，口渴而饮水不多，小便短赤，舌红少苔，甚则光红无苔，口舌糜烂，脉见细数。大便镜检：均为脓血黏液便，有吞噬细胞，脓细胞＋～＋＋＋＋，血细胞＋～＋＋＋。治疗方法：根据辨证，选用黄连阿胶汤加焦楂、山药、滑石。随兼证略佐它药。治疗结果：35 例均愈。治疗期间均停用其他药物。3 天内痊愈者 15 例，5 天内痊愈者 10 例，1 周内痊愈者 8 例，有 2 例 12 天愈，均无后遗症。〔阎伯箴 . 加味黄连阿胶汤治疗小儿少阴痢 35 例临床观察 [J]. 陕西中医函授，1987（2）：28-29.〕

2. 伤寒肠出血 陈氏报道用本方治疗伤寒肠出血 3 例均获痊愈。如陈姓之伏暑肠出血，在湿热伤阴，欲成厥逆之情况下，以黄连阿胶汤加味，合生脉散为治，气阴两救，而收全功。高姓之湿温下血，气血两伤，虚脱已呈，在此法中，加参、术、龙、牡等补气固脱之品，率能化险为夷。而顾女之暑湿夹蛔，导致下血，于此方中，佐以酸苦制虫之剂，而获转危为安。〔陈道权 . 用黄连阿胶汤治愈伤寒肠出血的研讨 [J]. 江苏中医，1960（10）：16-17.〕

3. 流行性乙型脑炎 田氏报道以本方加减治愈乙脑后期 1 例。患儿朱某，男，8 岁，曾患乙脑经救治转危为安。然纳差，大便不解，心烦不寐，唇焦面红，渴喜冷饮，四肢微微抽动，小便黄少，舌红苔少，脉沉细而数。证属阴虚风动，拟黄连阿胶汤加减。处方：黄连 4.5 克，黄芩 6 克，白芍、阿胶各 9 克，鸡子黄 2 枚，生牡蛎 15 克。加水 1200 毫升，先煮黄连、黄芩、白芍、牡蛎，取汁 400 毫升，去渣，纳阿胶（烊化），再入鸡子黄搅匀，温服，每天 4 次，服 1 剂后烦止渴减，抽搐未作。续进 3 剂，便通脉静，诸症皆瘥。后以芩麦散加味调理善后。〔田维君 . 黄连阿胶汤新用 [J]. 新中医，2000（10）：53.〕

【实验研究】

现代药理研究表明，本方可改善因大肠杆菌内毒素所致大鼠 DIC 模型的临床症状、凝血指标及血液成分的变化，具有养阴清热、活血止血之功，是治疗血证安全有效的方剂。〔胡永珍. 黄连阿胶汤治疗血证的动物实验研究 [J]. 国医论坛，1999（3）：36–38.〕

第二节　至宝丹

【文献出处】

《温病条辨》。

【原文摘录】

太阴温病……神昏谵语……局方至宝丹亦主之。

局方至宝丹方

犀角—两，镑　朱砂—两，飞　琥珀—两，研　玳瑁—两，镑　牛黄五钱　麝香五钱

以安息重汤炖化，和诸药为丸一百丸，蜡护。

【临床应用】

本方与安宫牛黄丸、紫雪丹并称"三宝"，是治疗温病瘟疫邪入心包，神昏谵语的名方。对于至宝丹的方义及其与其他"二宝"的区别，吴鞠通自析说："此方荟萃各种灵异，皆能补心体，通心用，除邪秽，解热结，共成拨乱反正之功。大抵安宫牛黄丸最凉，紫雪次之，至宝又次之。主治略同，而各有所长，临用对证斟酌可也。"

1. 流行性乙型脑炎　王氏用中医辨证治疗流行性乙型脑炎 8 例，对其中重型选用至宝丹鼻饲，结果均告痊愈。〔王继云，汤登镛. 治疗流行性乙型脑炎八例 [J]. 福建中医药，1960（6）：11.〕

高氏以中药治疗重症乙脑 43 例，对病情重极者配合至宝丹、紫雪丹等鼻饲，对照组仅用西药对症治疗，结果共死亡 17 例，其中治疗组 5 例，对照组 12 例。治疗组死亡率 11.6%，对照组死亡率 29.3%，经统计学处理，$P < 0.05$，两组的治疗结果有明显差异。存活者从极期到体温开始下降的平均时间，治疗组 9 天，对照组 11 天，经统计学处理，$P > 0.05$，两组无明显差别。〔高巍. 中西医结合治疗重症乙型脑炎 43 例 [J]. 陕西中医，2002（2）：116–117.〕

2. 百日咳　李氏等治疗百日咳 104 例，对其中出现惊厥昏迷选用至宝丹或安宫牛黄丸，结果全部治愈，治愈时间最短为 7 天，最长 21 天，平均治愈时间为 13.8 天。〔李勋汉，陈兵. 百部黄芩蒌仁汤治疗百日咳 104 例 [J]. 云南中医中药杂志，1995（6）：14–15.〕

3. 病毒性肝炎　余氏报道用中药（柴胡、黄芩、泽泻、车前子、建曲、女贞子、贯众、茵陈、虎杖、板蓝根、山楂肉、仙灵脾、金钱草等）治疗病

毒性肝炎 156 例，对其中兼湿热炽盛者，加水牛角、黄连、丹皮、生地黄或至宝丹、安宫牛黄丸，结果痊愈 106 例，显效 21 例，有效 17 例，总有效率为 92.4%。〔余明. 中药治疗病毒性肝炎 156 例 [J]. 陕西中医，1990（2）：60-61.〕

谌氏以中西医结合治疗重症肝炎 33 例，对其中证属邪毒内陷，蒙蔽心窍者，用清营汤加至宝丹、安宫牛黄丸或紫雪丹等，结果显效 11 例，有效 5 例，总有效率 98.48%。〔谌宁生. 中西医结合治疗重症肝炎 33 例临床小结 [J]. 江苏中医，1990（5）：5-6.〕

4. 流行性出血热 王氏介绍以宣清固补法治疗本病，认为如出现昏迷痉厥、汗出面白、肢冷或强痉、舌色紫黯，脉弦急者，宜清心凉肝，用金银花、大青叶、水牛角、大黄、丹参、赤芍等，再急吞服至宝丹或牛黄清心丸，取得较好效果。〔王东生. 宣清固补治疗流行性出血热的体会 [J]. 浙江中医杂志，1992（6）：246-247.〕

马氏等以中西医结合救治流行性出血热重度休克 25 例，根据邪毒内闭的情况选用中药，若湿热内闭选用至宝丹、菖蒲郁金汤、清瘟败毒饮。结果显效 13 例，有效 9 例，总有效率 88%。〔马超英，耿耘，朱力平，等. 中西医结合救治流行性出血热重度休克 25 例临床观察 [J]. 中西医结合实用临床急救，1995（1）：3-5.〕

5. 钩端螺旋体病 邓氏报道运用七鲜饮（鲜忍冬藤、鲜旱莲草、鲜鱼腥草、鲜白茅根、鲜青蒿、鲜薄荷、鲜葎草）治疗本病 200 例，对出现神志昏谵、不省人事者加用至宝丹、紫雪丹，结果治愈 196 例，死亡 4 例，治愈率 98%。〔邓世发，申日新. 运用七鲜饮防治钩端螺旋体病的初步观察 [J]. 浙江中医杂志，1991（7）：293-294.〕

6. 传染性非典型肺炎（SARS） 肖氏等介绍用中医辨证治疗本病 30 例，对其中证属热入营血，蒙蔽清窍者，方用清热地黄汤（犀角地黄汤）合桃红四物汤，煎送服至宝丹，取得较好的效果。〔肖和印，赵吉平，周绍忠，等. 30 例 SARS 患者的中医辨证诊治研究 [J]. 中国中西医结合急救杂志，2003（5）：265-267.〕

第三节　安宫牛黄丸

【文献出处】
《温病条辨》。

【原文摘录】
手厥阴暑温，身热不恶寒，清神不了了，时时谵语者，安宫牛黄丸主之，紫雪丹亦主之。

安宫牛黄丸方

牛黄一两　郁金一两　犀角一两　黄连一两　朱砂一两　梅片二钱五分　麝香二钱五分　珍珠五钱　山栀一两　雄黄一两　金箔衣　黄芩一两

上为极细末，炼老蜜为丸，每丸一钱，金箔为衣，蜡护。脉虚者人参汤下，脉实者银花、薄荷汤下，每服一丸。兼治飞尸卒厥，五痫中恶，大人小儿痉厥之因于热者。大人病重体实者，日再服，甚至日三服；小儿服半丸，不知再服半丸。

【临床应用】

吴鞠通自析方义说："此芳香化秽浊而利诸窍，咸寒保肾水而安心体，苦寒通火腑而泻心用之方也。牛黄得日月之精，通心主之神。犀角主治百毒，邪鬼瘴气。珍珠得太阴之精，而通神明，合犀角补水救火，郁金草之香，梅片木之香（按冰片，洋外老杉木浸成。近世以樟脑打成伪之，樟脑发水中之火，为害甚大，断不可用），雄黄石之香，麝香乃精血之香，合四香以为用，使闭锢之邪热温毒深在厥阴之分者，一齐从内透出，而邪秽自消，神明可复也。黄连泻心火，栀子泻心与三焦之火，黄芩泻胆、肺之火，使邪火随诸香一齐俱散也。朱砂补心体，泻心用，合金箔坠痰而镇固，再合珍珠、犀角为督战之主帅也。"《成方便读》分析尤为清晰："热邪内陷，不传阳明胃腑，则传入心包。若邪入心包。则见神昏谵语诸证，其势最虑内闭。牛黄芳香气清之品，轻灵之物，直入心包，辟邪而解秽；然温邪内陷之证，必有黏腻秽浊之气留恋于膈间，故以郁金芳香辛苦，散气行血，直达病所，为之先声，而后芩连苦寒性燥者，祛逐上焦之湿热；黑栀清上而导下，以除不尽之邪；辰砂色赤气寒，内含真汞，清心热，护心阴，安神明，镇君主，辟邪解毒。"要之，本方功善清热解毒，豁痰开窍，为救治温病瘟疫邪毒内陷心包，痰热蒙蔽神窍的著名方剂。现代对本方在组方和剂型上进行了改革，研制成醒脑静注射液和清开灵注射液与滴鼻液，不仅疗效有了明显提高，而且使用较为方便。

这里需要提出讨论的是，安宫牛黄丸和至宝丹、紫雪丹，誉称为"三宝"，其作用同中有异。浙江省嘉兴地区中医界流传这样一首谚语："乒乒乓乓（形容躁动之状）紫雪丹，勿声勿响至宝丹，糊里糊涂牛黄丸。"形象地说明了止痉息风紫雪为强，开窍醒神至宝尤胜，解毒豁痰安宫更妙，临证应用当有所选择。潘澄濂研究员于此亦颇有心得，他分析了三方组成药物的异同：犀角、麝香三方均有之，西黄、朱砂、腰黄、冰片四药，至宝丹与安宫牛黄丸二方用之，羚羊仅紫雪用之，余二方未用。于是认为开窍的作用，至宝、安宫之力较胜，而平肝息风之功，则以紫雪为佳。且紫雪配有四石、三香、升麻。玄参和朴硝，清热、镇静、泻下作用是其所长；至宝丹有玳瑁、琥珀之安神、利尿，此为与紫雪、安宫所不同点；而安宫用栀子、芩、连清三焦之火，泻肝胆之热，为至宝、紫雪所未备。故三方虽都有开窍作用，而紫雪重在清阳明之热，安宫主以泻肝胆之火，至宝长于宁心安神，其功效各有不同，故其适应证，亦有差异。如此分析比较，确能发微阐幽，醒人耳目。

1. 流行性乙型脑炎 许氏报道安宫牛黄丸和肝安注射液（复方氨基酸）治疗重型、极重型流行性乙型脑炎 80 例，其中重型 58 例，极重型 22 例，治疗组从极期开始在西医支持疗法、对症疗法基础上加安宫牛黄丸冷开水稀释保留灌肠和肝安注射液治疗。结果痊愈 47 例，好转 26 例，死亡 7 例，总有效率 91.3%，疗效较对照组为优。〔许再玲. 安宫牛黄丸和肝安治疗重型极重型流行性乙型脑炎 80 例 [J]. 浙江中医杂志，1995（7）：302-303.〕

潘澄濂研究员经验：对乙型脑炎神志昏迷，呼吸喘促，痰涎壅盛者，以安宫牛黄丸加入石菖蒲、竹沥等，用之有较好的疗效。〔盛增秀，潘毓仁，施仁潮，等. 潘澄濂 [M]. 北京：中国中医药出版社，2001：39-46.〕

2. 急性肝昏迷 患者钟某某，男，5 岁。前二天脸上略现黄色，四肢软弱，精神困倦，略有冷热，当时检查指纹色紫，舌苔黄腻，全身黄色，面无表情，体温 38.5℃，小便红赤。曾用茵陈等清热利湿退黄中药及青霉素、肝精注射 2 天无效，反而进入昏迷状态。欲转县人民医院治疗，行至中途，牙关紧闭，手足抽搐，认为绝望，转来治疗。经会诊采用安宫牛黄丸 1 颗，分 2 次化服。次日复诊，诸症大减，续用此丸半颗，另用中药清热利湿退黄，并注射肝精、葡萄糖，每日 1 次，连治 3 天痊愈。〔钟天圯，刘海波，邱新瑜. 安宫牛黄丸对急性肝昏迷的疗效简介 [J]. 江西中医药，1960（12）：31.〕

3. 流行性出血热 贾氏用安宫牛黄丸治疗流行性出血热危重型 1 例，体温 41.5℃，西药无效，以安宫牛黄丸 2 粒（每粒 3 克），2 小时后又服 1 粒，体温在次日上午恢复正常。继续配合输液，服用安宫牛黄丸每日 2 次，每次 1 粒。2 天后改用牛黄清心丸和清瘟银翘汤，自此体温一直正常，未回升，且原预测病程中各期症状均未明显出现，渐痊愈。〔贾印宝. 安宫牛黄丸治疗流行性出血热 [J]. 中成药，1993（6）：44.〕

【实验研究】

现代药理研究表明：安宫牛黄丸具有解热、镇静、抗惊厥、消炎、降压、复苏、保肝等作用。〔张静，战洁. 安宫牛黄丸现代研究进展 [J]. 时珍国药研究，1996（2）：116-117.〕

第四节　紫雪丹

【文献出处】

《温病条辨》。

【原文摘录】

邪入心包，舌謇肢厥，牛黄丸主之，紫雪丹亦主之。

紫雪丹方（后《本事方》去黄金）

滑石一斤　石膏一斤　寒水石一斤　磁石水煮，二斤　捣煎去渣，入后药。

羚羊角五两　木香五两　犀角五两　沉香五两　丁香一两　升麻一斤　元参一斤　炙甘草半斤

以上八味，并捣剉，入前药汁中煎，去渣入后药。

朴硝　硝石

各二斤，提净，入前药汁中，微火煎，不住手将柳木搅，候汁欲凝，再加入后二味。

辰砂三两，研细　麝香一两二钱，研细，入煎药拌匀

合成退火气，冷水调服一二钱。

【临床应用】

紫雪丹原出《外台秘要》引苏恭方。功能清热解毒，镇痉开窍。后世温病学派医家多用以治疗温病瘟疫邪热内陷心包，而见高热烦躁，神昏谵语，抽搐痉厥，尿赤便秘，以及小儿惊厥因于热盛者。如吴鞠通《温病条辨》以本方治"邪入心包，舌謇肢厥"和"太阴温病……神昏谵语者"。并释其方义曰："诸石利水火而通下窍；磁石、元参补肝肾之阴，而上济君火；犀角、羚羊泻心胆之火；甘草和诸药而败毒，且缓肝急。诸药皆降，独用一味升麻，盖欲降先升也。诸香化秽浊，或开上窍，或开下窍，使神明不致坐困于浊邪而终不克复其明也。丹砂色赤，补心而通心火，内含汞而补心体，为坐镇之用。诸药用气，硝独用质者，以其水卤结成，性峻而易消，泻火而散结也。"王孟英《随息居重订霍乱论》继承了前人的经验，明确提出本方治疗痧胀秽毒，瘴疫毒疠诸邪直犯膻中之危证，是对本方应用的进一步发挥。

1. 流行性脑脊髓膜炎　福建省中医研究所报告用中西医结合法治疗流脑178例，对发热、苔黄、便秘、痉厥邪入心包时均投用紫雪丹。178例中仅2例无效死亡，余均获良效。〔福建省中医研究所，仙游县协和医院流行性脑脊髓膜炎中医治疗研究小组. 中西医协作治疗流行性脑脊髓膜炎一七八例总结报告 [J]. 福建中医药，1959（5）：15-17.〕

焦氏在清热解毒及养阴的治则指导下随证给药治疗本病57例，对昏迷

不醒，角弓反张，抽搐不已，人事不省者采用紫雪丹配安宫牛黄丸、至宝丹等，余热未清者用竹叶石膏汤等治疗获愈，无1例死亡或留下后遗症。〔焦远亮.治疗流行性脑脊髓膜炎57例经验介绍[J].江西中医药，1959（12）:7.〕

2.乙型脑炎 葛氏等治疗本病21例。患者病情多属危重型，神志不清，体温高达39～41℃之间。对邪入心包、肝风内动者配用紫雪丹等芳香开窍、清热解毒之品。同时配合西医的检验、鼻饲、冷敷、酒精擦浴、导尿、给氧及强心剂等。患者平均在服中药后6日左右退热，使危重病人转危为安。〔葛慧丽，谢天心.中医治疗流行性乙型脑炎21例初步观察[J].江西中医药，1959（7）：11–13.〕

符氏报告治疗本病19例，采用中西医结合疗法。中医以辨证辨病相结合用药，并配合针灸收到良效。其中营血阶段，痰热阻塞心包出现极重型症状时以清热凉血解毒，豁痰开窍治之，用乙脑Ⅱ号配以紫雪丹并加用天竺黄、胆南星等。〔符宝第.中医治疗流行性乙型脑炎19例临床分析[J].新中医杂志，1989（10）：38–39.〕

3.伤寒（西医病名） 袁氏治疗本病10例，其中单用中药治疗5例，配合西药治疗5例。患者体温一般在38～40℃。其中1例证属湿热，投厚朴草果汤、小柴胡汤主治，配用本丹2.4克冲服。前后共服6剂告愈。〔袁平，池秀珍.杆菌伤寒10例临床分析[J].山东医刊，1959（8）：7–8.〕

4.麻疹并发肺炎 上海市第二人民医院中医科治疗麻疹并发肺炎患儿30例。证属邪热内陷、神昏痉厥者以紫雪丹加天竺黄、钩藤、石决明、龙齿、蝎尾等药治之，起到开窍涤痰、平肝镇痉的良好效果。〔上海市第二人民医院中医科、儿科.掌握辨证论治法则抢救麻疹后并发支气管性肺炎严重病例30例小结[J].上海中医药杂志，1959（3）：17–19.〕

第五节 神犀丹

【文献出处】

《治温阐要》。

【原文摘录】

此方治壮热不解，神昏谵语，斑疹，舌绛干光，津液枯涸，邪从火化，热入营分，宜服此方。

犀角尖六两 生地一斤 连翘十两 黄芩六两 板蓝根九两 银花一斤 金汁十两 玄参七两 花粉四两 菖蒲六两 紫草四两 香豉、生地、金汁捣丸

【临床应用】

神犀丹原出《叶氏医效秘传》。《治温阐要》将其列入治疗温病温疫的

要方，并对适应证有所发挥。本方重在凉血解毒，兼以开窍醒神，是治疗温邪疫毒深入营血而见上述诸证的妙方。著名老中医潘澄濂研究员曾对本方与"三宝"（安宫牛黄丸、紫雪丹、至宝丹）的功效做了比较，认为其凉血解毒作用较"三宝"尤胜，而开窍作用则逊，故最宜于邪入营血而见发斑、吐衄等动血证候兼有神昏谵语者，可谓深得本方功效之要领。

1. 重症病毒性肝炎 董氏报道用本方治疗 1 例重症病毒性肝炎。患者曹某某，患急性黄疸型肝炎多年。近日自觉头晕加剧，上腹部痞胀不舒，呕吐鲜血，量约 200 毫升，伴有柏油样大便，急诊入院。当晚神志不清，血压骤降至 50/40 毫米汞柱，心音弱，律不齐，告病危。而于次日行脾切除，并结扎胃底食管静脉，术后肝昏迷一度好转。但于 12 日后又突见神志昏糊，狂躁不安，不省人事，病情恶化。经检查，患者面色暗滞，体温 38℃左右，脉搏 82 次 / 分，血压 130/80 毫米汞柱，右胁肋胀痛，脾肋下三指，质中偏硬，腹部鼓胀，有移动性浊音，肝功能 TFT+，蛋白电泳球蛋白 32%。超声波检查：肝脏为复波，脾肋下 5 厘米，呕吐物隐血 ++++，大便隐血 +，白细胞 2600/ 立方毫米，红细胞 300 万 / 立方毫米，血小板 6.4 万 / 立方毫米。诊断为肝硬化，脾功能亢进，食管静脉破裂出血。中医辨证，患者突然神志不清，牙关咬紧，身热狂暴，手足颤动，烦躁不安，口唇干燥，腹胀，便结，舌质深绛，苔薄而干，脉来弦数鼓指，证由瘀热内蕴，心肝火旺，阴津耗伤，内风暗动之重候，病势危笃，勉从清营泄热，凉血解毒立法。进药不便，以丸代煎，试观动静。单用神犀丹 1 粒，研末，分次开水送服。服药后，患者神志渐清，牙关紧闭已开，手足颤动渐止，烦躁改善，大便通而不畅，惟身热头痛，口渴少津，舌红绛苔黄干，脉仍弦数不静，症势未定，慎防骤变，再从前法，汤丸并进。处方：广犀角 3 克，鲜生地 30 克，鲜石斛 15 克（先煎），辰麦冬 9 克，京元参 12 克，金银花 12 克，朱连翘 9 克，生石膏 30 克（先煎），肥知母 9 克，淡竹叶 9 克，生大黄 9 克，板蓝根 15 克，活水芦根 30 克（去节），2 剂。另：神犀丹 2 粒，日服 1 粒，分 2 次服。鲜竹沥 3 支，日服 1 支。服药后，患者神志已清，答问切题，夜寐较安，再以原法化裁治疗，共进 10 余剂而病愈出院。〔董漱六 . "神犀丹"治愈肝昏迷一例 [J]. 上海中医药杂志，1979（1）：35.〕

2. 肠伤寒 近代著名中医章次公曾以本方治疗肠伤寒 1 例。患者吴某，男，热已旬余不退，其热早暮起伏，夜来谵语手痉，多半是肠伤寒。泄泻、腹中雷鸣，先予葛根芩连汤加味，1 剂。次日泻减，昨夜依旧谵语手痉，苔不厚腻，此温重于湿者。处方：清水豆卷 12 克，黄芩 9 克，银花 9 克，连翘 12 克，青蒿子 9 克，白薇 12 克，地龙 9 克，赤苓 9 克，天花粉 9 克，神犀丹 1 粒（化服）。服药 1 剂后，据实验室检查报告，可确诊为肠伤寒。原方再加养阴药，服后谵语、手痉大定，再予原方加减调理。〔门人集体整理.章次公医案[M].南京：江苏科学技术出版社，1980：24.〕

第六节　犀地清络饮

【文献出处】

《通俗伤寒论》。

【原文摘录】

清宣包络瘀热法

犀角汁四匙，冲　粉丹皮二钱　青连翘钱半，带心　淡竹沥二瓢，和匀　鲜生地八钱　生赤芍钱半　原桃仁九粒，去皮　生姜汁二滴，同冲

先用鲜茅根一两，灯心五分，煎汤代水，鲜石菖蒲汁两匙，冲。

【临床应用】

温病瘟疫邪入营血，内陷心包而出现神昏谵语，发斑发疹，吐血，衄血，便血，舌绛，脉细数等证候，临床较为常见，治疗当以清营凉血，开窍醒神为法，方剂有紫雪丹、至宝丹、安宫牛黄丸（誉称"三宝"）等。俞根初制犀地清络饮较"三宝"却有异趣，本方重在凉血活血，涤痰开窍，故宜于邪入营血，痰瘀闭阻心包之证。何秀山阐发方义说："热陷包络神昏，非痰迷心窍，即瘀塞心孔，必用轻清灵通之品，始能开窍而透络。故以千金犀角地黄汤凉通络瘀为君；臣以带心翘透包络以清心，桃仁行心经以活血；但络瘀者必有黏涎，故又佐姜、沥、菖蒲三汁，辛润以涤痰涎，而石菖蒲更有开心孔之功。妙在使茅根交春透发，善能凉血以清热；灯心质轻味淡，更能清心以降火。此为轻清透络、通瘀泄热之良方。"允称至当至精之评。

俞根初是绍派伤寒的代表人物，他在《通俗伤寒论》一书中，将温病、瘟疫均归入伤寒的范畴，并创制了不少治疗温病瘟疫的名方，诸如玳瑁郁金汤、犀羚三汁饮、新加玉女煎等，其中犀地清络饮尤为突出。笔者曾治疗1例急性感染引起败血症的病例，症见高热，发紫斑，神志昏迷，舌绛，苔垢腻，脉细数，辨证为温毒深入营血，痰浊蒙蔽心包。以本方加减治之，并结合西医治疗，使病情转危为安，渐入坦途，乃至康复。

本方虽缺乏临床报道，但组方合理，选药精当，不失为一首治疗温病的妙方，值得进一步研究和开发。当然方中犀角汁已禁用，可用水牛角汁代替。

第十七章 治风剂

第一节 羚角钩藤汤

【文献出处】

《通俗伤寒论》。

【原文摘录】

羚角钩藤汤（凉息肝风法）

羚角片钱半，先煎　霜桑叶二钱　京川贝四钱，去心　鲜生地五钱　双钩藤三钱，后入　滁菊花三钱　茯神木三钱　生白芍三钱　生甘草八分　淡竹茹五钱，鲜刮与羚角先煎代水

【临床应用】

在温病瘟疫的病理变化中，极易出现热极生风而致抽搐、惊厥等证候，本方即是为此等证而设。何秀山释其方义说："肝藏血而主筋。凡肝风上翔，症必头晕胀痛，耳鸣心悸，手足躁扰，甚则瘈疭，狂乱痉厥，与夫孕妇子痫，产后惊风，病皆危险。故以羚、藤、桑、菊息风定痉为君；臣以川贝善治风痉，茯神木专平肝风，但火旺生风，风助火势，最易劫伤血液，尤必佐以芍、甘、鲜地酸甘化阴，滋血液以缓肝急；使以竹茹，不过以竹之脉络通人之脉络耳。此为凉肝息风，增液舒筋之良方。"现代医家秦伯未在《谦斋医学讲稿》中说得更为浅显："本方原为邪热传入厥阴，神昏抽搐而设，因热极伤阴，风动痰生，心神不安，筋脉拘急。故用羚角、钩藤、桑叶、菊花凉肝息风为主，佐以生地、白芍、甘草甘酸化阴，滋液缓急，川贝、竹茹、茯神化痰通络，清心安神。由于肝病中肝热风阳上逆，与此病机一致，故亦常用于肝阳重证，并可酌加石决明等潜镇。"我们临床体会，本方治疗热病"热极生风"，确有良好效果，若能加入全蝎、蜈蚣、僵蚕等虫类止痉药物，疗效可望提高。

1. 流行性乙型脑炎　冯氏报道辨证治疗小儿流行性乙型脑炎 115 例，对其中证属热陷营血，症见身热夜甚，神昏谵语，反复惊厥，项强口噤，舌红绛，脉细数，方用羚角钩藤汤合清营汤加减，结果治愈 106 例，死亡 5 例，遗留痴呆或肢体瘫痪等后遗症者 4 例。〔冯步珍. 辨证治疗小儿流行性乙型脑炎 115 例 [J]. 陕西中医，1990（7）：301-303.〕

徐氏介绍以中西医结合治疗流行性乙型脑炎 155 例，对其中证属阴竭阳脱型者，方用羚羊钩藤汤合清营汤加减，结果痊愈 144 例，显效 3 例，有效

2例，无效6例，总有效率为96.1%。〔徐德先，钱茂，吴志红，等.中西医结合治疗流行性乙型脑炎155例的经验和体会[J].中西医结合杂志，1985，（7）：429-430.〕

2. 流行性腮腺炎　葛氏从肝胆分型论治本病，对证属肝风鸱张，邪陷心包型，症见高热，恶心呕吐，嗜睡项强，甚者昏迷或痉厥，舌红苔黄，脉弦数者，方用羚角钩藤汤出入，并配紫雪丹之类使用。如治余某，男，1岁。五天前因高热腮肿，呕吐嗜睡而赴温州某医院就诊。经脑脊液检查：细胞数96个，糖1-4管阳性，蛋白（±）。并出现病理反射，拟诊为"流行性腮腺炎并发脑膜炎"。经治疗后热退神清回家。今晨突发惊厥，举家惊慌，急邀中医治疗。刻下高热（40.4℃），腮肿项强，昏昏嗜睡，频频抽搐，舌红苔黄，脉弦数。处方：羚羊角1克（调冲），生地15克，钩藤15克，竹茹10克，大青叶30克，石膏30克（先煎），玄参15克，蜈蚣2条，僵蚕12克，郁金15克，石菖蒲6克，紫雪散1克（分冲）。1剂后抽搐止神渐清，体温降至38.2℃。原方去紫雪散、蜈蚣，加连翘12克。又进2剂后，热退神清，神经系统检查正常，仅腮肿尚未消失，继服上方出入，4剂而愈。〔葛安麒.流行性腮腺炎从肝胆分型论治[J].陕西中医，1985（3）：119-121.〕

3. 流行性出血热　孙氏等以中西医结合治疗本病急性肾功能衰竭94例，对其中证属邪陷厥阴、肝风内动（相当于严重尿毒症阶段），治以清心解毒，息风镇痉，方用羚角钩藤汤合镇肝熄风汤加减，结果死亡2例，尿素氮及蛋白尿的复常天数分别为7.8±2.1天、8.1±3.4天，均优于对照组。〔孙明友，信彦才，刘维强，等.中西医结合治疗流行性出血热急性肾功能衰竭的疗效观察[J].黑龙江中医药，1990，（5）：15-17.〕

第二节　大定风珠

【文献出处】

《温病条辨》。

【原文摘录】

热邪久羁，吸烁真阴，或因误表，或因妄攻，神倦瘛疭，脉气虚弱，舌绛苔少，时时欲脱者，大定风珠主之。

大定风珠方（酸甘咸法）

生白芍六钱　阿胶三钱　生龟甲四钱　干地黄六钱　麻仁二钱　五味子二钱　生牡蛎四钱　麦冬连心，六钱　炙甘草四钱　鸡子黄生，二枚　鳖甲生，四钱

水八杯，煮取三杯，去滓，再入鸡子黄，搅令相得，分三次服。喘加人参，自汗者加龙骨、人参、小麦，悸者加茯神、人参、小麦。

【临床应用】

大定风珠由加减复脉汤化裁而成，功能滋阴息风，适用温病瘟疫热入下焦，真阴耗损，邪少虚多，肝风内动之证。吴鞠通自析方义曰："此邪气已去八九，真阴仅存一二之治也。观脉虚苔少可知，故以大队浓浊填阴塞隙，介属潜阳镇定。以鸡子黄一味，从足太阴，下安足三阴，上济手三阴，使上下交合，阴得安其位，斯阳可立根基，俾阴阳有眷属一家之义，庶可不致绝脱欤！"《医方发挥》亦阐发说："方用鸡子黄味甘入脾，镇定中焦，上通心气，下达肾气，阿胶为血肉有情之品，补血滋阴力强，为治血虚之要药，二药合用滋阴以息风，为主药；白芍苦酸微寒，甘草甘平，五味子酸温，三药合用酸甘化阴，滋阴柔肝，生地黄养阴生津，麦门冬养阴润肺，火麻仁质润多脂滋养补虚，上六药皆能加强鸡子黄、阿胶滋阴养液之效，共为辅药；复用龟甲、鳖甲、牡蛎等介类药育阴潜阳，为佐药；其中甘草又可调和诸药，为使。各药合用，使阴液增，浮阳潜，虚风息，共奏滋阴息风之效。为治疗虚风内动的有效方剂。"我们体会，本方不仅可用于外感热病，杂病阴虚风动而出现眩晕、舌红少津、脉弦细者亦可随证加减用之。

现代应用本方治疗急性传染病如流行性乙型脑炎：靳氏等以中西医结合治疗本病 22 例，对其中证属真阴不足、水不涵木、阴虚风动者，用大定风珠治疗，结果 7 天内热退 19 例（95%），全部病例 4 天内惊厥或抽搐消失，死亡仅 1 例。〔靳兰玉，张和顺．中西医结合治疗乙型脑炎 22 例 [J]．中华实用中西医杂志，2001（6）：1236。〕

罗氏用大定风珠加减治疗流行性乙脑后遗症 15 例，均获显效，治后基本恢复生理功能。〔罗道撰．大定风珠加减治疗流行性乙脑后遗症 [J]．上海中医药杂志，1986（9）：28。〕

赵氏曾用大定风珠治愈流行性乙脑后遗症——失语 1 例，患儿 4 周岁，因患"乙脑"治疗月余，虽脱离危险期，但仍有严重的右部偏瘫、痉挛、脱水、意识障碍等症状。又经住院治疗 2 个月，遗留失语、意识不清、痴呆、乱跑不安静等症状，用大定风珠加减：生杭芍 6 克，阿胶 3 克，生龟板 6 克，生地 2.4 克，生牡蛎 3 克，麦冬 3 克，沙参 3 克，生石决明 6 克，菖蒲 1.5 克，鸡子黄 1 枚，每日 1 剂。睡眠安静，乱跑减少，后每 10 天服 1 剂。服至 3 剂，除失语外，其他症状逐渐消失，意识较前清醒。服至 5 剂，就能说简单的话。服至 6 剂，语言完全恢复。〔赵震西．用定风珠治愈"流行性乙型脑炎"后遗症——失语 [J]．中医杂志，1956（5）：239。〕

杨氏报道用大定风珠治疗乙脑后遗症——痉挛 1 例，患者曾某某，男，14 岁。1993 年 8 月患乙脑，发热，抽搐，昏迷半月余。经中西医抢救，患儿神志转清，但遗留躯体和四肢不自主痉挛和扭转，发作时，头向左后仰，左上肢亦向左后，下肢盆骨以腰为轴心向右。每次持续 2～3 分钟，同时伴有挤眉弄眼、伸舌等动作。诊见患儿面色灰暗，神情呆滞，骨瘦如柴。证属热盛伤津，阴虚血少，筋脉失养。治以滋肾养肝，息风止痉。方拟大定风珠。处方：鸡子黄 1 枚，甘草、全蝎各 6 克，白芍、龟甲、牡蛎、生地黄各 30 克，五味子、阿胶（烊）、麻仁各 10 克，麦冬、鳖甲各 15 克，蜈蚣 2 条。水煎 300 毫升，日 1 剂，服 15 剂后饮食增加，扭转次数明显减少，效不更方。又继服 20 剂，病人未再出现痉挛，且精神转佳，饮食如常，诸症悉除。随访患者已升入高中，成绩优良。〔杨豪，白桂花. 大定风珠新用 [J]. 新中医，1996（7）：52.〕

第三节　三甲复脉汤

【文献出处】

《温病条辨》。

【原文摘录】

下焦温病，热深厥甚，脉细促，心中憺憺大动，甚则心中痛者，三甲复脉汤主之。

前二甲复脉，防痉厥之渐；即痉厥已作，亦可以二甲复脉止厥。兹又加龟板名三甲者，以心中大动，甚则痛而然也。心中动者，火以水为体，肝风鸱张，立刻有吸尽西江之势，肾水本虚，不能济肝而后发痉；既痉而水难猝补，心之本体欲失，故憺憺然而大动也。甚则痛者，"阴维为病主心痛"，此证热久伤阴，八脉丽于肝肾，肝肾虚而累及阴维故心痛，非如寒气客于心胸之心痛，可用温通。故以镇肾气补任脉通阴维之龟板止心痛，合入肝搜邪之二甲，相济成功也。

三甲复脉汤方（同二甲汤法）

即于二甲复脉汤内，加生龟板一两。

编者注：其组方为炙甘草六钱　干地黄六钱　生白芍六钱　麦冬不去心，五钱　阿胶三钱　麻仁三钱　生牡蛎五钱　生鳖甲八钱　生龟板一两

水八杯，煮取八分三杯，分三次服。

【临床应用】

本方出自《温病条辨》，为吴鞠通用治下焦温病热灼真阴、虚风内动之方，与加减复脉汤、一甲复脉汤、二甲复脉汤、大定风珠等方同属"复脉辈"方剂，即吴鞠通在《温病条辨·下焦篇》中结合自身临床经验，在《伤寒论》炙甘草汤的基础上进行加减创制形成的系列方。加减复脉汤系在炙甘草汤的基础上去人参、桂枝、生姜、清酒、大枣，加入白芍，易生地黄为干

地黄而成。吴鞠通曰"去参、桂、姜、枣之补阳，加白芍收三阴之阴，故云加减复脉汤"，认为"在仲景当日，治伤于寒者之脉结代，自有取于参、桂、姜、枣以复脉之阳，今伤于温者之阳亢阴竭，不得再补其阳也，用古法而不拘用古方，医者之化裁也"。"复脉辈"即以此为基础衍化而出：原方去麻仁加牡蛎为"一甲复脉汤"；原方加生牡蛎、生鳖甲为"二甲复脉汤"；再加生龟板为"三甲复脉汤"；再加五味子、鸡子黄为"大定风珠"。诸方分证有异，主证相同，为吴氏治疗温热病邪深入下焦、肝肾阴伤之主方。其中三甲复脉汤采用咸寒甘润之法，方中以加减复脉汤诸药复其阴，用生牡蛎、生鳖甲、生龟板三味质地沉重的甲壳药滋阴清热，重镇潜阳，以息虚风，具有养心安神、潜阳息风之功，适用于温病后期，温热伤阴，阴亏已甚，虚风内动，心悸动而痛之证。

1. 温病耳聋　广州中医药大学温病教研室报道 1 例运用三甲复脉汤加减（生牡蛎先煎 15 克，生鳖甲先煎 12 克，生龟板先煎 12 克，青蒿后下 6 克，白芍 10 克，生地黄 12 克，麦冬 10 克，知母 8 克，牡丹皮 6 克，太子参 12 克，五味子 6 克，炙甘草 6 克）治疗温病耳聋真阴亏损，虚风内动证。症见低热，手指蠕动，神疲，耳聋，颧红，口腔溃烂、有糜点，舌红绛无苔，脉细数。服药 3 剂后，手指蠕动停止，听力好转，口腔溃烂减轻，仍有低热，去牡丹皮，加白薇 8 克，板蓝根 15 克，继服 3 剂。经服药 15 剂后，诸证渐除而病愈。〔史志云 . 温病耳聋治验 3 则 [J]. 河南中医，2000（2）：64.〕

2. 产后发热　广东省郁南县中医院报道 1 例使用三甲复脉汤加减（生地黄、麦冬、生鳖甲先煎、天冬各 20 克，钩藤后下、玄参、白芍各 30 克，人参兑服 10 克，五味子 6 克，阿胶烊冲 15 克，生牡蛎、生石决明均先煎各 40 克）治疗产后热厥，亡阴欲脱之危证，患者症见闭目倦卧，神昏谵妄，循衣摸床，身灼热，四肢逆冷，汗水淋漓，时作痉厥，口干肌削，烦渴不止，小便短少而赤，无大便，舌干绛、无苔，脉沉微细数，重按欲无。前后共历四诊，药物随症加减，一月后痊愈。〔谈宗麟，郑笑山 . 产后温病热厥验案 1 则 [J]. 新中医，1997（3）：54.〕

3. 小儿腺病毒性肺炎　首都医科大学附属北京友谊医院儿科报道了三甲复脉汤用于小儿腺病毒性肺炎的治疗经验，适用于肺炎迁延不愈，阴液枯竭，身热不退，症见肌消肉削，形槁神呆，舌无苔，脉细数无力的患者。〔刘晓红 . 小儿腺病毒性肺炎的诊治 [J]. 中国临床医生，2010（5）：11–15.〕

第十八章　其他

第一节　太乙玉枢丹
（又名解毒万病丹）

【文献出处】

《随息居重订霍乱论》。

【原文摘录】

治诸痧霍乱，疫疠瘴气，喉风五绝，尸疰鬼胎，惊忤癫狂，百般恶证，及诸中毒，诸痫疽，水土不服，黄疸鼓胀，蛇犬虫伤，内服外敷，功难殚述，洵神方也。

山慈菇去皮，洗净，焙　川文蛤即五倍子，槌破，洗，刮内桴　千金子即续随子，去油，取净霜，各二两　红芽大戟洗，焙，一两　当门子三钱

五味，先将慈、蛤、戟三味研极细末，再入霜、香研匀，糯米汤调和，干湿得宜，于辰日净室中，木臼内杵千余下，每料分四十锭，故亦名紫金锭。再入飞净朱砂、飞净明雄黄各五钱尤良。或以加味者杵成薄片，切而用之，名紫金片。每服一钱，凉开水调下。孕妇忌之，又不可与甘草药同进也。

【临床应用】

玉枢丹有名紫金锭者，其类方很多，大凡此类方剂，多由辟秽解毒药物组成，作用基本相同，适用于防治瘟疫、瘴疾痧证、霍乱吐泻等病证，疗效显著。

1. 流行性脑脊髓膜炎　张氏等报道用玉枢丹治疗 20 例流脑患者，其中 14 例普通型，6 例轻型。在连续单独用本品 3 日以上的 17 例中（20 例除去疗程过短的 2 例及加用磺胺嘧啶的 1 例），有 1 例完全有效，15 例部分有效，1 例无效。〔张孝秩，顾恩全，屠光英，等 ."玉枢丹"对流行性脑脊髓膜炎的疗效及其抗菌作用的研究 [J]. 上海中医药杂志，1963（6）：9-12.〕

胡氏报道用紫金锭治疗流脑 21 例，在高热或热度持续者伍用银翘散，神经症状较重配合针刺疗法。结果均获痊愈。〔胡秉章 . 紫金锭治疗流行性脑脊髓膜炎简介 [J]. 江西中医药，1960（11）：33.〕

林氏报道对流脑患者症属轻型而见发热头痛，呕吐，甚或神志昏瞀者，取紫金锭 2～3 片研末服，日 2～3 次，连续服用 3 天，可收清热醒脑，去痛止呕之效。流脑流行期间，内服本药有一定预防作用。〔林起铨 . 紫金锭

在临床上的应用 [J]. 中成药研究，1982（5）：45.〕

2. 细菌性痢疾　张氏报道用紫金锭治疗小儿菌痢 50 例，结果痊愈 44 例，好转 3 例，无效 3 例（服药 7 天无变化）。总有效率 94%。〔张若芬. 紫金锭治疗小儿菌痢 50 例 [J]. 吉林中医药，1991（1）：37.〕

3. 带状疱疹　朱氏应用紫金锭内服外敷治疗带状疱疹 29 例及水痘 30 例，疗效好而快。〔朱乾福，程世明. 紫金锭治疗带状疱疹及水痘 59 例 [J]. 中国医院药学杂志，1994（10）：474.〕

朱氏用紫金锭治疗带状疱疹 38 例，用紫金锭 10 ～ 20 片碾碎加温开水 5 ～ 10 毫升，混匀后用毛笔涂在各型皮疹处，至干涸结痂后停用，同时加服紫金锭 0.9 克，每日 2 次，服至痛止。结果全部病例于 2 ～ 3 天停发新皮疹，斑丘疹在涂药 1 ～ 2 次后停止向水痘演变，水疱及血疱在涂药 2 ～ 4 次后干涸，糜烂处 24 小时内结痂，止痛时间 2 ～ 6 天。未见不良反应。〔朱乾福. 紫金锭治疗带状疱疹 38 例 [J]. 中成药，1996（9）：50.〕

陈氏等报道采用梅花针点刺配合负压罐及外敷紫金锭治疗带状疱疹 39 例，取得满意效果。〔陈风兰，刘秀明. 梅花针为主治疗 39 例带状疱疹 [J]. 云南中医杂志，1987（6）：19.〕

4. 流行性腮腺炎　杨氏等报道用紫金锭外敷内服治疗腮腺炎 36 例，日口服 2 ～ 3 次，每次 2 ～ 5 片（每片净重 0.3 克），外敷 1 次 3 ～ 6 片，醋磨调成糊状涂于患处，日涂 1 ～ 2 次。36 例皆在 2 ～ 5 天内获得痛止、肿消、热退之效果，平均为 3 天。〔杨长林，赵永萍. 紫金锭治疗腮腺炎 36 例疗效观察 [J]. 河北中医，1989（2）：47.〕

李氏报道用紫金锭治疗小儿腮腺炎 85 例，内服外敷灌肠。治愈 65 例，好转 15 例，无效 5 例，总有效率 94.12%。〔李若芬. 紫金锭治疗小儿腮腺炎 85 例 [J]. 浙江中医杂志，1999（11）：503.〕

5. 麻疹　郭氏运用紫金锭治愈麻疹 1 例。患儿彭某，男，1 岁，发热 6 天，出疹 4 天。皮疹遍布全身，赤如锦纹，高热（39.8℃）不退，时时烦躁，呼吸急促窘迫，大便燥结。脉滑数，唇舌干燥，舌边尖红赤。紫金锭每日 3 次，每次 0.3 克。鲜芦根 30 克，银花 15 克，连翘 15 克，黄芩 10 克，大青叶 10 克，生石膏 15 克，玄参 5 克，前胡 6 克，钩藤 12 克，甘草 3 克，水煎服，日 1 剂。服 3 剂而体温正常。继以养阴清肺调理 1 周痊愈。〔郭纪生，郎秀文. 郭可明运用紫金锭治疗急症的经验 [J]. 河北中医，1987（3）：31.〕

【实验研究】

现代药理研究表明，本品具有清热解毒，抑菌消炎，祛瘀通络，消肿止痛，止血生肌之功效。〔李永平，杨长林. 紫金锭的研究进展 [J]. 实用中西医

结合杂志，1993（11）：661-662.〕

第二节　行军散

【文献出处】

《随息居重订霍乱论》。

【原文摘录】

治霍乱痧胀，山岚瘴疠，及暑热秽恶诸邪，直干包络，头目昏晕，不省人事危急等证，并治口疮喉痛，点目去风热障翳，搐鼻辟时疫之气。

西牛黄　当门子　珍珠　梅冰　蓬砂各一钱　明雄黄飞净，八钱　火硝三分飞金二十页

八味，各研极细如粉，再合研匀，瓷瓶密收，以蜡封之，每三五分，凉开水调下。

【临床应用】

本方又名武候行军散，载《感证辑要·卷四》。现代《方剂学》对其方义阐发甚为精当："暑月痧胀，是因感受秽浊之气所致。由于中焦气机逆乱，清浊相干，升降功能失常，故见吐泻腹痛，甚则烦闷欲绝；包络神明被蒙，则头目昏晕，不省人事。治宜开窍行气，辟秽解毒。方中麝香、冰片芳香开窍，行气辟秽，并善于止痛，针对吐泻腹痛，窍闭神昏而设，是为君药；牛黄清心解毒，用为臣药；硝石泻热破结，硼砂清热解毒，雄黄用量独重，辟秽解毒，珍珠重镇安神，以上俱为佐药。从本方组成分析，亦属清热开窍为主，配伍辟秽、解毒、安神，以加强清热开窍的功效。"由此可见，本方的主要功效在于开窍、辟秽、解毒，故多用于感受山岚瘴气而引起的瘴疾，以及中暑、痧胀、霍乱吐泻等病证。

现代有报道应用本方治疗重症肝炎肝昏迷，乃取辟秽解毒，开窍醒神之功，与寻常所用之安宫牛黄丸、至宝丹、紫雪丹有所不同，可谓别开生面，颇有新意。如高氏介绍以中西医结合治疗急性重症肝炎，对其发热呕吐之后出现的肝昏迷，用行军散（0.3克/次，1～3次/日）以开窍催醒，经治19例，结果临床治愈9例，死亡10例。〔高寒.中西医结合治疗急性重症肝炎的体会 [J].浙江中医学院学报，1995（5）：34-35.〕

【实验研究】

现代药理研究已证实了雄黄、麝香、冰片等的抗菌消炎作用。

第三节　飞龙夺命丹

【文献出处】

《随息居重订霍乱论》。

【原文摘录】

治痧胀疗痛，霍乱转筋，厥冷脉伏，神昏危急之证，及受温暑瘴疫，秽恶阴晦诸邪，而眩晕痞胀，瞀乱昏狂，或卒倒身强，遗溺不语，身热瘛疭，宛如中风，或时证逆传，神迷狂谵，小儿惊痫，角弓反张，牙关紧闭诸证。

朱砂飞，二两　明雄黄飞　灯心炭各一两　人中白漂煅，八钱　明矾　青黛飞，各五钱　梅冰　麻黄去节，各四钱　珍珠　牙皂　当门子　蓬砂各三钱　西牛黄二钱　杜蟾酥　火硝各一钱五分　飞真金三百页

十六味，各研极细，合研匀，瓷瓶紧收，毋令泄气，以少许吹鼻取嚏，重者再用开水调服一分，小儿减半。

【临床应用】

王孟英称此丹"芳香辟秽，化毒祛邪，宣气通营，全体大用，真有斩关夺隘之功，而具起死回生之力也"。临床最宜用于感受暑温疫毒、山岚瘴气而出现上述危重之证者，故进一步开发本方，对于提高中医治疗急症和危重症的疗效，不无裨益。

第四节　破棺千金煮汤

【文献出处】

《肘后备急方》。

【原文摘录】

治时气行，垂死。

苦参一两

㕮咀，以酒二升半，旧方用苦参酒煮，令得一升半，去滓，适寒温，尽服之，当间苦寒，吐毒如溶胶，便愈。

【临床应用】

以单味苦参治时气、瘟疫，古医籍不乏记载。如《圣济总录》治时气热病，狂言心躁，方以苦参不拘多少，焙燥，粗捣筛，每服三钱匕，水一盏，煎至半盏，去渣，连三服瘥。又该书载治时行疫疠，发表攻里不尽，形证尚在，其人垂死不疗者，方以苦参二两，粗捣筛，每服三钱匕，酒一盏，煎至半盏，去渣，顿服即瘥。《济世全书》治时疫热病，狂言心躁，结胸垂死，

方用苦参五钱，剉散，水煎温服，连进三服，有汗无汗皆瘥，以酒煎服亦可。举凡这些，说明苦参治疗疫病危症，古代多用之，惜乎现代很少应用，特别是对于抢救瘟疫垂死危重病证，罕见报道。我们认为对于此类治疫单方，很值得深入观察和研究之必要，也许能开发和研制出治疫的高效新药，如同现代根据《肘后备急方》青蒿治疟的记载，研制成抗疟新药青蒿素一样，意义非同小可。

1. 细菌性痢疾　张氏用单味苦参治疗耐药细菌性痢疾 58 例，结果均在 3 个疗程（10 天为 1 疗程）内治愈。〔张振卿. 单味苦参治疗耐药细菌性痢疾的体会 [J]. 四川中医，2002（11）：48.〕

吕氏用苦参加木香、地榆治疗急性菌痢 98 例，结果治愈 85 例（86.7%），有效 11 例，无效 2 例，总有效率 97.9%。〔吕国英. 木香苦参汤治疗急性菌痢 98 例临床观察 [J]. 时珍国医国药，2003（7）：415–416.〕

2. 病毒性肝炎　梁氏等对急性黄疸型肝炎湿热型患者用苦参单剂煎服加维生素 C、肌苷片等，退黄快，降酶快，最短 3 天，平均 10 天可达退黄效果。〔梁学程，李艳媚. 苦参临床新用 [J]. 中国民间疗法，2003（1）：42–43.〕

林氏等以不同剂量苦参碱对 400 例病毒性肝炎的疗效进行观察，结果发现，大小剂量的苦参碱治疗各型病毒性肝炎均有效，有较好的退黄、降酶作用，对急性肝炎两种剂量无显著性差异，但对慢性肝炎、肝硬化及重型肝炎应加大剂量使用，对肝功能恢复正常，症状消失有显著性差异。〔林彩文，陈丽芳，王争武. 不同剂量苦参碱对 400 例病毒性肝炎的疗效观察 [J]. 福建医药杂志，2001（3）：132.〕

罗氏以苦参碱注射液治疗黄疸型肝炎 37 例，结果血清总胆红素（STB）复常 36 例，复常天数 28.1±11.2 天，丙氨酸氨基转移酶（ALT）复常 34 例，复常天数 29.3±15.1 天，有效率达 99%，远优于对照组（西医综合治疗）有效率 76%；对乙肝病毒标志物，HBsAg 阴转率 11%，HBeAg 阴转率 46%，也优于对照组，说明苦参碱对乙肝病毒复制有一定抑制作用。〔罗宜招. 苦参碱注射液治疗黄疸型肝炎 37 例 [J]. 广东医学，2001（4）：357.〕

【实验研究】

现代药理研究表明，苦参有较好的抗炎、抗菌、抗病毒作用，且能调节机体免疫功能。陈氏报道，当苦参总碱（SFA）在一定浓度时，产生明显的抗柯萨奇 B 病毒活性，使受感染的 HeLa 细胞在 [^{3}H]TdR 掺入、MTT 比色、结晶紫染色等指标评价下，加 SFA 的病毒感染组明显好于感染对照组，且该保护作用与药物浓度存在剂量依赖关系。〔陈婷婷，陈曙霞，刘晶星，等. 苦参总碱有效成分对柯萨基 B$_{3m}$ 病毒感染的 HeLa 细胞的保护作用 [J]. 中

国实验临床免疫学杂志，1997（1）：18-21.〕

刘氏报道以纯化 CVB 作为病毒蛋白质对照，通过空斑测定及病毒蛋白质 L-^{35}S- 甲硫氨酸标记法，了解到纯化苦参总碱抗 CVB 的作用机制是不影响病毒吸附。它能进入细胞内影响病毒的生物合成，主要表现为抑制病毒蛋白质的合成。〔刘晶星，陈福祥，陆德源，等. 苦参总碱抗柯萨奇 B 病毒作用机理的研究 [J]. 上海第二医科大学学报，1996（3）：183-185.〕

胡氏报道药理实验结果苦参碱降低了 LPS/D-Gain 引起的血清 ALT 活性升高及小鼠对 LPS-Gain 致死毒性的敏感性，并抑制 LPS 诱导的小鼠 PM 释放 TNF。〔胡振林，张俊平，余祥彬，等. 苦参碱对脂多糖 /D- 氨基半乳糖诱导的肝炎及离体巨噬细胞释放肿瘤坏死因子的影响 [J]. 中国药理学报，1996（4）：351-353.〕

冯氏报道采用苦参水煎剂给小鼠口服，观察全身免疫功能的影响。结果表明苦参在小鼠体内对 T 细胞、B 细胞和腹腔巨噬细胞的免疫功能活性均有抑制作用。〔冯亚珍，周蓉，魏新峰，等. 苦参对小鼠免疫功能的抑制作用 [J]. 河南中医，1997（5）：277-278.〕

朱氏报道用微量细胞病变抑制法对苦参总碱在体外诱生小鼠脾细胞产生干扰素的作用进行研究。结果表明苦参浓度在 50 ～ 200μg/mL 能明显诱导脾细胞产生干扰素。〔朱莉，刘晶星，钱富荣，等. 苦参总碱对小鼠脾细胞产生干扰素的影响 [J]. 上海第二医科大学学报，1998（3）：204-206.〕